T0133190

Kohlhammer

Ethik im Diskurs

Hrsg. vom Münchner Kompetenzzentrum Ethik

Band 11

Das Münchner Kompetenzzentrum Ethik (MKE) möchte ethische Probleme erkennen und beurteilen, bevor sie virulent werden. Ethischen Problemen kommt nicht nur in der Öffentlichkeit, sondern auch in den Wissenschaften eine stetig wachsende Bedeutung zu. Da diese Entwicklung von der überwiegenden Mehrzahl der Wissenschaften bis vor kurzem kaum wahrgenommen wurde, mangelt es an Lösungsansätzen in vielen Disziplinen.

Das MKE fördert ethische Forschung an der Ludwig-Maximilians-Universität München und bietet ein interdisziplinäres Netzwerk für kooperative Lösungen ethischer Probleme in den Wissenschaften und in der Gesellschaft. Dabei baut das MKE auf den Resultaten früherer und gegenwärtiger Forschungen auf und vertieft die interdisziplinären Perspektiven. Das Zentrum fördert internationale Zusammenarbeit und bietet ein hochqualifiziertes Forum für den Austausch von Argumenten und Forschungsergebnissen.

Die Reihe „Ethik im Diskurs" ist den Themen, Aufgaben und Zielsetzungen des Münchner Kompetenzzentrums Ethik verpflichtet.

Gefördert durch den Freundeskreis MKE und den Stifterverband für die deutsche Wissenschaft.

J. Sautermeister (Hrsg.)

Moralpsychologie

Transdisziplinäre Perspektiven

Verlag W. Kohlhammer

1. Auflage 2017

Alle Rechte vorbehalten
© W. Kohlhammer GmbH, Stuttgart
Gesamtherstellung: W. Kohlhammer GmbH, Stuttgart

Print:
ISBN 978-3-17-023684-4

E-Book-Format:
pdf: ISBN 978-3-17-026802-9

Für den Inhalt abgedruckter oder verlinkter Websites ist ausschließlich der jeweilige Betreiber verantwortlich. Die W. Kohlhammer GmbH hat keinen Einfluss auf die verknüpften Seiten und übernimmt hierfür keinerlei Haftung.

Inhalt

Teil V:
Zur ethischen Bedeutung der Moralpsychologie

Vorwort

Die zahlreichen gesellschaftlichen und ethischen Herausforderungen, wie sie uns gegenwärtig in den verschiedensten Handlungsfeldern von Politik, Wirtschaft, Bildung, Wissenschaft und Technik entgegentreten, drängen zur ethischen Reflexion. Wenn „Moral als Preis der Moderne" (Otfried Höffe) anzusehen ist, womit gemeint ist, dass die neuen Handlungsmöglichkeiten strukturell ein größeres Maß an moralischer Reflexion erfordern und damit zugleich die Möglichkeiten moralischer Fehlbarkeit wachsen, dann steigt der Bedarf an Ethik als Reflexionstheorie von Moral. Normative Grundlagenfragen und Fragen der angewandten Ethik bedürfen jedoch der empirischen Sacheinsichten, um nicht nur die spezifischen Handlungsstrukturen besser verstehen, sondern auch die Prozesse ethischer Urteilsbildung und moralischer (Selbst-)Bildung in ihren Möglichkeitsbedingungen erfassen zu können. Die in diesem Zusammenhang stehende Frage nach dem Menschen als moralischem Subjekt, nach einer guten Lebensführung im sozialen Miteinander und nach gerechten Institutionen ist sowohl von praktischem, als auch von theoretischem Interesse. Um verantwortbare wie innovative Impulse für Wissenschaft und Praxis zu entwickeln, können solche Orientierungsfragen angesichts der Ausdifferenzierung und Aufgabenteilung der Wissenschaften nur in interdisziplinären und transdisziplinären Kooperationen bearbeitet werden.

Ein solches Feld der disziplinübergreifenden Kooperation stellt die Moralpsychologie dar. Im Unterschied zum englischsprachigen gibt es im deutschsprachigen Raum jedoch so gut wie keine interdisziplinäre Veröffentlichung zur Moralpsychologie oder eine wissenschaftstheoretische Vergewisserung über deren Geschäft. Der vorliegende Band, der seine ersten Impulse aus der MKE-Vorlesungsreihe 2012/13 mit dem Titel „(Ethische) Perspektiven der Moralpsychologie" gewonnen hat, will inhaltlich auf dieses Desiderat antworten und zugleich einen Beitrag zur Etablierung der Moralpsychologie leisten. Er verbindet ethische und moralpsychologische Grundlagenfragen mit praktischen Themen angewandter Moralpsychologie und bietet interdisziplinäre und transdisziplinäre Zugänge. Neben einer Einführung in das disziplinübergreifende Forschungsfeld der Moralpsychologie werden die ethische Relevanz moralpsychologischer Einsichten reflektiert und weiterführende Impulse gegeben.

Für die formale bzw. redaktionelle Bearbeitung der Beiträge danke ich Christoph Aniszewski, Katharina Ebner, Martin Höhl, Viviane Keller und Dr. Jochen

Ostheimer; für die Erstellung des Personen- und Sachregisters sowie der Druck-vorlage Lisa Lantenhammer. Vor allem danke ich Viktoria Lenz für die sehr engagierte und umsichtige Unterstützung der Herausgebertätigkeit. Dank gilt auch dem Kohlhammer-Verlag, insbesondere Ulrike Döring und Dr. Annegret Boll, sowie dem Münchner Kompetenzzentrum Ethik der Ludwig-Maximilians-Universität München und dessen Freundeskreis, der neben dem Stifterverband für die deutsche Wissenschaft die Realisierung dieser Veröffentlichung maßgeb-lich finanziell unterstützt hat. Schließlich danke ich allen Autorinnen und Auto-ren, die ihre Expertise in dieses disziplinübergreifende Projekt eingebracht und die Publikation somit überhaupt erst möglich gemacht haben.

München/Bonn, im April 2017   Jochen Sautermeister

Moralpsychologie als transdisziplinäre und ethische Herausforderung. Systematische Vermessungen eines wissenschaftlichen Feldes

Jochen Sautermeister

Abstract: Die Moralpsychologie ist ein relativ junges wissenschaftliches Feld, wenngleich es der Sache nach schon eine lange Vorgeschichte in Philosophie, Theologie und Anthropologie hat. Im gegenwärtigen Gebäude der Wissenschaftsarchitektur und der Wissenschaftssystematik fehlt der Moralpsychologie ein etablierter Platz; auch hinsichtlich des Selbstverständnisses der Moralpsychologie im Schnittfeld von Humanwissenschaften, Philosophie und Theologie stehen verschiedene Vorstellungen nebeneinander. Als interdisziplinäre sowie als transdisziplinäre Herausforderung greift sie nicht nur Fragen zu den empirischen Grundlagen moralischen Urteilens und Handelns auf, sondern beschäftigt sich auch in problem- und handlungsorientierter Perspektive mit relevanten und dringlichen gesellschaftlichen Fragestellungen. Damit steht die Moralpsychologie auch im Dienste einer ethischen Realistik.

Nach einem kurzen genealogischen Abriss zur Entstehung der Moralpsychologie (1.) erfolgt eine Kartografie der Moralpsychologie als neuer Typus von Wissenschaft, indem Konturen und Perspektiven für eine wissenschaftstheoretische Vergewisserung, eine systematische Strukturierung sowie eine wissenschaftliche Programmatik und Pragmatik dargestellt werden. In Anlehnung an das Konzept der „dichten Beschreibung" von Clifford Geertz kann die Moralpsychologie auch der Erschließung normativer Entscheidungs- und Handlungssituationen dienen (2.). Abschließend werden Perspektiven für eine wissenschaftstheoretische Reflexion sowie für die Gliederung einer integrativen transdisziplinären Moralpsychologie formuliert (3.).

Schlagwörter: Dichte Beschreibung, Empirie, Ethik, Interdisziplinarität, Moralpsychologie, Philosophie, Psychologie, Theologie, Transdisziplinarität.

1 Einführung: Auf den Spuren einer Genealogie der Moralpsychologie

Moralisches Urteilen und Handeln verstehen sich nicht von selbst, und die Bildung einer moralischen Persönlichkeit ist kein Automatismus. Unzählige negative Erfahrungen von Ungerechtigkeit, Gewalt, Missachtung, Demütigung, Egoismus, Indifferenz, Ignoranz oder Nachlässigkeit einerseits, aber auch positive Erfahrungen von Hilfsbereitschaft, selbstlosem Engagement, Anerkennung Anderer, tugendhafter Lebensweise, Achtsamkeit, Sensibilität, Wohlwollen, Solidarität oder ökologischer Verantwortung andererseits – all diese Erfahrungen zeigen nicht nur das breite Spektrum moralischer wie unmoralischer Handlungsmöglichkeiten auf. Vielmehr drängen sie, motiviert durch Leiderfahrungen ebenso wie durch Sinnerfahrungen dazu, zu fragen, wie sich die moralische Entwicklung und Sozialisation von Menschen so fördern lassen, dass diese zu verantwortungsbewussten Subjekten werden, also zu Subjekten, die sich selbst dazu bestimmen und darauf verpflichten, ein gutes Leben zu führen. Dazu sind neben den förderlichen Ressourcen und Potentialen auch innere Faktoren wie Blockaden, Hemmungen und Dysfunktionalitäten der humanen Selbstbestimmungsfähigkeit sowie die äußeren Bedingungen zwischenmenschlicher und sozial-ökologischer Beeinträchtigung bzw. Unterversorgung zu berücksichtigen. Denn nur so kann man angemessen, sprich: personengerecht und kontextsensibel das Urteilen und Handeln eines Menschen und die Folgen seiner Tat ethisch reflektieren. Gründe der moralischen Zurechenbarkeit oder der Entschuldigung schweben nicht im luftleeren Raum reiner praktischer Vernunft, sondern gewinnen in der menschlichen Lebenswelt ihre Bodenhaftung. Praktische Freiheit ist stets bedingte Freiheit (Honneth 1993; Sautermeister 2015b).

Daher ist es nicht verwunderlich, dass von Beginn an das Nachdenken über ethisches Verhalten, etwa in Form von religiösen Weisheitslehren, sittlichen Klugheitsregeln oder Lebenskunstkonzepten, auch Annahmen über seelische Vorgänge, soziale Zusammenhänge, natürlich-kosmische Gegebenheiten und numinose bzw. göttliche Wirkweisen beinhaltet. Demnach lassen sich Spuren moralpsychologischer Handlungserschließung im weitesten Sinne bereits im vorwissenschaftlichen Raum der thematisierten Sittlichkeit und des kommunizierten Ethos finden. Ebenso kann man in der Humoralpathologie der antiken (und später auch der mittelalterlichen) Medizin seit etwa dem vierten vorchristlichen Jahrhundert Frühformen einer medizinischen Anthropologie ausmachen, die auf der Grundlage der sogenannten Säftelehre eine Temperamentenlehre über Gefühls- und Willensqualitäten eines Menschen entwickelten (vgl. Kollesch und Nickel 2007).

Im Zuge der philosophischen Reflexionen in der Antike, angefangen mit Sokrates, gewinnen Überlegungen zu den kognitiven, motivationalen, emotionalen, volitionalen und behavioralen Faktoren einer sittlichen Lebensführung an theoretisch-begrifflicher Abstraktion. Den verschiedenen Seelenlehren in moralphilosophischer Absicht kam die Aufgabe zu, jene empirischen Bedingungszusammenhänge zu erschließen, die für das Verständnis und das Einüben von moralischem Urteilen und Handeln erforderlich sind (z. B. Aristoteles, Platon) (vgl. Horn 2002). Im Ansatz von Philosophie als Lebenskunst, wie er auch von der Theologie aufgegriffen, transformiert und weitergeschrieben wurde, kam dem moralpsychologischen Erfahrungswissen der Affekten- und Antriebslehren, dem Lehrstück über die sogenannten passiones animae, der Willenslehre, der Tugend- und Lasterlehren oder auch der monastischen Askese (z. B. in der Antike und Mittelalter Evagrius Ponticus, Augustinus, Bonaventura, Thomas von Aquin) in seiner erkenntnistheoretischen, handlungstheoretischen und pädagogischen Ausrichtung eine ethische Relevanz zu. Jedoch konnten diese noch nicht dem erkenntnistheoretischen Status der empirischen Humanwissenschaften gleichkommen, die sich erst im 19. Jahrhundert auszubilden begonnen haben (Foucault 1974).[1]

Das Aufkommen der Anthropologie als Lehre von der Natur des Menschen im 16. Jahrhundert war verbunden mit einem praktischen Interesse, nämlich dem „Versuch, in Situationen bedrohter oder fehlender Gemeinsamkeit hinsichtlich grundlegender Lebensorientierungen, Handlungsziele oder Redenormen (d. i. in Krisensituationen) wieder eine Gemeinsamkeit herzustellen" (Schwemmer 2004, S. 126). In der sogenannten französischen Moralistik des 17. und 18. Jahrhunderts (z. B. La Rochefoucald, Montaigne) wurde in selbstkritischer Absicht über verdeckte Leidenschaften, Motive und Maximen nachgedacht, um über den Weg der Selbsterfahrung und -besinnung Selbsttäuschungen aufzuklären und mittels einer experientiell-moralpsychologisch befreiten und gereinigten Selbsterkenntnis zur wahren Menschlichkeit und einer Moral echter Humanität zu führen. In der englischsprachigen Moralphilosophie des 18. Jahrhunderts gewinnt der moral sense, also die moralische Empfindung und die Gefühle, an epistemologischer Bedeutung für moralische Urteile (v. a. F. Hutcheson, D. Hume). Während in der Antike Affekte und Leidenschaften sich durch Vernunft und Klugheit am jeweiligen

---

[1] Foucault grenzt in seiner Archäologie der Humanwissenschaften diese von der Biologie, der Philologie und der Ökonomie dadurch ab, dass es bei den Humanwissenschaften um den Menschen als Lebendigen gehe, der „lebt, spricht und produziert" (Foucault 1974, S. 421) und so als lebendiges Wesen sich mit dem Körperlichen zwar überschneide, aber nicht darin aufgehe. „Die Humanwissenschaften nehmen also die Entfernung ein, die die Biologie, die Ökonomie und die Philologie (nicht ohne sie zu vereinen) von dem trennt, was sie im Sein des Menschen selbst ermöglicht." (Foucault 1974, S. 424).

Verständnis des Guten ausrichten und formen lassen sollten, wurden die moralischen Empfindungen im 18. Jahrhundert insofern normativ, als sie selbst zum Maßstab für das Gute werden (vgl. Taylor 1996, S. 502f.).

Mit dem Aufkommen der modernen Psychologie als eigenständiger Wissenschaft Ende des 19. Jahrhunderts wurden zwar die Grundlagen gelegt, um die empirischen Bedingungszusammenhänge menschlichen Erlebens und Verhaltens methodisch geleitet zu erfassen. Aber von einer systematischen Rezeption dieser Erkenntnisse in der philosophischen Ethik konnte noch keine Rede sein. Anders jedoch in der Moraltheologie, dort lässt sich bereits zu Beginn des 20. Jahrhunderts aus vornehmlich praktischen Gründen eine systematische Erschließung psychologischer Theorien, Konzepte und Befunde für Ethik und Seelsorge beobachten (vgl. Müncker 1934; Heinen 1962; Bökmann 1964; Gründel 1972; hierzu Sautermeister 2015c). Zentrale Ansätze der philosophischen Anthropologie Anfang und Mitte des 20. Jahrhunderts (v. a. M. Scheler, A. Gehlen, H. Plessner) griffen im Unterschied zur philosophischen Ethik humanwissenschaftliche Erkenntnisse auf und formulierten ethisch bedeutsame Einsichten über den Menschen sowie die anthropologische Bedeutung und Funktion von Normen. Die Pioniere der psychologischen Erforschung der moralischen Entwicklung im 20. Jahrhundert (v. a. Piaget und Kohlberg) bezogen sich dagegen für die Erarbeitung ihres theoretisch-konzeptionellen Zugangs vorrangig auf die Kantische Moralphilosophie mit der Folge, dass Affektivität und Emotionalität bei ihren Ansätzen keine zentrale Rolle spielten.

Wenngleich es zu hoch gegriffen wäre, von einer eigenständigen moralpsychologischen Disziplin zu sprechen, haben sich seit den 1970er Jahren die interdisziplinären Forschungsbemühungen verstärkt (z. B. Habermas 1976). Dabei dominieren konkrete Fragestellungen zu Einzelaspekten der moralischen Entwicklung und Urteilsbildung sowie von moralischen Emotionen und Motivationen, einschließlich der sozialpsychologischen Einflussfaktoren und persönlichkeitspsychologischen Charakteristika. Bestrebungen einer systematischen Erschließung sind nur in Ansätzen erkennbar. Das mag nicht zuletzt daran liegen, dass dies sowohl eine Kenntnis der verschiedenen Wissenschaftstraditionen und der relevanten Wissensgebiete erfordert, als auch daran, dass anspruchsvolle und komplizierte Fragen hinsichtlich der Interdisziplinarität zu klären sind. Denn während die Psychologie in einer allgemeinen Definition als Wissenschaft vom menschlichen Erleben und Verhalten methodisch-abstrakt und thematisch-reduziert die empirischen Faktoren mithilfe unterschiedlicher Paradigmen zu erhellen sucht (vgl. Pongratz 1967; Bunge und Ardila 1990; Hartmann 1998), richtet die Ethik mit ihren ebenfalls vielfältigen Ansätzen und Konzepten – sei es im fakultären Gebäude der Philosophie oder der Theologie – den Fokus auf den ganzen Menschen als handelndes und damit als freiheitliches Subjekt. Als solches kann der Mensch sich selbstreflexiv thematisieren und die Fragen nach dem Grund und Sinn seines Handelns und seines Lebens stellen.

Während in Antike und Mittelalter – vereinfacht gesagt – die praktische Freiheit als bedingte Freiheit in ethischer Hinsicht noch nicht von verschiedenen Wissenschaften disziplinär unterschiedlich seziert und reflektiert wurde, hat sich im Zuge der Ausdifferenzierung der Wissenschaften mehr oder weniger eine Aufspaltung vollzogen: Gegenstand der Natur-, Sozial- und Humanwissenschaften und damit auch der Psychologie sind die empirischen Bedingungen, Einflussfaktoren und Wirkungszusammenhänge menschlichen Urteilens und Handelns, die moralisch relevant sind. Gegenstand von Philosophie und Theologie dagegen ist der Mensch, insofern er sich als ein zur freiheitlichen Selbstbestimmung fähiges Wesen und damit als moralisches und sinnfähiges Subjekt versteht. Diese Aufteilung ist jedoch doppelgesichtig: Einerseits ist vor allem durch Studien und Erkenntnisse der Neurowissenschaften die Annahme moralischer Autonomie zunehmend unter Druck geraten, sodass die grundsätzliche Frage nach der Freiheit des Menschen selbst der Empirisierung oder gar der biologisch-reduktionistischen Aufhebung zu unterliegen droht. Andererseits wächst aber auch eine ethische Realistik, die sensibilisiert durch die Humanwissenschaften das ethische Begriffsinstrumentarium einschließlich seiner normativen Implikationen erfahrungswissenschaftlich zu informieren und ggf. zu korrigieren sucht (Doris 2005; Prinz 2007; Alfano 2013), durchaus mit der redlichen Absicht, auf dieser Grundlage das moralische Können des Menschen wieder zu fördern.

Angesichts dieser Entwicklungen lässt sich seit den 1990er Jahren eine zunehmende Thematisierung explizit moralpsychologischer Fragestellungen im Schnittfeld von Ethik und Empirie, von Philosophie, Theologie und Psychologie beobachten, jedoch vorranging im englischsprachigen Raum (vgl. Sinnott-Armstrong 2008a, XIII; Edelstein et al. 1993), wenn man von den Bemühungen einer Rehabilitierung einer Philosophie der Lebenskunst (vgl. Sautermeister 2009) mit ihren durch antike Lebenskunstphilosophie und französische Moralistik vermittelten moralpsychologischen Anklängen absieht. Trotz ihrer langen Vorgeschichte lässt sich daher die Moralpsychologie, wenngleich nicht als eigenständige Wissenschaft, so doch als ein junges interdisziplinäres wie auch transdisziplinäres Feld begreifen,[2] dessen wissenschaftssystematische Reflexion noch in den

---

[2] Der Unterschied zwischen den Konzepten der Interdisziplinarität und der Transdisziplinarität lässt sich dadurch bestimmen, dass bei interdisziplinären Forschungen eine themenbezogene Kooperation von verschiedenen Fachwissenschaften eingegangen wird, um einen spezifischen Forschungsgegenstand zu bearbeiten. Bei interdisziplinären Vorhaben findet also eine temporäre Zusammenarbeit zwischen einzelnen Disziplinen statt, die inhaltlich-thematisch weiterführen soll, ohne dass damit zugleich eine methodisch-methodologische Transformation der einzelwissenschaftlichen Arbeiten verbunden ist. Im Gegensatz dazu hat sich das Konzept der Transdisziplinarität herausgebildet. Als problemorientierte wissenschaftliche Praxis weist die transdisziplinäre Arbeitsweise Jochen Ostheimer zufolge drei spezifische Merkmale auf: (1) die Bearbeitung gesellschaftlich relevanter und dringlicher Probleme, die sich nicht in die bestehende einzelwissenschaftliche Fächersystematik einordnen lassen, (2) problemspezifische Modifikation und Kombination der „bestehende[n; J.S.] disziplinäre[n; J.S.] Methoden, Paradigmen, Rationalitätstypen und Erkenntnisziele […], so dass ein neues Design entsteht" (Ostheimer 2014, S. 63), und (3) Bezugnahme auf außerwissenschaftliche Aspekte und Fakto-

Anfängen steckt. Im Folgenden soll daher eine systematische Vermessung dieses Feldes vorgenommen werden, die im Sinne einer Kartografie Konturen und Perspektiven für eine wissenschaftstheoretische Vergewisserung, eine systematische Strukturierung sowie eine wissenschaftliche Programmatik und Pragmatik zeichnen möchte.

2 Systematische Zugänge zur Kartografie der Moralpsychologie

2.1 Moralpsychologie als ein neuer Typus von Wissenschaft

Der kurze genealogische Abriss zur Entstehung der Moralpsychologie als interdisziplinäres sowie transdisziplinäres Feld geht von der Beobachtung aus, dass moralpsychologische Zugänge der Sache nach schon eine lange vorwissenschaftliche Geschichte haben. Im gegenwärtigen Gebäude der Wissenschaftsarchitektur und der Wissenschaftssystematik fehlt der Moralpsychologie noch ein etablierter Platz. Als Feld, in dem verschiedene Disziplinen ihre Fachgrenzen überschreiten und miteinander in einen problemorientierten Austausch treten, scheint sie für einen neuen Typus von Wissenschaft zu stehen, der zum disziplinären Denken quer steht und sich wie manche andere neuartige Wissenschaftsfelder, etwa das Gebiet der Nachhaltigkeitsforschung, etablierten und gewohnten Wissenschaftsklassifikationen entzieht. Dies manifestiert sich nicht zuletzt darin, dass es bislang keine eigene Disziplin oder gar Professur für Moralpsychologie an einer Hochschule oder Universität gibt, wenngleich sich durchaus entsprechende Schwerpunktsetzungen in einigen Forschungsprofilen finden lassen.[3]

Da also moralpsychologische Zugänge in der Psychologie, in der Philosophie, vor allem in der philosophischen Ethik und der Philosophie des Geistes, sowie in der theologischen Ethik anzutreffen sind, greifen monodisziplinäre Bestim-

---

ren sowie die lebensweltliche Dimension, um in subjektorientierter Hinsicht auch die Perspektiven der Betroffenen als „Experten ihrer Lebenswelt" (Ostheimer 2014, S. 63) für Problemlösungen heranzuziehen. – Vor dem Hintergrund dieser Konzeptunterscheidung lässt sich die Moralpsychologie nicht nur als interdisziplinäre, sondern eben auch und vor allem als transdisziplinäre Praxis charakterisieren.

[3] Eine Ausnahme bildet die von 2014 bis 2017 an der Katholisch-Theologischen Fakultät der Ludwig-Maximilians-Universität München eingerichtete Stiftungsprofessur für Moraltheologie unter besonderer Berücksichtigung der Moralpsychologie, nachdem es dort bereits in den 1980er Jahren eine vergleichbare Professur gab.

mungen zu kurz, wenn sie sich an der bestehenden wissenschaftlichen Praxis orientieren wollen. So ließe sich die Moralpsychologie aus wissenschaftssystematischer Perspektive als Teilgebiet der Psychologie begreifen, deren Aufgabe es wäre, unter Berücksichtigung der verschiedenen Paradigmen mit den verschiedenen psychologischen Methoden, Begriffen und Theorien leibseelische sowie psychosoziale Prozesse, Funktionen und Strukturen zu beschreiben, zu erklären und zu interpretieren, „die in Zusammenhang mit Moral stehen, genauer mit moralisch relevanten Kognitionen, Emotionen, Motivationen und Verhaltensweisen bzw. Handlungen" (Bobbert 2006, S. 444) von Individuen oder von Gruppen.

Der Psychologe Horst Heidbrink unterscheidet vor diesem Hintergrund

> „drei Perspektiven, denen sich die unterschiedlichen Theorien und Modelle grob zuordnen lassen. (1) *Die kognitive Perspektive*: Wie beeinflusst das Denken unsere Moral? (2) *Die situative Perspektive*: Wie beeinflussen die Umstände unsere Moral? (3) *Die emotionale Perspektive*: Wie beeinflussen die Gefühle unsere Moral?" (Heidbrink 2008, S. 14; Hervorhebungen im Original).

Mit diesem integrativen Ansatz einer Binnendifferenzierung möchte Heidbrink den paradigmatischen Veränderungen Rechnung tragen, die die kognitivistischen bzw. rationalistischen Betrachtungsweisen (v. a. Piaget, Kohlberg) um die neueren neuropsychologischen Zugänge mit ihren emotional-intuitiven Perspektiven ergänzen.

Was jedoch als moralisch relevant verstanden wird, ist vom zugrunde liegenden Vorverständnis von Moral abhängig. Dieses liegt aber außerhalb des Gegenstandsbereichs der Psychologie und wird in deskriptiver Weise von den Sozial- und Kulturwissenschaften behandelt. In normativer Weise dagegen wird ein solches Vorverständnis von Philosophie und Theologie reflektiert, sofern sie sich mit ethischen und moralisch relevanten Fragestellungen beschäftigen. Aber auch diese beiden Disziplinen konstruieren das Moralverständnis nicht einfach, sondern beziehen sich auf Vorstellungen und Praktiken, wie sie in unserer alltäglichen Lebenswirklichkeit oder in handlungsfeldspezifischen Praxiszusammenhängen, etwa der Medizin, vorkommen. Sie beabsichtigen, diese – sozialwissenschaftlich informiert – mehr oder weniger zu rekonstruieren und theoretisch auf den Begriff zu bringen.

John M. Doris, einer der Pioniere der interdisziplinären Moralpsychologie, bezeichnet die Moralpsychologie daher als eine Art hybrider Disziplin,

> „informed by both ethical theory and psychological fact. Different practitioners will, quite reasonably, favor different admixtures of fact and theory, but central questions in the field – What is the nature of moral judgement? Why do people behave well or badly? – want empirically informed answers, while developing these answers in the theoretically sophisticated ways requires delicate inquiry in philosophical ethics." (Doris 2012, S. 1)

17

Als „Chimäre zwischen deskriptiver und normativer Wissenschaft" (Sautermeister 2016) finden sich neben *empirisch-funktionalen* Studien zu psychologischen Aspekten von Moral und Moralität daher auch gleichberechtigt *theoretisch-konzeptionelle* Fragestellungen zu ethischen Ordnungsbegriffen und Deutungsmustern, wie etwa Tugend, Verantwortung, Moral, Normativität, Gewissen, moralische Motivation, moralische Gefühle, moralisches Urteilen u. a. m., sowie *normative* Untersuchungen, in denen es etwa um die Begründung dessen geht, was man tun soll, was eine moralisch gute Charaktereigenschaft ist und welche moralischen Normen als gerechtfertigt gelten können. Kennzeichnend für die Moralpsychologie ist es, dass diese drei Fragetypen so ineinander verwoben sind – wie die Philosophin Valerie Tiberius hervorhebt –, „that it is very difficult to make progress on one set without making some assumptions about another" (Tiberius 2015, S. 4).

Wenngleich es also nicht verwunderlich ist, wenn unterschiedliche konzeptionelle Vorstellungen von Moralpsychologie koexistieren, lässt sich mit dem philosophischen Ethiker Mark Alfano – in Anspielung auf Immanuel Kants berühmtes Diktum über Anschauung und Begriff – feststellen: „moral philosophy without psychological content is empty, whereas psychological investigation without philosophical insight is blind" (Alfano 2016, S. 1). Indem Moralpsychologie sich nur im Gespräch der einzelnen Bezugsdisziplinen betreiben lässt und Moralpsychologie sich somit als interdisziplinäres wie auch transdisziplinäres Feld konstituiert, steht sie für einen neuen Typus von Wissenschaft, der der einzelwissenschaftlichen Ausdifferenzierung und fortschreitenden Spezialisierung eine der Sache nach erforderliche Dialog- und Kooperationsbereitschaft entgegensetzt, die angesichts eines letztendlich praktischen erkenntnisleitenden Interesses notwendig und unerlässlich ist. Daher ist es konsequent, wenn die moralpsychologische Forschung nicht nur die psychologischen Bezugsdisziplinen umfasst, sondern auch auf die empirischen Humanwissenschaften ausgeweitet wird, etwa die Neurowissenschaften, die Evolutionsbiologie, die Soziologie (z. B. Hitlin und Vaisey 2013), die Kriminologie oder die Kulturwissenschaften (vgl. Nadelhoffer et al. 2010, S. 1; Alfano 2016, S. 2; Forgas et al. 2016, S. 2).

Auffällig ist jedoch, dass in den aktuellen moralpsychologischen Übersichtsarbeiten die Theologie nicht vorkommt. Ohne die Gründe hierfür zu erörtern, bedeutet dies in zweierlei Hinsicht ein Desiderat: Zum einen ist gerade innerhalb der Theologie und dort vor allem in der Moraltheologie bzw. der theologischen Ethik sowie in der Pastoraltheologie bzw. der Praktischen Theologie (z. B. Niedermeyer 1949–1952) verhältnismäßig früh schon die Bedeutung der modernen Psychologie für das Verstehen und die Reflexion anerkannt und für die Beantwortung praktischer und ethischer Fragestellungen herangezogen worden (vgl. Sautermeister 2014). Zum anderen führt die Einsicht in die grundlegende Bedeutung von Wert- und Sinnannahmen für moralisches Urteilen und Handeln, was religiöse und spirituelle Aspekte und Dimensionen einschließt, dazu, dass die Moralpsychologie auch auf die Mitarbeit der verschiedenen Theologien und der Religionswissenschaft angewiesen ist, um die Art und Weise zu verstehen, wie Menschen über Moral und Moralität nachdenken, was sie zu moralischem Handeln motiviert oder etwa was für Menschen ein gutes und sinnvolles Leben ausmacht (Sautermeister 2015a, S. 234f.).

In der ersten systematisch ausgearbeiteten Moralpsychologie, die der Moraltheologe Theodor Müncker bereits 1934 veröffentlichte, ist die Integration der genannten Aspekte bereits zu beobachten. Er definierte die Moralpsychologie als jenen „Zweig der Seelenlehre, der die Vorgänge des sittlichen Lebens in ihrem Sein und Werden sowie in ihren leiblich-seelischen Zusammenhängen erforscht" (Müncker 1934, S. 8). Zu diesem Zwecke stützte er sich auf die Breite der psychologischen, psychoanalytischen und tiefenpsychologischen Forschungen seiner Zeit. Ziel war es, den Menschen in seiner subjektiv-biografischen Realität möglichst als objektiv-sittlich relevanten zu erfassen, also so, wie dieser Mensch ist, und nicht, wie er bestimmten Normvorgaben und Moralvorstellungen zufolge handeln sollte, ohne dabei in angemessener Weise als konkreter Handlungsakteur vorzukommen. Im Zentrum seiner Moralpsychologie stand das Gewissen, auf das hin die psychologischen Konzepte und Befunde systematisiert wurden. Methodisch unterschied er zwischen dem Gewissen als Anlage und Funktion, wobei er neben den verschiedenen Facetten der Fehlbildung bzw. der konstitutionellen Beeinträchtigung der Gewissensfunktion auch die Frage der Gewissensbildung thematisierte (Müncker 1934).

In Münckers Ausführungen zeichnete sich ferner bereits eine Unterscheidung zwischen einer allgemeinen und einer angewandten Moralpsychologie ab, die sich an der systematischen Unterteilung der Ethik in Allgemeine Ethik und Angewandte Ethik anlehnt. Während es der allgemeinen Moralpsychologie um das Verstehen der relevanten biopsychosozialen Prozesse, Funktionen und Strukturen von moralischem Urteilen und Handeln, der Bildung einer moralischen Persönlichkeit und der Rationalität von Normen geht, zielt die angewandte Moralpsychologie sowohl auf konkrete Handlungsfelder bzw. Handlungsbereiche als auch auf konkrete moralische Entwicklungs-, Sozialisations- und Bildungsprozesse ab und kommt damit der Moralpädagogik (vgl. Killen und Smetana 2014) gleich. Im Rekurs auf die aristotelische Tugendethik wird dabei auch auf das habitualisierte Handlungswissen sogenannter moralischer Experten zurückgegriffen, die so als moralische Vorbilder fungieren können (vgl. Huff und Furchert 2014).

Der Moraltheologe Stephan E. Müller, der in dieser Tradition stehend die Moralpsychologie auch als einen Teilbereich der Theologie versteht, wirft in seinen Bausteinen zu einer „anthropologisch grundierten Moralpsychologie" (Müller 2015, S. 11) zentrale Fragen auf, die sich in solche der allgemeinen und der angewandten Moralpsychologie unterscheiden lassen:

„Kann der Mensch, was er soll? Vermag er zu tun oder zu lassen, was er seinem ethischen Auftrag gemäß tun oder lassen soll? Was sind die psychologischen Voraussetzungen des guten und richtigen Handeln-Könnens? Auf welche Hilfen und Helfer ist der Mensch angewiesen, die die Entfaltung seiner Moralfähigkeit ermöglichen?" (Müller 2015, S. 11)

Als theologisches Spezifikum zählt Müller schließlich zu den Aufgaben einer anthropologisch grundierten Moralpsychologie, die „psychologischen Voraussetzungen der Grundzüge der christlichen Existenz" (Müller 2015, S. 11) zu erhellen. Erweitert man den religiös-spirituellen Fokus, dann hat die Moralpsychologie auch jene psychologischen Vorbedingungen zu thematisieren, die für eine existenzielle Selbstannahme als vulnerables, fragiles, gefährdetes, fragmentarisches und zerbrechliches Subjekt mit einer bestimmten Lebensgeschichte, für eine vertrauende Verankerung in einen tragenden und lebensbejahenden Sinngrund sowie für ethisch verantwortbare und zu moralischem Handeln motivierende letzte Sinnannahmen bzw. gesunde Gottesbilder und Spiritualitäten relevant sind.

Angesichts der gegenwärtigen sozialen, kulturellen und politischen Herausforderungen einer immer enger zusammenwachsenden globalisierten Welt, in der auch Religionen und Religionsgemeinschaften vitale Akteure darstellen, wäre es eine problematische Leerstelle, wenn die religiös-spirituellen Faktoren moralpsychologisch unterbelichtet oder gar ausgeblendet würden. Denn Religionen und Religionsgemeinschaften bzw. Menschen, die sich zur Begründung ihres Handelns und ihrer Haltungen auf diese berufen, können sowohl konfliktinduzierend (z. B. Fundamentalismus, religiös motivierte Diskriminierung und Gewalt) als auch hilfs- und friedensstiftend (z. B. Friedens- und Versöhnungsinitiativen, humanitäre Hilfsprojekte) wirken. Die religiöse Dimension des moralpsychologisch-ethischen Zugangs auch für Handlungssubjekte zu beachten, betont der Moraltheologe und Moralpsychologe Manfred Maßhof-Fischer: „Sittliches u[nd] gläubiges Welthandeln bedarf mündiger Subjekte, die fähig u[nd] willens sind, ihre Vernunft u[nd] Freiheit in Anspruch zu nehmen." (Maßhof-Fischer 1998, S. 459) Allerdings fällt diese Dimension in moralpsychologischen Übersichtsarbeiten, die vorrangig philosophisch ausgerichtet sind, weitestgehend aus.

2.2 Ordnungsschemata einer systematischen Moralpsychologie

Als junges transdisziplinäres Feld lässt sich die Moralpsychologie als fluides und noch im Bau befindliches Projekt begreifen. Je nach Art der Fragestellung (empirisch, theoretisch-konzeptionell, normativ), des erkenntnisleitenden Interesses (theoretisch, praktisch), der Abstraktionsebene oder des disziplinären Zugangs lassen sich unterschiedliche Einteilungen und Ordnungsschemata in Überblicksdarstellungen finden. Insofern sich bislang noch kein „big picture" (Tiberius 2015, XII) etabliert und durchgesetzt hat, seien im Folgenden die Gliederungen zentraler Überblickswerke dargestellt.

Tab. 1: Tabellarische Zusammenstellung des thematischen Aufbaus aktueller moralpsychologischer Überblickspublikationen

Sinnott-Armstrong (2008-2014)				Heidbrink (2008)	Nadelhoffer et al. (2010)	Doris (2012)	Tiberius (2015)	Alfano (2016)	Forgas et al. (2016)
The Evolution of Morality: Adaptions and Innateness (2008a)	*The Cognitive Science of Morality: Intuition and Diversity (2008b)*	*The Neuroscience of Morality: Emotion, Brain Disorders, and Development (2008c)*	*Free Will and Moral Responsibility (2014)*						
1. Naturalizing Ethics 2. Can a General Deontic Logic Capture the Facts of Human Moral Reasoning? How the Mind Interprets Social Exchange Rules and Detects Cheaters 3. Moral Sentiments Relating to Incest: Discerning Adaptions from By-products 4. Kindness, Fidelity, and Other Sexually Selected Virtues 5. Symbolic Thought and the Evolution of Human Morality 6. Nativism and Moral Psychology: Three Models of the Innate Structure That Shapes the Contents of Moral Norms 7. Is Morality Innate?	1. Moral Intuition = Fast and Frugal Heuristics? 2. Framing Moral Intuitions 3. Reviving Rawls's Linguistic Analogy: Operative Principles and the Causal Structure of Moral Actions 4. Social Intuitionists Answer Six Questions about Moral 5. Sentimentalism Naturalized 6. How to Argue about Disagreement: Evaluative Diversity and Moral Realism 7. Moral Incoherentism: How to Pull a Metaphysical Rabbit out of a Semantic Hat 8. Attributions of Causation and Moral Responsibility	1. The Cognitive Neuroscience of Moral Emotions 2. The Secret Joke of Kant's Soul 3. Without Morals: The Cognitive Neuroscience of Criminal Psychopaths 4. Internalism and the Evidence from Psychopaths and „Acquired Sociopaths" 5. Varieties of Moral Agency: Lessons from Autism (and Psychopathy) 6. Morality and its Development 7. Adolescent Moral Reasoning: The Integration of Emotion and Cognition 8. What Neuroscience Can (and Cannot) Contribute to Metaethics	1. Is Free Will an Illusion? Confronting Challenges from Modern Mind Sciences 2. Mental Life and Responsibility in Real Time with a Determined Brain 3. Can Neuroscience Resolve Issues about Free Will? 4. The Neural Code for Intentions in the Human Brain: Implications for Neurotechnology and Free Will 5. Free Will and Substance Dualism: The Real Scientific Threat to Free Will? 6. Constructing a Scientific Theory of Free Will 7. The Freedom to Choose and Drug Addiction 8. Agency and Control: The Subcortical Role in Good Decisions 9. Evolutionary Insights into the Nature of Choice: Evidence from Nonhuman Primates 10. A Social Perspective on Debates about Free Will	1. Die Probleme 1.1 Moralische Zwangslagen 1.2 Wie kommen moralische Entscheidungen zustande? 1.3 Haben wir einen freien Willen? 2. Die Standpunkte 2.1 Die kognitive Perspektive: Moralisches Denken 2.2 Die situative Perspektive: Moral, Kooperation und Wettbewerb 2.3 Die emotionale Perspektive: Moralische Gefühle 2.4 Integration der Perspektiven 3. Die Lösungen 3.1 Erziehung zur Gerechtigkeit 3.2 Perspektivenwechsel 3.3 Wann ist ein Mensch „gut"?	Part 1: Reasons and Passions Part 2: Altruism and Egoism Part 3: Virtue and Character Part 4: Agency and Responsibility Part 5: Moral Intuitions	1. Evolution of Morality 2. Multisystem Moral Psychology 3. Moral Motivation 4. Moral Emotions 5. Altruism 6. Moral Reasoning 7. Moral Intuitions 8. Linguistics and Moral Theory 9. Rules 10. Responsibility 11. Character 12. Well-Being 13. Race and Racial Cognition	I: Moral Psychology and Moral Philosophy 1. What is Moral Psychology 2. What are Philosophers Doing Here? II: Motivation and Moral Motivation: The Basics 3. Moral Motivation: What It Is and Isn't 4. Desires and Reasons III: Moral Motivation 5. Emotion and Moral Judgment 6. Sentimentalism and Rationalism 7. Virtue IV: Agency and Moral Responsibility 8. The Psychology of the Responsible Agent 9. Moral Responsibility, Free Will and Determinism V: Three Big Questions 10. Why Be Moral?: Well-being and the Good Life 11. How Do We Know What Is Morally Right?: Moral Psychology and Moral Knowledge 12. Can You Get an Ought from an Is?	Preferences Responsibility Emotion Character Disagreement	Part I: The Nature of Moral Values and Decisions Part II: Moral Aspects of Interpersonal Behavior Part III: Ironic and Paradoxical Effects of Morality Part IV: Morality and Collective Behavior

Die tabellarische Übersicht zeigt neben der Variabilität und Vielfalt der Ordnungsschemata auch Konvergenzen innerhalb der moralpsychologischen The-
menstellungen. Diese bilden mehr oder weniger den Gegenstand der Moralpsychologie ab, nämlich das weite Feld der Moral, das einerseits durch seine
handlungstheoretisch-ethische und epistemisch-ethische Dimensionierung sowie
andererseits durch die theoretisch-konzeptionellen sowie methodologisch-para-
digmatischen Zugänge der Humanwissenschaften strukturiert wird. Vor diesem
Hintergrund wird ersichtlich, weshalb die Moralpsychologie im Folgenden als
ein integratives Feld verstanden wird, das sowohl lebenspraktische als auch theoretische Fragen im Blick hat und in diesem Sinne als transdisziplinär zu verstehen
ist. Das bedeutet aber, dass ihr als wissenschaftliche Reflexion auch die Aufgabe
zukommt, normative Entscheidungs- und Handlungssituationen zu erschließen.

2.3 Moralpsychologie als Erschließung normativer Entscheidungs- und Handlungssituationen

Die Vielschichtigkeit und Komplexität moralpsychologischer Fragestellungen sowie der theoretischen und praktischen Interessen (vgl. Fischer und Gruden 2010),
die damit verbunden werden können, weisen die Moralpsychologie als interdisziplinäres und transdisziplinäres Feld zwischen Empirie und Normativität aus. Dies
macht es erforderlich, verschiedene methodische Zugänge und konzeptionelle
Ansätze zu berücksichtigen, bzw. lässt es problematisch erscheinen, bestimmte
paradigmatisch auszuschließen. Vielmehr ist ein integratives Verständnis ange-
zeigt, wie es mit einem Verständnis von Humanwissenschaft vereinbar ist, das den
Menschen nicht nur als Objekt, sondern auch als Handlungssubjekt begreift (vgl.
Hunold 1978; Maurer 1994). Eine solche Betrachtungsweise erfordert es, auch die
Perspektive der Handelnden einzubeziehen, wenn es um eine ethische bzw. prak-
tische Ausrichtung der Moralpsychologie geht.
   In Anlehnung an den kulturwissenschaftlichen Ansatz von Clifford Geertz, der
dem Verstehen kultureller Bedeutungsstrukturen dient, kann ein solcher moralpsy-
chologischer Zugang dann der Gewinnung sogenannter „dichter Beschreibungen"
(Geertz 1983) von normativen Entscheidungs- und Handlungssituationen dienen.
Hierzu ist das normative Selbstverständnis der handelnden Personen zu berücksichtigen. Im Sinne einer interpretativen Rekonstruktion sollen die „Bedeutungsstrukturen" (Geertz 1983, S. 15) von Handlungen herausgearbeitet werden, um das
Verstehen anderer Menschen und ihrer Taten zu ermöglichen.[4]

---

[4]   Ein dem ethnografischen Ansatz der dichten Beschreibung ähnliches Vorgehen findet sich auch ab den
      1970er Jahren in der Soziologie mit dem Verfahren der teilnehmenden Beobachtung, etwa bei abwei-
      chendem Verhalten. Trotz möglicher Verzerrungstendenzen bei einer Beobachtung sollen mit dieser
      Methode der empirischen Sozialforschung, mehr oder weniger standardisiert, lebensweltliche Bedeu-
      tungszusammenhänge und Handlungsstrukturen erschlossen werden (vgl. Friedrichs und Lüdtke 1971;
      Friedrichs 1973).

Mit der „dichten Beschreibung" wird der Versuch unternommen, sich mit der fremden Situation in Berührung zu bringen und sich in die Lage des Anderen „hineinzuversetzen". Ziel ist es, „einen Zugang zur Gedankenwelt der [...] untersuchten Subjekte" (Geertz 1983, S. 35) zu bekommen. Dabei soll der Komplexität von Handlungswirklichkeiten und ihren Besonderheiten Rechnung getragen werden, um sie von abgehobenen apriorischen Wirklichkeitsannahmen abzugrenzen.

Wenngleich Geertz keine Definition oder Methodik expliziert (vgl. Wolff 1992, S. 343), lassen sich dennoch relevante Merkmale der „dichten Beschreibung" ausmachen. Mittels einer interpretativen Rekonstruktion von Bedeutungsstrukturen von Handlungen innerhalb fremder Kulturen soll Fremdverstehen ermöglicht werden. Indem so die kulturelle „‚Tiefenbedeutung' der jeweiligen empirischen Abläufe und Handlungen" (Wolff 1992, S. 344) interpretativ erfasst wird, zielt das Vorgehen über die „mikroskopisch[e]" (Geertz 1983, S. 30) Einzelerkenntnis hinaus auf die Erschließung symbolischer Formen.[5]
Geertz veranschaulicht dies mit

> „dem Versuch, ein Manuskript zu lesen (im Sinne von ‚eine Lesart entwickeln'), das fremdartig, verblasst, unvollständig, voll von Widersprüchen, fragwürdigen Verbesserungen und tendenziösen Kommentaren ist, aber nicht in konventionellen Lautzeichen, sondern in vergänglichen Beispielen geformten Verhaltens geschrieben ist" (Geertz 1983, S. 15).

Im Unterschied zu ontologischen Betrachtungsweisen geht es diesem semiotischen Zugang darum zu verstehen, was „das Symbolsystem anderer Völker aus der Sicht der Handelnden" (Geertz 1983, S. 21f.) bedeutet, also was damit und dadurch gesagt werden soll.

Mit der „dichten Beschreibung" wird eine „Erweiterung des menschlichen Diskursuniversums" (Geertz 1983, S. 20) angestrebt. Zur Umschreibung dieses Vorgehens bedient sich Geertz verschiedener Metaphern, etwa der des In-Berührung-Bringens (Geertz 1983, S. 24) oder des Sich-hinein-Versetzens (Geertz 1983, S. 26). In Anerkennung partikularer Bedeutungssysteme geht es bei der „dichten Beschreibung" um die Erhellung „der informellen Logik des tatsächlichen Lebens" (Geertz 1983, S. 25) und darum, dass sie „einen Zugang zur Gedankenwelt der von uns untersuchten Subjekte erschließt, so daß wir – in einem weiten Sinne des Wortes – ein Gespräch mit ihnen führen können" (Geertz 1983, S. 35).

Insofern dieser Ansatz bei Einzelbeschreibungen ansetzt, stellen daraus resultierende Verallgemeinerungen Abstraktionen dar. Der Komplexität der Besonderheiten Rechnung zu tragen und sie von Wirklichkeitskonstruktionen, die die

---

[5] Der kulturwissenschaftliche Ansatz der „dichten Beschreibung" von Geertz greift hierbei das kulturtheoretische Konzept der symbolischen Formen von Ernst Cassirer auf, wonach Kultur ein komplexes Zeichensystem darstellt, das für deren Mitglieder mit Bedeutungen verknüpft ist (Cassirer 1994a; 1994b).

Bodenhaftung verloren haben, abzugrenzen, stellt für Geertz eine kulturwissenschaftliche Errungenschaft dar. „Sein eigentliches Ziel ist das Verstehen von Kultur mit Hilfe von lokalen Kulturen." (Wolff 1992, S. 352) Indem dem sogenannten „dünnen" Verstehen der Außenperspektive das „dichte" Verstehen der Teilnehmerperspektive gegenübergestellt wird, eröffnen sich neue Erkenntnismöglichkeiten. Die „Variabilität von Wahrnehmungsweisen, Wissensbeständen oder Eigenarten verschiedener Kulturen und Sichtweisen aufrechtzuerhalten, d. h. *gerade nicht*, diese einander anzugleichen oder gar sie gegeneinander auszuspielen" (Wolff 1992, S. 354), ist dabei eine Konsequenz der Würdigung „dichter Beschreibungen". Die Abstraktionsleistungen, die dagegen zu „dünnen Beschreibungen" führen, stellen dann jene „universalen Gesichtspunkte [dar], unter denen sich dichte Begriffe zu einem bestimmten Zeitpunkt überschneiden" (Lotter 2012, S. 24).

Das Konzept der „dichten Beschreibung" wird auch in der Ethik rezipiert. Bezugnehmend auf Geertz hat der Moralphilosoph Michael Walzer darauf hingewiesen, dass sich die moralische Welt „weniger einem abstrakten Modell als vielmehr einer dichten Beschreibung" (Walzer 1990, S. 29; Walzer 1994) fügt, die bereits normativ gehaltvoll ist und deren Sinn durch Interpretation herausgefunden werden kann (vgl. Walzer 1990, S. 29–31). Gemäß diesem rekonstruktiven Vorgehen geht es der moralischen Argumentation darum zu erhellen, „was unsere Lebensweise (für uns) bedeutet" (Walzer 1990, S. 33). Die Abstraktionen der „dünnen Beschreibung" stellen dann, so folgert die Moralphilosophin Maria-Sibylla Lotter, solche Aspekte dar, „die sich zu einem bestimmten Zeitpunkt – vor dem Hintergrund des jeweiligen kultur- und sozialwissenschaftlichen Kenntnisstandes – eignen, Überzeugungen zwischen den dichten kulturellen Kontexten ethischer Systeme herzustellen" (Lotter 2012, S. 25).

Im Unterschied zu einer „dünnen Beschreibung", die von den biografischen und situativen Besonderheiten einer Handlung absieht und diese vom Handlungskontext losgelöst und abstrakt reflektiert, geht es bei der „dichten Beschreibung" des moralpsychologischen Zugangs also um das situativ-biografische Verstehen von Entscheidungen und Handlungen, die die Perspektive der Handelnden konstitutiv berücksichtigt. Demnach stellt die konkrete Entscheidungs- und Handlungssituation im biografischen und soziokulturellen Bedeutungszusammenhang jenen bedeutungsgebenden Kontext dar, in dem Handlungen von Menschen zu verstehen sind. Mit der „dichten Beschreibung" kommt also das normative Selbstverständnis von Personen zum Vorschein, das darüber Auskunft gibt, aus welchen Gründen eine Person in einer bestimmten Situation oder über eine längere Zeitspanne hinweg auf eine bestimmte Weise gehandelt hat.

In praktischer Perspektive steht eine am Paradigma der „dichten Beschreibung" orientierte Moralpsychologie dafür, dass sich die Rede von Verantwortung und menschlicher Freiheit stets ihrer konkreten Bedingtheiten, Determinationen und Konditionierungen bewusst sein muss, will sie praktisch bedeutsam sein. Freiheit ist stets graduell, wenn sie als praktische Freiheit in den Blick kommt.

So lässt sich dann aber humanwissenschaftlich die Frage nach den Bedeutungs-zusammenhängen für die Handelnden und ihr Umfeld stellen: Welche Absichten verbindet ein Mensch mit seinem Tun? Welche biografischen Erfahrungen flie-ßen mit ein? Welche erworbenen Erlebens-, Verhaltens- und Beziehungsmuster sind wirksam? Und andere Fragen mehr. So können jene vielfältigen leibseeli-schen, biografischen, interaktionellen und soziokulturellen Faktoren in den Blick genommen werden, die auf ethisch relevantes Erleben, Urteilen und Handeln sowie auf moralische Bildungs- und Selbstbildungsprozesse von Menschen und deren Bemühen um gelingende Identität in sozialen Zusammenhängen und um eine verantwortliche Lebensführung Einfluss haben. Damit kann zugleich auch eine moralpsychologische Perspektive in verschiedene Bereiche der Angewand-ten Ethik eingebracht werden, wie es etwa bereits in vorwissenschaftlichen For-men der medizinischen Anthropologie der Fall gewesen ist.

Ein solcher praktischer Zugang stellt für das transdisziplinäre Feld der Mo-ralpsychologie eine wichtige und konsequente Erweiterung dar, wenn sie letzt-endlich nicht doch lediglich einzelwissenschaftlichen Forschungen verhaftet bleiben will. Während gegenwärtig moralpsychologische Fragestellungen inner-halb der Moralphilosophie – und hier vor allem im angloamerikanischen Raum – überwiegend theoretisch betrieben werden und Fragen der moralischen Moti-vation, der Willensfreiheit, der moralischen Gefühle und Kognitionen und deren Bedeutung für die Begründung ethischer Urteile im Vordergrund stehen, aber Anwendungsfragen weitgehend außen vor bleiben, geht es in moralpädagogi-schen Diskursen innerhalb von Pädagogik und Psychologie um das empirisch-deskriptive Verstehen moralischen Erlebens, Urteilens und Handelns und um die Frage moralischer Erziehung und Bildung, um Wertorientierung und Wertbil-dung (vgl. Killen und Smetana 2014; Wahl 2015). Eine ethisch perspektivierte Moralpsychologie, die auch auf die Praxis abzielt, könnte hier weitere Impulse setzen, ohne dass damit methodologische, erkenntnistheoretische und wissen-schaftstheoretische Fragen eines solchen transdisziplinären Gesprächs bereits hinlänglich geklärt wären.

3 Perspektiven für eine integrative transdisziplinäre Moralpsychologie

Ein integratives transdisziplinäres Verständnis der Moralpsychologie steht im Schnittfeld von Humanwissenschaft, philosophischer Ethik und theologischer Ethik. Neben Grundlagen- und Anwendungsfragen zählen Bildungsfragen und weitere praktisch relevante Fragestellungen zu deren Gegenstand und Themen-spektrum. Gemäß einem solchen Verständnis geht es der Moralpsychologie also um mehr, nämlich um eine empirische „Sättigung" theoretischer Begriffe und Konzepte, aber auch um mehr als um eine theoretische Rekonstruktion lebensweltlicher normativer Anschauungen und Praktiken oder empirisch-humanwissenschaftlicher Sacheinsichten. Letztlich zielt eine solche Moralpsychologie auf eine verantwortliche Praxis und wirft damit die Frage nach dem Subjekt des Handelns, nach Identität und moralischer Bildung im Sinne einer prozessualen Dynamik ethischer Subjektbildung (vgl. Habermas 1983; Sautermeister 2013), nach Tugend und Gewissen, nach den situativ-kontextuellen wie auch biografischen Einflussfaktoren auf, aber auch wie verantwortliche Praxis in sozialen, institutionellen, kulturellen, staatlichen und internationalen Zusammenhängen gefördert werden kann. Die Entwicklungen der letzten Jahre haben gezeigt, dass hierfür eine interkulturelle und religionsbezogene Perspektive unerlässlich ist (vgl. Jensen 2015), um die großen politischen, kulturellen und ökologischen Herausforderungen überhaupt angemessen erfassen, wenn nicht gar bewältigen zu können. Eine integrativ und transdisziplinär arbeitende Moralpsychologie steht damit zwischen:

- Empirie und Normativität,
- Humanwissenschaften und Ethik (philosophisch wie auch theologisch),
- Theorie und Praxis,
- Objektorientierung und Subjektorientierung,
- Bedingtheit und Freiheit des moralischen Subjekts,
- Genese und Geltung normativer Ansprüche,
- Situation, Kontext und Handeln.

Es bedarf keiner großen Begründung, weshalb eine moralpsychologische Arbeitsweise nur in interdisziplinärer und transdisziplinärer Kooperation gelingen kann. So geht es erstens darum, aus humanwissenschaftlicher Perspektive moralpsychologische Grundlagen und Zugänge zu zentralen ethischen Deutungskategorien wie Freiheit, Verantwortung oder Schuld zu formulieren, die überhaupt die lebensweltliche Rede von Moral und Normativität sinnvoll machen (*s. Kapitel 1 dieses Bandes*). Die Entwicklung der Moralfähigkeit und die moralische Bildung sind ein lebenslanger Prozess, der verschiedene Faktoren und Aspekte beinhaltet, v. a. moralisches Urteilen, moralische Motivation und Intentionalität. Sie sind ein zweites zentrales Themenfeld der Moralpsychologie (*s. Kapitel 2 dieses Bandes*). Moralische Kompetenz und Verantwortung sind keine sterilen Größen; vielmehr haben sich moralische Subjekte in unterschiedlichsten Handlungszusammenhängen und Kontexten zu bewähren, etwa wenn es um prosoziales Verhalten oder Kooperation geht. Fehlbildungen oder lebensgeschichtliche Versehrungen können jedoch auch zu ihrer Beeinträchtigung oder gar zu einem Ausfall führen, wie es etwa bei Mobbing oder fanatischen Einstellungen der Fall ist. Solche Bewährungsfelder moralischen Subjektseins in den Blick zu nehmen, entspricht vor allem dem transdisziplinären Ansinnen der Moralpsychologie (*s. Kapitel 3 dieses Bandes*). Innerhalb der Ethik spielen Ordnungsbegriffe wie Gerechtigkeit, Glück oder Liebe eine zentrale Rolle; mit ihrer Hilfe werden moralische Fragestellungen benannt und theoretisch umschrieben, so dass lebensweltliche Handlungszusammenhänge ethisch identifizierbar und rekonstruierbar werden können. Die empirische „Anreicherung" bzw. Aufklärung von ethischen Grundbegriffen im Dienste einer ethischen „Realistik" stellt eine weitere moralpsychologische Aufgabe dar (*s. Kapitel 4 dieses Bandes*). Schließlich stellt sich auch die Frage nach der ethischen Bedeutung der Moralpsychologie, wenn es über deskriptive Betrachtungsweisen hinaus um normative Fragestellungen und deren theoretische Einlösung geht, wie etwa die Frage nach einem angemessenen Autonomieverständnis oder nach der ethischen Bedeutung von Gefühlen (*s. Kapitel 5 dieses Bandes*). Moralpsychologie stellt damit sowohl aus epistemologischen als auch aus praktischen Gründen ein prinzipiell unabgeschlossenes Projekt dar, für dessen Realisierung das Zusammenspiel zahlreicher Akteure erforderlich ist. Die Arbeit hat erst begonnen …

4 Literatur

4.1 Referenzliteratur

Alfano, M. (2013): *Character as Moral Fiction*. Cambridge. Cambridge University Press.

Alfano, M. (2016): *Moral Psychology. An Introduction*. Cambridge: Polity Press.

Bobbert, M. ([2]2006): „Art. Moralpsychologie/Moralentwicklung". In: Düwell, M., Hübenthal, C., Werner, M. H. (Hrsg.): *Handbuch Ethik*. Stuttgart und Weimar: Metzler, S. 444–448.

Bökmann, J. (1964): *Aufgaben und Methoden der Moralpsychologie. Im geschichtlichen Ursprung aus der ‚Unterscheidung der Geister'*. Köln: Bachem.

Bunge, M., Ardila, R. (1990): *Philosophie der Psychologie*. Tübingen: Mohr Siebeck.

Cassirer, E. ([8]1994a): *Wesen und Wirkung des Symbolbegriffs*. Darmstadt: Wissenschaftliche Buchgesellschaft.

Cassirer, E. ([6]1994b): *Zur Logik der Kulturwissenschaften*. Darmstadt: Wissenschaftliche Buchgesellschaft.

Doris, J. M. (2005): *Lack of Character. Personality and Moral Behavior*. Cambridge: Cambridge University Press.

Doris, J. M. (Hrsg.) (2012): *The Moral Psychology Handbook*. Oxford: Oxford University Press.

Edelstein, W., Nunner-Winkler, G., Noam, G. (Hrsg.) (1993): *Moral und Person*. Frankfurt a.M.: Suhrkamp.

Fischer, J., Gruden, S. (Hrsg.) (2010): *Die Struktur der moralischen Orientierung. Interdisziplinäre Perspektiven*. Münster, Hamburg, London: Lit.

Forgas, J. P., Jussim, L., van Lange, P. A. M. (Hrsg.) (2016): *The Social Psychology of Morality*. New York, London: Routledge.

Friedrichs, J., Lüdtke, H. (1971): *Teilnehmende Beobachtung. Einführung in die sozialwissenschaftliche Forschung*. Weinheim: Beltz.

Friedrichs, J. (Hrsg.) (1973): *Teilnehmende Beobachtung abweichenden Verhaltens*. Stuttgart: Enke.

Foucault, M. (1974): *Die Ordnung der Dinge. Eine Archäologie der Humanwissenschaften*. Frankfurt a.M.: Suhrkamp.

Geertz, C. (1983): *Dichte Beschreibung. Beiträge zum Verstehen kultureller Systeme*. Frankfurt a.M.: Suhrkamp.

Gründel, J. (1972): *Triebsteuerung. Für und wider die Askese*. München: Kösel.

Habermas, J. (1976): „Moralentwicklung und Ich-Identität". In: Ders.: *Zur Rekonstruktion des Historischen Materialismus*. Frankfurt a.M.: Suhrkamp, S. 63–91.

Habermas, J. (1983): „Moralbewußtsein und kommunikatives Handeln". In: Ders.: *Moralbewußtsein und kommunikatives Handeln*. Frankfurt a.M.: Suhrkamp, S. 127–206.

Hartmann, D. (1998): *Philosophische Grundlagen der Psychologie*. Darmstadt: Wissenschaftliche Buchgesellschaft.

Heidbrink, H. (2008): *Einführung in die Moralpsychologie*. 3., vollständig überarbeitete und erweiterte Auflage. Weinheim, Basel: Beltz.

Heinen, W. (1962): „Art. Moralpsychologie". In: Höfer, J., Rahner, K. (Hrsg.): *Lexikon für Theologie und Kirche 7*. 2., völlig neu bearbeitete Auflage. Freiburg i.Br.: Herder, S. 604–607.

Hitlin, S., Vaisey, S. (Hrsg.) (2013): *Handbook of the Sociology of Morality*. New York, Heidelberg, Dordrecht, London: Springer.

Honneth, A. (1993): „Dezentrierte Autonomie. Moralphilosophische Konsequenzen aus der Subjektkritik". In: Menke, C., Seel, M. (Hrsg.): *Zur Verteidigung der Vernunft gegen ihre Liebhaber und Verächter*. Frankfurt a.M.: Suhrkamp, S. 149–164.

Horn, C. (2002): „Art. Moralpsychologie". In: Höffe, O. (Hrsg.): *Lexikon der Ethik. 6.*, neubearbeitete Auflage. München: Beck, S. 183f.

Huff, C., Furchert, A. (2014): „Computing Ethics. Toward a Pedagogy of Practical Ethics ". In: Communications of the ACM 57, S. 25–27.

Hunold, G. W. (1978): „Identitätstheorie: Die sittliche Struktur des Individuellen im Sozialen". In: Hertz, A., Korff, W., Rendtorff, T., Ringeling, H. (Hrsg.): *Handbuch der Christlichen Ethik 1*. Freiburg i.Br.: Herder, S. 177–195.

Jensen, L. A. (2015): *The Oxford Handbook of Human Development and Culture. An interdisciplinary Perspective*. Oxford: Oxford University Press.

Killen, M., Smetana, J. G. (Hrsg.) ([2]2014): *Handbook of Moral Development*. New York, London: Psychology Press.

Kollesch, J., Nickel, D. (Hrsg.) (2007): *Antike Heilkunst. Ausgewählte Texte aus den medizinischen Schriften der Griechen und Römer*. Stuttgart: Reclam.

Lotter, M.-S. (2012): *Scham, Schuld, Verantwortung. Über die kulturellen Grundlagen der Moral*. Frankfurt a.M.: Suhrkamp.

Maßhof-Fischer, M. (1998): „Art. Moralpsychologie. In: Kasper, W. (Hrsg.): *Lexikon für Theologie und Kirche 7*. 3., völlig neu bearbeitete Auflage. Freiburg i.Br., Basel, Rom, Wien: Herder, S. 459–461.

Maurer, A. (1994): *Homo Agens. Handlungstheoretische Untersuchungen zum theologisch-ethischen Verständnis des Sittlichen.* Frankfurt a.M., Berlin, Bern u. a.: Lang.

Müller, S. E. (2015): *Bausteine zur theologischen Ethik 2: Moralpsychologie.* Regensburg: Pustet.

Müncker, T. (1934): *Die psychologischen Grundlagen der katholischen Sittenlehre.* Düsseldorf: Patmos.

Nadelhoffer, T., Nahamias, E., Nichols, S. (Hrsg.) (2010): *Moral Psychology. Historical and Contemporary Readings.* Malden, Oxford, Chichester: Wiley-Blackwell.

Niedermeyer, A. (1949–1952): *Handbuch der speziellen Pastoralmedizin. 6 Bände.* Wien: Herder.

Ostheimer, J. (2014): „Die Formatierung angewandt-ethischer Argumentationsmuster – Am Beispiel des Atomenergie-Diskurses". In: Ostheimer, J., Vogt, M. (Hrsg.): *Die Moral der Energiewende. Risikowahrnehmung im Wandel – am Beispiel der Atomenergie* (Ethik im Diskurs 7). Stuttgart: Kohlhammer, S. 49–87.

Pongratz, L. (1967): *Problemgeschichte der Psychologie.* Bern, München: Francke.

Prinz, J. J. (2007): *The Emotional Construction of Morals.* Oxford: Oxford University Press.

Sautermeister, J. (2009): „Was ist Lebenskunst? Aktualität – Anliegen – Bedeutung. In: Theologisch-praktische Quartalschrift 157, S. 339–350.

Sautermeister, J. (2013): *Identität und Authentizität. Studien zur normativen Logik personaler Orientierung.* Freiburg i.Ue., Freiburg i.Br., Wien: Herder 2013.

Sautermeister, J. (2015a): „Zur Bedeutung der Moralpsychologie für die theologische Ethik – am Beispiel von Scham- und Schuldgefühlen". In: Münchener Theologische Zeitschrift 66, S. 229–242.

Sautermeister, J. (2015b): „Bedingte Freiheit. Ethische Anmerkungen aus moralpsychologischer Sicht". In: Rivista Teologica di Lugano 20, S. 381–391.

Sautermeister, J. (2015c): „Theologische Ethik und Moralpsychologie. Überlegungen zur systematischen Wiederaneignung einer vernachlässigten Perspektive". In: Schaupp, W. (Hrsg.): *Ethik und Empire. Gegenwärtige Herausforderungen für Moraltheologie und Sozialethik.* Freiburg i.Ue., Freiburg i.Br., Wien: Herder, S. 337–348.

Sautermeister, J. (2016): „Gelebte Verantwortung. Gegenstand, Aufgaben und Bedeutung der Moralpsychologie (im Kontext der Theologie)". In: Wege zum Menschen 68 [im Erscheinen].

Schwemmer, O. (2004): „Anthropologie". In: Mittelstraß, J. (Hrsg.): *Enzyklopädie Philosophie und Wissenschaftstheorie.* Bd. 1. Sonderausgabe. Darmstadt: Wissenschaftliche Buchgesellschaft, S. 126–129.

Sinnott-Armstrong, W. (Hrsg.) (2008a): *Moral Psychology 1: The Evolution of Morality: Adaptions and Innateness.* Cambridge, London: MIT Press.

Sinnott-Armstrong, W. (Hrsg.) (2008b): *Moral Psychology 2: The Cognitive Science of Morality: Intuition and Diversity.* Cambridge, London: MIT Press.

Sinnott-Armstrong, W. (Hrsg.) (2008c): *Moral Psychology 3: The Neuroscience of Morality: Emotion, Brain Disorder, and Development.* Cambridge, London: MIT Press.

Sinnott-Armstrong, W. (Hrsg.) (2014): *Moral Psychology 4: Free Will and Moral Responsibility.* Cambridge, London: MIT Press.

Taylor, C. (1996): *Quellen des Selbst. Die Entstehung der neuzeitlichen Identität.* Frankfurt a.M.: Suhrkamp.

Tiberius, V. (2015): *Moral Psychology. A Contemporary Introduction*. New York, London: Routledge.

Wahl, K. (2015): *Wie kommt die Moral in den Kopf? Von der Werteerziehung zur Persönlichkeitsforschung*. Berlin, Heidelberg: Springer.

Walzer, M. (1990): *Kritik und Gemeinsinn. Drei Wege der Gesellschaftskritik*. Berlin: Rotbuch Verlag.

Walzer, M. (1994): *Thick and Thin. Moral Argument Home and Abroad*. Notre Dame, London: University of Notre Dame Press.

Wolff, S. (1992): „Die Anatomie der Dichten Beschreibung. Clifford Geertz als Autor". In: Matthes, J. (Hrsg.): *Zwischen den Kulturen? Die Sozialwissenschaften vor dem Problem des Kulturvergleichs*. Göttingen: Schwartz, S. 339–361.

4.2   Literatur zur Einführung

Alfano, M. (2016): *Moral Psychology. An Introduction*. Cambridge: Polity Press.

Haidt, J. (2007): *Die Glückshypothese. Was uns wirklich glücklich macht. Die Quintessenz aus altem Wissen und moderner Glücksforschung*. Kirchzarten: VAK Verlag.

Heidbrink, H. (2008): *Einführung in die Moralpsychologie*. 3., vollständig überarbeitete und erweiterte Auflagen. Weinheim, Basel: Beltz.

Tiberius, V. (2015): *Moral Psychology. A Contemporary Introduction*. New York, London: Routledge.

4.3   Literatur zur Vertiefung

Hitlin S., Vaisey, S. (Hrsg.) (2013): *Handbook of the Sociology of Morality*. New York, Heidelberg, Dordrecht, London: Springer.

Nadelhoffer, T., Nahamias, E., Nichols, S. (Hrsg.) (2010): *Moral Psychology. Historical and Contemporary Readings*. Malden, Oxford, Chichester: Wiley-Blackwell.

Schmid, H. B. (2011): *Moralische Integrität. Kritik eines Konstrukts*. Frankfurt a.M.: Suhrkamp.

Sinnott-Armstrong, W. (Hrsg.) (2008–2014): *Moral Psychology*. 4 Vol., Cambridge, London: MIT Press.

Teil I:
Moralpsychologische Grundlagen.
Humanwissenschaftliche Perspektiven

Einführung

Jochen Ostheimer

Du kannst, denn du sollst – so lässt sich Kants Auffassung von Freiheit als Bedingung der Möglichkeit von Moral knapp und etwas populär formuliert zusammenfassen. Freiheit als die Fähigkeit des Menschen, sein Handeln autonom zu bestimmen, wird bei Kant transzendentalphilosophisch konzipiert, was diesem Zugang inner- wie außerphilosophisch die Kritik eingetragen hat, rein spekulativ zu sein und die zahlreichen empirischen Einflussfaktoren auszublenden. In dieser Hinsicht kann eine Aufgabe der Moralpsychologie darin bestehen, eine derartige theoretische Annahme auf der Basis verschiedenartiger empirischer Beobachtungen und humanwissenschaftlicher Konzepte zu diskutieren, zu erhellen, zu kritisieren oder auch zu untermauern.

Im ersten Kapitel dieses Sammelbandes werden aus humanwissenschaftlicher Perspektive zentrale empirische Grundlagen von Moral erörtert. Um moralisch urteilen und handeln zu können, bedarf es grundsätzlich der Fähigkeit zur Selbstbestimmung. Diese wird im philosophisch-neurowissenschaftlichen Disput meist unter dem Begriff der Willensfreiheit diskutiert. Juristisch gesehen ist sie die Grundlage für die Übernahme bzw. Zuschreibung von Verantwortung auch in strafrechtlicher Hinsicht. Blickt man auf den zwischenmenschlichen Umgang im Alltag, zeigt sich, dass neben der Autonomie Empathie zentral für gelingende Interaktionen ist. Der Einzelne muss den jeweiligen anderen in seiner Individualität und situativen Besonderheit wahrnehmen, er muss sich in ihn hineinversetzen können, um ihm gerecht zu werden. Im konkreten Miteinander zeigt sich der sittliche Anspruch nicht als ein abstraktes Gesetz, sondern im Antlitz des Anderen, wie Emmanuel Levinas es formuliert. Die Fähigkeit und Bereitschaft, sich auf diesen Anspruch, der in seinem radikalen Ernst leicht zu einer Überforderung werden kann, einzulassen, kann als Einfühlungsvermögen beschrieben werden, als Fähigkeit, die „Innerwelt" des Gegenübers zu lesen. Eine solche Kompetenz, die entwicklungspsychologisch betrachtet im Mentalisieren gründet, kann freilich durch vielfältige psychische Beeinträchtigungen gehemmt werden.

Damit ist der Spannungsbogen des ersten Kapitels aufgespannt. Im ersten Beitrag setzen sich Harald Maurer und John Michael unter dem Titel „Willensfreiheit aus neuropsychologischer Perspektive" mit verschiedenen neurowissenschaftlichen und erkenntnistheoretischen Positionen auseinander und thematisieren insbesondere das für die empirische Forschung zur Willensfreiheit wegweisende Experiment von Benjamin Libet. Als Ergebnis legen sie dar, dass dieser Versuch aus verschiedenen Gründen nicht als Widerlegung der Möglichkeit eines freien Willens zu deuten ist.

Ein wichtiger Aspekt sozialer Kognition und damit eine wesentliche Voraussetzung für die Entwicklung moralischer Empathie ist das Mentalisieren. Seine moralische Relevanz wird vor allem in einer diachronen Betrachtungsweise deutlich. In diesen übergreifenden Rahmen ordnet Eckhard Frick in seinem Beitrag „Mentalisieren als psychische Voraussetzung für moralisches Urteilen" zentrale Forschungsergebnisse aus mehreren psychologischen Richtungen ein.

Willi Butollo diskutiert in seinem Artikel „Psychische Beeinträchtigungen und Hemmungen selbstbestimmten Verhaltens". Ausgehend von Beispielen zur Bedeutung der Empathie legt Butollo ein prozedural-dialogisches Verständnis des Selbst dar. Auf dieser Basis thematisiert er unter Bezugnahme auf Motivationstheorien Spielräume, Grenzen und Förderungsmöglichkeiten von Selbstbestimmung.

Dass psychisch kranke Menschen nicht bestraft werden sollten, ist eine alte und weit verbreitete Überzeugung. Festzustellen, ob und in welchem Ausmaß eine psychische Störung vorliegt, ist Aufgabe der forensischen Psychiatrie. Mit welchen begrifflichen, theoretischen und praktischen Schwierigkeiten diese konfrontiert ist, erörtert unter Einbeziehung erkenntnis- und rechtsphilosophischer, rechtswissenschaftlicher und neurobiologischer Diskurse der Beitrag „Verantwortlichkeit und Schuldfähigkeit aus der Sicht forensischer Psychiatrie" von Norbert Nedopil.

Willensfreiheit aus neuro-psychologischer Perspektive

Harald Maurer, John Michael

Abstract: Von einem (bedingten) freien Willen kann aus einer philosophisch aufgeklärten neuropsychologischen Perspektive (nur) – unter sehr eingeschränkten Bedingungen – bei bestimmten bewussten und überlegten Abwägungsentscheidungen im Sinne eines (schwachen) probabilistischen (Quasi-)Determinismus gesprochen werden. Die Diskussion ist darum sehr umstritten, wobei zu berücksichtigen ist, dass ein sehr hoher Anteil von alltäglichen Entscheidungen in hohem Maße unbewusst und automatisiert abläuft. Das Libet-Experiment und seine Varianten stellen jedoch im Sinne dieses schwachen (Quasi-)Determinismus auf Grund der Vielzahl von (methodischen) Einwänden kein Argument für die Widerlegung der menschlichen Willensfreiheit dar.

Schlagwörter: probabilistischer (Quasi-)Determinismus, Libet-Experiment, (symmetrisches bzw. lateralisiertes) Bereitschaftspotential, Veto, neurale Synchronisation, Konnektionismus, dynamisches selbstorganisiertes System, joint action, (In-)Kompatibilismus.

1 Einführung

1.1 (Neuro-)Philosophische und (neuro-)psychologische Begriffsbestimmung der Willensfreiheit

In der Debatte um die Willensfreiheit kann man mit Ansgar Beckermann (2005a; 2005b; 2005c; 2006) zwei grundsätzlich verschiedene Themenkomplexe unterscheiden: Zum einen geht es „um die begriffliche Frage, welche Bedingungen erfüllt sein müssen, damit eine Entscheidung als frei angesehen werden kann, und, [zum anderen] um die faktische Frage, ob diese Bedingungen in unserer Welt tatsächlich erfüllt sind" (Beckermann 2005c).

Nach der herrschenden Meinung hat eine (Willens-)Entscheidung (vgl. Beckermann 2005b, S. 112; 2005c; 2008, S. 87f.; s. auch Walter und Goschke 2006, S. 107f.) – weitestgehend unumstritten – folgende drei begriffliche Bedingungen zu erfüllen, um als frei angesehen werden zu können:

(1) Eine Person muss bei der Willensbildung eine (Aus-)Wahl zwischen verschiedenen Entscheidungsalternativen haben, d. h. „sie muss anders handeln bzw. sich anders entscheiden können, als sie es tatsächlich tut" (Beckermann 2005c); dies kann man als „die Bedingung des Anders-Handeln- oder Anders-Entscheiden-Könnens" bezeichnen. Die Willensbildung einer Person hängt also grundsätzlich von bestimmten *(Rahmen-)Bedingungen* ab. Dies versteht man als das Konzept der bedingten Willensfreiheit im Gegensatz zum Konzept der unbedingten Willensfreiheit, bei dem grundsätzlich keine Beschränkungen bzw. Einschränkungen der freiheitlichen Willensbildung und Willensentscheidung angenommen werden.

(2) Die (Aus-)Wahl einer bestimmten Willensalternative muss entscheidend von der Person selbst abhängen. Dies kann man als die *Bedingung der Urheberschaft* (engl. *ownership, agency*) bezeichnen. Die Willensbildung muss sich demnach an ihren persönlichen Beweggründen, Überzeugungen, Wünschen, Vorlieben und Neigungen ausrichten.

(3) Die Willensbildung und -entscheidung sowie die daraus entstehende Handlung der Person muss maßgeblich ihrer Kontrolle unterliegen. Dies kann als *(Selbst-)-Kontrollbedingung* oder *Selbstregulationsbedingung* bezeichnet werden (engl. *guidance control*); d. h. „diese Kontrolle darf nicht durch Zwang ausgeschlossen sein" (Beckermann 2005c; 2008, S. 88).

Dagegen entzündet sich eine umstrittene Grundlagendiskussion darüber, wie man diese Bedingungen genau zu verstehen und anzuwenden hat, d. h., ob man – mit der Annahme eines ontologischen Dualismus – die Position vertritt, dass ein freier Wille unabhängig von den physikalischen Naturgesetzen existieren kann, oder ob man – mit der Annahme eines ontologischen Monismus – die Position vertritt, dass eine Willensentscheidung im Rahmen eines Determinismus/Naturalismus-Konzepts kausal abhängig bzw. verursacht von den entsprechenden physikalischen Naturgesetzlichkeiten ist, m.a.W., „wenn es also für jedes [(Entscheidungs-)]Ereignis eine Menge von anderen [zeitlich vorangegangenen] Ereignissen gibt, auf die es mit (naturgesetzlicher) Notwendigkeit folgt" (Beckermann 2005c), sodass damit kaum Raum bliebe für eine „freie" Willensentscheidung.

1.2   Hauptströmungen in der Willensfreiheitsdebatte

Es lassen sich drei Hauptströmungen in der Willensfreiheitsdebatte voneinander abgrenzen:

Inkompatibilismus und Determinismus
Diejenige Auffassung, die das Konzept der Willensfreiheit als unvereinbar ansieht mit der ontologischen Grundannahme des (naturwissenschaftlichen) Determinismus, wird als Inkompatibilismus bezeichnet. Wenn man den Determinismus akzeptiert und die Auffassung des Inkompatibilismus vertritt (so z. B.
kognitive Neurowissenschaftler wie Wolf Singer (Singer 2005), Gerhard Roth
(Roth 2004; aber einschränkend Pauen und Roth 2008) oder Psychologen wie
Wolfgang Prinz (2004) und Daniel M. Wegner (Wegner 2002, Wegner und
Wheatley 1999) oder Philosophen wie Derk Pereboom (Pereboom 2001)), dann
bestreitet man als (harter) Determinist die Willensfreiheit.

Inkompatibilismus, Libertarianismus und Indeterminismus
Ebenfalls eine inkompatibilistische Auffassung vertreten die sogenannten Liber-
tarier, die die Willensfreiheit grundsätzlich bejahen. Sie lehnen die ontologische
Grundannahme des (naturwissenschaftlichen) Determinismus ab und nehmen
stattdessen einen Indeterminismus an. Hierzu zählen etwa die Philosophen Geert
Keil (Keil 2013) und Robert Kane (Kane 1996).

Kompatibilismus
Eine vermittelnde Auffassung nimmt schließlich der sogenannte Kompatibilismus ein, auch als weicher Determinismus bezeichnet. Demnach wird das Konzept der Willensfreiheit grundsätzlich als vereinbar mit der ontologischen Grundannahme des (naturwissenschaftlichen) Determinismus angesehen. Es wird z. B.
vertreten durch die Philosophen Michael Pauen (Pauen 2004), Daniel C. Dennett
(Dennett 1984), Henrik Walter (Walter 1999) oder Ansgar Beckermann (Beckermann 2008).

2 Relevante neuropsychologische und neurophilosophische Forschungsergebnisse

2.1 (Grund-)Experiment von Benjamin Libet

Die bereits in den 1980er-Jahren veröffentlichten empirischen EEG-Experimen-
te des U.S.-amerikanischen Physiologen Benjamin Libet (Libet et al. 1983; Libet
1985) gehören zu den am häufigsten diskutierten Forschungsergebnissen im
Rahmen der Debatte über das Konzept der menschlichen Willensfreiheit. Das
Grundexperiment beschäftigt sich mit der Messung des zeitlichen Abstands zwischen der neuronalen Aktivität, dem sogenannten „(symmetrischen) Bereit-

schaftspotential" (engl. *readiness potential*), im motorischen Neokortex einer Versuchsperson, die einer bestimmten, einfachen Handbewegung einleitend vorausgeht, und dem erst danach auftretenden subjektiven Erleben bei dieser Versuchsperson, dass ihr die dazu gehörende Handlungsentscheidung bewusst wird (s. schon Kornhuber und Deecke 1965).

Die Aufgabe der Versuchsperson bestand darin (Libet et al. 1983, S. 625, S. 627; s. u. a. auch Walter und Goschke 2006, S. 129–136), einen bestimmten, völlig beliebigen Zeitpunkt frei zu wählen, wann sie ihren rechten Finger aus dem Ruhezustand krümmen „will". Dann sollte sie sich die Position eines Zeigers einer schnell laufenden Uhr merken, der sich ähnlich wie ein Sekundenzeiger mit einer Geschwindigkeit von ca. 2,56 Sekunden pro Umdrehung auf einer Art Ziffernblatt bewegte, um genau festzustellen, wann sie den bewussten „Drang" (engl. *urge*) oder Wunsch verspürte, die Fingerbewegung auszuführen. Dabei sollte sie entweder einer auftretenden Handlungsabsicht möglichst spontan nachkommen oder zwischen dem Handlungseinfall und willentlicher Bewegungsausführung bis zu einer Sekunde verstreichen lassen, die Bewegung also gewissermaßen vorausplanen.

Das Versuchsergebnis ist nach zahlreichen Durchgängen weitgehend stabil: Der Versuchsperson wird die spontane Handlungsabsicht, die Fingerbewegung auszuführen, (im Mittel) etwa 200 Millisekunden vor der tatsächlichen Ausführung der Bewegung bewusst. Hingegen setzte bereits (im Mittel) etwa 550 Millisekunden vor der Bewegungsausführung im motorischen Kortex das Bereitschaftspotential ein, das die Fingerbewegung vorbereitete, sodass der Versuchsperson erst etwa (im Mittel) 350 Millisekunden nach dem Auftreten des Bereitschaftspotentials die Willensentscheidung subjektiv bewusst wird. Wenn der Proband eine Vorausplanung der Bewegung berichtete, trat das Bereitschaftspotential sogar schon bei -1050 Millisekunden auf (s. Abb. 1).

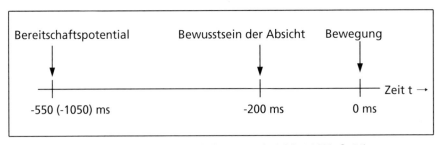

Abb. 1: Ergebnis des Libet-Experiments mit Bewegung (vgl. Libet 1999, S. 51)

Aus den Befunden könnte man den Schluss ziehen, dass die Willensentscheidung „vom Gehirn" zum Zeitpunkt der subjektiven Bewusstwerdung der Handlungsabsicht schon getroffen worden sei. Die (Standard-)Interpretation Libets selbst geht dahin, dass „the brain 'decides' to initiate or, at least, to prepare to initiate the act before there is any reportable subjective awareness that such a decision has taken place" (Libet 1985, S. 536). Darauf aufbauend haben nun eine Vielzahl von Autoren vor allem aus den kognitiven Neurowissenschaften und der Neuropsychologie die weiterreichende Schlussfolgerung gezogen, dass der Willensentschluss, eine bestimmte Handlung auszuführen, bereits von unbewussten (neo-)kortikalen Prozessen geführt worden ist, bevor sie von der Person bewusst entschieden wird. Die ins Bewusstsein dringende Handlungsabsicht sei demnach „bloßes Beiwerk". Dieser Umstand scheint zu zeigen, dass unabhängig vom Problem des Determinismus von „Willensfreiheit" nicht gesprochen werden könne.

In nachfolgenden Experimenten hat Libet selbst jedoch eine weitere Zusatzbedingung eingeführt. Die Versuchspersonen wurden angewiesen, die Bewegung zwar vorzubereiten, sie aber kurz vor einem festgelegten Zeitpunkt abzubrechen. Libet glaubte so nachweisen zu können, dass auch eine durch das Bereitschaftspotential eingeleitete Handlung noch bis zu 100 Millisekunden vor der geplanten Handlungsausführung durch ein bewusstes „Veto" (s. Abb. 2) gestoppt werden könne. Deshalb hat Libet selbst niemals eine Widerlegung der Willensfreiheit aufgrund dieser Versuchsergebnisse abgeleitet (Libet 1999).

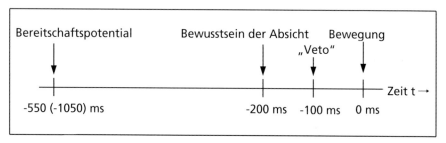

Abb. 2: Ergebnis des Libet-Experiments mit „Veto" (vgl. Libet 1999, S. 51)

Doch ist auch diese Interpretation nicht zwingend. Da den Versuchspersonen vor ihrer Handlungsausführung bereits gesagt worden war, dass sie diese zu einem vorgegebenen Zeitpunkt unterbrechen würden, bleibt offen, ob damit wirklich ein überzeugender Nachweis für die Existenz eines solchen Vetos erbracht wurde. Denn dies würde voraussetzen, dass in den entsprechenden Experimenten tatsächlich eine bereits eingeleitete Handlung spontan unterbrochen worden wäre. Dies war jedoch nicht der Fall.

2.2 Varianten des Libet-Experiments und alternative Interpretationen

Im Anschluss an Libets kontrovers diskutiertes Grundexperiment sind eine Vielzahl von variierenden neuropsychologischen (Nachfolge-)Experimenten entworfen worden (s. hierzu Klemm 2010; Shields 2014; Schurger und Uithol 2015;

Beckermann 2005c; 2008; Stemme 2008, S. 174–83; s. auch den umfassenden Überblick bei Banks und Pockett 2007).

Die Studie des britischen Neurophysiologen Patrick Haggard und des deutsch-britischen Psychologen Martin Eimer (Haggard und Eimer 1999) wandelte das Libet-Experiment dergestalt ab, dass erstens die Versuchspersonen erst während des Versuchsablaufs entscheiden sollten, ob sie den linken oder den rechten Zeigefinger bewegen wollten, sodass sie damit eine Auswahl zwischen zwei Handlungsalternativen besaßen. Daher leiteten sie auch das spezifischere lateralisierte Bereitschaftspotential ab. Zwar schienen die Versuchsergebnisse diejenigen von Libet weitgehend zu bestätigen, da auch die Entstehung des lateralisierten Bereitschaftspotentials durchschnittlich zwischen 370 und 500 Millisekunden vor dem Zeitpunkt lag, zu dem die Entscheidung von den Probanden bewusst wahrgenommen worden war. Die Autoren halten es deshalb für denkbar, dass das lateralisierte Potential als ein kausales Korrelat für die willentlich ausgeführte Bewegung gedeutet werden könne (Haggard und Eimer 1999, S. 132). Allerdings können auch hier gewisse (methodische) Einwände vorgebracht werden (vgl. Beckermann 2005c; Klemm 2010, S. 52f.; Stemme 2008, S. 179–180; Pauen und Roth 2008, S. 77–79; im Einzelnen Banks und Pockett 2007):

(1) In einem Fall ging bei zwei von acht Versuchspersonen der mittlere Zeitpunkt der berichteten Willensentscheidung dem Bereitschaftspotential um 450 Millisekunden voran (Haggard und Eimer 1999, S. 132); (2) ferner gestattet der Versuchsaufbau keine genauen Angaben darüber, wann die Versuchspersonen sich zwischen den beiden Handlungsoptionen entscheiden sollten, sodass die Versuchspersonen die Auswahlentscheidung schon vor dem Eintreten des lateralisierten Bereitschaftspotentials hätten treffen können; (3) außerdem kann nicht ausgeschlossen werden, dass in einem anderen, gerade nicht überwachten (medialen präfrontalen) Kortexareal die die Bewegungsausführung erst auslösende intentionale Aktivierung gleichzeitig generiert worden war (vgl. Fried et al. 2011) und die motorische Aktivierung in eine weiter (zeitlich und räumlich) umfassende, für die freie Willensentscheidung eigentlich verantwortliche Gesamtaktivierung eingebettet ist (vgl. z. B. Haggard und Clark 2003; Brass und Haggard 2007; Haggard 2011; einführend Klemm 2010, S. 51–52).

Auch die im Jahr 2002 publizierte Studie der U.S.-amerikanischen Psychologen Judy A. Trevena und Jeff Miller bestätigt die bereits oben angeführten (methodischen) Einwände, dass die Versuchspersonen schon vor dem Beginn des eigentlichen Experiments die bewusste Entscheidung der Bewegungsausführung im Grunde getroffen hatten, während der Anstieg des (symmetrischen) Bereitschaftspotentials lediglich darauf hindeutet, dass die zu erwartende Fingerbewegung zum wiederholten Mal ausgelöst werden muss (vgl. Trevena und Miller 2002, S. 186–188; s. auch Beckermann 2005c; Banks und Pockett 2007, S. 659–664). Weiterhin bestreiten die Autoren, dass den willentlichen Bewegungen grundsätzlich eine unbewusste Anbahnung vorausgeht, da identische Bereitschaftspotentiale gemessen worden waren, unabhängig davon, ob die dazu instruierten Versuchsteilnehmer sich dazu entschlossen hatten, die Bewegung auszuführen oder nicht. Die Autoren schließen daraus, dass die neurale EEG-Aktivität vielmehr auf das experimentelle Design zurückzuführen ist (Trevena und Miller 2010, S. 454; Miller, Shepherdson, Trevena 2011; einführend Klemm 2010, S. 52–53; Shields 2014, S. 568–569). Ferner geht in 20% der Befunde die berichtete bewusste Willensentscheidung dem (lateralisierten) Bereitschaftspotential ebenfalls voraus (Trevena und Miller 2002). Und schließlich ist auch die Messdatierung des Bereitschaftspotentials selbst schwierig, da bei der dazu erforderlichen statistischen Mittelung von EEG-Wellen eine seit längerem bekannte systematische Verzerrung auftritt, das sogenannten „smearing-artifact" (Trevena und Miller 2002, S. 163–165; s. aber Pauen und Roth 2008, S. 78).

Ferner bestätigt eine Studie der (Neuro-)Psychologen Ingo Keller und Heinz Heckhausen (Keller und Heckhausen 1990), dass die eigentliche Entscheidung bereits fällt, wenn die Versuchspersonen einwilligen, die Anweisung des Versuchsleiters auszuführen. Damit wird deren Aufmerksamkeit auf solch einen unwillkürlichen Bewegungsdrang gerichtet, der unter ganz normalen Alltagsbedingungen stets vorhanden ist und nur durch die Versuchsanordnung ins Bewusstsein tritt, sodass sie ihn dann als „Drang, sich zu bewegen" interpretieren können. Ferner verweisen Keller und Heckhausen darauf, dass die Messwerte des Bereitschaftspotentials beträchtlich schwanken (Keller und Heckhausen 1990, S. 356).

Schließlich bekräftigen die Studien des deutschen (Bio-)Psychologen Christoph S. Herrmann (Herrmann et al. 2005; 2008; einführend Herrmann 2009) ebenfalls die (methodischen) Einwände. Er konnte zeigen, dass es sich bei dem Bereitschaftspotential lediglich um eine allgemeine und unspezifische Vorbereitungs- und Erwartungsreaktion handelt (Herrmann et al. 2008, S. 156) und eben nicht um ein einer bestimmten Handlung eindeutig zuzuordnendes Bereitschaftspotential.

2.3 Weitere empirische Forschungsergebnisse aus der Psychologie

Der U.S.-amerikanische (Sozial-)Psychologe Daniel M. Wegner (2002, S. 324f., 2003; Wegner und Wheatley 1999, S. 484; einführend Klemm 2010, S. 49, S. 55; Stemme 2008, S. 183–192), der von „der chronischen Illusion des bewussten Willens" spricht, weist grundsätzlich zurück, dass der bewusst erfahrene Wille als der wesentliche Verursacher von Handlungen zu betrachten sei. In seinen Versuchen schreiben sich Probanden aufgrund von verwickelten Versuchsbedingungen irrig die Urheberschaft von vermeintlich eigenen Handlungen zu, die jedoch tatsächlich von jemand anderem ausgeführt worden sind (Wegner 2002, S. 74–78). Der bewusste Wille gilt demnach eher als ein Gefühl, um die Urheberschaft von eigenen Handlungen zu erkennen. Er stelle eine sehr nützliche Illusion dar, damit man sich selbst besser verstehen und ein Gefühl von Verantwortung und Moral entwickeln könne, um eigene Handlungen nachträglich im Sinne einer plausiblen Selbstinterpretation zu rechtfertigen.

2.4 Empirische Forschungsergebnisse aus der Neurophysiologie und der Neurobiologie

Neben ausgewählten neuropsychologischen Ergebnissen sei noch auf jüngere Forschungsergebnisse aus den (kognitiven) Neurowissenschaften hingewiesen.

Ein vielversprechender Ansatz in der (kognitiven) Neurowissenschaft vertritt die Arbeitsgruppe um den deutschen Neurophysiologen Wolf Singer. Einen neuralen Mechanismus für das Bindungsproblem im allgemeinen und für das (Wahrnehmungs-)Bewusstsein im Besonderen stellen selbstorganisierte oszillatorische Synchronisationsprozesse von weitverteilten neuronalen Verbänden in verschiedenen kortikalen Arealen dar (sogenannte „binding-by-synchrony (BBS) hypothesis"; Singer 1999 mit weiterer Literatur 2009; 2013; einführend Engel 2012; einen umfassenden Überblick bietet Maurer 2014, S. 140–75). Demnach könnte die Erfahrung eines bewussten Willens mit einem erhöhten Synchronisationsgrad eines langreichweitigen Koordinationsprozesses von neuralen, kohärenten (Gamma-)Oszillationen erklärt werden (vgl. Melloni et al. 2007; Klemm et al. 2000; einführend Klemm 2010).

Ein weiterer Forschungsansatz – vertreten durch die Arbeitsgruppe um den französischen Neurowissenschaftler Stanislas Dehaene – besteht in einer (Neu-)Interpretation der Libetschen Befunde (sogenannter ‚late decision' account). Demzufolge kann der (Entscheidungs-)Mechanismus für eine bestimmte Handlungsalternative eher als ein Überschreiten eines Schwellenwerts in einem Systemzustandsraum aufgefasst werden, der „erst" zusammen mit dem bewussten Erleben der Willensentscheidung etwa 150 Millisekunden vor der eigentlichen Handlungsausführung erfolgt und vor allem vom Bereitschaftspotential bestimmt wurde (Schurger, Sitt, Dehaene 2012, S. E2910; einführend Schurger und Uithol 2015, S. 13–17, S. 20–25).

Nach der Interpretation ihrer fMRI-Befunde sehen Ch.S. Soon, M. Brass, H.-J. Heinze und J.-D. Haynes (2008) eine intentionale Entscheidung als einen sehr langen unbewussten Entwicklungsprozess von 7.000 bis zu 10.000 Millisekunden an, die im Zuge dieses „kausalen Milieus" eines immer latent vorhandenen, permanenten Fluktuationsprozesses von neuraler Aktivität auftauchen kann (Schurger und Uithol 2015, S. 17; s. auch Koch 2009, S. 46).

2.5 Theoretische Modelle aus der (Neuro-)Philosophie, der Neuroinformatik und der Komputationalen Neuro- und Kognitionswissenschaft

Im Anschluss an die kognitive Wende in der Psychologie und der Hinwendung zur Kognitionswissenschaft, die eine grundlegende Neuinterpretation der Arbeitsweise des menschlichen Gehirns bzw. des menschlichen Bewusstseins zur Folge hatte, eröffnen theoretische Modelle der Neurokognition aus den Bereichen der (Neuro-)Philosophie und der Neuroinformatik eine neue Perspektive auf die Debatte der Willensfreiheit: Mit dem Aufkommen des Konnektionismus (einführend Bechtel und Abrahamsen 1991; 2002; Walter 1999, S. 146–59; einen umfassenden Überblick bietet Maurer 2014, S. 74–113; s. auch Rumelhart und McClelland 1986) sind seit den 1980er Jahren neurobiologisch plausible kognitive Neuroarchitekturen entwickelt worden (Smolensky und Legendre 2006; Werning 2005; Kohonen 2001; Carpenter und Grossberg 2002; Freeman 1987), mit denen (Wahrnehmungs- und Sprach-)Kognition anhand einer fluiden und transienten Neurodynamik in abstrakten multidimensionalen Systemphasenräumen analysiert werden kann (einführend Walter 1999, S. 207–223). Die neuronale Informationsverarbeitung im menschlichen Gehirn, das als nichtlineares, dynamisches und offenes (Nichtgleichgewichts-)System verstanden wird, wird durch selbstorganisierte integrative Prozessmechanismen beschrieben (Glansdorff und Prigogine 1971; Nicolis und Prigogine 1977; von Bertalanffy 1950; 1953; 1968; Haken 1990; Schrödinger 1944/1989; s. auch Rösler 2004).

3 Diskussion: Perspektiven für die moralpsychologische Forschung und Impulse für die ethische Reflexion

Ob und inwieweit können das Libet-Experiment, näherhin dessen experimentelle Varianten in Verbindung mit den damit zusammenhängenden theoretischen Grundannahmen aus der Neurokognition als ein überzeugendes Argument für oder gegen einen „freien Willen" im Rahmen der Willensfreiheitsdebatte angesehen werden (Banks und Pockett 2007, S. 665–667)? Lassen sich diese neueren neuropsychologischen Forschungsergebnisse dahingehend interpretieren, dass ein Mensch im Allgemeinen moralische Wertvorstellungen entwickeln kann, sodass er auf der Grundlage dieser Überzeugungen als moralisch verantwortlich für die eigenen, auf Grund einer freien Willensentscheidung getroffenen Handlungen gelten kann?

Wie gesehen, eingehend erörtert sprechen eine Vielzahl von Einwänden eher dafür, dass das Bereitschaftspotential nicht als ein Indiz oder ein neuronales

43

Korrelat einer bestimmten, unbewusst angebahnten Willensentscheidung zu interpretieren ist. Vielmehr gibt es Hinweise dafür, dass die Versuchspersonen die eigentliche Intention bereits zu dem Zeitpunkt bilden, zu dem sie die Instruktion erhalten haben. Die neurale Aktivität des Bereitschaftspotentials, die nur der unbewussten Handlungsvorbereitung dient, d. h. selektiv bestimmte Reaktionsdispositionen in Bereitschaft versetzt, lässt noch einen Möglichkeitsspielraum für die eigentlich bewusste Willensentscheidung und die daran anschließende Handlungsausführung offen. Deshalb können diese Experimente wohl kaum für eine Widerlegung der menschlichen Willensfreiheit in Anspruch genommen werden, sondern allenfalls aufzeigen, dass die einer Handlung vorausgehenden Entscheidungsprozesse selbst weitgehend unbewusst ablaufen, während nur die Resultate dieser neurokognitiven Prozesse in das Bewusstsein gelangen. Dies lässt sich bei einer Vielzahl von neurokognitiven Experimenten feststellen (Beckermann 2006, S. 302–304; 2005c; Goschke 2003, S. 57f.; 2004, S. 192f.).

Dennoch sind vor allem von Neuro- und Kognitionswissenschaftlern weiterreichende Schlussfolgerungen gezogen worden, im deutschen Sprachraum z. B., als renommierteste Protagonisten der Position des deterministischen Inkompatibilismus, von dem Neurophysiologen Wolf Singer, dem kognitiven Neurobiologen und Philosophen Gerhard Roth (1996, S. 310f.; 2001, S. 427–449; 2002, S. 41; 2004, S. 72f., S. 80f.; 2009, S. 180–196; Pauen und Roth 2008, S. 66–98) oder dem Psychologen Wolfgang Prinz (1996, S. 98–101; 2011, S. 77–79). Im Rahmen einer stärkeren (Standard-)Interpretation der Befunde (Herrmann et al. 2005, S. 130) auf der Basis eines materialistischen Monismus, eines reduktionistischen Naturalismus und eines ontologischen Determinismus bestimme die unbewusste Gehirnaktivität, u. a. in Form des Bereitschaftspotentials im (prä-)supplementären motorischen Areal (SMA), genau vorher, welche Bewegung ausgeführt werden wird. Begründet wird dies etwa damit, dass eine Willensentscheidung im Bewusstsein zwar subjektiv als ein Entscheidungsspielraum empfunden wird, sie aber (schon zuvor) objektiv als ein Resultat eines deterministischen Selbstorganisationsprozesses entsteht; durch die Verschaltung der neuralen Netzwerke im menschlichen Gehirn sei die Willensentscheidung im Grunde schon (unbewusst) neuronal (kausal-)determiniert (Singer 2001, S. 72, S. 75; 2002, S. 75f., S. 168–170; 2003, S. 20f.; 2004, S. 59–62; 2005, S. 707–711; s. aber Singer 2005, S. 708). Das Bewusstsein wird hierbei als eine emergente (System-)Eigenschaft des Gehirns im Sinne eines komplexen, nicht-linearen dynamischen Systems interpretiert (Singer 2002, S. 39, S. 75, S. 198; 2005, S. 707f.).

Dagegen wird jedoch eingewendet (s. z. B. Feldmann 2011, S. 55f., S. 69), dass man sich der Gefahr eines logisch unzulässigen sogenannten mereologischen Fehlschlusses (engl. *mereological fallacy*; s. Bennett und Hacker 2010, S. 87–95) aussetzt, indem man ein psychologisches Prädikat, wie z. B. sich bewusst für etwas zu entscheiden, das nur auf ein menschliches Wesen als Ganzes, eben eine Person, zutrifft, auf seine (Bestand-)Teile, wie das Gehirn, anwendet (a.A. s. z. B. Roth 2004, S. 81f., S. 211).

Ferner wird dem Inkompatibilismus, vor allem von Philosophen und Wissenschaftstheoretikern (Beckermann 2005a; 2005b; 2005c; 2006; s. auch 2008; mit Hinweis auf Locke 1689/1981 und Hume 1758/1993), eine kompatibilistische Position entgegengehalten. Auf der Grundlage eines neuronalen Determinismus kann demnach im Rahmen einer Begriffsbestimmung von Willens-(entscheidungs-) freiheit eine Entscheidung als „frei" angesehen werden, wenn jemand die Fähigkeit besitzt, in einem bewertenden und beurteilenden Prozess des Überlegens alternative Gründe gegeneinander abzuwägen, und die Kraft besitzt, den Grund, für den man sich aus dieser Einsicht heraus entschieden hat, danach auch handlungswirksam werden zu lassen. Da sich aber nach allgemeiner Ansicht in den kognitiven Neurowissenschaften bestimmte neuronale Prozesse als mentale bzw. kognitive Akte interpretieren lassen, kann man annehmen, dass es sich ebenso bei manchen neuronalen Prozessen, wie z. B. den neuronalen Bereitschaftspotentialen, auf der kognitiven Interpretationsebene um dieselben Prozesse handelt, die man zugleich als den mentalen Prozess der Entscheidungsfindung interpretieren kann, einschließlich kognitiver Prozesse des rationalen Überlegens oder des Abwägens von Gründen im Rahmen einer rekursiven Selbstreflexion auf der Basis der personalen Präferenzen und der darauf aufbauenden personalen Integrität (Pauen 2004, S. 65–68, S. 71–73). Folglich lassen sich auch diese Prozesse der (bisweilen unbewussten) Entscheidungsvorbereitung z. B. über neuronale Bereitschaftspotentiale nachweisen. Dies widerspricht jedoch nicht der Annahme, dass man sich danach zumindest manchmal (bewusst) frei für eine der Handlungsoptionen entscheidet.

Sich gründend auf die Funktionsweise der kognitiven Neuroarchitekturen im Konnektionismus und der theoretischen Modelle in der dynamischen Systemtheorie, zeichnen sich – aus der Dritten-Person-Perspektive betrachtet – in jüngster Zeit erste Ansätze einer naturalisierten Willenstheorie ab (s. z. B. Walter 1999, S. 223–236), die die Positionen des Kompatibilismus – zumeist aus der Ersten-Person-Perspektive betrachtet – in der (theoretischen Neuro-)Philosophie stützen würde: Ausgehend von der Voraussetzung, dass das willentliche Selbstbestimmungsvermögen des Menschen anhand von selbstorganisierten Willensentscheidungsmechanismen in einem komplexen dynamischen System modelliert werden kann, würde ein rationaler, selbstreflexiver Abwägungsprozess von Gründen mit einer Anzahl von neuronalen Aktivierungsmustern korrelieren. Diese stehen miteinander gleichsam in einem Wettbewerb, und jedes von ihnen könnte mit einer bestimmten Wahrscheinlichkeit in eine entsprechende Handlung umgesetzt werden. Dabei sind die neuronalen Korrelate das Resultat eines Selbstorganisationsprozesses, der auf höheren Organisationsebenen als ein emergentes Systemphänomen eine autonome Selbstkontrolle erzeugt, die eine abwärtsgerichtete probabilistische und polykausale Determination mit sich bringt („downward control" (Newsome 2009, S. 55–61), „(intelligent) top-down causation" (Ellis 2009, S. 66–74); Juarrero 2009, S. 89–100; s. auch Goschke 2003, S. 73f.).

Die naturwissenschaftlichen (Erklärungs-)Modelle für eine systemtheoretische bzw. konnektionistische Willenstheorie mit einem (probabilistischen) Determinismuskonzept stehen überwiegend in Einklang mit den kompatibilistischen Positionen in der (Theoretischen Neuro-)Philosophie (s. etwa Beckermann 2005a; 2005b; 2005c; 2008; s. auch Dennett 1984, S. 26–34, S. 50–100, S. 168; vgl. auch Edmonds und Warburton 2014; Pauen 2004, S. 59–10; Metzinger 2009): Dabei geht man von drei notwendigen Bedingungen für einen freien Willen aus, nämlich erstens dass jemand die hinreichende Fähigkeit besitzt, sich aus Gründen für eine bestimmte Handlung zu entscheiden und diese Entscheidung anschließend umzusetzen (Rationalität), und zweitens dass jemand die hinreichende Fähigkeit besitzt, darüber nachzudenken, ob und inwieweit seine Handlungen tatsächlich zur Verwirklichung seiner Handlungsziele beitragen können, und diese dann ggf. über Lernvorgänge besser an jene anzupassen versucht (Selbstreflexion). Das umfasst drittens auch flexible, adaptive und komplexe (Kontroll-)Mechanismen, um die personalen Präferenzen selbst zu bestimmen und selbst zu verwirklichen, sie ggf. selbst zu bewerten und neu auszurichten (Selbstkontrolle). Dies beinhaltet einen zentralen Prozess einer wohlüberlegten (Wahrscheinlichkeits-)Abwägung von Gründen innerhalb eines Spielraumes einer Mehrzahl von Entscheidungsoptionen (vgl. z. B. Pauen 2004, S. 63), sodass man sich im idealen Fall für die Option entscheidet, die in der betreffenden Entscheidungssituation am wahrscheinlichsten mit den Persönlichkeitspräferenzen übereinstimmt.

Eine zentrale Frage in der Moralpsychologie lautet: Kann in einem naturwissenschaftlichen und deterministischen Weltbild von einem praktischen Selbstverständnis des Menschen ausgegangen werden, wonach er in bestimmten Situationen für seine freien Willensentscheidungen und die daran anschließenden Handlungen moralisch (und ggf. sogar juristisch) verantwortlich gemacht werden kann? Bzw. inwieweit kann wenigstens die Zuschreibung von Verantwortung gerechtfertigt werden (vgl. Beckermann 2005c; Walter 1999, S. 232)?

Wenn man im Rahmen eines Willenshandlungsmodells ein breites Spektrum von Entscheidungstypen einer Person mit ansteigendem Bewusstheits- und Selbstbestimmtheitsgrad unterscheidet, beginnend mit (1) spontan-affektiven über (2) individuell-egoistischen bis hin zu (3) emotional-sozialrationalen Entscheidungen (Pauen und Roth 2008, S. 105–109), dann beziehen sich die experimentellen Situationen einer einfachen Fingerbewegung im Rahmen des Libet-Experiments und seiner Varianten eher auf das untere Ende des Entscheidungsspektrums. Insofern ist es nicht ohne Weiteres zulässig, die interpretativen Schlussfolgerungen auf den Entscheidungstyp mit einem hohen Grad an Selbstreflexivität auszuweiten, die in der philosophischen Debatte eher im Zentrum steht.

Auf der Basis eines neuromentalen Konzepts eines (schwachen) probabilistischen (Quasi-)Determinismus (vgl. Walter 1999, S. 209f.; Pauen und Roth 2008, S. 110–112) könnte die rational beste Strategie darin bestehen, anhand des Vermögens zur Empathie, den (Mit-)Menschen als Personen (zumindest) Verantwortlichkeit zuzuschreiben, um die Wahrscheinlichkeit dafür zu erhöhen, dass sich ein Erwachsener selbst moralisch verhält (sozialpsychologischer Pragmatismus) und sich ein Kind bzw. ein Jugendlicher im Rahmen seiner Sozialisation moralisch zu verhalten lernt, indem ihm das gewohnheitsmäßige Erlernen von prototypischen moralischen Konzepten ermöglicht wird (entwicklungspsychologischer Pragmatismus). Dies würde auch bedeuten, einen Straftäter zu verhaltenstherapeutischen Maßnahmen zu verurteilen, damit die unzureichenden „moralischen" Gedächtnisrepräsentationen durch lerntheoretisch fundierte Maßnahmen im Rahmen der neuronalen Plastizität hinreichend etabliert werden könnten; dies dürfte jedoch gewissen Grenzen unterworfen sein (juristischer Pragmatismus). Im Rahmen einer solchen Praxis würde moralische Verantwortlichkeit tatsächlich existieren.

Darüber hinaus wäre vor dem Hintergrund des aufkommenden Forschungsprogramms der sogenannten „embodied cognition" in der Psychologie (s. z. B. Varela et al. 1992) zu erwägen, den Fokus der Untersuchung von kognitiven Komponenten auf die Beschäftigung mit emotional-motivationalen Komponenten einer noch zu entwickelnden moralpsychologischen Willens- und Verantwortungstheorie zu erweitern (s. insbesondere Pauen und Roth 2008, S. 105–109). Demnach könnten moralische Gefühle sowie die damit einhergehenden Wertvorstellungen und das Bewusstsein von Verantwortung (sogenannte „emotive Neurowissenschaft": Walter (1999) und Damasio (1994)) im Wege von Lernmechanismen (s. z. B. Zell 2003) aufgrund der neuronalen Plastizität des menschlichen Gehirns (s. z. B. Birbaumer und Schmidt 2010; Rösler 2011; Kandel et al. 2011) angesichts vorgelebter Verhaltens- und Handlungsmuster schon in der Kindheit gelernt, eingeübt (vgl. Piaget 1954/1990; Kohlberg 1997) und als neuronale Korrelate festgeschrieben werden (s. z. B. Smith Churchland 1996; 2007; Casebeer und Churchland 2003; Casebeer 2003 unter Hinweis auf Aristoteles 1955).

Schließlich sei auf aktuelle Studien hingewiesen, die den Einfluss von sozialpsychologischen und sozialkognitiven (Kontroll-)Mechanismen des mitmenschlichen Zusammenarbeitens und der gemeinsamen (Handlungs-)Zielumsetzung auf die Urheberschaft einer Willensentscheidung untersuchen (sog. „joint action": Sebanz et al. 2006; Dewey et al. 2014; Michael und Pacherie 2014; minimale funktionale Architektur Vesper et al. 2010).

Man ist noch weit davon entfernt, das menschliche Gehirn in seiner Komplexität zu verstehen. Die zu Grunde liegenden neuronalen und neuropsychologischen (Willensentscheidungs- und Verantwortungs-)Mechanismen sind noch längst nicht vollständig aufgeklärt worden (vgl. Singer 2005, S. 708), sodass eine Vielzahl von offenen Fragen auf ihre Beantwortung warten (s. z. B. Rösler 2004, S. 31f.): (1) Welche Systemeigenschaften gibt es, die für den Willensentscheidungsprozess in neuronalen Systemen genutzt werden könnten? (2) Welche neuronalen und neuropsychologischen Strukturen sind an derartigen Prozessen beteiligt? (3) Wie sehen die (Kontroll-)Hierarchien der neuronalen Architektur und die rückgekoppelten Interaktionen der entsprechenden neuronalen Verschaltungen aus? (4) Welche Bestandteile eines Entscheidungsprozesses werden dem Bewusstsein zugänglich, bei welchen ist dies nicht der Fall, und inwieweit beeinflussen sie sich? (5) Und schließlich: Wie lässt sich erkenntnistheoretisch und wissenschaftstheoretisch Empirie und Freiheit vermitteln?

4 Literatur

4.1 Referenzliteratur

Aristoteles (1955): *The Nichomachean Ethics*. Harmondsworth: Penguin Books.

Banks, W. P., Pockett, S. (2007): „Benjamin Libet's Work on the Neuroscience of Free Will". In: Velmans, M., Schneider, S. (Hrsg.): *The Blackwell Companion to Consciousness*. Malden, MA: Blackwell, S. 657–670.

Bechtel, W., Abrahamsen, A. A. (1991): *Connectionism and the Mind: An Introduction to Parallel Processing in Networks*. Oxford: Blackwell Publishers.

Bechtel, W., Abrahamsen, A. A. (^{2}2002): *Connectionism and the Mind: Parallel Processing, Dynamics, and Evolution in Networks*. Oxford: Blackwell Publishers.

Beckermann, A. (2005a): „Free Will in a Natural Order of the World". In: Beckermann, A., Nimtz, C. (Hrsg.): *Philosophie und/als Wissenschaft. Hauptvorträge und Kolloquiumsbeiträge zu GAP.5*. Paderborn: Mentis, S. 111–126.

Beckermann, A. (2005b): „Biologie und Freiheit". In: Schmidinger, H., Sedmak, C. (Hrsg.): *Der Mensch – ein freies Wesen? Autonomie – Personalität – Verantwortung*. Darmstadt: Wissenschaftliche Buchgesellschaft, S. 111–124.

Beckermann, A. (2005c): *Philosophie verständlich*. In: http://www.philosophieverstaendlich.de/freiheit, [zuletzt zugegriffen am 13.8.2015].

Beckermann, A. (2006): „Neuronale Determiniertheit und Freiheit". In: Köchy, K., Stederoth, D. (Hrsg.): *Willensfreiheit als interdisziplinäres Problem*. Freiburg i.Br.: Karl Alber, S. 289–304.

Beckermann, A. (2008): *Gehirn, Ich, Freiheit. Neurowissenschaften und Menschenbild*. Paderborn: Mentis.

Bennett, M. R., Hacker, P. M. S. (2010): *Die philosophischen Grundlagen der Neurowissenschaften*. Darmstadt: Wissenschaftliche Buchgesellschaft (Orig.: Philosophical Foundations of Neuroscience. Malden/MA, Berlin: Blackwell. 2003).

Bertalanffy, L. (1950): „The Theory of Open Systems in Physics and Biology". In: Science 111, S. 23–29.

Bertalanffy, L. (1953): *Biophysik des Fließgleichgewichts. Einführung in die Physik offener Systeme und ihre Anwendung in der Biologie*. Braunschweig: Friedrich Vieweg & Sohn Verlag.

Bertalanffy, L. (1968): *General System Theory. Foundations, Development, Applications*. New York: George Braziller.

Birbaumer, N., Schmidt, R. F. (^{7}2010): *Biologische Psychologie*. Berlin, Heidelberg: Springer Verlag.

Brass, M., Haggard, P. (2007): „To Do or not to Do: The Neural Signature of Self-Control". In: The Journal of Neuroscience 27, S. 9141–9145.

Carpenter, G. A., Grossberg, St. (^{2}2002): „Adaptive Resonance Theory". In: Arbib, M. A. (Hrsg.): *The Handbook of Brain Theory and Neural Networks*. Cambridge, MA, London: The MIT Press, S. 87–90.

Casebeer, W. D. (2003): „Moral Cognition and its Neural Constituents". In: Nature Reviews Neuroscience 4, S. 840–847.

Casebeer, W. D., Smith Churchland, P. (2003): „The Neural Mechanisms of Moral Cognition. A Multiple-Aspect Approach to Moral Judgment and Decision-Making". In: Biology and Philosophy 18, S. 169–194.

Damasio, A. (1994): *Descartes' Error. Emotion, Reason, and the Human Brain*. New York: Grosset/Putnam.

Dennett, D. (1984): *Elbow Room: The Varieties of Free Will Worth Wanting*. Cambridge, MA: MIT Press.

Dewey et al. (2014): „The Phenomenology of Controlling a Moving Object with another Person". In: Cognition 132, S. 383–397.

Edmonds, D., Warburton, N. (2014): *Daniel Dennett on Free Will Worth Wanting. Philosophy Bites Again*. Oxford: Oxford University Press, S. 125–133.

Ellis, G. F. R. (2009): „Top-Down Causation and the Human Brain". In: Ellis, G. F. R., Murphy, N., O'Connor, T. (Hrsg.): *Downward Causation and the Neurobiology of Free Will*. New York: Springer Publications, S. 63–81.

Engel, A. K. (^{3}2012): „Neuronale Grundlagen der Merkmalsintegration". In: Karnath, H.-O., Thier, P. (Hrsg.): *Kognitive Neurowissenschaften*. Berlin, Heidelberg: Springer.

Feldmann, P. (2011): *Das Problem der Neurowissenschaften mit dem freien Willen*. Hamburg: Diplomica Verlag.

Freeman, W. J. (1987): „Simulation of Chaotic EEG Patterns with a Dynamic Model of the Olfactory System". In: Biological Cybernetics 56, S. 139–150.

Fried, I. et al. (2011): „Internally Generated Preactivation of Single Neurons in Human Medial Frontal Cortex Predicts Volition". In: Neuron 69, S. 548–562.

Glansdorff, P., Prigogine, I. (1971): *Thermodynamic Theory of Structure, Stability and Fluctuations*. London: Wiley-Interscience.

Goschke, T. (2003): „Voluntary Action and Cognitive Control from a Cognitive Neuroscience Perspective". In: Maasen, S., Prinz, W., Roth, G. (Hrsg.): *Voluntary Action: Brains, Minds and Sociality*. Oxford: Oxford University Press, S. 49–85.

Goschke, T. (2004): „Vom freien Willen zur Selbstdetermination. Kognitive und volitionale Mechanismen der intentionalen Handlungssteuerung". In: Psychologische Rundschau 55, S. 186–197.

Haggard, P. (2008): „Human Volition: Towards a Neuroscience of Will". In: Nature Reviews Neuroscience 9, S. 934–946.

Haggard, P. (2011): „Decision Time for Free Will". In: Neuron 69, S. 404–406.

Haggard, P., Clark, S. (2003): „Intentional Action: Conscious Experience and Neural Prediction". In: Consciousness and Cognition 12, S. 695–707.

Haggard, P., Eimer, M. (1999): „On the Relation between Brain Potentials and the Awareness of Voluntary Movements". In: Experimental Brain Research 126, S. 128–133.

Haken, H. (^{3}1990): *Synergetik. Eine Einführung. Nichtgleichgewichts-Phasenübergänge und Selbstorganisation in Physik, Chemie und Biologie*. Berlin u. a.: Springer Verlag.

Herrmann, C. S. (2009): „Determiniert – und trotzdem frei!" In: Gehirn und Geist 11, S. 52–57.

Herrmann, C. S. et al. (2005): „Eine neue Interpretation von Libets Experimenten aus der Analyse einer Wahlreaktionsaufgabe". In: Herrmann, C. S., Pauen, M., Rieger, J. W., Schicktanz, S. (Hrsg.): *Bewusstsein. Philosophie, Neurowissenschaften und Ethik*. Paderborn: Wilhelm Fink Verlag, S. 120–135.

Herrmann, C. S. et al. (2008): „Analysis of a Choice-Reaction Task Yields a New Interpretation of Libet's Experiments". In: International Journal of Psychophysiology 67, S. 151–157.

Hume, D. (1758/1993): *Eine Untersuchung über den menschlichen Verstand*. Hamburg: Felix Meiner.

Juarrero, A. (2009): „Top-Down Causation and Autonomy in Complex Systems". In: Ellis, G. F. R., Murphy, N., O'Connor, T. (Hrsg.): *Downward Causation and the Neurobiology of Free Will*. New York: Springer Publications, S. 83–102.

Kandel, E. R. et al. (Hrsg.) (2011): *Neurowissenschaften. Eine Einführung*. Heidelberg: Spektrum Akademischer Verlag.

Kane, R. (1996): *The Significance of Free Will*. Oxford, New York: Oxford University Press.

Keil, G. (²2013): *Willensfreiheit*. Berlin: De Gruyter.

Keller, I., Heckhausen (1990): „Readiness Potentials Preceding Spontaneous Motor Acts: Voluntary vs. Involuntary Control". In: Electroencephalography and Clinical Neurophysiology 76, S. 351–361.

Klemm, W. R. (2010): „Free Will Debates. Simple Experiments are not so Simple". In: Advances in Cognitive Psychology 6, S. 47–65.

Klemm, W.R. et al. (2000): „Coherent EEG Indicators of Cognitive Binding During Ambiguous Figure Tasks". In : Consciousness and Cognition 9, S. 66–85.

Koch, Chr. (2009) : „Free Will, Physics, Biology, and the Brain". In : Ellis, G. F. R., Murphy, N., O'Connor, T. (Hrsg.): *Downward Causation and the Neurobiology of Free Will*. New York: Springer Publications, S. 31–52.

Kohlberg, L. (²1997): *Die Psychologie der Moralentwicklung*. Frankfurt a.M.: Suhrkamp.

Kohonen, T. (³2001): *Self-Organizing Maps*. Berlin: Springer Verlag.

Kornhuber, H. H, Deecke, L. (1965): „Hirnpotentialänderungen bei Willkürbewegungen und passiven Bewegungen des Menschen: Bereitschaftspotential und reafferente Potentiale". In: Pflügers Archiv für die gesamte Physiologie 284, S. 1–17.

Libet, B. (1985): „Unconscious Cerebral Initiative and the Role of Conscious Will in Voluntary Action". In: The Behavioral and Brain Sciences 8, S. 529–566.

Libet, B. (1999): „Do We Have Free Will?". In: Journal of Consciousness Studies 6, S. 47–57.

Libet, B. et al. (1983): „Time of Conscious Intention to Act in Relation to Onset of Cerebral Activity (Readiness-Potential)". In: Brain 106, S. 623–642.

Locke, J. (1689/⁴1981): *Versuch über den menschlichen Verstand*. Bd. 1. Hamburg: Felix Meiner.

Maurer, H. (2014): *Integrative (Synchronisations-)Mechanismen der (Neuro-)Kognition vor dem Hintergrund des (Neo-)Konnektionismus, der Theorie der nichtlinearen dynamischen Systeme, der Informationstheorie und des Selbstorganisationsparadigmas*. Promotionsarbeit. Universität Tübingen. Norderstedt: BoD.

Melloni, L. et al. (2007): „Synchronization of Neural Activity across Cortical Areas Correlates with Conscious Perception". In: Journal of Neuroscience 27, S. 2858–2865.

Metzinger, T. ([7]2009): *Der Ego-Tunnel. Eine neue Philosophie des Selbst: von der Hirnforschung zur Bewusstseinsethik*. Berlin: Berlin-Verlag.

Michael, J., Pacherie, N. (2014): „On Commitments and other Uncertainty Reduction Tools in Joint Action". In: Journal of Social Ontology 1, S. 89–120.

Miller, J., Sheperdson, P., Trevena, J. A. (2011): „Effects of Clock Monitoring on Electroencephalographic Activity: Is Unconscious Movement Initiation an Artifact of the Clock?". In: Psychological Science 22, S. 103–109.

Newsome, W. T. (2009): „Human Freedom and ‚Emergence'". In: Ellis, G. F. R., Murphy, N., O'Connor, T. (Hrsg.): *Downward Causation and the Neurobiology of Free Will*. New York: Springer Publications, S. 53–62.

Nicolis, G., Prigogine, I. (1977): *Self-Organization in Non-Equilibrium Systems. From Dissipative Structures to Order through Fluctuations*. New York u. a.: Wiley.

Pauen, M. (2004): *Illusion Freiheit? Mögliche und unmögliche Konsequenzen der Hirnforschung*. Frankfurt a.M.: Fischer Verlag.

Pauen, M., Roth, G. (2008): *Freiheit, Schuld und Verantwortung. Grundzüge einer naturalistischen Theorie der Willensfreiheit*. Frankfurt a.M.: Suhrkamp.

Pereboom, D. (2001): *Living without Free Will*. Cambridge: Cambridge University Press.

Piaget, J. (1954/[2]1990): *Das moralische Urteil beim Kinde*. München: Deutscher Taschenbuch Verlag.

Prinz, W. (1996): „Freiheit oder Wissenschaft?". In: von Cranach, M., Foppa, K. (Hrsg.): *Freiheit des Entscheidens und Handelns*. Heidelberg: Asanger, S. 86–103.

Prinz, W. (2004): „Kritik des freien Willens. Bemerkungen über eine soziale Institution". In: Psychologische Rundschau 55, S. 198–206.

Prinz, W. (2011): „Selbstverantwortung aus der Sicht der Kognitionswissenschaften". In: Riesenhuber, K. (Hrsg.): *Das Prinzip der Selbstverantwortung: Grundlagen und Bedeutung im heutigen Privatrecht*. Tübingen: Mohr Siebeck, S. 73–92.

Rösler, F. (2004): „Einige Gedanken zum Problem der Entscheidungsfindung in Nervensystemen". In: Berlin-Brandenburgische Akademie der Wissenschaften: *Zur Freiheit des Willens*. Berlin: Akademie-Verlag, S. 23–34.

Rösler, F. (2011): *Psychophysiologie der Kognition. Eine Einführung in die Kognitive Neurowissenschaft*. Heidelberg: Spektrum Akademischer Verlag.

Roth, G. (2001): *Fühlen, Denken, Handeln – wie das Gehirn unser Verhalten steuert*. Frankfurt a.M.: Suhrkamp.

Roth, G. (2002): „Gleichtakt im Neuronennetz". In: Gehirn und Geist / Spektrum der Wissenschaft 1, S. 38–46.

Roth, G. (2004): „Wir sind determiniert. Die Hirnforschung befreit von Illusionen". In: Geyer, C. (Hrsg.): *Hirnforschung und Willensfreiheit. Zur Deutung der neuesten Experimente*. Frankfurt a.M.: Suhrkamp, S. 218–222.

Roth, G. (2009): *Aus Sicht des Gehirns*. Vollst. überarb. Neuaufl. Frankfurt a.M.: Suhrkamp.

Roth, G. ([5]1996): *Das Gehirn und seine Wirklichkeit. Kognitive Neurobiologie und ihre philosophischen Konsequenzen*. Frankfurt a.M.: Suhrkamp.

Rumelhart, D. E., McClelland, J. L. (1986): *Parallel Distributed Processing: Explorations in the Microstructure of Cognition*. Vol. 1: *Foundations*. Vol. 2: *Psychological and Biological Models*. Cambridge, MA: MIT Press.

Schrödinger, E. (1944/³1989): *Was ist Leben?*. München: Piper.

Schurger, A. A., Sitt, J. D., Dehaene, S. S. (2012): „An Accumulator Model for Spontaneous Neural Activity prior to Self-initiated Movement". In: Proceedings of the National Academy of Sciences 109, S. E2904–E2913.

Schurger, A., Uithol, S. (2015): „Nowhere and Everywhere: The Causal Origin of Voluntary Action". In: Review of Philosophy and Psychology 3, in press [from: DOI 10.1007/s13164-014-0223-2].

Sebanz, N. et al. (2006): „Joint Action: Bodies and Minds Moving together". In: Trends in Cognitive Sciences 10, S. 70–76.

Shields, G. S. (2014): „Neuroscience and Conscious Causation. Has Neuroscience Shown that we cannot Control our own Actions?". In: The Review of Philosophy and Psychology 5, S. 565–582.

Singer, W. (1999): „Neuronal Synchrony: A Versatile Code for the Definition of Relations". In: Neuron 24, S. 49–65.

Singer, W. (2001): „Interview: Das Ende des freien Willens". In: Spektrum der Wissenschaft 2, S. 72–75.

Singer, W. (2002): *Der Beobachter im Gehirn. Essays zur Hirnforschung.* Frankfurt a.M: Suhrkamp.

Singer, W. (2003): *Ein neues Menschenbild? Gespräche über Hirnforschung.* Frankfurt a.M.: Suhrkamp.

Singer, W. (2004): „Verschaltungen legen uns fest". In: Geyer, C. (Hrsg.): *Hirnforschung und Willensfreiheit. Zur Deutung der neuesten Experimente.* Frankfurt a.M.: Suhrkamp, S. 30–66.

Singer, W. (2005): „Wann und warum erscheinen uns Entscheidungen als frei? Ein Nachtrag". In: Deutsche Zeitschrift für Philosophie 53, S. 707–722.

Singer, W. (2009): „Zum Problem der Willensfreiheit. Selbsterfahrung und neuro-biologische Fremdbeschreibung: Zwei sich widersprechende Erkenntnisquellen". In: Rosenzweig, R. (Hrsg.): *Nicht wahr?!: Sinneskanäle, Hirnwindungen und Grenzen der Wahrnehmung.* Paderborn: Mentis, S. 233–259.

Singer, W. (2013): „The Neuronal Correlate of Consciousness: Unity in Time rather than Space? Neurosciences and the Human Person: New Perspectives on Human Activities". In: Pontifical Academy of Sciences. Scripta Varia 121, S. 1–17 [from: www.casinapioiv.va/content/dam/accademia/pdf/sv121/sv121-singer.pdf].

Smith Churchland, P. (1996): „Feeling Reasons". In: Damasio, A. R., Damasio, H., Christen, Y. (Hrsg.): *Neurobiology of Decision-Making.* New York: Springer, S. 181–199.

Smith Churchland, P. (2007): „Neuroscience: Reflections on the Neural Basis of Morality". In: Glannon, W. (Hrsg.): *Defining Right and Wrong in Brain Science.* New York, Washington D.C.: Dana Press, S. 179–182.

Smolensky, P., Legendre, G. (2006): *The Harmonic Mind. From Neural Computation to Optimality-Theoretic Grammar.* Vol. 1: *Cognitive Architecture.* Vol. 2: *Linguistic and Philosophical Implications.* Cambridge, MA, London: The MIT Press.

Soon, Ch.S. et al. (2008): „Unconscious Determinants of Free Decisions in the Human Brain". In: Nature Neuroscience 11, S. 543–545.

Stemme, A. (2008): *Deus et machina. Der Geist und die Naturwissenschaften.* Dissertation. Ludwigs-Maximilians-Universität München [von: edoc.ub.uni-muenchen.de/9413/4/Stemme_Anja.pdf].

Trevena, J. A. et al. (2011): „Effects of Clock Monitoring on Electroencephalographic Activity: Is Unconscious Movement Initiation an Artifact of the Clock?". In: Psychological Science 22, S. 103–109.

Trevena, J. A., Miller, J. (2002): „Cortical Movement Preparation before and after a Conscious Decision to Move". In: Consciousness and Cognition 11, S. 162–190.

Trevena, J. A., Miller, J. (2010): „Brain Preparation before a Voluntary Action: Evidence against Unconscious Movement Initiation". In: Consciousness and Cognition 19, S. 447–456.

Varela, F. J. et al. (1992): *The Embodied Mind – Cognitive Science and Human Experience*. Cambridge, MA: The MIT Press.

Vesper, C. et al. (2010): „A Minimal Architecture for Joint Action". In: Neural Networks 23, S. 998–1003.

Walter, H. (²1999): *Neurophilosophie der Willensfreiheit: von libertarischen Illusionen zum Konzept natürlicher Autonomie*. Paderborn: Mentis.

Walter, H., Goschke, T. (2006): „Autonomie und Selbstkontrolle. Bausteine für eine naturalistische Konzeption von Willensfreiheit". In: Köchy, K., Stederoth, D. (Hrsg.): *Willensfreiheit als interdisziplinäres Problem*. Freiburg i.Br.: Karl Alber, S. 289–304.

Wegner, D. M. (2002): *The Illusion of Conscious Will*. Cambridge/MA: MIT Press.

Wegner, D.M., Wheatley, Th. (1999): „Apparent Mental Causation: Sources of the Experience of Will". In: American Psychologist 54, S. 480–492.

Werning, M. (2005): „Neuronal Synchronization, Covariation, and Compositional Representation". In: Werning, M., Machery, E., Schurz, G. (Hrsg.): *The Compositionality of Meaning and Content*. Vol. II: *Applications to Linguistics, Psychology and Neuroscience*. Frankfurt: Ontos, S. 283–312.

Zell, A. (⁴2003): *Simulation Neuronaler Netze*. München, Wien: R. Oldenbourg.

4.2   Literatur zur Einführung

Beckermann, A. (2005c): *Philosophie verständlich*. In: http://www.philosophieverstaendlich.de/freiheit, [zuletzt zugegriffen am 13.8.2015].

Schurger, A., Uithol, S. (2015): „Nowhere and Everywhere: The Causal Origin of Voluntary Action". In: Review of Philosophy and Psychology 3, in press [from: DOI 10.1007/s13164-014-0223-2].

Shields, G. S. (2014): „Neuroscience and Conscious Causation. Has Neuroscience Shown that we cannot Control our own Actions?". In: The Review of Philosophy and Psychology 5, S. 565–582.

Walter, H. (²1999): *Neurophilosophie der Willensfreiheit: von libertarischen Illusionen zum Konzept natürlicher Autonomie*. Paderborn: Mentis.

4.3   Literatur zur Vertiefung

Haggard, P. (2008): „Human Volition: Towards a Neuroscience of Will". In: Nature Reviews Neuroscience 9, S. 934–946.

Libet, B. (1985): „Unconscious Cerebral Initiative and the Role of Conscious Will in Voluntary Action". In: The Behavioral and Brain Sciences 8, S. 529–566.

Libet, B. (1999): „Do We Have Free Will?". In: Journal of Consciousness Studies 6, S. 47–57.

Libet, B. et al. (1983): „Time of Conscious Intention to Act in Relation to Onset of Cerebral Activity (Readiness-Potential)". In: Brain 106, S. 623–642.

Pauen, M, Roth, G. (2008): *Freiheit, Schuld und Verantwortung. Grundzüge einer naturalistischen Theorie der Willensfreiheit*. Frankfurt a.M.: Suhrkamp.

Singer, W. (2005): „Wann und warum erscheinen uns Entscheidungen als frei? Ein Nachtrag". In: Deutsche Zeitschrift für Philosophie 53, S. 707–722.

Mentalisieren als psychische Voraussetzung für moralisches Urteilen

Eckhard Frick sj

Abstract: Sowohl moralisches Urteilen als auch Mentalisieren müssen als Entwicklungsprozesse aufgefasst werden. Es genügt also nicht, querschnittsartig Kompetenzen, Handlungen und Einstellungen zu beschreiben und zu bewerten.

Erst mit dem Prozess des Lernens von Interaktion und Mentalisieren wird dem Menschen der Zugang zu moralischem Urteilen und Handeln eröffnet. Solche Erkenntnisse der Moralpsychologie sind gerade für den interdisziplinären Austausch mit anderen, verwandten Disziplinen (Sozialethik, politische Ethik, Metaethik und interkulturelle Forschung) von hoher Bedeutung.

Schlagwörter: Mentalisieren, Bindung, Als-Ob-Modus, Äquivalenzmodus, Theory of Mind, Moralentwicklung, Einfühlen.

1 Einführung: Was bedeutet „Mentalisieren"?

1.1 Das Begriffsfeld

Unter „Mentalisieren" (nach engl. *to mentalise*) wird in diesem Beitrag verstanden:

1. im Geiste konstruieren oder imaginieren, sich vorstellen, eine psychische Qualität zuschreiben;
2. mental entwickeln oder kultivieren; einen anderen zum Denken anregen.

Im klinischen Sprachgebrauch ist die Bedeutung des „mentalen Kultivierens" besonders wichtig, ein „imaginatives Wahrnehmen oder Interpretieren von Verhalten unter Bezugnahme auf intentionale mentale Zustände" (Allen et al. 2008/2011, S. 24). Der Psychotherapeut muss also die eigene Fähigkeit entwickeln, in Bildern zu denken, Denken und Fühlen aufeinander zu beziehen. Diesen persönlichen Denk- und Fühlstil bringt er in die therapeutische Beziehung ein und unterstützt auf diese Weise das Mentalisieren des Patienten.

Moralisches Urteilen kann verstanden werden als Reflexion von idealtypischen Begründungsmustern, die dabei helfen, richtig handeln zu können. Darüber hinaus geht es auch um die psychologische Rekonstruktion solcher Urteilsvorgänge. Insgesamt geht es um den *Prozess* des richtigen Handelns, zu dem Regulation (von Handlungsimpulsen), Reflexion, Volition/Entscheidung und Evaluation gehören, v. a. aber die Entwicklung von Fähigkeiten (Tugenden), damit Leben individuell und in Gemeinschaft gelingen kann. Eine dieser grundlegenden Fähigkeiten stellt das Mentalisieren dar (Schwaiger 2011; 2012).

Das Mentalisierungsmodell lässt sich mit unterschiedlichen Hintergrundtheorien begründen, die häufig nicht deklariert und als solche eingeführt werden. Dies führt insbesondere in empirischen Studien zu Verwirrungen, die das Konstrukt des Mentalisierens kursorisch einführen, meist als Synonym für „Theory of Mind" (ToM). Die enge Verknüpfung der kognitiven und der affektiven Dimension wird dabei nicht genug beachtet. Nicht selten werden dabei die begriffliche und die empirische Ebene verwechselt, meistens unter Vernachlässigung der bis ins 19. Jahrhundert zurückreichenden Debatte über die „Einfühlung" (Stein 1917; Vischer 1873). Der Begriff der Einfühlung führte zur Bildung des englischen Kunstwortes „empathy" (Titchener 1909), welches in der späteren Literatur als „Empathie" ins Deutsche rückentlehnt wurde. An die Stelle der begrifflichen Klärung treten oft methodenabhängig operationale Definitionen, z. B. durch psychologische Testaufbauten oder bildgebende Verfahren. Unterbleibt die theoretische Fundierung, so kann es geschehen, dass in einem schlichten Naturalismus Mentalisierungsmodule durch die zerebrale Bildgebung „lokalisiert" werden, bevor klar ist, wie diese Module begrifflich bestimmt werden können. Im Einzelnen prägen die folgenden Hintergrundwissenschaften die Mentalisierungs-Debatte:

a) *Vergleichende Verhaltenswissenschaft.* Dort entstand der Begriff *Theory of Mind* im Vergleich der Arten, also im Zusammenhang mit der Frage, ob die uns phylogenetisch nahestehenden Primaten eine Vorstellung von eigenen und fremden geistigen Zuständen haben: „An individual has a theory of mind if he imputes mental states to himself and others" (Premack und Woodruff 1978, S. 55).

b) *Kognitive Psychologie*, insbesondere die Theorie des „Mindreading" (Baron-Cohen et al. 2000). Diese theoretische Annahme wird in den meisten empirisch-neurobiologischen Arbeiten zu Grunde gelegt, in denen die „Lokalisation" von Mindreading-Modulen „gesucht" wird.

c) *Psychoanalytische Theorien* (s. Übersicht bei: Schultz-Venrath 2012), insbesondere

  c.1 Bions (1990) allgemeine Theorie des Denkens als Antwort auf Abwesenheit, Verlust und sich wiederholende Frustration,

  c.2 die französische psychoanalytische Psychosomatik mit ihrem Konzept des „operativen Denkens" als Fehlen von Mentalisieren (Marty und de M'Uzan 1963/1978),

  c.3 die Lehre vom Übergangsraum als Bereich, in dem sich Realität und Phantasie überlappen und durch das Spiel aufeinander bezogen werden (Winnicott 1951/1973),

d) die *Bindungstheorie* (Bowlby 1970/1975) mit ihren psychoanalytischen, biologischen und empirisch-entwicklungspsychologischen Wurzeln.

e) *Philosophische Theorien*, insbesondere die Analytische Philosophy of Mind (Dennett 1987) und die Phänomenologie (Zahavi 2013).

1.2 Handlungszeitpunkt oder Prozess als perspektivischer Zugang der Betrachtung?

So verschieden Fragen der Rekonstruktion moralischen Urteilens und moralpsychologische Fragen sind – die Alternative „Handlungszeitpunkt vs. Prozess" betrifft sowohl unsere Auffassung von der moralisch zu qualifizierenden Handlung als auch unser Verständnis des Mentalisierens. Im einen Fall skizzieren wir eine punktuelle ethisch relevante Situation, z. B. ein moralisches Dilemma, und die Art und Weise, wie ein mündiges Subjekt mit dieser Problematik umgeht. Im anderen Fall will eine synchronische Betrachtungsweise die Frage, ob ein Mensch oder auch ein Tier über eine Theory of Mind verfügen (Premack und Woodruff 1978), zu einem gegebenen Zeitpunkt entweder bejahen oder verneinen. Um das Vorhandensein oder Nicht-Vorhandensein einer ToM zu beurteilen, hat die empirische Forschung operationalisierbare Kriterien entwickelt, über die fachwissenschaftlich ein recht guter Konsens erzielt werden konnte.

Das bekannteste Beispiel für die Feststellung des Zeitpunktes, zu dem ein Kind eine ToM ‚hat' bzw. über diese ‚verfügt', ist der False-Belief-Test in seinen verschiedenen Varianten. Wenn nämlich das Kind Denken und Wirklichkeit unterscheiden kann, dann gelingt ihm die Repräsentation einer Miss-Repräsentation, einer *falschen* Überzeugung. Es lässt sich zeigen, dass Kinder zu einer derartigen Meta-Repräsentation entweder fähig sind oder nicht: So kann man Kindern beispielsweise von einem anderen Kind namens Maxi erzählen, der seine Schokolade in den rechten Schrank legt und zum Spielen geht. In seiner Abwesenheit verräumt Maxis Mutter die Schokolade in den linken Schrank. Die getesteten Kinder werden gefragt: „Wo sucht Maxi die Schokolade, wenn er vom Spielplatz zurückkommt?" Zwei- bis dreijährige Kinder antworten: „Im linken Schrank", weil sie aus der Geschichte wissen, dass Maxis Mutter sie dorthin gelegt hat. Vier- bis fünfjährige Kinder hingegen sagen „im rechten Schrank", weil sie über eine Vorstellung davon verfügen, dass Maxi aufgrund seiner falschen Überzeugung handelt. Diese Repräsentation von Maxis (Miss-)Repräsentation dient den Forschern als Beleg dafür, dass die älteren Kinder über eine ToM verfügen, die jüngeren hingegen nicht (Perner et al. 1987).

Auch wenn es in einer gegebenen Gruppe von jüngeren Testpersonen eine gewisse Streuung geben mag und manche Kinder früher, manche später den False-Belief-Test „bestehen": Die Frage nach dem Vorliegen einer ToM wird auf eine Entweder-Oder-Frage zugespitzt, mit der dieses Merkmal operationalisiert wird. Es muss dann lediglich sichergestellt sein, dass die Probanden die Frage verstehen, rechts und links unterscheiden können und in der Lage bzw. willens sind, den Forschern Auskunft zu geben.

Man könnte nun die Fragestellung des vorliegenden Beitrags dadurch behandeln, dass man den Zusammenhang zwischen der Fähigkeit zur Unterscheidung zwischen richtigen oder falschen Annahmen über die Wirklichkeit einerseits und der moralischen Urteilsfähigkeit (richtig vs. falsch) andererseits diskutiert. Diese Vorgehensweise könnte entwicklungspsychologisch durch die Untersuchung erweitert werden, wie die einmal erreichte ToM im Lauf des Lebens verfeinert wird, inwieweit sie anfällig für kognitive oder emotionale Störungen oder für Pathologien (z. B. Autismus) ist (Lagattuta und Weller 2014).

Aus moralpsychologischer Perspektive soll jedoch in einer diachronen Betrachtungsweise gefragt werden, welche Bedeutung die Entstehung des Mentalisierens in der kindlichen Entwicklung für die Fähigkeit zum Mentalisieren in einer gegebenen moralischen Urteilssituation hat. Die Entwicklungsperspektive im zeitlichen Längsschnitt stellt den übergeordneten Rahmen dar. Auch wenn die Forschung im zeitlichen Querschnitt nach einer feststellbaren und messbaren moralischen Kompetenz fragt, so muss für diese Fähigkeit eine nachvollziehbare Lerngeschichte vorausgesetzt werden, denn: „We would never be moral beings if we did not start as moral babies" (Wynn und Bloom 2014).

In Übereinstimmung mit der entwicklungspsychologischen Forschung, mit der Bindungstheorie, aber auch mit einem phänomenologisch-anthropologischen und einem neurobiologischen Zugang wird die Fähigkeit zum Mentalisieren nicht als solipsistisches Denken aufgefasst, sondern als ein Beziehungsgeschehen. Mit anderen Worten: Mentalisieren ist ein Aspekt der sozialen Kognition, der auf der Zwischenleiblichkeit beruht, wie sie z. B. von der neurobiologischen Erforschung des Spiegelneuronen-Systems untersucht wird (Gallese et al. 1996; Gallese und Goldman 1998).

Merleau-Pontys Begriff der Zwischenleiblichkeit greift Husserls Analyse des eigenen Leibes als Leibkörper auf: Meine rechte Hand betastet gewissermaßen objektivierend meine linke.

Die linke Hand ist einerseits ein Ding wie andere im Raum befindliche Gegenstände, andererseits gehört sie zu meinem eigenen Leib, der, so Husserl, in jeder Empfindung „mitgegeben" ist. Beide Hände nennt Husserl „kompräsent", weil sie die Hände eines einzigen Leibes sind. Merleau-Ponty führt den Anderen durch „Ausdehnung" dieser Kompräsenz ein: „Er und ich sind wie die Organe einer einzigen Zwischenleiblichkeit (*intercorporéité*)" (Merleau-Ponty 1960/2007, S. 246; vgl. Frick 2015). Die Mentalisierungsdebatte in der Bindungstheorie und in der Psychoanalyse darf nicht auf isoliert kognitive Vorgänge eingeschänkt werden. Vielmehr entsteht gemeinsames Mentalisieren (Mentalisiert-Werden und aktives Mentalisieren nicht nur erwachsener Interaktionspartner, sondern bereits von Kindern vor dem Spracherwerb) durch die Entdeckung des anderen in der vorsprachlichen zwischenleiblichen Kommunikation. Aus der Längsschnitt- und Entwicklungsperspektive ergibt sich, dass der Prozess des Mentalisierens grundsätzlich nie abgeschlossen ist. Er ist im Laufe der lebenslangen Entwicklung störungsanfällig bzw. kann durch eine mentalisierungsorientierte Psychotherapie gefördert werden.

2 Die Fähigkeit zu mentalisieren – relevante bzw. zentrale Forschungsergebnisse

Das diesem Beitrag zugrundeliegende entwicklungsorientierte Modell des Mentalisierens hat zwei Hauptquellen: Willfried Bions Theorie des Denkens (Bion 1962/1990) und die Bindungstheorie (Bowlby 1970/1975).

2.1 Der bindungstheoretische Rahmen

Die folgenden Aspekte sind nicht nur unter entwicklungspsychologischen Gesichtspunkten zu verstehen, sondern als Grundmuster der lebenslangen Entwicklung. Die folgenden Entwicklungsetappen sind deshalb als exemplarische Teilaspekte zu verstehen:

a) Denken und Fühlen entstehen in einer sicheren Bindung,
b) Ich kann andere Menschen von den Dingen um mich herum unterscheiden,
c) Geteilte Aufmerksamkeit,
d) Sicher gebundener Säugling wird ein mentalisierendes Kind,
e) Spielerisch denken.

a) Denken und Fühlen entstehen in der sicheren Bindung
Die Bindungstheorie geht davon aus, dass Beziehungserfahrungen der frühen Kindheit grundlegend für spätere Beziehungsgestaltung sind. Spezifische Bin-

dungsmuster (innere Arbeitsmodelle) werden wachgerufen, wenn im Laufe des Lebens das Bindungssystem aktiviert wird, z. B. bei Verlustereignissen, tiefgreifenden Beziehungserfahrungen, schweren Erkrankungen, Krisen. Diesbezügliche Studien zeigen eine charakteristische Verteilung der Bindungsmuster in nicht-klinischen Stichproben (Grossmann und Grossmann 2012):

1. Sicher-autonom / F für „free to evaluate" (58%),
2. Unsicher-abwertend-distanziert / DS für „dismissive" (23%),
3. Unsicher-verstrickt-ambivalent / E für „enmeshed" (19%),
4. Desorganisiert / mit unverarbeitetem Trauma / U für „unresolved" (18%).

Die Klassifikationen 1. bis 3. beziehen sich nicht auf Pathologien, sondern auf mit der Persönlichkeit verbundene Stile, auf die sich die Psychotherapie ebenso einstellen muss wie andere Hilfsangebote. Wenn die Entfaltung des Denken und Fühlens anhand des sicheren Bindungsstils eingeführt wird, so bedeutet dies nicht, dass unsicher gebundenen Menschen Denken und Fühlen verschlossen sind. Zum Beispiel kann ein distanzierter Bindungsstil mit einem gut entwickelten Explorationsverhalten einhergehen, das neue Inhalte und Stimmungen schnell auffassen kann.

Bei einer sicheren Bindungserfahrung („Mutter denkt, dass ich bin, also bin ich", Allen et al. 2008/2011, S. 109) reagiert die „feinfühlige" Bindungsperson auf das kindliche Schreien oder andere bindungsrelevante Äußerungen prompt und adäquat, indem sie effektiv handelt, z. B. indem sie tröstet. Sie nimmt das Bindungssignal als solches wahr und erkennt, worum es geht (Grossmann und Grossmann 2012). Das Kind lernt, die eigenen Affekte zu denken, in Gefühle zu verwandeln, zu mentalisieren, weil es durch die spiegelnde Mutter mentalisiert wird.

Spiegeln kann mit einem Biofeedback verglichen werden, also einer Apparatur, die physiologische Parameter (z. B. Herz- und Atemfrequenz, Hautwiderstand) registriert und für das Subjekt wahrnehmbar macht. Auf diese Weise können wahrgenommene Effekte einer Entspannungsübung im Sinne einer positiven Rückkoppelung die Entspannung vertiefen. Das mütterliche Spiegeln gleicht insofern einem Biofeedback, als Affekte und ihre körperlichen Korrelate dem Baby zurückgemeldet werden. Dies geschieht allerdings nicht nur kongruent (gleichsam einer fotografischen eins-zu-eins-Abbildung), sondern auch inkongruent: Im „markierten" Spiegeln mischt die Mutter dem, was sie am Kind wahrnimmt, eine eigene emotionale Note bei, z. B. eine zarte Ironie oder eine kleine Heiterkeit mitten im Schmerz. Durch diese emotionale Differenz lernt der Säugling den Unterschied zwischen Selbst und Objekt, lernt z. B. die eigene Wut als solche erkennen, weiß aber, dass die Mutter nicht unbedingt selbst wütend ist, wenn sie die kindliche Wut widerspiegelt. Das rein kongruente Spiegeln wäre im Sinne der Bindungstheorie nicht entwicklungsfördernd. Es würde nicht zur Selbst-Objekt-Differenzierung beitragen und die entstehende Emotionalität des Säuglings überfordern.

Wenn bestimmte Bereiche beim Spiegeln ausgespart bleiben, können blinde Flecken in der Selbstwahrnehmung entstehen. Dies kann etwa der Fall sein, wenn Eltern aus Sorge um Überstimulation/Grenzverletzung die Genitalregion und die Sexualität des Kindes ‚übergehen', ohne diese zu spiegeln (Schwaiger 2012).

b) Ich kann andere Menschen von den Dingen um mich herum unterscheiden
Ein wichtiges Element für die Fähigkeit, andere Menschen von den Dingen um einen herum zu unterscheiden, ist die Entwicklung moralischer Empfindungen (*moral senses*) im ersten Lebensjahr. Dazu gehört als Grundlage die Unterscheidung zwischen intentional handelnden Personen und unbelebten, nicht intentionalen Gegenständen. Die frühe Wahrnehmung von Intentionalität ist für aktive und für passive Handlungszusammenhänge wichtig, für zugefügtes und für erlittenes Leid. Gewalt, die ich einem anderen Menschen zufüge, wird anders beurteilt als Gewalt gegenüber einem Spielzeugauto oder einer anderen Sache. Umgekehrt wird von einer Person erlittene Gewalt auch personal-intentional attribuiert, ein Erdbeben oder eine Lawine für gewöhnlich nicht (Wynn und Bloom 2014). Charakteristischerweise sprechen Erwachsene in solchen Fällen vom „Schicksal". Tiere werden umso mehr als intentionale Wesen wahrgenommen, je „höher" entwickelt sie sind. Wir können also eher „einer Fliege etwas zu Leide tun" als einem Hund oder einem Pferd, welche wir bei aller Verschiedenheit als verwandt mit unserer eigenen Intentionalität erleben. Die Forschungsergebnisse zu Traumafolgestörungen haben uns für die Vulnerabilität von Trauma-Opfern, z. B. von Kindern, sensibilisiert (vgl. Andresen et al. 2015). Die in der Traumatologie übliche Unterscheidung zwischen verschiedenen Traumaquellen hat ihre Entsprechung in der frühen Kindheit: 1. personale (man-made) Traumata; 2. apersonale Traumatisierung durch Naturkatastrophen und andere „Schicksalsschläge". Als Übergangsbereich wird 3. die kollektive Traumatisierung durch Krieg, Vertreibung u.Ä. genannt.

c) Geteilte Aufmerksamkeit (Joint Attention)
Am Ende des ersten Lebensjahres kommt es zu einer auffälligen *Triangulierung* zwischen dem Kind, der Mutter (oder einer anderen Bezugsperson) und einer gemeinsam betrachteten Sache, etwa einem Spielzeug (Heal 2005; Hutto 2011). Aus den Greifbewegungen entwickelt sich der kommunikative Akt des Zeigens, gerade für Gegenstände, die außerhalb der kindlichen Reichweite liegen und auf die das Kind entweder (deklarativ) hinweist oder imperativ sein „Haben-Wollen" kundtut. Joint Attention transformiert ichgebundene Handlungsdinge in ichdistante Betrachtungs-Gegenstände (Werner und Kaplan 1963). Dabei entsteht durch *Internalisierung* im Zeigen ein Zeichen: *„The grasping movement changes to the act of pointing"* (Vygotsky 1978, S. 56). Mit anderen Worten: Deuten wird zur Be-Deutung.

Von vielen Forschern wird Joint Attention mit der beginnenden Fähigkeit zum „Gedankenlesen" (Baron-Cohen et al. 2000) in Verbindung gebracht. Dem liegt die Annahme zu Grunde, dass uns Fremdpsychisches zunächst unzugänglich ist und durch die mentale Operation des Gedankenlesens erschlossen werden muss (anders: Zahavi 2013). Geht man von der Unzugänglichkeit des Fremdpsychischen aus, so ergeben sich aus der vor dem Spracherwerb möglichen Joint Attention drei Fragen:

a) Mit welcher Begründung nehmen wir an, dass uns Fremdpsychisches transparent werden kann (epistemologische Frage)?
b) Über welches *Konzept* verfügen ein- bis zweijährige Kinder, um die Joint-Attention-Situation zu erfassen?
c) Wie ist die *soziale Interaktion* beschaffen, durch die gegenseitige Aufmerksamkeit möglich wird? (Eilan 2005)

Zur Beantwortung dieser Fragen ist wiederum ein Prozess-Modell geeigneter als ein punktuelles. Irgendwann wird zwar – mehr oder weniger punktuell – dem Kind ‚der Groschen fallen', es wird ihm aufgehen, dass es nicht allein in seiner Welt ist, dass die Welt für sich selbst und für die Anderen Bedeutung hat. Aber bereits in der vorsprachlichen „Dämmerung des Denkens" erfasst das Kind im Handlungsdialog der Triangulierung, dass die Welt bedeutsam *auch* für die Bindungsperson ist (Hobson 2002/2014).

d) Spielerisch denken
Im zweiten Lebensjahr lernt es das Kind, spielerisch Gegenstände für andere zu verwenden (z. B. einen Bauklotz als Auto). Es „weiß", dass der Bauklotz kein Auto ist, und verwendet ihn doch konsequent, als wäre er eines („Als-ob-Modus" des Spiels). Neben dem Als-ob-Modus gibt es den Äquivalenzmodus, in dem die äußere Realität und die spielerische oder die erzählte gleich sind. Das Krokodil in der Gute-Nacht-Geschichte oder im Bilderbuch kann dann so real werden, dass es vor dem Einschlafen unter dem Bett gesucht werden muss, um es ggf. fortzuschaffen. In der gesunden Entwicklung lernt das Kind, zwischen dem Als-ob-Modus und dem Äquivalenzmodus hin- und her zu wechseln, eine spielerische Fähigkeit, die auch der gesunde Erwachsene braucht.

Die Spielregel wird zum Begehren („a rule that has become a desire", Vygotsky 1978, S. 99), eine innere Regel, die das Kind übernimmt, um im Spiel etwas zu erreichen. So bereitet es sich auf Handlungen außerhalb des Spiels und auf moralisches Urteilen und Handeln vor.

Ein explizites moralisches Bewusstsein in Bezug auf Habenwollen, Besitzen und Einbüßen von Besitz ist erst ca. ab dem fünften Lebensjahr zu beobachten. Doch entwickelt sich die Fähigkeit, sich selbst und Objekte zu besitzen, graduell von der Geburt an (Rochat 2011). Eine entscheidende Etappe in dieser Entwicklung ist der Besitz von „Übergangsobjekten" (Winnicott 1953/2001), wie z. B. einem Teddybär oder eine Decke, mit denen sich das Kind über die Abwesenheit der Mutter hinwegtröstet bzw. die Präsenz der Mutter kontrolliert. Das Übergangsobjekt symbolisiert dabei sowohl das Selbst als auch die Umwelt.

e) „Secure infant becomes mentalizing child"
Diese prägnante Formel (Fonagy und Target 1997, S. 686) klingt zwar bindungstheoretisch plausibel, bedarf jedoch der Bestätigung durch Längsschnittstudien. Dazu muss der kindliche Bindungstyp operationalisiert und möglichst durch externe Kriterien abgestützt werden. Eine Reihe von Untersuchungen stützt die Annahme, dass Kinder mit sicherem Bindungsmuster die Fähigkeit der Mentalisierung erwerben, zumindest in Teilaspekten. So operationalisierten Meins et al. (2002) die mütterliche „Mind-Mindedness", d. h. die Bereitschaft, das eigene Kind als geistiges Wesen mit durch Intentionalität erklärbarem Handeln anzuerkennen, das mit Intentionalität handelt. Mütter und bis zu einem Jahr alte Kinder wurden beim spontanen Spiel beobachtet. Die Forscher konnten einen Zusammenhang zwischen adäquaten, auf das Kind als geistiges Wesen eingehenden Kommentaren der Mutter einerseits und den späteren ToM-Leistungen des Kindes andererseits nachweisen. Hingegen ließ sich kein Zusammenhang zwischen Bindungstyp und ToM zeigen.

2.2 Psychoanalyse: Ich-Selbst und das Du

Die dem dialogisch-personalistischen Denken entnommene Wendung „Der Mensch wird am Du zum Ich" (Buber 1923/1995, S. 28) wäre aus psychoanalytischer Perspektive umzuformulieren in: ‚Der Mensch wird am Du zum *Selbst*'. Denn die Ich-Selbst-Achse, das Ausgerichtetsein des kleinen empirischen Ich auf das umfassende Selbst im Sinne von C. G. Jung und E. Neumann, ist die ursprüngliche, „matriarchale" Moralerfahrung:

> „Wenn wir die Genese der ‚Moralität' von ihrem Ursprung verfolgen, also von der matriarchalen Phase aus, stoßen wir nicht nur auf das primäre Schuldgefühl einer gestörten Urbeziehung, sondern auch auf das diesem Negativen zugeordnete Positive, nämlich auf die primäre Moralerfahrung des Matriarchats in der geglückten Urbeziehung, die analog zu der phylogenetischen Moralerfahrung der Menschheit im Matriarchat ist. Die Erfahrung des Selbst an der Mutter in der Urbeziehung ebenso wie die Bildung des integralen Ich führt neben dem Erlebnis der eigenen Schwäche, Abhängigkeit und Ohnmacht zu dem der Sicherheit und des Vertrauens in einer geordneten Welt. Dass die eigene Grundlage, das Selbst, welches das Ich erst fundiert, in der Einheitswirklichkeit des Vertrauens an der Mutter und in der Einheit mit ihr erfahren wird, bildet nicht nur die Grundlegung des Glaubens an das Du und an sich selbst, sondern auch an den geordneten Zusammenhang der Welt. Die Übereinstimmung mit dieser natürlich gegebenen Weltordnung ist die primäre Moralerfahrung der matriarchalen Epoche – charakteristischerweise erweist sie sich auch für die erwachsene Frau als die maßgebende Moral" (Neumann 1963: § 279).

Erich Neumann fasst diese Proto-Moral mit der folgenden „infantilen Formel" zusammen: „‚So wie die Mutter dich liebt, sollst du sein' und – in der geglückten Urbeziehung – ‚so bist du auch'"(Neumann 1963, § 280). Auch die Konstellation der Ich-Selbst-Achse ist ein lebenslanger Prozess, in dem sich immer wieder neu das frühe empirische Ich auf das einem entzogene Selbst einstellt. Wenn beides identifiziert wird, kommt es zur Inflation des Ich, also moralisch gesprochen, zu der Gefahr einer Schein-Identität durch ängstlichen Rückzug auf sich selbst (*repli identitaire*). Wenn ich hingegen akzeptiere, dass ich mein Selbst nicht besitze, das es als Nicht-Ich zu mir gehört, dann respektiere ich auch den Anderen. Erich Neumann zufolge ist die Mutter die erste, die dem Säugling Welt, Nicht-Ich und Selbst repräsentiert. Neumann sieht in der archetypischen Mutter das Denken und Fühlen grundgelegt, deren Entwicklung die Theorie des Mentalisierens beschreibt. In der Konstellation der Ich-Selbst-Achse, d. h. in der Differenzierung zwischen dem Selbst und dem sich bildenden Ich kommt es zur Trennung der von Neumann angenommenen ursprünglichen Einheit. Im Bezogensein des Ich auf das Selbst lernt das Kind das eigene Denken und Fühlen, also die geistigen Fähigkeiten, die es von der Mutter übernimmt.

2.3   Neurobiologie

Eine größere Zahl von Studien operationalisiert die Fähigkeit zu mentalisieren mit neurobiologischen Methoden, insbesondere mit der zerebralen Bildgebung. Für die meisten Forscher ist Darwins Ansatz inspirierend, demzufolge prosoziales Verhalten ein evolutionsbiologischer Vorteil ist. Auch die neurobiologische Forschung bemüht sich in der Zwischenzeit um Längsschnittdesigns, um die organischen Korrelate der moralischen Entwicklung abzubilden. Diese integrierende Perspektive wird auch als „neurodevelopmental" bezeichnet (Decety und Howard 2013). Diese sowohl neurobiologische als auch entwicklungspsychologische Blickrichtung stellt Kriterien für angepasstes soziales und emotionales Funktionieren bereit. Dies gilt sowohl für die Wahrnehmungs- und Handlungsfähigkeit des Individuums als auch für die Gestaltung von interpersonalen und Gruppenbezügen.

2.4   Psychodrama

Das von Jakob L. Moreno begründete klassische Psychodrama zeichnet sich von Anfang an durch die heute allgemein anerkannten Grundsätze des Embodiment und der Zwischenleiblichkeit aus. Durch den Bühnenaufbau und die Einbeziehung von Raum und Zeit im szenischen Handeln verbindet die psychodramatische Methodik innerseelische, zwischenleibliche und soziale Wahrnehmung. Für den Kontext des Mentalisierens kommt es vor allem auf den dialogischen Perspektivenwechsel an, der mit der zentralen Technik des Rollentausches erfahrbar gemacht und systematische eingeübt wird (Yaniv 2012). Konsequent spricht Moreno auch nicht von der *Ein*fühlung, sondern von der *Zwei*fühlung: „Der Patient schätzt das Verhalten des Therapeuten ab. [...] Es ist Zweifühlung im Gegensatz zu Einfühlung" (Moreno 1956, S. 29). Mit seiner Lehre vom sozialen

Atom und vom „Tele", dem sozialen Spüren zwischen dem psychodramatischen Protagonisten und seinen Hilfs-Ichen, nahm Moreno zahlreiche Fragestellungen zur sozialen Kognition übend und forschend vorweg (Yaniv 2014). Auch in anderen psychodramatischen Techniken werden Zwischenleiblichkeit sowie kognitive und emotionale Perspektivenübernahme eingeübt. Zum Beispiel lernen die Gruppenmitglieder in der Technik des Doppelns wie eine frühe Bindungsperson die Bedürfnisse, Gefühle und Handlungsimpulse des Anderen zu spüren und zu verbalisieren. Dies geschieht, indem das doppelnde Hilfs-Ich hinter den Protagonisten tritt, seine Haltung (Gestik, Mimik, usw.) einnimmt und in der ersten Person sprechend das Erleben des Protagonisten verbalisiert. Es kann vorkommen, dass der Protagonist sich vom Doppel in tiefer Weise verstanden fühlt und überrascht ist, wie gut das Doppel das bisher noch nicht explizite Erleben zum Ausdruck bringt. Es ist allerdings auch möglich, dass der Protagonist gegen diesbezügliche Angebote des Doppels protestiert, z. B. wenn ein Hilfs-Ich übergriffig oder manipulativ agiert. Das vorsprachliche Erleben von Denken und Fühlen im Vorgang des Doppelns und der Versuch, dieses Erleben zu verbalisieren, verdeutlicht den Prozess des Mentalisierens auf der Bühne und im Nachgespräch, das sich an das psychodramatische Spiel anschließt.

3   (Transdisziplinäre) Perspektiven für die moralpsychologische Forschung bzw. Impulse für die ethische Reflexion

Empathie (Einfühlung) gilt alltagssprachlich als erstrebenswerter und moralisch hochstehender *Anspruch*, z. B. in der Medizin (Decety 2012). Umgekehrt kann Empathie im Sinne der Fähigkeit zum Mentalisieren jedoch auch als *Voraussetzung* moralischen Handelns verstanden werden (Prinz 2011), etwa im Kontext von M. Nussbaums und A. Sens Fähigkeiten-Ansatzes (Schwaiger 2012).

Die wichtigsten Theorien der ToM, nämlich die „Simulationstheorie", und die „Theory Theory" operieren mit nicht unumstrittenen philosophischen Vorannahmen. Die Simulationstheorie meint, man müsse zur Vergegenwärtigung von Fremdpsychischem dieses zunächst nachahmen – eine Verwechslung von Einfühlung mit Gefühlsansteckung, die schon von E. Stein zurückgewiesen wurde, die aber durch die Popularisierung der Spiegelneuronen-Forschung (Rizzolatti et al. 1996) plausibel erscheint. Die Simulationstheorie kann freilich durch eine leibphänomenologische Nuancierung fortgeschrieben werden (Gallese 2014).

Einfühlung, Mentalisieren und ToM sind darüber hinaus verschiedene Aspekte der sozialen Kognition, deren theoretische Verknüpfung selten reflektiert wird. Insbesondere die präreflexiven, unbewussten Aspekte der zwischenleiblichen

Interaktion und die anspruchsvolleren kognitiven und emotionalen Leistungen stehen dann unverbunden nebeneinander. In einer evolutionsbiologisch artenvergleichenden und in einer entwicklungspsychologischen Perspektive kann es hilfreich sein, die verschiedenen Ebenen der sozialen Kognition als „russische Puppe" (de Waal 2007) zu sehen, in deren Zentrum sich ein Gestaltkreis von Wahrnehmen und (motorischer) Aktion (Perception-Action-Mechanism) befindet. Die „äußeren"/„höheren" Schichten der russischen Puppe können nicht ohne diesen Kern existieren.

Durch das prozesshaft-entwicklungsorientierte und interpersonale Modell des Mentalisierens können verschiedene Aporien vermieden werden, die mit den alten Einfühlungs-Theorien verbunden waren: Die Betonung der Fremdheit des Fremdpsychischen, die es in der Einfühlung zu überwinden gilt, eine mentalistische Betonung der Repräsentation und insgesamt ein methodischer Solipsismus.

Demgegenüber betonen phänomenologische Autoren wie Merleau-Ponty (z. B. 1960/2007) und Zahavi (2013) das primäre Gegebensein der Zwischenleiblichkeit vor bzw. als Bedingung der Möglichkeit des Sich-Einfühlens. H. Schmitz will gar Einfühlung durch „Einleibung" ersetzen (Schmitz 2008, S. 194).

Das gängige empirische Wissenschaftsparadigma betont die Dritte-Person-Perspektive (3PP) einseitig gegenüber der Erste-Person-Perspektive (1PP). Die 1PP wird in vielen wissenschaftlichen Untersuchungen allenfalls als Selbstäußerung des gerade untersuchten Probanden zugelassen.

Sowohl die Simulationstheorie als auch die Theory Theory überspringen die primäre Zwischenleiblichkeit, indem sie schon Kindern im ersten Lebensjahr „Theorien" und damit eine 3PP unterstellt (Zahavi 2013).

Die Beobachtung der Joint Attention (JA) zeigt: Die Beschränkung auf die 3PP oder auch auf die 1PP vernachlässigt den kommunikativen, dialogischen, spielerischen Charakter der JA, also die 2PP. Wenn man dem anderen einen repräsentationalen Zustand zuschreibt, kann dies eine naturalistische 3PP-Theorie sein, die dem Anderen nicht näher kommt (Heal 2005). Zahavi meint deshalb, dass sowohl Simulations- als auch die Theorie-Theorie der ToM auf der Vorannahme der Unerkennbarkeit des Fremdpsychischen beruhen. Er vertritt eine phänomenologische, interaktionelle Auffassung, die von der präreflexiven Zwischenleiblichkeit der Interaktionspartner (seien sie Kinder oder Erwachsene) ausgeht.

Bindung und Mentalisieren werden häufig deterministisch missverstanden. Dies kann dazu führen, dass Bindungsstile als Pathologien aufgefasst werden und Schwierigkeiten im Mentalisieren nur als Defizite interpretiert werden. Die aktuelle Diskussion über das Spektrum des Autismus zeigt, dass Einseitigkeiten in der Entwicklung auch als Spezialbegabung gesehen werden können. Ähnliches gilt für die Moralentwicklung: Die Ausrichtung auf den Perspektivwechsel und den lebenslangen Prozess des Mentalisierens betont diese grundsätzliche Offenheit (Blasi 2007).

Mentalisierung heißt: Erzählen lernen und Erzählungen anderer verstehen lernen. Dies zeigt sich an der Fähigkeit, wie bereits Kinder das Lesen lernen und Erwachsene die Fähigkeit vertiefen, in fiktive Welten einzutauchen, die ihnen Romane und Geschichten eröffnen. Mentalisierendes Lesen ist weit mehr als visuelle Informationsaufnahme (mechanistisches ‚scannen eines Texte‘). Vielmehr umfasst Mentalisieren im Lesen, Erzählen und gemeinsamen Erleben die Imagination und das freie Wechseln zwischen dem Als-ob- und dem Äquivalenzmodus. Für den Leser heißt dies, sich von fiktiven Inhalten mitreißen zu lassen und dennoch in der Lage zu sein, das Buch zuzuklappen, um sich der äußeren Realität zuzuwenden. Viele Menschen lesen (z. B. in der Trambahn) auf dem Weg zur Arbeit oder auf dem Rückweg nach Hause. Wenn sie ankommen, geht das Mentalisieren weiter, das sie im Lesen erlebt haben.

4 Literatur

4.1 Referenzliteratur

Allen, J. G., Fonagy, P., Bateman, A. (2008/2011): *Mentalisieren in der psychotherapeutischen Praxis*. Stuttgart: Klett Cotta.

Andresen S., Koch C., König J. (2015): *Vulnerable Kinder: Interdisziplinäre Annäherungen*. Wiesbaden: Springer VS.

Baron-Cohen, S., Tager-Flusberg, H., Cohen, D. J. (^{2}2000): *Understanding other minds: Perspectives from developmental cognitive neuroscience*. New York: Oxford University Press.

Battaly, H. D. (2011): „Is empathy a virtue?". In: Coplan, A., Goldie, P. (Hrsg.): *Empathy: Philosophical and psychological perspectives*. Oxford: Oxford University Press, S. 277–301.

Bion, W. R. (1990): „Eine Theorie des Denkens". In: Bott-Spillius, E. (Hrsg.): *Melanie Klein heute. Entwicklungen in Theorie und Praxis. Bd. 1: Beiträge zur Theorie*. Stuttgart: Verlag Internationale Psychoanalyse, S. 225–235.

Blasi, A. (2007): „‚Amicus Plato sed magis amica veritas‘: Bindung bei ‚moralischen Revolutionären‘". In: Hopf, C., Nunner-Winkler, G. (Hrsg.): *Frühe Bindungen und moralische Entwicklung. Aktuelle Befunde zu psychischen und sozialen Bedingungen moralischer Eigenständigkeit*. Weinheim München: Beltz, S. 203–244.

Bowlby, J. (1970/1975): *Bindung* (Attachment, dt.). München: Kindler.

Buber, M. (1923/1995): *Ich und Du*. Stuttgart: Reclam.

Dammann, G. (2003): „Borderline personality disorder and theory of mind: An evolutionary perspective". In: Brüne, M., Ribbert, H., Schiefenhövel, W. (Hrsg.): *The social brain: Evolution and pathology*. Chichester: John Wiley und Sons, S. 373–417.

De Waal, F. B. M. (2007): „The ‚Russian doll‘ model of empathy and imitation". In: Bråten, S. (Hrsg.): *On being moved: From mirror neurons to empathy Vol. 68*. Amsterdam Netherlands: John Benjamins Publishing Company, S. 49–69.

Decety, J. (Hrsg.) (2012): *Empathy. From Bench to bedside*. Cambridge London: MIT Press.

Decety, J., Howard, L. H. (2013): „The role of affect in the neurodevelopment of morality". In: Child Development Perspectives 7, S. 49–54.

Dennett, D. C. (1987): *The intentional stance*. Cambridge, MA: MIT Press.

Eilan, N. (2005): „Joint attention, communication, and mind". In: Eilan, N., Hörl, C., McCormack, T., Roessler, J. (Hrsg.): *Joint attention: Communication and other minds. Issues in philosophy and psychology*. Oxford: Clarendon, S. 1–33.

Fonagy, P., Target, M. (1997): „Attachment and reflective function: Their role in self-organization". In: Development and Psychopathology 9, S. 679–700.

Frick, E. (²2015): *Psychosomatische Anthropologie. Ein Lern- und Arbeitsbuch für Unterricht und Studium*. Stuttgart: Kohlhammer.

Gallese, V. (2014): „Bodily selves in relation: embodied simulation as second-person perspective on intersubjectivity". In: Philosophical Transactions of the Royal Society B: Biological Sciences 369. [http://dx.doi.org/10.1098/rstb.2013.0177].

Gallese, V., Fadiga, L., Fogassi, L., Rizzolatti, G. (1996): „Action recognition in the premotor cortex". In: Brain 119, S. 593–609.

Gallese, V., Goldman, A. (1998): „Mirror neurons and the simulation theory of mind-reading". In: Trends in Cognitive Sciences 2, S. 493–501.

Grossmann, K., Grossmann, K. E. (2012): *Bindungen: das Gefüge psychischer Sicherheit*. Stuttgart: Klett Cotta.

Heal, J. (2005): „Joint attention and understanding the mind". In: Eilan, N., Hörl, C., McCormack, T., Roessler, J. (Hrsg.): *Joint attention: Communication and other minds. Issues in philosophy and psychology*. Oxford: Clarendon, S. 34–44.

Hobson, R. P. (2002/2014): *Die Wiege des Denkens: Soziale und emotionale Ursprünge symbolischen Denkens* (The cradle of thought, dt.). Gießen: Psychosozial.

Hutto, D. D. (2011): „Elementary mind-reading, enactivist-style". In: Seemann, A. (Hrsg.): *Joint Attention. New developments in psychology, philosophy of mind, and social neuroscience*. Cambridge London: Massachusetts Institute of Technology, S. 307–341.

Lagattuta, K. H., Weller, D. (2014): „Interrelations between Theory of Mind and morality. A developmental perspective". In: Killen, M., Smetana, J. G. (Hrsg.): *Handbook of Moral Development*. New York, London: Psychology Press, S. 385–408.

Licata, M., Kristen, S., Thoermer, C., Sodian, B. (2013): „Die Bedeutung der frühen mütterlichen Mind-mindedness für die Entwicklung der Empathiefähigkeit von zweijährigen Kindern". In: Zeitschrift für Entwicklungspsychologie und Pädagogische Psychologie 45, S. 77–90.

Marty, P., de M'Uzan, M. (1963/1978): „Das operative Denken (»pensée opératoire«)". In: Psyche – Zeitschrift für Psychoanalyse 32, S. 974–984.

Meins, E., Fernyhough, C. (1999): „Linguistic acquisitional style and mentalising development: The role of raternal mind-mindedness". In: Cognitive Development 14, S. 363–380.

Meins, E., Fernyhough, C., Wainwright, R., Das Gupta, M., Fradley, E., Tuckey M. (2002): „Maternal Mind–Mindedness and Attachment Security as Predictors of Theory of Mind Understanding". In: Child Development 73, S. 1715–1726.

Merleau-Ponty, M. (1960/2007): *Zeichen* (Signes, dt.) (Vol. 590). Hamburg: Meiner.

Moreno, J. L. (1956): „Philosophy of the third psychiatric revolution". In: Fromm-Reichmann, F., Moreno, J. L. (Hrsg.): Progress in Psychotherapy I. New York: Grune & Stratton, S. 27f.

Moreno, J. L. (1959): *Gruppenpsychotherapie und Psychodrama. Einleitung in die Theorie und Praxis.* Stuttgart: Thieme.

Neumann, E. (1963): *Das Kind. Struktur und Dynamik der werdenden Persönlichkeit.* Zürich: Rascher.

Perner, J., Leekam, S. R., Wimmer, H. (1987): „Three year olds' difficulty with false belief: the case for a conceptual deficit". In: British Journal of Developmental Psychology 5, S. 125–137.

Premack, D., Woodruff, G. (1978): „Does the chimpanzee have a theory of mind?". In: Behavioral and Brain Sciences 4, S. 515–526.

Prinz, J. J. (2011): „Is empathy necessary for morality?". In: Coplan, A., Goldie, P. (Hrsg.): *Empathy: Philosophical and psychological perspectives.* Oxford: Oxford University Press, S. 211–229.

Rizzolatti, G., Fadiga, L., Gallese, V., Fogassi, L. (1996): „Premotor cortex and the recognition of motor actions. Brain Research". In: Cognitive Brain Research 3, S. 131–141.

Rochat, P. (2011): „Possession and morality in early development". In: New Directions for Child and Adolescent Development 2011, S. 23–38.

Schmitz, H. (2008): *Leib und Gefühl* (Vol. 3). Bielefeld Locarno: Edition Sirius.

Schultz-Venrath, U. (2012): *Lehrbuch Mentalisieren. Psychotherapien wirksam gestalten.* Stuttgart: Klett Cotta.

Schwaiger, B. (2011): „Frühkindliche Mentalisierung als eine zentrale ‚capability' wider die Armut". In: Sedmak, C. (Hrsg.): *Der Capability-Approach in sozialwissenschaftlichen Kontexten. Überlegungen zur Anschlussfähigkeit eines entwicklungspolitischen Konzepts.* Wiesbaden: VS Verlag für Sozialwissenschaften, S. 151–168.

Schwaiger, B. (2012): „Weg von konstruierten Problemen, hin zu größerer Lebensnähe: Mentalisieren als moralpsychologisches Kernkonzept". In: Zichy, M., Ostheimer, J., Grimm, H. (Hrsg.): *Was ist ein moralisches Problem? Zur Frage des Gegenstandes angewandter Ethik.* Vol. 177. Freiburg, München: Alber, S. 133–160.

Stein, E. (1917/1980): *Zum Problem der Einfühlung.* München: Kaffke.

Titchener, E. B. (1909): *Lectures on the experimental psychology of the thought processes.* New York: McMillan.

Vischer, R. (1873): *Über das optische Formgefühl. Ein Beitrag zur Aesthetik.* Leipzig: Herm. Credner.

Vygotsky, L. S. (1978): *Mind in society: the development of higher psychological processes.* Cambridge: Harvard University Press.

Werner, H., Kaplan, B. (1963): *Symbol formation.* Hillsdale: Erlbaum.

Winnicott, D. W. (1951/1973): *Vom Spiel zur Kreativität* (Playing and reality, übersetzt von Michael Ermann). Stuttgart: Klett.

Winnicott, D. W. (1953/2001): „Transitional objects and transitional phenomena". In: Capps, D. (Hrsg.): *Freud and Freudians on religion. A reader.* New Haven London: Yale University Press, S. 211–225.

Wynn, K., Bloom, P. (2014): „The moral baby". In Killen, M., Smetana, J. G. (Hrsg.): *Handbook of Moral Development.* Hove, New York: Psychology Press, S. 435–453.

Yaniv, D. (2012): „Dynamics of creativity and empathy in role reversal: Contributions from neuroscience". In: Review of General Psychology 16, S. 70–77.

Yaniv, D. (2014): „Tele and the social atom. The oeuvre of J. L. Moreno from the perspective of neuropsychology". In: Zeitschrift für Psychodrama und Soziometrie 13/1, S. 107–120.

Zahavi, D. (2013): „Empathy and other-directed intentionality". In: Topoi 33, S. 129–142.

4.2 Literatur zur Einführung

Bowlby, J. (1970/1975): *Bindung* (Attachment, dt.). München: Kindler.

Frick, E. (²2015): *Psychosomatische Anthropologie. Ein Lern- und Arbeitsbuch für Unterricht und Studium.* Stuttgart: Kohlhammer.

Grossmann, K., Grossmann, K. E. (2012): *Bindungen: das Gefüge psychischer Sicherheit.* Stuttgart: Klett Cotta.

4.3 Literatur zur Vertiefung

Blasi, A. (2007): „‚Amicus Plato sed magis amica veritas‘: Bindung bei ‚moralischen Revolutionären‘". In: Hopf, C., Nunner-Winkler, G. (Hrsg.): *Frühe Bindungen und moralische Entwicklung. Aktuelle Befunde zu psychischen und sozialen Bedingungen moralischer Eigenständigkeit.* Weinheim München: Beltz, S. 203–244.

Lagattuta, K. H., Weller, D. (2014): „Interrelations between Theory of Mind and morality. A developmental perspective". In: Killen, M., Smetana, J. G. (Hrsg.): *Handbook of Moral Development.* New York, London: Psychology Press, S. 385–408.

Neumann, E. (1963): *Das Kind. Struktur und Dynamik der werdenden Persönlichkeit.* Zürich: Rascher.

Psychische Hemmung und Förderung selbstbestimmten Handelns

Willi Butollo

Abstract: Der Beitrag behandelt zentrale Aspekte selbstbestimmten Verhaltens aus psychologischer Perspektive. Es wird die Frage diskutiert, inwiefern die Fähigkeit zur Selbstbestimmung angenommen werden kann und welchen Einfluss introjizierte Regelsysteme auf das Verhalten haben. Dabei wird aus psychologischer Perspektive zwischen den Konstrukten des operativen Selbst, des sich erlebenden Selbst und des Selbst-Konzepts unterschieden. Diese Aspekte stimmen in der Realität selten überein und können u.U. erheblich divergieren. Ferner sind handlungsleitende Grundbedürfnisse zu nennen, u. a. Autonomie, Kompetenz und Zugehörigkeit, aus denen unterschiedliche Motivationsarten für das Handeln und Verhalten erwachsen und auch verschiedene Grade an Selbstbestimmung implizieren. Für die konkrete Selbstbestimmungsfähigkeit ist aus psychologischer Perspektive die Herausbildung eines dialogischen Selbst förderlich. Denn das Selbst kann nur aktualisiert werden, wenn es in Interaktion tritt. Störungen sind dementsprechend Störungen des sozialen Kontakts. Förderung selbstbestimmten Verhaltens kann nur durch die Bewusstmachung von Kontaktprozessen der Selbst- und Fremdwahrnehmung geschehen.

Schlagwörter: Empathieverlust, Denkvorgang versus Denkinhalt, Selbstakzeptanz und Selbstbestimmung, Selbstprozesse, Externalisierung von Konflikten.

1 Selbstprozesse: Gelebte versus introjizierte Empathie – eine Problemhinführung

Eine Systematik selbstbestimmten Verhaltens zu entwerfen, übersteigt die Möglichkeiten einzelwissenschaftlicher Bemühungen bei Weitem und gehört in das Aufgabenspektrum interdisziplinärer Anstrengung. In diesem Beitrag soll daher aus psychologischer Perspektive der Versuch unternommen werden, zentrale Aspekte selbstbestimmten Verhaltens zu orten und zueinander in Beziehung zu bringen. Als Ausgangslage dient dazu die Annahme, dass Menschen aktive Lebewesen sind, die sich im Kontakt mit ihrer Umwelt entwickeln, sich Schritt für Schritt den Herausforderungen des Lebens stellen und im Rahmen ihrer kognitiven Entwicklung ihre jeweiligen Erfahrungen integrieren wollen. So bereiten sie sich für weitere Herausforderungen vor.

Nach weitläufiger Vorstellung scheint es, dass Menschen diese Herausforderungen meist aus eigenem Antrieb und nach eigenen Zielen, also selbstbestimmt, bewältigen. Doch ist das wirklich so?

Beispiel 1: Religiöser Fanatismus: Im Jahr 2014 ging ein Bericht über das Gerichtsverfahren gegen einen jungen Deutschen durch die Gazetten. Er hatte als Anhänger eines Glaubens, zu dem er sich als junger Erwachsener bekannt hatte, während einer Gegendemonstration die Verunglimpfung eben dieses Glaubens verhindern wollen. Dabei hat er drei, sich zwischen die aufeinander los gehenden Gruppen stellende Polizisten mit Messerattacken erheblich verletzt. Im Gericht erklärte er, dass er die Zuständigkeit des Richters nicht anerkennt, schließlich wäre er als Angeklagter nicht freiwillig hier, sondern im Namen Gottes. Und nur der dürfe entscheiden, was moralisch wäre und was nicht.

Handelte dieser Mann selbstbestimmt? Wie verantwortlich ist er für das Glaubenssystem, aus dem heraus er meint, gegen die Gesellschaft und ihre menschlichen Exponenten „vor Ort" gewaltsam und physisch verletzend vorgehen zu dürfen, ja zu müssen? Wie laufen die Entscheidungsprozesse im Selbst eines Menschen ab, der seine subjektiv erlebte Verantwortung aus einem introjizierten Regelwerk, in diesem Falle mit religiösem oder para-religiösem Hintergrund ableitet? Und gibt es dazu eine Alternative? Ist es die Undifferenziertheit, die gleichsam blockweise Übernahme von Glaubens- bzw. Überzeugungsinhalten, „Introjekten", die der Unmenschlichkeit alle Tore öffnet? Und hilft es wirklich, wenn wir uns auf – wie weit auch immer – zerkleinerte und hinterfragte kognitive Überzeugungseinheiten zurückzuziehen, um dann, mit allen Risiken behaftet, zu handeln?

Was aber, wenn das Handeln des Mannes, der seine Gewalttaten auf radikale religiöse Motive schiebt, gar nicht anders steuerbar ist als durch ein von außen gefordertes, später introjiziertes Regelsystem? Was, wenn er zu Empathie, der

Einfühlung in das Innenleben eines anderen Menschen, gar nicht (mehr) fähig ist? Wenn er nicht mitempfinden kann, wie ein anderer Mensch unter seinen Taten leidet? Was, wenn er gar nicht fähig dazu ist, sich schuldig zu fühlen für die Verletzung, die er einem anderen Menschen zugefügt hat? Kann so jemand in komplexen sozialen Systemen überhaupt existieren, ohne sich auf vermeintlich allgemeingültige Verhaltensmaximen zu beziehen, die nicht von Menschen gemacht wurden, sondern aus einer imaginierten übernatürlichen Quelle kommen? Kurz gefasst, braucht jemand, der zu Empathie unfähig ist, eine starre Regelstruktur?

Bei voller Anerkennung der großen Bedeutung, die Religionen für die Entwicklung ethisches Handeln zukommt, sei hier angesichts des zitierten Beispieles doch auch die Frage erlaubt, ob religiös motiviertes Handeln nicht genau so auch zum Gegenteil führen kann.

Führt man den eben begonnenen Gedankengang weiter, stellen sich aus moralpsychologischer Perspektive auch religionskritische Fragen: Können Religionen generell – man könnte vermutlich auch irgendwelche profanen Ideologien hier ersatzweise nehmen – durch die Struktur ihrer theonomen Regelvermittlung kognitive Prozesse bei Menschen in Gang setzen, die anstatt empathische zwischenmenschliche Beziehungen zu fördern, diese sogar behindern? Und zwar dann, wenn sie die Einmaligkeit und Begrenztheit zwischenmenschlicher Existenz gleichsam ersetzen durch den Bezug auf ein übermenschliches, im religiösen Falle übernatürliches, die Menschen und die „Weltlichkeit" unwichtig erscheinendes System? Können denn solchermaßen streng religiöse Menschen überhaupt wirklich empathisch sein, wenn die existenzielle Ausgeliefertheit des Menschen mittels religiöser Glaubenssysteme verharmlost wird? Rein von der Struktur der kognitiven Prozesse eines solchen Glaubens und der daraus entstehenden Sicht vom Leben her betrachtet, führt eine derartig strenge Religiosität unter Umständen sogar zwangsläufig zu einem sich von der Welt und den Mitmenschen letztlich dissoziierenden, der sozialen Realität entfremdeten, „ungeerdeten" Zwischenwesen, das zu allem fähig wird. Macht die Dissoziation den in diesem Sinne „gläubigen" Menschen unter Umständen gar zu einem Wesen, das durch Befolgen von nicht selbst zu verantwortenden, da von außen übernommenen Verhaltensregeln empathieunfähig wird bzw. sind solche Religionssysteme nicht gerade für solche Menschen attraktiv, deren bereits vorhandene Empathieunfähigkeit dadurch legitimiert und sogar noch mit religiöser Begründung aufgewertet werden kann?

Birgt die Nähe von psychotischer Entwurzelung im Sinne eines religiösen Wahns zu mystischen Zuständen der „entrückten Verzückung" die Gefahr, den kognitiven Prozess der Selbstauflösung in den Verlust von Selbstverantwortung münden zu lassen?

Sind die schwierigen, da fragilen kognitiven Prozesse der Konfiguration von „Selbst" im Beziehungsgeschehen nicht ganz allgemein gefährdet, auf introjizierte, also unhinterfragte Verhaltensregeln zurückzugreifen, um die Angreifbarkeit und letztlich Einsamkeit der Eigenverantwortung zu reduzieren? Können so die im Rahmen der Handlungsentscheidung außerhalb des eigenen Selbst angesiedelten, durch religiöse oder weltliche Autorität begründeten Verhaltensregeln letztlich aber zu einer Art Schmälerung des eigenverantwortlichen „Selbst" führen?

Zurück zum Beispiel des jungen Mannes mit der Messerattacke: Sieht er die Menschen noch, die er verletzt? Kann er mit ihnen noch eine Beziehung gestalten, sich in ihre Lage einfühlen? Welche kognitiven Prozesse bestimmen sein Handeln, wenn er sich von seinen Mitmenschen innerlich abspaltet und seiner Vorstellung von göttlicher Autorität mehr Wirklichkeit zuschreibt als seinem real gegenüberstehenden Mitmenschen? Nicht mehr wahrgenommene, lediglich in der Phantasie vorgestellte Instanzen bergen die Gefahr, für die unmittelbar vom eigenen Handeln betroffenen Menschen keine Empathie mehr entwickeln zu können.

Das gilt vermutlich für Inhalte religiöser ebenso wie für die Inhalte weltlicher Vorstellungen von Norm gebender Autorität. Zum Schutze davor kann es helfen die Trennung von Prozess und Inhalt der kognitiven Vorgänge bei Wahrnehmung und Vorstellung zu beachten. Wir denken „etwas Wirkliches", aber wirklich ist, dass wir denken.

Der religiös fanatisierte Mann, der wegen seiner Messerattacke angeklagt wurde und der dem einigermaßen säkular sozialisierten Mitteleuropäer als eher verwirrter Gewalttäter erscheinen mag, ist gewiss ein extremes Beispiel. Sein Problem ist jedoch in vielen Lebenslagen zu orten, wenn auch in besser kaschierter Form.

Es geht darum, wie nahe wir den Menschen noch sind, deren Schicksal wir durch unser Handeln beeinflussen, ohne uns auf den realen oder inneren, also vorgestellten Kontakt mit ihnen einzulassen.

Das können schlicht Kaufentscheidungen bei Waren sein, die unter menschenunwürdigen Bedingungen hergestellt wurden, fernab unserer Zivilisation. Oder die Entscheidungen und letztlich „Kampfhandlungen" beim Einsetzen unbemannter Flugkörper, die ohne jede Form von direkter Kontaktaufnahme zu verantworten sind. Was machen diese „Cybertäter" – und letztlich die Mehrzahl der Menschen jener Staaten, die diese Handlungen mittragen – mit ihrer Empathie, ihrer Schuldfähigkeit? Entstehen hier neue Formen delegierender Täterschaft, wieder unter Berufung auf Sachzwang und Befehlsnotstand?

Die hier zu stellenden Fragen lauten: Wie sind die kognitiven Prozesse beschaffen, die Vorstellungen erzeugen, mit deren Hilfe die Empathie mit den von der Aggression Betroffenen im Keim erstickt wird? Welche Prozesse der kognitiven Abspaltung machen den Terror möglich, hüben wie drüben? Wie ist dabei der Vorgang des Bildens von Überzeugungen („Belief Systems") beschaffen, mittels derer Wirklichkeit konstruiert wird? Welche Fallen tun sich dabei auf, etwa im Vermeiden ungeschönter Modelle von Wirklichkeit? Ist es nicht sonderbar, dass das Denken so großartig Modelle der Welt „draußen" liefert, sich selbst und seine

Bedingtheit aber gleichsam im Rauschen der Bilder versteckt? Wie können diese Prozesse identifiziert, vielleicht sogar unter bewusste Kontrolle gebracht werden? Wäre es nicht eine vornehme Aufgabe der Lehrer in institutionalisierten Glaubenssystemen, ihren Zöglingen eher die Prozesse und die Funktion von „Bekennen an sich" zu vermitteln als zu bekennende Inhalte vorzugeben?

Wenn man erkennt, dass die Denkprozesse, nicht primär die aus ihnen resultierenden Denkinhalte für den Verlust zwischenmenschlicher Empathie verantwortlich sind, hätte das nicht massive Folgen für den Umgang mit Konflikten individueller, gesellschaftlicher und geopolitischer Art?

Eine Utopie? Vielleicht. Doch hat der Weg über die normative Steuerung von Denkinhalten bisher mehr Erfolg gezeigt? Haben wir eine andere Wahl?

Beispiel 2: Freiwillige Mittäterschaft bei grausamen Verbrechen: Wie verhält es sich mit der sehr jungen Frau, die bei der Ermordung ihrer Eltern half? Sie war erst 14, als sie ihren Freund kennen lernte, und gerade eben 17, als sie sich wieder trennen wollte; seiner Meinung nach auf Verlangen ihrer Eltern. Vier Wochen nach der Trennung geschah das Unfassbare: Der Mann ermordete die Eltern der jungen Frau und verlangte von ihr, ihm bei der Zerstückelung der Leichen und dann auch bei der Beseitigung der Körperteile zu helfen. Sie machte das mit, zwei Tage lang, angeblich ohne gezwungen worden zu sein.

Wie selbstbestimmt handelte die junge Frau wirklich, selbst wenn sie meint, dass alles letztlich freiwillig getan zu haben? Welche Selbstanteile musste sie ausblenden, um zu diesen, von höchst eingeengtem Bewusstsein getragenen Handlungen fähig zu werden? Und wie war sie hinsichtlich ihrer Selbstprozesse vorbereitet auf die mögliche Abwehr jener alle Grenzen der bisherigen Zugehörigkeit und Empathie verletzenden Zumutungen?

Und ist sie durch die Vorgänge traumatisiert, selbst wenn sie es nicht weiß, es sogar weit von sich weist, hier Opfer geworden zu sein?

Daran knüpft sich die Frage, wie es kommen kann, dass einzelne Menschen, aber auch politische und soziale Systeme, ohne direkte Anwendung von physischer Gewalt, Macht über andere erlangen und die Betroffenen meinen, sie würden selbstbestimmt handeln?

Beispiel 3: Systemische Hervorbringung von selektiver Soziopathie: Mika Fatouros-Haritos, eine griechische Kollegin aus Saloniki, hat nach dem Fall der griechischen Militärdiktatur im Jahre 1974 versucht der Frage nachzugehen, wie man Folterer wird. Sie interviewte ehemalige Folterer und kam zu dem Schluss, dass ein komplexes System von Schritten bei ursprünglich „normalen" griechischen Jugendlichen ausreicht, um ihre Persönlichkeit so zu verändern, dass sie schließlich zu Folterern werden. Fatouros-Haritos fand mehrere ausgeklügelte, nur schrittweise zu erklimmende Stufen der „Ausbildung" vor. Von den extrem belastenden Aufnahmeritualen bis hin zur Akzeptanz in einer Art selbst deklariertem „Eliteclub" entstand ein zunehmend stärker werdender Wunsch der Rekruten in diesem System Karriere zu machen (Fatouros-Haritos 2003, Butollo 2014). Am Ende dieser „Schulung" wartete die Übernahme von Eigenverantwortung zum Foltern und vermutlich zum Töten – verbrämt durch die Verleihung von Orden und Gratifikationen seitens der Macht. Nicht nur damals in Griechenland, sondern bis heute, auch in Staaten, die sich als makellos demokratisch präsentieren. Dass diese Tätigkeiten irgendwann auch Lustgefühle auslösen, hat kürzlich Thomas Elbert in seiner verstörenden Feldstudie über die Psychobiologie menschlicher Gewalt- und Tötungsbereitschaft vorgelegt (Elbert 2011). Diese Art von selektiver Soziopathie, die heute ebenso gerne wie fälschlich mit rein genetischen und hirnphysiologischen Strukturdefiziten erklärt wird, ist in erster Linie das Ergebnis massiver Konditionierungsprozesse (s.a. Fallon 2006). Damit ist Soziopathie eine Folge von Lernprozessen, bei denen neue Erfahrungen mit erfolgreich eingesetzter Gewalt verarbeitet werden und nicht das Ergebnis vererbter biologischer Strukturen. Verstärkt wird diese gelernte Persönlichkeitsveränderung durch Stressreduktion und soziale Anerkennung, die – im Beispiel von der griechischen Junta – aus der extrem rechtslastigen Subkultur der Militärpolizei jener Zeit gespeist wird.

Die drei Beispiele zeigen, welche enorme Bedeutung die innere Bindung für selbstbestimmtes Handeln hat und wie dieser psychische Prozess pervertiert und ausgebeutet werden kann. Sie zeigen auch, dass diese innere Bindung nicht nur durch liebevoll annehmenden, respektvollen Kontakt sondern auch durch Gewalt und Erniedrigung erzeugt werden kann. So entstandene Introjekte, das sind in das eigene Denken ungeprüft übernommene, verallgemeinerte Glaubenssätze, steuern das Wertsystem und das daraus resultierende Handeln. Sie leisten das Gefühl, zu einer Machtstruktur zu gehören und reduzieren Angst durch Gleichschaltung mit den Repräsentanten der Macht. Dieser allgemeine Prozess gilt vermutlich für reale soziale Systeme ebenso wie für die Gedankenkonstrukte in religiösen oder ideologischen Systemen – die als Autorität anerkannte Instanz fordert Unterwerfung und bietet (vermeintliche) Sicherheit. Der Weg dazu, wie er aus psychologischer Perspektive gezeichnet werden kann, wird im nächsten Abschnitt etwas weiter ausgeführt.

2 Selbstbestimmung aus psychologischer Perspektive

2.1 Erlebtes Selbst, Selbst-Konzept und operatives Selbst

Wenden wir uns nach diesen Beispielen, die einen Eindruck von der Komplexität und den nur schwer zu identifizierenden kognitiven Prozessabläufen bis hin zu einer mehr oder weniger gelingenden Selbstbestimmung im Handeln vermitteln sollten, wieder den theoretischen Überlegungen über das Selbst zu. Spricht man vom Selbst, so kann man darunter jenes Konstrukt verstehen, das als ein System die Steuerung der Interaktion des Menschen mit seiner Umwelt organisiert, also auch die Beziehungen eines Menschen zu seinen Mitmenschen reguliert. Für diesen Entwurf vom Selbst können von einem externen Betrachter aus, von einem über das Selbst theoretisierenden Psychologen z. B., drei Sub-Perspektiven unterschieden werden.

a) Zuerst einmal wird ein *operatives Selbst* angenommen, womit diejenige Konfiguration von Prozessen zu verstehen wäre, mit deren Hilfe Erleben und Handeln tatsächlich gesteuert wird. Das wäre jene Instanz, die den vielfältigen Austausch eines Wesens mit seiner Umwelt, also jenen hochkomplexen Ablauf zwischen Wahrnehmung, Gefühlen, Gedanken, Handlungen tatsächlich entwirft und umsetzt und dabei sich selbst den Eindruck vermittelt, ein integriertes, in sich kohärentes, lebendiges (und vielleicht sogar selbstbestimmtes) Wesen zu sein. Das Selbst des Menschen ist so gesehen konzipierbar als eine kognitive Konfiguration derjenigen Instanz, die sich mit der Repräsentation der Person und ihrer Umwelt befasst und die dieses Wechselspiel entwirft, steuert, durchführt und den Erfolg bzw. Misserfolg verarbeitet. Das operative Selbst vermittelt nicht nur die Person-Umwelt-Interaktion, sondern moderiert gleichsam diese dabei gemachten Erfahrungen. Es werden dann wieder neue Handlungen vorbereitet, durchgeführt und deren Ergebnis samt den damit verbundenen Erfahrungen verarbeitet.

b) Daneben kann man eine zweite Sub-Perspektive postulieren, die subjektive, erfahrbare, fühlbare Entsprechung des operativen Selbst, die als das *sich erlebende Selbst* oder in anderen theoretischen Kontexten auch kurz als die sich erlebende Person begrifflich zu fassen versucht wird (Polster 1995; Butollo 2015).

c) Dieses sich erlebende Selbst ist von der dritten Sub-Perspektive zu unterscheiden, vom *Selbst-Konzept*, mit dessen Hilfe die Vorstellungen beschrieben werden, die jemand von sich „selbst" hat. Das Selbst-Konzept bezeichnet also nicht die „Selbst-Erfahrung", sondern die Vorstellung über sich selbst, über seine Eigenschaften, Reaktionsweisen, Werte usw. Eine Spezialvariante davon wäre die Vorstellung, die er davon hat, wie er von anderen erlebt wird („Fremd-Selbst-Konzept").

Erlebtes Selbst, Selbst-Konzept und operatives Selbst sind demnach voneinander zu unterscheidende Konstrukte, die in der individuellen Lebensgestaltung zum Teil sehr weit auseinander liegen können. Hat jemand die Ansicht, selbst stets nachgiebig und verständnisvoll zu sein, muss das nicht unbedingt übereinstimmen damit, wie diese Person durch Außenstehende eingeschätzt wird bzw. sie sich tatsächlich anderen gegenüber verhält. Beides, Selbsteinschätzung und Fremdeinschätzung von Merkmalen des Selbst einer Person, müssen wiederum nicht mit dem tatsächlich wirkenden operativen Selbst übereinstimmen. Psycho-therapien verschiedener Provenienz haben unter anderem mit diesen Diskrepan-zen zu tun (s. u. a. Butollo und Karl 2014; Butollo und Hagl 2003).

2.2 Handlungsleitende Grundbedürfnisse: Autonomie, Kompetenz, Zugehörigkeit

Selbstbestimmtes Handeln wurde innerhalb der Psychologie im Zusammenhang mit jenen Ausschnitten des Erlebens und Verhaltens untersucht, die als Psycho-logie der Motivation in die Lehrbücher eingegangen sind (Heckhausen und Heckhausen 2006; Yontef 1993). Am Anfang der theoretischen Bemühungen um das Verständnis vom selbstbestimmten Handeln stehen organismische Motiva-tionstheorien: Man suchte die Theorie der Selbstbestimmung anhand von Pro-zessen zu verstehen, mittels derer neben den biologischen auch fundamentale soziale Bedürfnissen des Menschen reguliert werden, die da wären (s. u. a. Ryan und Deci 2000):

- Selbständigkeit/Autonomie,
- Kompetenz/Können,
- Zugehörigkeit/Identität.

Eine Theorie selbstbestimmten Handelns müsste im Erfolgsfalle zu einer Syste-matik für Bedingungen der Motivation menschlichen Handelns und Verhaltens führen. Ein Versuch in diese Richtung war die Unterscheidung von zwei grund-sätzlich verschiedenen Organisationsformen der Motivation, nämlich in die *ex-trinsische* (mit außerhalb der Person liegenden Motivatoren) und *intrinsische* (mit innerhalb der Person liegenden Motivatoren). Anhand der wechselnden Einflüsse dieser beiden Organisationsformen wurde versucht die Entwicklung der menschlichen Motivation und in weiterer Folge der Persönlichkeit darzustel-len und nach Möglichkeit empirisch zu überprüfen (z. B. Kuhl 2009).

Vier Formen der extrinsischen Motivation werden häufig unterschieden, die für das Verständnis von Verhalten bedeutsam sein können, wobei das Ausmaß an Selbstbestimmtheit von Form zu Form variiert. Sie bilden die allmähliche „Verinnerlichung" extrinsischer Motive ab und werden hier in Anlehnung an Deci und Ryan (1985, 2000) zusammengefasst:

Externale extrinsische Regulation: In diesem Handlungsablauf wird keinerlei Handlungsautonomie angenommen, die Steuerung erfolgt ausschließlich in Form von Lohn und Strafe durch eine vom Betroffenen unabhängige Instanz, die „Autorität" bzw. das System, das Macht hat über Lohn und Strafe. Man spricht in diesem Falle auch von instrumenteller Motivation. Neben den physi-schen Belohnungs- und Strafmöglichkeiten (z. B. Lust, Schmerz, biologische Motivatoren) sind soziale Grundbedürfnisse als externale extrinsische Motivatoren besonders wirksam, wie Autonomie, Kompetenz, Zugehörigkeit. Die „Autorität" gewährt bedingt Selbständigkeit oder verhängt Abhängigkeit. Sie anerkennt Kompetenz oder spricht diese ab. Sie schließt aus Gemeinschaften aus oder nimmt auf. Alle Sanktionen erfolgen durch die kontrollierende, Norm gebende Instanz.

Introjizierte extrinsische Regulation: Wird die externe Kontrolle ausreichend massiv und anhaltend vermittelt, so wird die Person, die der Adressat der Kontrolle ist, diese zunehmend „verinnerlichen". Das Handeln bleibt fremdbestimmt, doch ist der Normgeber nun die verinnerlichte Repräsentation der Instanz, die zuvor belohnt bzw. bestraft hat. So als würden die Sanktionen durch die verinnerlichte Person erfolgen, auch wenn sie physisch nicht anwesend ist. Verletzungen dieser verinnerlichten Normen führen zur *Vorstellung* von Bestrafung, die wiederum Gefühle von Angst, Schuld und Scham auslöst. Die subjektiv erlebte Zugehörigkeit zu einer Norm gebenden Gruppe hängt von der Einhaltung der Gruppenregeln ab. Wer diese verletzt, wird durch die verinnerlichte Autorität bestraft. Dieser Bestrafung entgeht man innerhalb dieses Repräsentationssystem, also ohne das System sprengen zu können, erst, indem man die Rollenerwartungen ohne Abweichung erfüllt. Im Übertretungsfalle kommt man erst wieder frei, indem man sich für die Abweichungen entschuldigt und dafür gebüßt hat.

Identifizierte extrinsische Regulation: In der weiteren Entwicklung werden nicht mehr so sehr die Norm gebenden Personen, sondern deren externe Zielvorgaben als eigene Ziele akzeptiert bzw. zu eigenen Zielen umdefiniert. Dieses Stadium gibt der Person das Gefühl, mit den Vorstellungen der jeweils Norm gebenden Gruppe völlig übereinzustimmen, sodass das Gefühl der Fremdbestimmung durch eine subjektive Selbstbestimmung ersetzt wird, die als Folge der Identifikation mit den Gruppenwerten und -zielen der Norm gebenden Instanz erfolgt. Immer noch handelt es sich aber um die Umsetzung von Zielen anderer, seien es die des Familienclans, einer religiösen Gruppe, einer Firma, einer Partei oder eines Fanclubs.

Integrierte extrinsische Regulation: Sie ist gekennzeichnet durch ein hohes Maß an subjektiver Autonomie, wobei die Ziele und das System der Werte so umfassend in das Selbst-Konzept integriert wurden, dass die fremden Quellen nicht mehr wahrgenommen werden. Die Ziele werden allerdings nicht aus einem freien Selbst – „aus sich heraus" – entworfen, sondern gleichsam nach Abfrage des Selbst-Konzeptes konstruiert. ‚Wer bin ich', ‚wer soll ich sein' und wie verhalte ich mich diesem subjektiv nicht mehr als fremdbestimmt erkennbaren Selbstentwurf gemäß? Eine externe Kontrolle würde hier als nicht angemessen abgelehnt und dürfte zur Aufrechterhaltung des Motivationssystems auch nicht mehr erforderlich sein.

Die bestimmenden Merkmale der *intrinsischen Motivation* hingegen wären der extrinsischen Motivation gegenüber durch eine interne Prozessmotivation gekennzeichnet – eine Aufgabe wird ihrer selbst willen erledigt, um eine schwierige Arbeit zu meistern oder einfach weil die Tätigkeit Spaß macht oder der dabei erfahrene Kontakt mit den involvierten Personen Freude bereitet. Wenn diese Freude an der Durchführung einer Aufgabe vorhanden ist, geht man davon aus, dass sich der Mensch dabei auch wohlfühlt und er die Fertigkeiten zur Durchführung der Tätigkeit optimal entwickeln kann.

Vorsicht ist dort geboten, wo die internalisierten Ziele, vermittelt durch introjizierte Vorbilder oder deren Ideale, dem Menschen nicht mehr bewusst sind und er in Erfüllung „versteckter Aufträge" sich frei wähnt und mit Verve unhinterfragte, scheinbar intrinsisch motivierte Ziele verfolgt. Solche als „natürlich" oder „allgemein gültig" angesehenen Ziele sind jedoch nicht mehr allzu weit entfernt von Begründungen aus dem angeblich so „gesunden Hausverstand" oder „Volksempfinden". Wohin das führen kann, hat die Vergangenheit leider immer wieder gezeigt. Die Lehren daraus, etwa für eine Änderung der Erziehung hin zur Unterstützung der Entwicklung selbstkritischer, ihre „Normalität" hinterfragender Menschen, verlaufen – so der Anschein – eher schleppend und über die Jahrzehnte immer wieder mit Rückschlägen. Betrachtet man die gesellschaftlichen Zustände, so scheint Selbst- und als Folge davon Fremdakzeptanz der Menschen manchen „Schulmännern" und „Bossen" eher suspekt geblieben zu sein, behaftet mit dem Odem existentialistisch angehauchter Zersetzung von vermeintlich zum nationalen Wohlstand unverzichtbarer, als intrinsisch getarnter, letztlich jedoch kaum verhüllter extrinsischer Motivation: sich verselbständigendes Streben nach Macht, Sicherheit, Zugehörigkeit.

Man geht, der organismischen Motivationstheorie folgend und politisch eher neutral angedacht, allgemein von der etwas naiv anmutenden Annahme aus, dass die Erfüllung grundlegender Bedürfnisse des Menschen dazu führt, dass er sich günstig entwickelt und er als Folge davon mit seinem Leben grundsätzlich zufrieden ist. Störungen der Entwicklung der Persönlichkeit wären demnach die Folge von nachhaltigen Behinderungen der Grundbedürfnisse, die Folge davon eine Beeinträchtigung der Entwicklung selbstbestimmten Handelns. Diese Annahme steht und fällt allerdings mit der Gültigkeit bzw. Vollständigkeit der Liste der Grundbedürfnisse. Und sie berücksichtigt nicht die Phänomene der Verselbständigung von extrinsischen Motiven.

Diese allgemein gehaltenen Aussagen über die Zielorientierung menschlicher Motivation sollen im weiteren Verlauf dieser Abhandlung anhand von Beispielen näher beleuchtet werden. Generell wird davon ausgegangen, dass eher extrinsisch verortete Ziele, wie finanzieller Erfolg, Ruhm oder Schönheit der äußeren Erscheinung, selbst wenn sie erreicht werden, mit mehr Stressbelastung und der Tendenz zu wiederkehrender Unzufriedenheit einhergehen. Eher intrinsisch begründete Ziele hingegen, wie Freude an bestimmten Tätigkeiten, aber auch gute zwischenmenschliche Beziehungen, ein funktionierendes Gemeinschaftsleben und/oder persönliche Reife, sollen zu nachhaltiger Zufriedenheit und Ausgeglichenheit beitragen.

2.3   Vermeidung – zwischen Hilfe und Irrweg

Kritik an organismischen Motivationstheorien kommt vor allem aus der Praxis der Psychotherapie (Yontef 1993; Butollo 2015): Sie ist zu sehr an (theoretisch entworfenen) appetitiven Prozessen orientiert, ist sehr abstrakt und zudem empirisch kaum getestet. Die praktische Aussagekraft tendiert gegen Null. Therapeuten, Lehrer, Sporttrainer wissen längst, dass in unseren, hinsichtlich der Grundbedürfnisse in bisher nie da gewesener Weise „gesättigten" Gesellschaften eben diese Grundbedürfnisse als Motivatoren weniger bedeuten. Nicht, dass sie nicht prinzipiell Gültigkeit haben würden, nur in unserem mitteleuropäischen Alltag spielen sie keine dominante Rolle. Diese wäre viel eher den als Selbstbestimmung kaschierten extrinsischen Motivatoren zuzuschreiben. Mehr Einsicht in die Determiniertheit des Menschen, in den Tanz seiner Selbst- und Fremdbestimmung, erhalten wir durch die minutiöse Beobachtung und Beschreibung von zwischenmenschlichen und intrapsychischen Prozessen, wie sie sich z. B. im therapeutischen Zugriff auf Mikroabläufe des Selbst offenbaren. Hierbei ist die Suche nach subtilen Prozessen der Vermeidung ein aussichtsreicher Leitgedanke.

Im täglichen Gestalten – der subjektiven Welten, der zwischenmenschlichen Vorgänge bis hin zu geopolitischen Aktionen – scheint die Steuerung durch aversive Erfahrungen und deren Vermeidung vorrangig. Wer Krieg schürt, im Großen wie im Kleinen, tut dies meist über die Vorstellung von Bedrohungsszenarien, in denen die Übergriffe vom Nachbarn ausgehen, und weniger durch die Attraktivität von Ressourcen, die man jemandem entreißen könnte. Ähnliches kann von der Vermeidung zwischenmenschlicher Kollisionen postuliert werden. Dabei wäre zu beachten, dass Vermeidung an sich grundsätzlich neutral zu sehen ist, hilfreich oder behindernd wird sie immer erst in Relation zu bestimmten Zielen.

Der Wunsch, dem Schmerz oder einer anderen Belastung zu entkommen bzw. drohende aversive Gefühle (Scham, Wut, Angst, Ohnmacht, Einsamkeit, Todesangst) zu eliminieren, steuert uns mindestens ebenso wie das Bedürfnis nach Sicherheit, Zugehörigkeit und Kompetenz.

Die Vermeidung soll das leisten. Um aversiven Gefühlen zu entkommen, sind Menschen bereit, große Umwege zu gehen, seien sie physisch, zwischenmenschlich oder intrapsychisch. Die Festigung von Verhaltensweisen, die zur Reduktion von Belastung führt, wirkt nachhaltig und lässt sich spontan nicht ohne weiteres wieder rückgängig machen. Selbstbestimmung endet spätestens dort, wo Ängste durch Vermeidung unmittelbar reduziert oder eliminiert werden.

Das gilt für die sogenannten klinischen Ängste ebenso wie für Störungen in der Folge traumatischer Erlebnisse. Traumatisierte Menschen wollen in der Regel den Erinnerungen an das traumatische Ereignis und den damit einhergehenden Gefühlen von Angst, Ohnmacht und eigener Schwäche entfliehen. Sie wählen dafür verschiedenste Methoden, die zwar unmittelbar Stressbelastung reduzieren, mittelfristig aber das Trauma und seine dysfunktionalen Verarbeitungsbemühungen fixieren: Verdrängen, Verleugnen, Vermeiden von allem, das sie an das Trauma erinnern könnte (Butollo 2015).

Dieses Prinzip der Problemfixierung – nach kurzfristiger Erleichterung in der Folge von Vermeidungshandlungen – gilt nicht nur für klinisch relevante Probleme, sondern mit Sicherheit auch für den nicht-klinischen Bereich, für die Ängste in der Kommunikation zwischen Menschen, für die sozialen Ängste vor freier Meinungsäußerung oder für die Angst vor dem Widerstand gegen nicht vertretbaren Gruppendruck.

In besonderem Maße wirkt sich die direkte Angstvermeidung jedoch intrapsychisch aus. Sie ist zu beobachten, wenn bestimmte Gedanken zu bedrohlich erscheinen um zu Ende gedacht zu werden, wenn bestimmte Gefühle der Anziehung oder Ablehnung die Stabilität etablierter sozialer Systeme bedrohen oder zu erwartende Veränderungen existenzieller Art einfach nicht gedacht werden dürfen.

Dies betrifft die „kleinen" Veränderungen in Beziehungen, Familien, Arbeitssystemen, vor allem aber – und mit massiven gesellschaftlichen Implikationen – betrifft es die „große" Veränderung, den unvermeidlichen Tod jedes Menschen. Die Vermeidung der Gewissheit von der Endlichkeit des Menschen nimmt vermutlich so viele Spielformen an, wie es Menschen gibt. Beginnend mit der Flucht in die Vorstellung übernatürlicher Retter, über die Externalisierung des eigenen Todes durch die Verlagerung ewigen Lebens bis hin zur schlichten Verleugnung oder Verdrängung der Sicherheit des eigenen Todes durch Ablenkung, Überbeschäftigung, Helfersyndrom und was es an mehr oder weniger kreativen Lösungs- oder Verdrängungsversuchen sonst noch alles geben mag. Die Vermeidung der Auseinandersetzung mit den unumstößlichen Rahmenbedingungen unserer Existenz behindert die Möglichkeit selbstbestimmten Handelns gravierend.

Ein Suchen nach einem selbstbestimmten Leben muss sich vermutlich wohl zuerst einmal diesen existenziellen Rahmenbedingungen stellen und hätte sich, allen Verdrängungs- und Vermeidungsimpulsen zum Trotz, wohl mit den schlichten Fakten der menschlichen Existenz, den unumstößlichen Rahmenbedingungen des Lebens, auseinanderzusetzen. Würden das mehr Menschen tun, als das heute den Anschein hat, würden sich die Werte der Menschen und in der Folge die Welt und das Leben der Menschen in ihr mit Sicherheit gravierend ändern.

2.4 Selbst, Selbstprozess und Dialogfähigkeit – das dialogische Selbst

Die sprachliche Substantivierung von „Selbst" verleitet dazu, wie unsere Sprache das ganz allgemein mit Prozessabläufen oder Systemen ja auch tut, die bezeichneten Inhalte als feste Instanzen zu denken. Vielleicht ist aber gerade das der fundamentale, wenn auch aus der Struktur unseres Denkapparates fast erzwungene Fehler im Denken des Menschen über sich selbst. Das Selbst, das Ich, die Person, das Wesen, die Seele oder was immer man an Bezeichnungen verwenden mag, werden durch die Substantivierung gleichsam „stofflich", als etwas Fixiertes, etwas Existierendes gedacht. Vielleicht ist das alles aber völlig anders:

Angenommen, es gibt nur Interaktionen, egal ob wir an Steine, Wasser, Gase, belebte Körper oder eben auch „das" Selbst denken. Die begrifflich zu fassenden Prozesse würden dann Interaktionen konfigurieren – Anziehung und Abstoßung, im Falle belebter Prozesse dann auch die des Kontaktaufnehmens, des Austausches, des Kontaktabweisens, wobei die Gesetzmäßigkeit mancher dieser in den Prozessen involvierten Instanzen im Denken den kognitiv konstruierten Eindruck von etwas Stofflichem vermittelt.

Auf „das" Selbst bezogen würde man demnach von *Selbstprozessen* sprechen, in deren Rahmen die miteinander in Beziehung tretenden Instanzen als Ausdruck des lebendigen Wesens konzipiert würden. Das sich aktualisierende Selbst wäre also nichts Feststehendes, wie man sich gemeinhin einen Holzklotz oder einen Badeschwamm als etwas mehr oder weniger Festes vorstellen mag, sondern es aktualisiert sich im Interaktionsgeschehen. Wenn keine Interaktion erforderlich ist, da der Mensch gerade nichts von seiner Umwelt will oder vice versa diese nichts von ihm, so ist auch kein Selbst zu aktualisieren, das die Interaktion gleichsam moderiert. Es konfiguriert sich eben erst wieder, wenn ein neuer Kontakt vorbereitet wird.

Begegnungen zwischen Menschen, eine Spezialform des Kontaktes zwischen einem Menschen und seiner Umwelt, gelingen, wenn die Aktualisierung der „Selbste" der beiden einander Begegnenden sich in der Gegenwart einigermaßen frei entfaltet. Es kommt zu Wahrnehmung, zu Austausch und Konsequenz, nach erfolgtem Kontakt zum Abschluss und einer Art „Ent-Aktualisierung" des Selbstprozesses. Dieser löst sich nach getaner Arbeit gleichsam wieder auf. Diese Vorstellung wurde, mit etwas abgewandelter Begrifflichkeit, im Kontext der Psychotherapie u. a. von Yontef (1993), Polster (1995), Butollo und Hagl (2003) beschrieben.

Störungen des sich aktualisierten Selbstes können viele Ursachen haben, sie sind aber in der Regel die Folge von Störungen des Kontaktes. Das Scheitern von Kontaktprozessen bzw. das Gelingen in reduzierter Form wirkt sich dann auf die Selbstkonfiguration aus, die scheitert bzw. reduziert gelingt. Ein Grund unter anderen kann in einer unpräzisen Wahrnehmung liegen. Sie kann sich ergeben, wenn jemand sich der Umwelt aus einer primär konzeptualisierenden, also sie sich „machenden" Haltung nähert. Starre Erwartungen aus einer vorstrukturierenden Haltung behindern eine wahrnehmende Vorgehensweise und damit eine realistische Kontaktgestaltung. Das Verhalten des Mannes in Beispiel 1 könnte so verstanden werden. Ein unrealistisches Selbst, gleichsam Produkt der Kontaktgestaltung, wäre die Folge davon. Wo und in welchem Kontext der Biographie des Menschen diese Selbst-Fixierung auch immer ihre Wurzeln haben mag, ist dann ein anderes Kapitel, das u. a. im therapeutischen Kontakt zu klären wäre. Das Verhalten der jungen Frau in Beispiel 2 hingegen lässt sich vielleicht als Folge der durch die Extrembelastung erzwungenen Spaltung ihrer Selbstprozesse verstehen. Die zu ihrem bisherigen Erleben so unwirklich irreale Situation der ermordeten Eltern lässt ihr keine andere Wahl als die Selbstinstanz, die diese Situation voll wahrnehmen würde, abzuspalten und sich der extrem reduzierten Sichtweise des in ihren Augen mächtigen Täters vollständig zu unterwerfen, gleichsam in ihr sich selbst auflösend aufzugehen.

3 Ausblick: Förderung selbstbestimmten Verhaltens

Der Weg aus der psychischen Beeinträchtigung und Hemmung selbstbestimmten Verhaltens würde – so verstanden – zuerst einmal über die Wahrnehmung dieser Hemmungen zu suchen sein. Dies wird möglich, wenn in der Aktualisierung von Kontaktprozessen die Selbst- und Fremdwahrnehmung in den Vordergrund der Selbstaufmerksamkeit rückt. Durch das Erkennen des So-Seins, der Prozessabläufe im Denken, Fühlen und Handeln, können dann neue Handlungsspielräume entstehen.

Erst das Eintauchen in die Limitierung unseres Selbst anhand der im Kontaktprozess aktualisierten Grenzen und das Erfahren der Potentiale unserer Kontaktgestaltung, mit der Umwelt allgemein und speziell auch zwischenmenschlich, schafft die Wahrnehmungsschärfe, die uns neue Wahlmöglichkeiten eröffnet. Wo wir zuvor eher in festen Gewohnheiten des Handelns, Denkens und Fühlens verhaftet waren, können Entscheidungsräume für relativ selbstbestimmtes Handeln entstehen.

In der Regel dauern diese Entwicklungen bis hin zur Kompetenz in Selbstbestimmung länger. Sollen sie die Selbstprozesse der Menschen nachhaltig erreichen, wäre eine Kultur der Selbstbestätigung und -verantwortung hilfreich, die sich, früh beginnend, durch alle Erziehungsinstitutionen immer wieder alters- und kontextgemäß in die Kontaktprozesse der Menschen einschaltet. Hier eröffnen sich neben transdisziplinären Perspektiven auch Anschlussmöglichkeiten für sozialethische Reflexionen auf Individuum und Struktur.

Ob den Menschen, deren Dilemmata eingangs beispielhaft geschildert wurden, andere Kontakterfahrungen als bisher aus ihrer Not helfen würden? Könnte deren deutlich eingeschränkte Selbstbestimmung nach neuen Erfahrungen von Selbst- bzw. Fremd-Wertschätzung, Selbstbestätigung und Selbst-Wahrnehmung geweitet werden und sich so ihre Kompetenz zu mehr Selbstbestimmung neu entwickeln? – Wir können es ihnen nur wünschen, doch würden wir es je erfahren? Wem dieser Prozess gelingt, der würde dann vermutlich niemandem weiter auffallen.

4 Literatur

4.1 Referenzliteratur

Butollo, W., Hagl, M. (2003): *Trauma, Selbst und Therapie.* Bern: Huber.

Butollo, W.: (2014): „Kontakt, Kontaktstörung und die Kunst der Ausbeutung". In: Psychologische Medizin 25/1, S. 29–31.

Butollo, W., Karl, R. (22014*): Dialogische Traumatherapie.* Stuttgart: Klett.

Butollo, W. (2015a): *Die Angst ist eine Kraft. Über die konstruktive Bewältigung von Alltagsängsten.* Erw. Neuausgabe. Herbig Verlag, München.

Butollo, W. (2015b): *Glück und Unglück der Familie.* München: Herbig Verlag.

Butollo, W., Pfoh, G. (2016): *Wenn Zeit allein nicht heilt – komplizierte Trauer begleiten.* Ostfildern: Patmos.

Deci, E. L., Ryan, R. M. (1985): *Intrinsic motivation and self-determination in human behavior.* New York: Plenum.

Deci, E. L., Ryan, R. M. (2000): „The ‚what' and ‚why' of goal pursuits: Human needs and the self-determination of behavior". In: Psychological Inquiry 11, S. 227–268.

Elbert, T. (2011): *Torture.* Cambridge, Mass.: Hogrefe.

Fallon, J. H. (2006): „Neuroanatomical background to understanding the brain of the young psychopath". In: Ohio State Journal of Criminal Law 34/3, S. 341–367.

Haritos-Fatouros, M. (2003): *The Psychological Origins of Institutionalized Torture.* Routledge: Psychology Press.

Heckhausen H., Heckhausen, J. (2006): *Motivation und Handeln.* Heidelberg: Springer.

Kuhl, J. (2009): *Lehrbuch der Persönlichkeitspsychologie: Motivation,* Emotion *und Selbststeuerung.* Göttingen: Hogrefe.

Polster, E. (1995): *A Population of Selves. A Therapeutic Exploration of Personality.* San Francisco: Jossey-Bass.

Ryan, R. M., Deci, E. L. (2000): „Self-determination theory and the facilitation of intrinsic motivation, social development, and well-being". In: American Psychologist 55, S. 68–78.

Yontef, G. M. (1993): *Awareness, Dialogue and Process.* New York: The Gestalt Journal Press.

4.2 Literatur zur Einführung

Butollo, W., Karl, R. (²2014): *Dialogische Traumatherapie.* Stuttgart: Klett.

Heckhausen H., Heckhausen, J. (2006): *Motivation und Handeln.* Heidelberg: Springer.

Kuhl, J. (2009): *Lehrbuch der Persönlichkeitspsychologie: Motivation, Emotion und Selbststeuerung.* Göttingen: Hogrefe.

4.3 Literatur zur Vertiefung

Butollo, W., Hagl, M. (2003): *Trauma, Selbst und Therapie.* Bern: Huber.

Deci, E. L., Ryan, R. M. (1985): *Intrinsic motivation and self-determination in human behavior.* New York: Plenum.

Schuldfähigkeit und Verantwortlichkeit aus der Perspektive der forensischen Psychiatrie

Norbert Nedopil

Abstract: Die Fragen der Schuldfähigkeit und Verantwortlichkeit haben die forensische Psychiatrie seit ihrer Entstehung im 19. Jahrhundert durchgehend begleitet. Der Umgang mit psychisch Kranken, die gegen Rechte und Normen verstoßen oder die ihre Rechte nicht wahrnehmen können, hat in der rechtsphilosophischen Betrachtung und in der Rechtspraxis, zu unterschiedlichen aber meist normativen Lösungen geführt. Erst mit der Aufklärung wurde hierfür ein theoretisch fundiertes, einheitliches Konzept begründet, welches auf Willensfreiheit, Verstand und Vernunft einerseits und der individuellen Zurechnung des Handelns beruhte. Dieses Konzept hat den Diskurs der Psychiatrie mit den Rechtswissenschaften bis heute wesentlich bestimmt, selbst wenn utilitaristische Prinzipien und darauf beruhende Konzepte wie der Defense Social weitere Aspekte der Betrachtung hinzufügten. Auch die in den letzten Jahrzehnten von neurobiologischen Überlegungen ausgehenden Zweifel an dem Konzept, die – wie in den letzten 200 Jahren wiederholt – die Determinismus-Indeterminismus-Debatte entfachten, hatten keine wesentliche Änderungen zur Folge. Vielmehr wurde die Aufgabe der forensischen Psychiatrie noch deutlicher auf den Erkenntnisgewinn und die Formulierung der Erkenntnis für das Gericht begrenzt; die Aufgabe des Gerichts wurde klarer gefasst als Rezeption der Erkenntnis und deren Umsetzung innerhalb normativer Vorgaben. Damit sollte in der Praxis der forensischen Psychiatrie die Frage der Schuldfähigkeit und Verantwortlichkeit im interdisziplinären Dialog am Narrativ des Einzelfalls gelöst werden.

Schlagwörter: Schuldfähigkeit, Verantwortlichkeit, Zurechnung, Willensfreiheit, Geschichte, Psychiatrie, Rechtswissenschaft, Interdisziplinärer Diskurs.

1   Einführung: Definitionsprobleme

Die Fragen nach Schuld und Schuldfähigkeit, nach Verantwortung und Verantwortlichkeit, nach Willens- und Entscheidungsfreiheit beschäftigen sowohl die
Rechtsphilosophie, die Rechtspraxis, die forensische Psychiatrie und letztendlich auch die Psychiatrie ganz allgemein seit der Antike. Mit jeder neuen wissenschaftlichen Erkenntnis über das Gehirn und das Verhalten des Menschen
– oder das, was man dafür hält – wird diese Frage erneut aufgegriffen. Dabei
unterscheiden sich die naturwissenschaftliche, die philosophische, die rechts-
dogmatische, die rechtspragmatische und die forensisch psychiatrische Herangehensweise zu diesem Themenkomplex erheblich und sie weichen oft vom
allgemeinen Sprach- und Handlungsverständnis ab. Dies lässt sich deutlich an
der vielfältigen Bedeutung der Worte Schuld und Verantwortung im allgemeinen
Sprachgebrauch erkennen. Michael Moore (1984) hat die unterschiedlichen
Verwendungen des Begriffs „verantwortlich" dargestellt:

> „Als Kapitän des Schiffs war Herr X verantwortlich [1] für die Sicherheit seiner Passagie-
> re. Aber während seiner letzten Fahrt betrank er sich und war verantwortlich [2] für den
> Untergang des Schiffes und seiner Fracht. Das Gerücht entstand, dass er psychisch krank
> war, aber die Ärzte hielten ihn für voll verantwortlich [3] für sein Handeln. Während der
> gesamten Reise hatte er sich aber als ziemlich unverantwortlich [4] gezeigt und einige
> Ereignisse zeigten, dass er eigentlich ein wenig verantwortungsbewusster [5] Mensch war.
> Er hatte stets behauptet, dass die Winterstürme für den Untergang des Schiffes verantwort-
> lich [6] seien, aber das Gericht hielt ihn für strafrechtlich verantwortlich [7] wegen Fahr-
> lässigkeit. In der zivilrechtlichen Auseinandersetzung wurde er für die von ihm verursach-
> ten Schäden verantwortlich [8] gemacht und moralisch ist er für den Tod der Passagiere
> und der Mannschaft verantwortlich [9]." (S. 49; Übersetzung durch den Autor)

Verantwortlichkeit wird somit neben anderen unter den Aspekten der Verpflichtung, der Kausalität, der Zurechnung, der Haftung, der Strafbarkeit, der Persön-
lichkeitscharakteristik und der Moral gesehen.

Ein vergleichbarer Text könnte für „schuldig" verfasst werden; zudem wären
hier noch religiöse und emotionale Aspekte des Schuldbegriffs, wie Schuldgefühle und Schuldvorwürfe, zu berücksichtigen.

2 Theoretische und praktische Annäherungen an Schuld und Verantwortlichkeit

2.1 Der Kontext: Geschichte der forensischen Psychiatrie und ihre Aufgaben

Die forensische Psychiatrie befasst sich vorwiegend mit der strafrechtlichen und der zivilrechtlichen Verantwortlichkeit, ohne dass diese Begriffe in der gutachterlichen (im Gegensatz zur juristischen) Praxis wirklich die entscheidende Rolle spielen oder spielen sollten. Für die forensische Psychiatrie geht es vielmehr um die Frage, wie mit psychisch Kranken, die Verbrechen begangen haben oder die wegen ihrer Krankheit ihre Angelegenheiten nicht regeln können, umgegangen werden soll. Diese Frage wurde schon in der Antike und in der Geschichte des Rechts immer wieder und in fast allen Rechtssystemen diskutiert, lange bevor es das Fach Psychiatrie oder gar eine forensische Psychiatrie gab. *Aristoteles* (Nikomachische Ethik) entwarf wohl als Erster die Idee, dass psychisch Kranke nicht bestraft werden sollten, wenn ihre Krankheit die Grundlage ihres Rechtsverstoßes war, wenn der Täter aufgrund eines Wahns oder aufgrund von Desorientiertheit handelte. Im *römischen Recht* gingen *furiosi* (die Rasenden), *mente capti* (die Verblödeten) und *dementes* (die Toren) straffrei aus. Bei ihnen war man der Meinung, dass sie durch ihr Schicksal genug gestraft seien (*furiosum fati infelicitas excusat, satis furore ipso punitur*; Lenckner 1972).

Das römische Recht unterschied sich von der in Mitteleuropa bis in das 16. Jahrhundert praktizierten Rechtsausübung insofern, als es neben der Tat auch die subjektiven Tatumstände für die Strafzumessung berücksichtigte. Entschieden wurde darüber allerdings von Richtern, ohne dass Ärzte zur Beratung herangezogen wurden. Erst in der Renaissance empfahl Paolo Zacchia (1584–1659), ein Leibarzt des Papstes, bei bestimmten Verfahren Ärzte hinzuzuziehen. Entscheidenden Einfluss erhielt die Betrachtung geistesgestörter Menschen durch die Rechtsprechung von der Naturrechtsbewegung und der sich daraus entwickelnden Imputationslehre. Sie geht davon aus, dass für die Bestrafung der Erfolg der Tat nur maßgebend ist, insoweit sie dem Täter zurechenbar war. Für die Zurechnung (*imputatio*) sind sowohl ein *praelucens intellectus* (vorleuchtende Einsicht) wie ein *decernens voluntas* (unterscheidender Wille) Vorbedingung. Ein Willensdefekt führt zur Zurechnungsunfähigkeit. Wenn auch noch mit vielen Unklarheiten behaftet, war hier zum ersten Mal ein übergreifendes Konzept erarbeitet worden, welches die verschiedenen Formen der Geistesstörungen unter einem forensisch relevanten Gesichtspunkt, nämlich jenem der beeinträchtigten Willensfreiheit zusammenfasst (Janzarik 1972; Nedopil 2006).

Aber auch diese Auffassung blieb nicht lange bestehen. Nach utilitaristischem Denken machte es deshalb keinen Sinn, psychisch Kranke zu bestrafen, weil sie den Sinn der Strafe nicht erfassen und sich darum auch nicht ändern. Johann Christoph Hoffbauer, Professor der Philosophie in Halle, schrieb 1808, dass nicht bestraft werden könne, wer unvermögend ist, seinen Verstand anzuwenden, und auch jener nicht, bei dem die Strafe nicht vor der Handlung abschrecken kann:

> „Durch die Strafgesetze soll jeder wissen, dass aus einer gesetzeswidrigen Handlung das oder das Übel für ihn als eine Strafe entstehen werde, und dadurch von jener Handlung abgeschreckt werden. Der Mensch, der einer solchen Abschreckung fähig, ist dem Criminalisten frei, wenn er diesen Ausdruck gebraucht. Derjenige hingegen, auf den eine solche Abschreckung nicht wirken kann, entweder weil er nicht vermögend ist, die Strafe als eine Folge seiner Handlung zu erkennen, wie der Blödsinnige; oder weil ihn ein unbezwinglicher Trieb zu einer Handlung hinreißt, wie den von der Hundswut ergriffenen, hat im Sinne des Criminalisten seine Freiheit nicht." (Hoffbauer 1808, S. 11)

Es geht dabei um das Erkennen des Sinnes einer Strafe und nicht um den freien Willen als Kausalfaktor einer Handlung und damit auch letztendlich nicht um Verantwortlichkeit oder Schuldfähigkeit. Der Begriff der Willensfreiheit, sofern er überhaupt Gewicht hatte, wurde auf den juristischen Sprachgebrauch beschränkt („dem Criminalisten"). Auch eine Rechtsordnung, die dem Gedankengut des *défense social* entspringt, wie bei Franz von Liszt und ähnlich bei Emil Kraepelin (Kraepelin 1880; Schmidt-Recla und Steinberg 2008), nahm keinen Bezug auf die Willensfreiheit des Täters.

Ab Ende des 18. Jahrhunderts weitete sich das Wissen um psychische Erkrankungen aus. Mit Philippe Pinel (1745–1826) begann eine neue Anschauung der geistig-seelischen Störungen. Es wurden immer mehr Krankheitsbilder möglichst detailliert beschrieben und ihre Auswirkungen auf den rechtlichen Umgang mit den Patienten dargestellt. Aus dieser Krankheitsbeschreibung entwickelte ein Schüler Pinels, Jean Etienne Dominique Esquirol (1772–1840), die Monomanienlehre, die zunächst großen Einfluss auf die forensische Psychiatrie ausübte. Obwohl sich einzelne Begriffe der Monomanienlehre gehalten haben (z. B. Kleptomanie oder Pyromanie), wurde deren Konzept relativ rasch wieder aufgegeben.

Demgegenüber gewann die Degenerationslehre zunehmend an Einfluss, gerade in der forensischen Psychiatrie. Benedict Augustin Morel (1809–1873) führte 1857 einen Teil der Geisteskrankheiten auf eine von Generation zu Generation zunehmende Abweichung von dem ursprünglichen Menschentyp (*type primitif* von Rousseau) zurück. Die milieubedingten Schäden würden durch Degeneration und Vererbung fortschreiten bis zur vorzeitigen Verblödung, die er *demence précoce* nannte. Diese eher der Philosophie der Romantik entspringende Anschauung wurde durch die Übernahme der Lehren Darwins nach damaliger Anschauung naturwissenschaftlich untermauert. Valentin Magnan (1835–1916) führte die Degeneration auf Fehlentwicklungen der menschlichen Evolution zurück: Das Ausmaß der Störung des seelischen Gleichgewichts entspreche demnach dem Grad der Degeneration.

Die Auswirkungen der *Entartungslehre* zeigten sich besonders in der forensischen Psychiatrie und in der *Kriminalanthropologie:* Bezüglich ihrer Genese wurden Geisteskrankheiten und Kriminalität gleichgesetzt. Erbliche Belastung, ausschweifende Lebensführung und Alkoholismus wurden von den Vertretern dieser Lehre als die häufigsten Voraussetzungen von Kriminalität und Geisteskrankheit angesehen. Der exponierteste Vertreter dieser Auffassung, Cesare Lombroso (1836–1910), verfasste 1876 sein viel zitiertes und bereits damals sehr umstrittenes Werk *delinquente nato* (auf deutsch: „Der Verbrecher in anthropologischer, ärztlicher und juristischer Beziehung", 1894).

In der ersten Hälfte des 19. Jahrhunderts weckten neben der Zunahme der psychiatrischen Erkenntnisse auch Reformbewegungen der Rechtssprechung das Bedürfnis, psychiatrisches Wissen für die richterliche Wahrheitsfindung nutzbar zu machen. Während zuvor der Verbrecher eine Person war, der ein Delikt zugeschrieben wurde, begann man jetzt, nach den Charakterzügen und Motiven des Verbrechers zu fragen. Während zuvor die Frage des Gerichts lautete: „Was muss wie bestraft werden?", hieß die Frage jetzt: „Wer kann bestraft werden?" (Foucault 1976). Das Interesse an der Person des Täters und an seinen Motiven, geweckt durch immer wieder zitierte dramatische Verbrechen, verlangte nach psychologischen und psychiatrischen Erklärungen.

Mit der Zunahme psychiatrischer und psychologischer Erkenntnisse und im Disput zwischen deontologischen und utilitaristischen Rechtskonzepten erreichte die Debatte um die Willensfreiheit, um Determinismus oder Indeterminismus und die damit verbundenen Vorherrschaftsansprüche bezüglich des besseren, sinnvolleren, besser empirisch fundierten oder gerechteren Umgangs mit jenen Menschen, die Rechte und Regeln der Gesellschaft missachten oder verletzen, ihren ersten Höhepunkt. Bereits in den Lehrbüchern des 19. Jahrhunderts spielte der Determinismus-Indeterminismus-Streit nicht nur für die forensische Psychiatrie, sondern für die Psychiatrie allgemein eine gewisse Rolle. So vertraten die sogenannten Psychiker, wie Johann Christian August Heinroth, zu Beginn des 19. Jahrhunderts eher indeterministische Standpunkte, während die sogenannten Somatiker, wie Johann Baptist Friedreich, eher deterministische Sichtweisen einnahmen. Heinroth schrieb 1825:

> „Der Mensch hat es sich jederzeit selbst zuzuschreiben, wenn er melancholisch, verrückt, wahnsinnig usw. wird: denn er hat das köstlichste Gut seines Lebens, die Freiheit, im Widerspruche gegen das Gesetz derselben, dessen er sich gar wohl bewußt ist, nicht bewahrt." (Heinroth 1825, S. 261)

Demgegenüber drückte Friedreich seine deterministische Anschauung folgendermaßen aus:

> „So wollen wir denn hoffen, daß die neue Zeit eine alte, sich oft nur in geistlosen Formen bewegende Juristerei zu Grabe getragen und dafür das Dogma geschaffen hat, daß Gesetz-

gebung und Rechtspflege ohne Anthropologie und Psychologie nur zu elender Barbarei führen. [...] Möchten Inquirenten und erkennende Richter sich immer bemühen den ganzen Menschen, welcher als Angeklagter vor ihnen steht, möglichst kennen lernen: es ist eine schöne und reichlich lohnende Aufgabe, nachzuweisen, daß der Verbrecher nur ein Unglücklicher sei." (Friedreich 1842, S. 336)

Der Disput wurde nicht wirklich geklärt. Er flammte aber immer wieder auf, wenn neue psychologische, psychoanalytische oder biologische Erkenntnisse an die Öffentlichkeit traten und dieser Debatte neue Dimensionen hinzuzufügen schienen.

Gegen Ende des 19. Jahrhunderts war die forensische Psychiatrie ebenso wie die klinische Psychiatrie davon überzeugt, dass durch naturwissenschaftlich-medizinische Erkenntnisse in naher Zukunft die psychischen Erkrankungen erklärt und konkrete Maßnahmen zu ihrer Verhinderung unternommen werden könnten. Zudem glaubte man, dass durch die wissenschaftlichen Erkenntnisse die Verbrechensbekämpfung wesentlich erleichtert werde: Die Identifizierung von Verbrechertypen, ihre spezifische Behandlung oder Verwahrung würden Strafen unnütz und Behandlung möglich machen. Richard von Krafft-Ebing (1885) schrieb:

„Als in nicht ferner Zeit an zu hoffende Fortschritte unserer Wissenschaft sind die Klärung gewisser Zustände, die sich äußerlich wie bloße moralische Verkommenheit anfühlen, in Wirklichkeit aber krankhafte sind, die Verwertung neuerer Forschungen über die Erblichkeit psychischer Gebrechen, über den Einfluss gewisser verborgener Nervenkrankheiten (Epilepsie; Hysterie) auf das Zustandekommen unfreier Geisteszustände zu verzeichnen" (S. 7).

Kraepelin (1880) erwartete, dass durch die Einrichtung von Erziehungsanstalten, die lebenslängliche Detention von Unverbesserlichen und die Fürsorge für Entlassene Rückfälligkeit weitgehend vermieden werden könnte.

Der Einfluss der Medizin und der Psychologie auf die Rechtsfindung blieb in der Praxis weiterhin gering, wenngleich gegen Ende des 19. Jahrhunderts die Auseinandersetzungen zwischen Juristen und Psychiatern heftiger wurden. Karikierend schrieb der Psychiater und spätere Psychiatriepatient Oscar Panizza im Vorwort seinem Buch *psichopathia criminalis* (Panizza 1898):

„Das Prinzip der Humanität, welches bei unseren heutigen, auf allen Gebieten aufgeregten Zeiten, besonders auch im Gerichtssaal immer wieder auf die Spitze gestellt wird, muss einer Krankheitsform die höchste Beachtung zuwenden, die, wenn richtig erkant und angewandt, eine grosse Zahl von dem Gefängnis und Zuchthaus verfallener Individuen in die milderen Räume und freundlichen Badewannen der Irrenhäuser hinüberführt [...] Ein mässig grosses Irrenhaus zwischen Nekar und Rhein, etwa von der Grösse der Pfalz und auf eben diesem Boden [...] errichtet, hätte [...] unserem Vaterlande viel Leids erspart."

Weniger ironisch nahm der Jurist Karl von Birkmeyer 1910 zu dieser Frage Stellung: „So aber haben Juristentag und IKV [sc. Internationale Kriminalistische Vereinigung] durch ihre Beschlüsse alles auf diesem Gebiet in die Hände der Mediziner gelegt", deren „Dichten und Trachten" dahin gehen werde, den Kreis der vermindert Zurechnungsfähigen zu erweitern, um sie letztlich ihrer Grundeinstellung gemäß jeder Bestrafung zu entziehen, womit die letzte Stunde des Strafrechts geschlagen hätte. Die Psychiater, die Feinde des Strafrechts, würden also durch besondere Bestimmungen über verminderte Zurechnungsfähigkeit eine Bresche finden, „durch welche sie in die belagerte Festung eindringen und sie zerstören können" (zitiert nach Haffke 1991, S. 94).

2.2 Willensfreiheit und Determinismus und ihre Beziehung zur Verantwortlichkeit

Die historische Frage nach Determinismus oder Indeterminismus flammte in der forensischen Psychiatrie immer wieder auf, sobald neue Erkenntnisse der Humanwissenschaft das bisherige Wissen über die menschliche Natur erweiterten und es für manche Laien auch erschütterten. Dies war in Zusammenhang mit den psychoanalytischen Einflüssen so, die im forensisch-psychiatrischen Kontext dann zu dem kritischen Satz führten: „Tout comprendre, c'est tout pardonner"[1] (Nedopil 1989), aber auch mit den Erkenntnissen des Behaviorismus von Skinner, der den Menschen als dressiertes Tier erscheinen ließ (Skinner 1966).

Forensische Psychiater in der Mitte des vorigen Jahrhunderts hatten sich darauf geeinigt, dass die Frage nach Determinismus oder Indeterminismus (strafrechtlich relevanten) menschlichen Handelns nicht gelöst werden kann. Sie bleibt somit eine Aporie, d. h. ein unlösbares Problem, weil jede Lösung Widersprüche enthält und es lediglich mehrere zwar plausible, aber nicht widerspruchsfreie Lösungsvorschläge gibt. Gleichwohl blieben die Willensfreiheit und die auf ihr begründete Verantwortlichkeit des Menschen die Grundlagen dafür, den Einzelnen zur Rechenschaft zu ziehen und gegebenenfalls zu bestrafen.

Dieses Konzept wurde seit Ende des letzten Jahrhunderts erneut in Frage gestellt, durch neue Untersuchungstechniken belebt und verstärkt (Czerner 2006; Dölling 2007; Kroeber 2007; Morse 2007; Tancredi 2007) und populärwissenschaftlich, mit z.T. falschen Argumenten und vielen Unzulänglichkeiten verbreitet (Markowitsch und Siefer 2007). Folgt man diesen Forschungs- und Entwicklungstendenzen, so ist das Problem des Determinismus-Indeterminismusstreits dadurch gelöst, dass es einen freien Willen nicht gibt. Verkürzt dargestellt lautet die Hypothese: Da der Mensch durch seine Hirnstruktur und Hirnaktivität Handlungen intendiert, bevor sie ihm bewusst werden, und er sie auch ohne rationale Kontrolle in die Tat umsetzt, handelt er nicht gemäß eines

---

[1] Wird auf Mme. de Staehl (1766–1817) zurückgeführt, von Ferenczi (1908) in die Psychoanalyse übernommen, von Luthe 1984 kritisch hinterfragt.

freien Willens und kann sich auch nicht bewusst entscheiden. „Wir tun nicht, was wir wollen, sondern wir wollen, was wir tun." (SZ Nr. 193, 2008) lautet das Schlagwort. Bei vielen – insbesondere psychopathischen Verbrechern – ist die Hirnaktivität und die damit verbundene periphere Reagibilität strukturell verändert, so dass deswegen biologisch determiniert andere, der gesellschaftlichen Norm widersprechende Handlungsbereitschaften resultieren. Daraus folgen wiederum kriminelle Handlungen, denen sich die Betroffenen nicht entziehen können. Die Forscher, die diese Thesen vertreten (Geyer 2004; Roth 2003; Singer 2003) propagieren eine Abschaffung des Strafrechts und einen vermehrten Einfluss der Neurowissenschaften auf die Beurteilung von Straftätern. Nahezu karikierend wird die neue Debatte mit dem Klappentext des Buches „Tatort Gehirn" von (Markowitsch und Siefer 2007), zusammengefasst. Dort steht:

> „In Labors und Gerichtssälen bahnt sich eine Revolution an. Mit modernster Technik sind Neurowissenschaftler dem Ursprung der Kriminalität auf der Spur. Sie fragen: Gibt es den »Fingerabdruck« eines Verbrechens im Gehirn? Von der Antwort auf diese Frage hängt viel ab – neue Möglichkeiten in der Verbrechensprävention oder der Terroristenfahndung etwa, nicht zuletzt aber auch unser Verständnis von Schuldfähigkeit und Strafe. Mit vielen spannenden Fallbeispielen führt dieses Buch an die Front der neurowissenschaftlichen Verbrechensforschung und zeigt die faszinierende dunkle Seite des Gehirns."

Zwar haben sich manche Autoren wieder etwas von dieser pointierten Darstellung distanziert (Pauen 2012; Pauen und Roth 2008), ihre Grundannahmen halten sie jedoch weitgehend aufrecht. Nicht mehr die Psychopathologie, sondern die in der Bildgebung gefundenen Funktionsänderungen sind nach Meinung dieser Autoren die entscheidenden Parameter zur Beurteilung der Täter. Aus derartigen Erkenntnissen abgeleitete Überlegungen scheinen auch den Begriff der Psychiatrie obsolet zu machen. Manche wollen ihn durch den Terminus Neurowissenschaften ersetzen. Verantwortlichkeit und Schuldfähigkeit scheinen dabei keine Rolle mehr zu spielen.

Übersehen wird in der Diskussion allzu häufig, dass die neurobiologischen Erkenntnisse und die daraus abgeleiteten Hypothesen über Determinismus und Willensfreiheit sich nicht auf die Kriminalität beschränken, sondern alle Lebensbereiche erfassen, wie Berufswahl, Partnerwahl etc. (Aron et al. 2005; Fisher et al. 2006). Die Beschränkung der öffentlichen Diskussion auf den Bereich der Forensischen Psychiatrie scheint eher einem Bedürfnis des Publikums und der Autoren zu entspringen als den Realitäten des Forschungsfeldes.

Allerdings werden auch in der forensischen Psychiatrie Tendenzen erkennbar, den herkömmlichen Begriff abzuschaffen und durch den Terminus „Forensische Neurowissenschaften" oder „Forensische Neuropsychiatrie" zu ersetzen (Burns und Bechara 2007). Diese Entwicklung erscheint aus Sicht vieler Praktiker allerdings verfehlt (Stompe und Schanda 2010 mit vielen Beispielen). Die wesentlichen Argumente sind:

- Die meisten Verbrechen erfordern weitaus komplexere Handlungen als die Handbewegungen der Libet'schen Experimente und die Reaktionen in den „Go- NoGo" Paradigmen neuropsychologischer Experimente.
- Im Laufe krimineller Handlungsketten bestehen wiederholt Entscheidungsmöglichkeiten; es handelt sich um komplexere Handlungsabläufe, die keineswegs determiniert sind.
- Willensfreiheit und deren Einschränkungen im Strafrecht und auch in zivilrechtlichen Fragestellungen sind normative Zuschreibungen und keine tatsächlichen oder empirisch erforschbaren Fakten.

2.3 Normative Zuschreibung der Schuldfähigkeit

Gerade aufgrund der Sichtweise, Willensfreiheit und deren Einschränkungen als narrative Zuschreibung zu betrachten, hat sich im deutschen Strafrecht trotz aller Gegenüberlegungen das Prinzip der individuellen Schuld als Strafbegründung und Strafbegrenzung durchgesetzt. Sie beruft sich auf eine individuelle Entscheidungskompetenz des Menschen, aber nicht notwendigerweise auf philosophisch oder anthropologisch begründete Willensfreiheit. Der normative Aspekt wird in den Entscheidungen des Bundesgerichtshofs immer wieder betont, z. B. wenn festgestellt wird:

> „Insoweit hat die Kammer jedoch verkannt, dass die Frage, ob die Steuerungsfähigkeit erheblich beeinträchtigt ist, eine Rechtsfrage ist. […] Die Rechtsordnung darf erwarten, dass Menschen mit den hier festgestellten Störungen ihr Verhalten so steuern, dass es nicht zu tagelangen, grausamen, letztlich tödlichen Misshandlungen eines kleinen Kindes kommt, wie hier bislang festgestellt" (Boetticher 2009, S. 37).

Hier wird die Beeinträchtigung der voluntativen Fähigkeiten des Menschen in Relation zum Ausmaß des Schadens und zur Verwerflichkeit einer Handlung gestellt. Letztere sind wiederum reine Wertungen, die nicht auf eine humanwissenschaftliche und schon gar nicht auf eine empirische Grundlage gestellt werden können. In vergleichbarer Weise hat sich die Rechtssprechung zu den Auswirkungen von Alkoholisierungen zur Schuldfähigkeit positioniert. Rechtsmediziner und Psychiater haben sich intensiv bemüht, die Kriterien einer die Schuldfähigkeit beeinträchtigenden Alkoholberauschung fachlich und empirisch zu ermitteln (Athen 1985; Gerchow et al. 1985; Kröber 1996). Der BGH hat demgegenüber entschieden, dass dies „vielmehr von den Ansprüchen ab[hängt], die durch die Rechtsordnung an das Wohlverhalten […] gestellt werden müssen" (Streng 2008). Die Frage, ob es den Begriff des „freien Willens" im philosophischen Sinn im Strafrecht dann überhaupt braucht, bleibt allerdings offen.

Auch die wissenschaftliche Strafrechtslehre entwickelte offenbar unterschiedliche Konzepte hierfür: Während Claus Roxin eher eine rein normative Konzeption vorschlug (Roxin 1994), fügte Heinz Schöch diesem Konzept das subjektive Freiheitsbewusstsein des Handelnden (Thiemeyer 1986) als notwendige Qualität für den strafrechtlichen Freiheitsbegriff hinzu und sieht in der Kombination von normativer Zuschreibung und subjektivem Bewusstsein die wesentliche Grundlage des Freiheitsbegriffs im Strafrecht (Schöch 1998).

Für die forensisch psychiatrische Praxis spielen derartige Überlegungen allerdings nur eine untergeordnete Rolle. Mit der Strafrechtsreform im Jahre 1975 wurde der Begriff der Schuldunfähigkeit in das Gesetz aufgenommen, nachdem bis dahin die Zurechnungsunfähigkeit als Grundlage für eine krankheitsbedingte Straffreiheit definiert war. Das Gegenteil von Schuldunfähigkeit, die Schuldfähigkeit, ist weder umgangssprachlich, noch im Gesetz, noch in der Rechtsprechung verbindlich definiert. Die in der Debatte der Jahrtausendwende mit der Schuldfähigkeit häufig verbundene Frage der „freien" Willensentscheidung bleibt – wie dargestellt – in der juristischen Diskussion zweitrangig (Schöch 2007). Gesetze und Rechtsprechung gehen (normativ zuschreibend) davon aus, dass der erwachsene, rechtsmündige Mensch weitgehend frei über seinen Willen verfügen und die Verantwortung für sein eigenes Handeln übernehmen kann. Dem erwachsenen Menschen wird im Strafrecht Schuldfähigkeit unterstellt, ohne dass näher erörtert wird, wie sie definiert ist und unabhängig davon, ob dies mit naturwissenschaftlichen Erkenntnissen übereinstimmt oder nicht.

2.4 Schuldfähigkeit und Verantwortlichkeit in der heutigen Praxis der forensischen Psychiatrie

Dem Psychiater kommt in diesem System nicht die Aufgabe zu, Schuldfähigkeit oder Verantwortlichkeit festzustellen, sondern Krankheiten oder Störungen, die als Ausnahme von einer normativen Regel die Schuldfähigkeit aufheben oder vermindern können. Ob sie dies tatsächlich tun, muss letztendlich wiederum normativ vom Gericht entschieden werden (siehe obige Beschlüsse des BGH). Liegen Krankheiten oder Störungen, welche die Ausnahmen begründen könnten, nicht vor, gilt die allgemeine (normative) Unterstellung von Schuldfähigkeit. Dies ist auch aus dem Wortlaut des § 20 des Strafgesetzbuches, der die Schuldunfähigkeit regelt, unmissverständlich zu entnehmen. Demnach handelt

> „ohne Schuld, wer bei Begehung einer Tat wegen einer krankhaften seelischen Störung, wegen einer tief greifenden Bewusstseinsstörung oder wegen Schwachsinns oder einer schweren anderen seelischen Abartigkeit unfähig ist, das Unrecht einer Tat einzusehen oder nach dieser Einsicht zu handeln."

Aufgabe des forensischen Psychiaters ist es in diesem Zusammenhang, in einem zweistufigen Vorgehen zunächst eine medizinische Diagnose zu stellen und diese einem der Eingangsmerkmale des § 20 StGB zuzuordnen. Ein vergleichbares Vorgehen ist bei der Begutachtung zur zivilrechtlichen Verantwortlichkeit gefordert. Wenn der psychiatrische Sachverständige diesen Schritt für den Richter verständlich begründet hat, sollte er in einem zweiten Schritt erläutern, welche Auswirkungen diese Störung auf die Fähigkeit des Menschen hatte, die Unrechtmäßigkeit seines Handelns zu erkennen, oder inwieweit die Handlungskompetenz durch die Störung beeinträchtigt war. Die Entscheidung, ob die Einsichts- oder Steuerungsfähigkeit im rechtlichen Sinn aufgehoben oder vermindert war, obliegt dem Gericht.

2.5   Die Quantifizierungsdebatte

Durch eine solche Rollenzuschreibung wird die Aufgabe für die Psychiater nicht leichter, selbst wenn die philosophische Fragen, die sich mit Schuld und Verantwortung oder mit Schuldfähigkeit und Verantwortlichkeit und deren Grundlagen befassen, zunächst und in der Praxis weitgehend ausgeklammert bleiben. Psychiater haben nämlich in jedem Fall den Schweregrad einer Störung zum Zeitpunkt einer Tat zu beurteilen. Diese Formulierung macht auf zwei Schwierigkeiten aufmerksam: Erstens beschränkt sie die Voraussetzung für die Beeinträchtigung der Schuldfähigkeit auf *schwerwiegende* Störungen und zweitens fordert sie eine Beurteilung *zum Zeitpunkt der Tat*, zu einem Zeitpunkt also, den der Gutachter selber nicht beobachten kann und über den er nur begrenzte und kaum je objektive Informationen hat. Der Schweregrad wird im § 20 des Strafgesetzbuches mit den quantifizierenden Adjektiven *krankhafte* seelische Störung, *tief greifende* Bewusstseinsstörung oder *schwere* seelische Abartigkeit beschrieben. Die hier geforderten Quantifizierungen lassen sich in den wenigsten Fällen objektiv oder auch nur durch verbindlichen Konsens festlegen oder ermitteln, obwohl das in der Forschung und Praxis immer wieder versucht wurde (Boetticher et al. 2005; Foerster 1991; Mende 1983; Nedopil 1987; Rasch 1992; Saß 1985; Wegener 1983). Tatsächlich gibt es aber weder erkenntnistheoretische Voraussetzungen noch klare rechtlich bindende Vorgaben, um den Schweregrad einer Störung und deren Auswirkungen auf die Handlungskompetenz zu bestimmen, wenn man von plausiblen kasuistischen Einzelfallbetrachtungen absieht. Insofern ist der individuellen Erfahrung des Gutachters, seiner subjektiven Einstellung, seiner Fähigkeit zur plausiblen Falldarstellung und letztendlich der rechtlich normativen Wertung durch das Gericht breiter Raum gegeben.

Es wäre vor diesem Hintergrund sicherlich einer erneuten philosophisch-juristisch-psychiatrischen Auseinandersetzung wert, um der Frage nachzugehen, ob die bislang geübte Praxis zuviel Arbitrarität zulässt und ob eine andere forensisch psychiatrische Praxis eine befriedigendere Lösung zulassen würde als die Orientierung an einer angenommenen Beeinträchtigung der Schuldfähigkeit. Der Autor hat sich hierzu früher wiederholt dahingehend geäußert, dass es nicht sinnvoll ist, das Schuldstrafrecht aufzugeben, solange nicht belegt ist, dass durch ein anderes Strafrechtsprinzip die Aufgaben des Strafrechts besser gelöst werden können als mit dem gegenwärtigen System (Nedopil 2010; 2012; 2013). Insofern ist es aus Sicht des Autors sinnvoller, weiterhin an einer Verbesserung der empirischen Grundlagen zu arbeiten und eine weitergehende Anstrengung zur Konsensbildung zu unternehmen, als den bisherigen Unzulänglichkeiten durch die Schaffung einer anderen Rechtsgrundlage, deren Unzulänglichkeiten weitgehend unbekannt sind, entgegentreten zu wollen.

2.6   Der Agnostizismus-Gnostizismus-Diskurs

Die zweite Schwierigkeit, nämlich die Beurteilung eines psychischen Zustandes zum Tatzeitpunkt, welchen der Gutachter nicht beobachten kann, und die daraus von ihm abzuleitende Schlussfolgerung über die kognitiven und voluntativen Einbußen bei der Tatbegehung wurden ebenfalls wiederholt in der forensischen Psychiatrie diskutiert.

Kurt Schneider und seine Schüler waren der Auffassung, dass es mit empirisch-wissenschaftlichen Methoden nicht möglich sei, die Freiheitsgrade, über die ein Mensch bei einer bestimmten Handlung verfügt, zu bestimmen. Sie waren überzeugt, dass der Mensch unter verschiedenen Handlungsalternativen und Reaktionsmöglichkeiten frei auswählen kann. Die Vielzahl der „Spielarten" menschlichen Seins erlaubt dem Menschen, sein Handeln bewusst und willentlich zu steuern und zwingt ihn gleichzeitig dazu, die Verantwortung für dieses Handeln zu übernehmen (Schneider 1948; 1950; Witter 1972). Es sei ihrer Meinung nach jedoch nicht möglich, festzustellen, in welchem Umfang eine psychische Krankheit zu einem bestimmten Zeitpunkt diese Freiheitsgrade einschränkt, wenngleich nicht daran gezweifelt wurde, dass psychische Krankheiten die Möglichkeit frei zu handeln prinzipiell einschränken können. Es ging diesen Autoren, deren Position als Agnostizismus bezeichnet wurde, somit nicht darum, ob der Mensch einen freien Willen hat und Krankheiten zur Schuldunfähigkeit führen können – beides wurde im Prinzip bejaht –, sondern um die (insbesondere nachträgliche) Feststellbarkeit einer Einschränkung der Freiheitsgrade. Aus diesem Grund vertraten sie auch die Auffassung, dass bei bestimmten Krankheiten, z. B. bei floriden schizophrenen Psychosen, grundsätzlich Schuldunfähigkeit angenommen werden sollte. Allerdings konzedierte Kurt Schneider selbst, dass es sich bei dieser Auffassung um ein Glaubensbekenntnis und nicht um eine wissenschaftlich begründbare Aussage handelt.

Demgegenüber vertraten die Gnostiker, u. a. Walter Ritter von Baeyer, Werner Mende, Wilfried Rasch oder auch Ulrich Venzlaff, unter Bezug auf eine anthropologisch fundierte Willenspsychologie den Standpunkt, dass es möglich sei, menschliche Handlungsabläufe und ihre Freiheitsgrade zu analysieren (Nedopil 1996). Ihren Vertretern geht es letztendlich darum, unterschiedliche Grade sozialer Kompetenz in spezifischen Situationen festzustellen. Hierfür spielen die Analysen des Verhaltens in verschiedenartigen Situationen und die Analyse der Motivation die entscheidenden Rollen.

2.7 Die strukturelle Annäherung

Der wissenschaftliche Streit zwischen Gnostikern und Agnostikern ist auf der erkenntnistheoretischen Ebene ebenso wenig gelöst wie der nicht lösbare philosophische Streit zwischen Determinismus und Indeterminismus. In der Rechtsprechung und in der forensisch psychiatrischen Praxis hat sich die gnostische Position durchgesetzt, was dazu führen kann, dass auch schwer psychotische Menschen dann für ein Delikt bestraft werden, wenn dieses nicht in Zusammenhang mit ihrer Störung steht und andererseits nur wenig gestörte Menschen unter bestimmten Bedingungen in ihrer Schuldfähigkeit beeinträchtigt sein können, wenn besondere situative Umstände dazu beitragen, dass ihre Handlungskompetenz erheblich eingeschränkt ist.

Aufgabe von Psychiatern und Psychologen ist es dann, aufgrund ihres Wissens um Krankheiten und Störungen und unter Berücksichtigung der von den Untersuchten geschilderten Symptome Hypothesen über die Verhaltensmöglichkeiten des Untersuchten zum Tatzeitpunkt aufzuzeigen. Diese Hypothesen erhalten umso mehr Bestätigung, je besser die angenommene Symptomatik durch Zeugen, die den Täter vor, während oder nach der Tat beobachtet haben, bestätigt wird; die Hypothesen werden umso mehr in Zweifel gezogen, je mehr die beobachtete Symptomatik von der angenommenen abweicht.

Daraus resultiert ein relativ klares Schema, wie bei der Beantwortung der Frage nach aufgehobener oder verminderter Schuldfähigkeit vorgegangen werden muss. Das Vorgehen gliedert sich in fünf Schritte:

1. Zunächst muss eine klinische Diagnose gestellt werden.
2. Anschließend muss geprüft werden, ob die Symptomatik der Störung so ausgeprägt war, dass eines der vier Eingangsmerkmale des § 20 StGB vorlag.
3. Aus der Symptomatik muss schließlich eine Hypothese über die störungsbedingte Funktionsbeeinträchtigung entwickelt werden. Dies geschieht aufgrund des klinischen Erfahrungswissens.
4. In einem zweiten Quantifizierungsschritt wird im Rahmen dieser Hypothese das Ausmaß der rechtsrelevanten Funktionsbeeinträchtigungen geprüft.
5. Schließlich muss entsprechend der juristischen Beweisregeln geprüft werden, mit welcher Wahrscheinlichkeit die klinische Hypothese zutrifft.

3 Schlussbemerkung: Ertrag und moralpsychologische Perspektive

Die Darlegungen zeigen, dass Schuldfähigkeit und Verantwortlichkeit im forensisch-psychiatrischen Bereich weitgehend undefinierte und im allgemeinen Sprachverständnis mehrdeutige und schillernde Begriffe sind. Es ist der forensischen Psychiatrie trotz intensiver Überlegungen und trotz empirischer Forschungsansätze nicht wirklich gelungen, diese Begriffe, oder genauer gesagt ihre Negationen, nämlich Schuldunfähigkeit oder Verantwortungsunfähigkeit, so zu operationalisieren, dass ein verbindlicher Gebrauch der Begriffe möglich ist. Diese Lücke hat die Rechtsprechung zum Teil durch normative und wertende Vorgaben verringert, ohne eine grundsätzliche Lösung zu finden oder zu ermöglichen. Die Unklarheiten und Streitpunkte der einzelnen Wissenschaftler und Praktiker, die seit Etablierung des Faches *Forensische Psychiatrie* immer wieder Gegenstand heftiger Diskurse waren, sind zwar in der Zwischenzeit geringer geworden und der Konsens ist im Vergleich zur Mitte des vorigen Jahrhunderts bemerkenswert hoch, eine wirkliche Klärung der offenen Fragen, die dem Diskurs zugrunde lagen, ist jedoch nicht gelungen. In der Praxis hat sich eine systematische Struktur, mit welcher bei der Frage nach Schuldunfähigkeit und Verantwortlichkeit vorgegangen wird, durchgesetzt, die eine transparente Ableitung gutachterlicher Schlussfolgerungen ermöglicht, aufgrund derer Gerichte über die psychopathologisch bedingten Einschränkungen der Schuldfähigkeit im strafrechtlichen Kontext und der Verantwortlichkeit im zivilrechtlichen Sinn entscheiden können. Für den moralpsychologischen Diskurs könnte dieses Ergebnis bedeuten, dass die konkrete Frage nach Schuldfähigkeit und Verantwortlichkeit sich nicht jenseits narrativer Praxiszusammenhänge klären lässt.

4 Literatur

4.1 Referenzliteratur

Aron, A., Fisher, H., Mashek, D. J., Strong, G., Li, H., Brown, L. L. (2005): „Reward, motivation, and emotion systems associated with early-stage intense romantic love". In: Journal of Neurophysiology 94/1, S. 327–337.

Athen, D. (1985): *Syndrome der akuten Alkoholintoxikation und ihre forensische Bedeutung.* Berlin, Heidelberg, New York: Springer.

Boetticher, A. (2009): „Der Mordfall Karolina – Die juristische Aufarbeitung". In: Petermann, A., Greuel, L. (Hrsg.): *Macht – Familie – Gewalt (?)" Intervention und Prävention bei (sexueller) Gewalt im sozialen Nahraum.* Lengerich: Pabst-Verlag, S. 17–47.

Boetticher, A., Nedopil, N., Bosinski, H. A. G., Saß, H. (2005): „Mindestanforderungen für Schuldfähigkeitsgutachten". In: Neue Zeitschrift für Strafrecht 25, S. 57–63.

Burns, K., Bechara, A. (2007): „Decision making and free will: A neuroscience perspective". In: Behavioral Sciences and the Law 25, S. 263–280.

Czerner, F. (2006): „Der strafrechtlich-normative Schuldbegriff zwischen Willensfreiheit und neurobiologischem Determinismus (I und II)". In: Archiv für Kriminologie 218, S. 65–88 und S. 129–157.

Dölling, D. (2007): „Zur Willensfreiheit aus strafrechtlicher Sicht". In: Forensische Psychiatrie, Psychologie, Kriminologie 1/1, S. 59–62.

Fisher, H. E., Aron, A., Brown, L. L. (2006): „Romantic love: a mammalian brain system for mate choice". In: Philosophical Transactions of the Royal Society B: Biological Sciences 361/1476, S. 2173–2186.

Foerster, K. (1991): „Die forensisch-psychiatrische Beurteilung persönlichkeitsgestörter Straftäter". In: Schütz, H., Kaatsch, H.-J., Thomsen, H. (Hrsg.): *Medizinrecht, Psychopathologie, Rechtsmedizin*. Berlin, Heidelberg, New York: Springer, S. 189–196.

Foucault, M. (1976): *Überwachen und Strafen. Die Geburt des Gefängnisses*. Frankfurt a.M.: Suhrkamp.

Friedreich, J. B. (1842): *System der gerichtlichen Psychologie*. Regensburg: Manz.

Gerchow, J., Heifer, U., Schewe, G., Schwerd, W., Zink, P. (1985): „Die Berechnung der maximalen Blutalkoholkonzentration und ihr Beweiswert für die Beurteilung der Schuldfähigkeit". In: Blutalkohol 22, S. 77–107.

Geyer, C. (2004): *Hirnforschung und Willensfreiheit*. Frankfurt a.M.: Suhrkamp.

Haffke, B. (1991): „Zur Ambivalenz des Paragraph 21 StGB". In: Recht & Psychiatrie 9, S. 94–108.

Heinroth, J. C. A. (1825): *System der psychisch-gerichtlichen Medizin, oder theoretisch-praktische Anweisung zur wissenschaftlichen Erkenntnis und gutachtlichen Darstellung der krankhaften persönlichen Zustände welche vor Gericht in Betracht kommen*. Leipzig: C.H.F.Hartmann.

Hoffbauer, J. C. (1808): *Die Psychologie in ihren Hauptanwendungen auf die Rechtspflege nach den allgem. Gesichtspunkten der Gesetzgebung, oder die sog. gerichtliche Arzneiwissenschaft nach ihrem psychologischen Teile*. Halle: Schimmelpfennig u.Co.

Janzarik, W. (1972): Forschungsrichtungen und Lehrmeinungen in der Psychiatrie: Geschichte, Gegenwart, forensische Bedeutung. In: Göppinger, H., Witter, H. (Hrsg.): *Handbuch der Forensischen Psychiatrie*. Berlin, Heidelberg, New York: Springer, S. 588–662.

Kraepelin, E. (1880): *Die Abschaffung des Strafmaßes*. Stuttgart: Ferdinand Enke.

Krafft-Ebing, R. v. (1885): *Lehrbuch der gerichtlichen Psychopathologie*. Stuttgart: Ferdinand Enke.

Kröber, H.-L. (1996): „Kriterien der verminderten Schuldfähigkeit nach Alkoholkonsum". In: Neue Zeitschrift für Strafrecht 16, S. 569–576.

Kroeber, H.-L. (2007): „The historical debate on brain and legal responsibility-revisited". In: Behavioral Sciences and the Law 25, S. 251–261.

Lenckner, T. (1972): „Strafe, Schuld und Schuldfähigkeit". In: Göppinger, H., Witter, H. (Hrsg.): *Handbuch der Forensischen Psychiatrie*. Berlin, Heidelberg, New York: Springer, S. 3–286.

Lombroso, C. (1894): *Der Verbrecher. In anthropologischer, ärztlicher und juristischer Beziehung*. (Original 1876 Aufl.). Hamburg: Verlagsanstalt u. Druckerei AG.

Luthe, R. (1984): „Schuldfähigkeit und Tiefenpsychologie". In: Forensia 4, S. 161–171.

Markowitsch, H. J., Siefer, W. (2007): *Tatort Gehirn*. Frankfurt a.M.: Campus Verlag.

Mende, W. (1983): „Zur Frage der Quantifizierung in der forensischen Psychiatrie". In: Monatsschrift für Kriminologie und Strafrechtsreform 66/6, S. 328–333.

Moore, M. (1984): *Law and psychiatry, rethinking the relationship*. Cambridge: Cambridge University Press.

100

Morse, S. J. (2007): „The non-problem of free will in forensic psychiatry and psychology". In: Behavioral Sciences and the Law 25, S. 203–220.

Nedopil, N. (1987): „Quantitative Verfahren zur Beurteilung der Schuldfähigkeit". In: Fortschritte der Medizin 105, S. 229.

Nedopil, N. (1989): „Begutachtung als Chance". In: Monatsschrift für Kriminologie und Strafrechtsreform 71, S. 109–114.

Nedopil, N. (2006): „Standpunkte der Forensischen Psychiatrie in der Zeit Bernhard von Guddens und das Gutachten über Ludwig II". In: Hippiue, H., Steinberg, R. (Hrsg.): *Bernhard von Gudden*. Heidelberg, Berlin, New York: Springer, S. 81–92.

Nedopil, N. (2010): „Freiraum für den menschlichen Willen. Gedanken zu einem überflüssigen und unlösbaren Disput". In: Dölling, D., Götting, B., Meier, B.-D., Verrel, T. (Hrsg.): *Verbrechen – Strafe – Resozialisierung. Festschrift für Heinz Schöch zum 70. Geburtstag am 20. August 2010.* Berlin: De Gruyter, S. 979–991.

Nedopil, N. (2012): „Das Infragestellen der Schuld und die Folgen für das Strafrecht aus forensisch-psychiatrischer Sicht". In: Roth, G., Hubig, S., Bamberger, G. (Hrsg.): *Schuld und Strafe. Neue Fragen*. München: C. H. Beck, S. 65–75.

Nedopil, N. (2013): „Die forensische Psychiatrie braucht kein neues Strafrechtssystem". In: Boers, K., Feltes, T., Kinzig, J., Sherman, L. W., Streng, F., Trüg, G. (Hrsg.): *Kriminologie – Kriminalpolitik – Strafrecht, Festschrift für Hans-Jürgen Kerner*. Tübingen: Mohr Siebeck, S. 429–440.

Panizza, O. (1898): *Psichopatia criminalis. Anleitung um die vom Gericht für notwendig erkanten Geisteskrankheiten psichjatrisch zu eruieren und wissenschaftlich festzustellen. für Ärzte, Laien, Juristen Vormünder, Verwaltungsbeamte, Minister, etc.* Zürich: Zitiert aus Müller, J. L.: Der Pazient als Psychiater edition Narrenschiff 1999, Bonn.

Pauen, M. (2012): „Keine Unschuld ohne Schuldbegriff". In: Roth, G., Hubig, S., Bamberger, G. (Hrsg.): *Schuld und Strafe. Neue Fragen*. München: C. H. Beck, S. 77–88.

Pauen, M., Roth, G. (2008): *Freiheit, Schuld und Verantwortung. Grundzüge einer naturalistischen Theorie der Willensfreiheit.* Frankfurt a.M.: Suhrkamp.

Rasch, W. (1992): „Die Schwere der Abartigkeit – die psychiatrische Begutachtung des Falles S". In: Recht & Psychiatrie 10, S. 76–80.

Roth, G. (2003): *Aus Sicht des Gehirns.* Frankfurt a.M.: Suhrkamp.

Roxin, C. (1994): *Strafrecht, allgemeiner Teil Grundlagen, Der Aufbau der Verbrechenslehre* Vol.1. München: Beck.

Saß, H. (1985): „Ein psychopathologisches Referenzsystem für die Beurteilung der Schuldfähigkeit". In: Forensia 6, S. 35–43.

Schmidt-Recla, A., Steinberg, H. (2008): „Da wir köpfen und hängen nicht wollen und deportieren nicht können… „ – Über Emil Kraeplins Einfluss auf Franz von Liszt. In: Nervenarzt 79/3, S. 295–304.

Schneider, K. (1948): *Die Beurteilung der Zurechnungsfähigkeit.* Stuttgart,: Thieme.

Schneider, K. (^{3}1950): *Klinische Psychopathologie.* Stuttgart: Thieme.

Schöch, H. (1998): „Willensfreiheit und Schuld aus strafrechtlicher und kriminologischer Sicht". In: Eisenburg, J. (Hrsg.): *Die Freiheit des Menschen. Zur Frage von Verantwortung und Schuld.* Regensburg: Pustet, S. 82–101.

Schöch, H. (2007): „Die Schuldfähigkeit". In: Kröber, H.-L., Dölling, D., Leygraf, N., Saß, H. (Hrsg.): *Handbuch der Forensischen Psychiatrie* Bd.1. Heidelberg: Steinkopff Verlag, S. 92–158.

Singer, W. (2003): *Ein neues Menschenbild.* Frankfurt a.M.: Suhrkamp.

Skinner, B. F. (1966): *Science and human behavior.* New York: Macmillan.

Stompe, T., Schanda, H. (Hrsg) (2010): *Der freie Wille und die Schuldfähigkeit.* Berlin: Medizinisch wissenschaftliche Verlagsgesellschaft.

Streng, F. (2008): „Der Einfluss von Alkohol und Drogen auf Tatbestandserfüllung, Schuldfähigkeit und Strafe". In: Kotsalēs, L. G. (Hrsg.): *Strafrechtswissenschaften Theorie und Praxis (Festschrift für Anna Benakis).* Athen: Ekdoseis Ant. N. Sakkoula, S. 593–620.

Tancredi, L. R. (2007): „The neuroscience of 'free will'". In: Behavioral Sciences and the Law 25, S. 295–308.

Thiemeyer, J. (1986): „Grundlagenprobleme des normativen Schuldbegriffs". In: Goltdammers Archiv für Strafrecht 133, S. 203–227.

Wegener, H. (1983): „Zur Problematik der Beurteilungen von Schweregraden schuldvermindernder und schuldausschließender Störungen – Bericht über ein Symposium". In: Monatsschrift für Kriminologie und Staatsrechtsreform 66/6, S. 325–327.

Witter, H. (1972): „Die Beurteilung Erwachsener im Strafrecht". In: Göppinger, H., Witter, H. (Hrsg.): *Handbuch der forensischen Psychiatrie.* Berlin, Heidelberg, New York: Springer, S. 966–1090.

4.2 Literatur zur Einführung

Nedopil, N., Müller, J. L. (⁴2012): *Forensische Psychiatrie.* Stuttgart, New York: Thieme.

Stompe, T., Schanda, H. (Hrsg.) (2010): *Der freie Wille und die Schuldfähigkeit.* Berlin: Medizinisch wissenschaftliche Verlagsgesellschaft.

4.3 Literatur zur Vertiefung

Janzarik, W. (1972): „Forschungsrichtungen und Lehrmeinungen in der Psychiatrie: Geschichte, Gegenwart, forensische Bedeutung". In: Göppinger, H., Witter, H. (Hrsg.): *Handbuch der Forensischen Psychiatrie,* Berlin, Heidelberg, New York: Springer, S. 588–662.

Lenckner, T. (1972). Strafe, Schuld und Schuldfähigkeit. In: Göppinger, H., Witter, H. (Hrsg.): *Handbuch der Forensischen Psychiatrie.* Berlin, Heidelberg, New York: Springer, S. 3–286.

Moore, M. (1984): *Law and psychiatry, rethinking the relationship.* Cambridge: Cambridge University Press.

Teil II:
Moralische Entwicklung.
Entwicklungspsychologische
und soziologische Aspekte

Einführung

Viktoria Lenz

Die moralische Entwicklung eines Menschen ist ein lebenslanger Prozess. Diesen Prozess haben verschiedene klassische Theorien erfasst und analysiert. Dabei hat die Beschreibung eine je andere Ausrichtung. Im Behaviorismus geht es vor allem um das Verhalten des Individuums und seine Veränderbarkeit im Sinne der Befolgung sozialer Normen, während die Psychoanalyse eher Gefühle wie z. B. Scham in den Mittelpunkt stellt. Der kognitivistische Ansatz hebt sich davon insofern ab, als die moralische Entwicklung des Individuums nicht nur maßgeblich von äußeren Faktoren abhängig ist, sondern insgesamt kognitive, soziale und soziokognitive Strukturen eine Rolle spielen. Demnach kann sich moralische Motivation erst später entwickeln, wenn sie zu einer differenzierten Urteilsbildung führen soll. Moralische Motivation meint dabei, dass ein Individuum im Laufe seiner Entwicklung moralische Normen angemessen zu deuten vermag, also moralisches Wissen erwirbt, und dieses als handlungs- und verhaltensleitend zu integrieren versucht. In ihrem Beitrag „Entwicklung des moralischen Urteils und der moralischen Motivation" widmet sich Gertrud Nunner-Winkler diesem Themenfeld. Sie legt anhand empirischer Befunde zunächst das kindliche Moralverständnis dar, wonach Kinder schon zwischen moralischen und konventionellen Normen unterscheiden können und dieses Wissen durch Interaktionserfahrungen erwerben. Von der Kindheit bis zum frühen Erwachsenenalter entwickelt sich mehr und mehr die moralische Motivation. Dabei spielt sowohl die kognitive und soziokognitive Weiterentwicklung eine Rolle. Das Blickfeld weitet sich und die Fähigkeit zu abstrakten Denkprozessen kommt hinzu. Die entwickelte moralische Motivation hat einen Einfluss auf die Urteilsbildung. Wer moralisch sensibel ist, wird eine differenziertere Urteilsfähigkeit entwickeln.

Eine Voraussetzung für eine gelingende moralische Entwicklung ist die Entwicklung von Kontroll- und Selbstregulierungsfähigkeit. Aspekte von Selbstregulation sind Verhaltens- und Emotionsregulation mit dem Ziel, moralische Handlungsabsichten erfolgreich zu realisieren. Diese Handlungsabsichten können als mentale Repräsentationen von Ziel- und Durchführungsintentionen beschrieben werden. Mit der „Entwicklung von Intentionalität" und ihren kontextuellen und kulturellen Sozialisationsbedingungen beschäftigt sich der Beitrag von Gisela Trommsdorff. Intentionalität wird dabei als Zielstreben verstanden, das vor allem mit Aspekten der Selbstregulation in Verbindung gebracht wird. Selbstregulationserfahrungen der jeweiligen Person bedingen das Selbstkonzept und damit die kognitive Repräsentation der eigenen Person. Die Entwicklung des Selbstkonzepts hängt dabei von komplexen Wahrnehmungs- und Reflexionsprozessen ab. Der Beitrag gibt zunächst einen Überblick über die Entwicklung von Intentionalität und ihre Sozialisationsbedingungen sowie über die wechselseitig bedingte Selbstkonzeptentwicklung. Die leitende Fragestellung ist dabei, ob und wie die Entwicklung von Intentionalität auf das Erlernen moralischer Ziele einwirkt. Kontextuelle Faktoren wie auch kulturelle Werte oder die Erwartungen von Bezugspersonen spielen hierbei eine wichtige Rolle. Die entwickelten moralischen Intentionen umfassen die Bereitschaft, durch selbstregulierendes Verhalten die moralischen Ziele mittels verhaltensstrukturierenden Handlungsabsichten zu erreichen. Die kulturellen Entwicklungsbedingungen liefern dabei einen wichtigen zu berücksichtigenden Kontext.

Während die ersten beiden Beiträge des Kapitels sich vor allem auf die Moralentwicklung in Kindheit, Jugend und jungem Erwachsenenalter konzentrieren, betrachtet der Beitrag „Moralische Bildung im Lebenslauf" von Rudolf Tippelt und Meltem Alkoyaz-Yildiz die gesamte Lebensspanne. Moralische Bildung entfaltet sich im je individuellen Lebenslauf im Kontext der Entwicklungsprozesse der gesamten Lebensspanne, wobei moralische Fähigkeiten wichtig für ein gutes Leben in sozialer Gemeinschaft sind. Nach einem Überblick über die Bildungs- und Entwicklungslogik von Moral wird moralische Bildung konkretisiert, indem die Menschenrechte als normative Basis skizziert werden. Abschließend werden vier Dimensionen ausgestaltet, in deren Kontext moralische Bildung im Erwachsenenalter gelingen kann. Dabei ist wichtig, dass moralisches Wissen immer wieder zu Alltagsvorstellungen und bekannten Handlungsweisen in Beziehung gesetzt wird, zu Reflexion der moralischen Orientierung angeregt wird und somit inter- und intraindividuelle Lernprozesse angestoßen werden.

Markus Schroer und Cora Krückels betrachten in ihrem Beitrag „Moralische Entwicklung als Praxis der Subjektivierung" die moralische Entwicklung des Subjekts aus soziologischer Perspektive, sodass es vor allem um die Einbettung moralischer Entwicklungsprozesse in gesellschaftliche Strukturen geht. Ausgangspunkt bildet das ambivalente Verhältnis der Soziologie zu moralischen Fragen am Beginn des 20. Jahrhunderts bei Émile Durkheim, Max Weber und Georg Simmel bis hin zu Niklas Luhmann und seiner These, dass die Moral aufgrund ihrer umfassenden Bedeutung auf individueller Ebene auch auf gesellschaftstheoretischer Ebene insofern einen wichtigen Stellenwert hat, als es letztlich um die Inklusion und Passung des Individuums in die Gesellschaft geht. Moralische Subjektivierungsformen werden verstanden als soziale Praxis, die zwischen den individualistischen und rein gesellschaftstheoretischen Ansätzen vermitteln. Durch Bezugnahme auf die Differenzierung des Moralcodes und des tatsächlichen Moralverhaltens, die Michel Foucault vorgenommen hat, zeigen die Autoren, dass sich die Ausgestaltung und Aneignung moralischer Praktiken nicht nur auf individueller Ebene unterscheiden, sondern sich die Formen moralischer Subjektivierung historisch und kulturell wandeln, sodass auch aktuelle Formen der moralischen Subjektivierung zu beachten sind.

Entwicklung des moralischen Urteils und der moralischen Motivation

Gertrud Nunner-Winkler

Abstract: Neuere Befunde zeigen, dass Kohlbergs Theorie Dimensionen bündelt, die unabhängig voneinander variieren können – moralisches Wissen und moralische Motivation, Entwicklung kognitiver und soziokognitiver Denkstrukturen, bereichsspezifische Wissenssysteme. Bereits Kinder wissen früh um die kategorische Sollgeltung moralischer Normen. Moralische Motivation, ein intrinsisches, formal-urteilbezogenes second-order desire, entwickelt sich aber erst verzögert. Sie nimmt dann im Durchschnitt stetig zu, wobei allerdings individuelle Verläufe – auch in Abhängigkeit von der Identifikation mit herrschenden Geschlechtsstereotypen – erheblich variieren. Differenzierte moralische Urteilsbildung erfordert die Entwicklung kognitiver und soziokognitiver Strukturen sowie die Bereitschaft zu moralischem Selbstmanagement, i.e. die Bereitschaft, automatisch und unbewusst ablaufende Prozesse vorurteilsgesteuerter Wahrnehmung durch bewusst eingesetzte Gegenstrategien zu kontrollieren.

Schlagwörter: Bereichstheorie, Minimalmoral, Lernprozesse, Geschlechterstereotype, Verteilungsgerechtigkeit, Rollenübernahmefähigkeit, Epistemische Entwicklung, Moralischer Relativismus, Toleranz, Moralisches Selbstmanagement.

1 Einführung

Die klassischen sozialwissenschaftlichen Moraltheorien behandeln unterschiedliche Aspekte von Moral. Im Behaviorismus geht es um Verhalten, in der psychoanalytischen Theorie um Gefühle wie Scham und Schuld. Beide Theorien stimmen in ihren Grundannahmen überein: Das Kind gilt als passives Objekt, dem konforme Verhaltensweisen andressiert bzw. vorgegebene Normen infiltriert werden. Im kognitivistischen Ansatz geht es um das Urteil. Dabei erarbeitet das aktive Kind sein Weltverständnis eigenständig in der Auseinandersetzung mit seiner physischen und sozialen Umwelt (Piaget). Das moralische Bewusstsein entwickelt sich nach Kohlberg (1984) in einer irreversiblen Abfolge ganzheitlich strukturierter, hierarchisch aufeinander aufbauender Stufen, die zunehmend angemessenere Urteile und eine prinzipienorientierte Bewertung je herrschender Normen erlauben. Die Abfolge basiert auf der Annahme eines kognitiv-affektiven Parallelismus, wonach die Begründungen der Normgeltung und die Motive ihrer Befolgung strukturgleich sind.

Seit den 1970ern hat Kohlbergs Theorie das Feld beherrscht. Zunehmend mehren sich jedoch kritische Stimmen. Am radikalsten ist die vollständige Zurückweisung des Kognitivismus: Moralische Urteile – so etwa Haidt (2001) – seien nur nachträgliche Rationalisierungen letztlich angeborener Intuitionen. Moral ist aber mit dem Ausagieren genetisch verankerter Reaktionsdispositionen nicht identisch. Mitleid etwa führt häufig zu moralischen Handlungen, zuweilen aber auch nicht (z. B. Raub, um einem leidenden Drogenabhängigen Stoff zu verschaffen). Kinder müssen lernen, welches Verhalten moralisch ist und wie sie mit ihren natürlichen Dispositionen umgehen. Innerhalb des kognitivistischen Bezugsrahmens bleiben einige Forscher Kohlberg treu: Sie erweitern und differenzieren seine Stufenabfolge und theoretischen Erklärungen durch handlungstheoretisch orientierte Rekonstruktionen (Eckensberger 2010), durch detailliertere Analysen des Entwicklungsmechanismus der reflektierenden Abstraktion (Minnameier 2010) oder die Integration von Befunden und Erwägungen aus dem Informationsverarbeitungsansatz (Lapsley und Narvaez 2004) und den Neurowissenschaften. Andere Forscher hingegen, insbesondere Vertreter der Bereichstheorie, stellen das Konzept ganzheitlicher Moralstufen in Frage.

An diese anknüpfend will ich i. F. zeigen, dass Kohlbergs Stufentheorie Dimensionen bündelt, die unabhängig voneinander variieren – moralisches Wissen und moralische Motivation, kognitive und soziokognitive Denkstrukturen, inhaltliche Wissenssysteme. Zunächst will ich am kindlichen Moralverständnis belegen, dass sich Wissen und Motivation getrennt entwickeln (2.1) und sodann an der weiteren Entwicklung exemplarisch Differenzierungen im moralischen Urteil nachzeichnen, die sich der Entfaltung kognitiver und soziokognitiver Denkstrukturen verdanken (2.2). Abschließend will ich zeigen, dass Urteil und Motivation – obzwar analytisch geschieden – gleichwohl zusammenwirken (2.3) und kurz einige Forschungsdesiderate benennen (3).

2 Moralisches Urteil und moralische Motivation aus entwicklungs- psychologischer Perspektive

2.1 Das kindliche Moralverständnis

Nach Kohlberg verstehen Kinder bis etwa zehn oder elf Jahre Moral rein instru-
mentell. Sie glauben, Normen gälten, weil sie von Autoritäten gesetzt und mit
Sanktionen ausgestattet sind, und würden befolgt, um Strafen zu vermeiden bzw.
Vorteile zu erringen. Diese Beschreibung geriet von zwei Seiten unter Kritik. In
Bezug auf die kognitive Dimension zeigt die Bereichsforschung, dass Kinder
schon früh zwischen moralischen und konventionellen Normen unterscheiden.
Moralischen Normen schreiben sie eine universelle, unabänderliche und autori-
tätsunabhängige Gültigkeit zu, konventionellen Normen hingegen eine von Ver-
einbarungen oder autoritativen Setzungen abhängige, veränderbare und nur für
Zugehörige verbindliche Geltung (Turiel 1983; Nucci und Turiel 1993; Smetana
2006). In Bezug auf die motivationale Dimension zeigt die Altruismusforschung,
dass Kinder früh uneigennützig mit anderen teilen, sie trösten und ihnen helfen.

Die Diskrepanz der Befunde ist (auch) auf methodische Differenzen zurückzuführen: Kohlberg erfragte Handlungsempfehlungen in moralischen Dilemmata; Turiel explorierte den Geltungsgrund moralischer Normen; die Altruismusforschung beobachtete spontanes Verhalten. Nun ist denkbar, dass Kinder
zwar, wie Turiel nachwies, Normen angemessen verstehen; bevor sie aber moralische Motivation aufgebaut haben, mögen sie ihre Handlungsempfehlungen
rein pragmatisch an Nützlichkeitserwägungen orientieren. Ebenso ist denkbar,
dass Kinder zwar, wie die Altruismusforschung zeigte, zu selbstlosen Handlungen fähig und bereit sind, aber nur solange diese ihren spontanen Neigungen
entsprechen. Will man diese Deutungen überprüfen, so muss man moralisches
Wissen (um die Geltung von Normen und ihre Begründungen) und moralische
Motivation (als Bereitschaft, dieses Wissen handlungsleitend zu machen) getrennt erheben und zwar in Situationen, in denen spontane Neigungen und Normen kollidieren.

Dieser Überlegung bin ich im Kontext einer Längsschnittuntersuchung (LO-
GIK Weinert 1998; Schneider 2008) einer repräsentativen Stichprobe von anfänglich 200 Kindern von vier bis 22 Jahren gefolgt (Nunner-Winkler 1998,
2008a). Im Alter von vier, sechs, und acht Jahren wurden den Kindern mehrere
Bildgeschichten vorgelegt, in denen der (geschlechtsgleiche) Protagonist einen
Konflikt zwischen Normen und eigenen Bedürfnissen erlebt (z. B. erwägt, die
begehrten Süßigkeiten eines anderen Kindes zu entwenden). In der Versuchungs-
situation wurde das moralische Wissen exploriert („Darf man die Süßigkeiten
nehmen oder darf man das nicht? Warum/Warum nicht?"). Dann wurde gezeigt,

dass der Protagonist der Versuchung erliegt (heimlich die Süßigkeiten nimmt) und anschließend wurde gefragt: „Wie fühlt sich der Protagonist? Warum?" Die Idee, moralische Motivation durch Emotionszuschreibungen zu einem hypothetischen Übeltäter zu erfassen, ist aus einem kognitivistischen Emotionsverständnis abgeleitet. Danach sind Emotionen zwar rasche und globale, aber kognitiv gehaltvolle Urteile und zwar über die subjektive Bedeutsamkeit eines gegebenen Sachverhalts (Solomon 1976). Für den Protagonisten sind zwei Sachverhalte zugleich wahr: Er hat sein Bedürfnis befriedigt und eine Norm übertreten. Mit seiner Emotionszuschreibung gibt das Kind zu erkennen, welchem der beiden Sachverhalte es höheres Gewicht beimisst.

2.1.1 Moralisches Wissen

Bereits 98% der Vierjährigen wussten, dass man die Süßigkeiten nicht nehmen darf. Über alle Messzeitpunkte und Geschichten hinweg benannten weniger als 10% der Kinder Sanktionen (Strafe/Belohnung, soziale Ablehnung/Akzeptanz, Gewissensbisse/Stolz). Die meisten Argumente waren moralbezogen – die Kinder verwiesen auf die Geltung der Norm (z. B. „Stehlen darf man nicht") oder gaben eine moralische Bewertung von Tat oder Täter (z. B. „das ist Diebstahl", „der ist unfair"). Auch verstehen sie Normen als nur *prima facie* gültig: Den Elfjährigen wurde folgende Vignette vorgelegt: „Nach einem Fest habt ihr vereinbart, am nächsten Tag aufzuräumen. Du erwägst nicht hinzugehen, weil du lieber etwas anderes tätest/auf dem Weg ein kleines verirrtes Kind triffst, das du nach Hause bringen willst. Ist es richtig, wenn du nicht zum Aufräumen gehst? Warum/Warum nicht?" Es gab hohen Konsens: Die Normübertretung wird strikt verurteilt, wenn sie nur im Eigeninteresse erfolgt, gilt jedoch als geboten, wenn sie größeren Schaden abzuwenden hilft. Ein Kind buchstabierte die Begründung explizit aus: „Es ist schlimmer, wenn das kleine Kind und seine Eltern sich ängstigen, als wenn die andern etwas mehr aufräumen müssen. Die hätten an meiner Stelle genauso gehandelt." Sie zeigt, dass das Kind – zumindest implizit – die dem modernen Moralverständnis zugrundeliegenden Prinzipien der Schadensminimierung und Unparteilichkeit rekonstruiert hat. Weyers et al. (2007) fanden, dass bereits im Vorschulalter einige Kinder angemessen Ausnahmen zulassen konnten – sie befürworteten eine Notlüge, um einen Freund vor unberechtigter Verfolgung zu schützen. Dies widerspricht natürlich Kants stärker gesinnungsethisch orientierter Vorstellung einer ausnahmslosen Gültigkeit negativer Pflichten – ist aber zentral für eine moderne Verantwortungsethik.

2.1.2 Moralische Motivation

Wiewohl die Vierjährigen wussten, dass man nicht stehlen darf, erwarteten die meisten (80%), der Dieb würde sich gut fühlen. Dieses Ergebnis ist überraschend, wurde aber zwischenzeitlich unter dem Etikett „happy victimizer" vielfach repliziert. Theoretisch bleibt es jedoch umstritten. Einige Autoren halten es für ein methodisches Artefakt (z. B. Keller et al. 2003). In der Tat beeinflussen Variationen der Erhebungsmethoden die Größenordnung des Phänomens – sie heben es aber nicht auf (Nunner-Winkler 2013). Auch ist es nicht auf kognitive Defizite von Kindern zurückzuführen – es findet sich auch unter Erwachsenen (Murgatroyd und Robinson 1997). Hingegen wird die motivationale Interpretation durch Metaanalysen gestützt, die zeigen, dass amoralische Emotionszuschreibungen mit höheren Raten von Verhaltensauffälligkeiten und Delinquenz einhergehen (Arsenio et al. 2006; Krettenauer et al. 2008). Damit können die Begründungen negativer Emotionserwartungen als Ausdruck des kindlichen Verständnisses moralischer Motivation gelten. Danach ist diese:

intrinsisch: Die Begründungen sind moralbezogen.

formal: Der Übeltäter fühlt sich schlecht, weil, was er tat, schlecht / böse / unfair war. Was aber in einer gegebenen Situation richtig oder falsch ist, gilt es in einem je konkret kontextbezogenen Urteil zu bestimmen.

ein second-order desire: Vorausgesetzt ist die Fähigkeit, von spontanen Impulsen zurückzutreten und nur moralverträglichen zu folgen, unmoralische Bestrebungen hingegen zu unterdrücken, i.e. erforderlich sind kognitive und volitionale Fähigkeiten (Selbstdistanzierung, Selbstkontrolle). Über die kognitiven Fähigkeiten verfügen Kinder ab etwa fünf Jahren (Yuill et al. 1996).

Diese Motivstruktur einer „freiwilligen Selbstbindung aus Einsicht" findet sich eher bei den jüngeren Generationen (Nunner-Winkler 2008b). Mehrheitlich erwarten ältere Befragte nach einem Vergehen Scham und Schuld, jüngere Reue und Bedauern zu empfinden. Dieser Wandel von einem Überich-Diktat hin zu einer ich-näheren Verankerung von Moral in der Person ist auf Veränderungen sowohl in den Moralvorstellungen wie den Erziehungspraktiken zurückzuführen. Nicht länger wird Moral aus Vorgegebenem – Gottes Wort, geheiligten Traditionen, naturrechtlichen Vorstellungen – abgeleitet vielmehr gründet sie im „Wollen…aller" (Tugendhat 1993, S. 87). Rawls' (1972) Modell der Konsensbildung unter dem Schleier der Unwissenheit operationalisiert die basalen Prinzipien: Gleichheit (gleiches Vetorecht), Unparteilichkeit (Unkenntnis askriptiver Merkmale oder persönlicher Präferenzen), Schadensvermeidung (interessensgeleitete Zustimmung). Infolge dieser Umstellung im Begründungsmodus ist Moral auf eine inhaltlich eng definierte, aber universelle Gültigkeit beanspruchende Minimalmoral eingegrenzt, der persönliche Bereich hingegen auf alle Verhaltensweisen erweitert, die Dritte nicht schädigen. Deren Regeln sind bereits Kindern verständlich. Und in der Tat erklären Eltern in modernen Verhandlungsfamilien den Sinn von Normen und räumen ihren Kindern erweiterte Mitsprachemöglichkeiten ein (Reuband 1997).

2.1.3 Lernprozesse

Wie erwerben Kinder ihr moralisches Wissen? Kohlberg setzt auf die Entwicklung der Rollenübernahmefähigkeit – das Erkennen differierender Sichtweisen. Hoffman (2000) erweitert dies um Empathie – das affektive Einfühlungsvermögen in die Empfindungen anderer. Allerdings sind kognitive und empathische Rollenübernahmefähigkeiten weder hinreichend noch notwendig für Moral: So etwa weisen Mobbingforschungen bei Tätern hohe Rollenübernahmefähigkeiten nach. Die Befolgung zentraler Normen, etwa Versicherungs- oder Steuerehrlichkeit, ist über Empathie nicht motivierbar.

Piaget folgend betonen die Vertreter der Bereichstheorie kindliche Rekonstruktionsleistungen: Kinder lesen ihr Wissen ab an ihren Interaktionserfahrungen (ErzieherInnen sind bei Verstößen gegen konventionelle Regeln zu Aushandlungen oder Kompromissen bereit, moralische Übertretungen hingegen untersagen sie kategorisch), am kollektiv geteilten Sprachspiel (z. B. „Mord" bezeichnet eine absolut verwerfliche Tat), an alltagsweltlichen Routinen und institutionalisierten Praktiken. So erfassen sie schon früh beides – das formale Konstitutivum von „Moral überhaupt" (Tugendhat 2006, S. 14), nämlich kategorisches Sollen, sowie die einer bestimmten Moral jeweils zugeordneten Inhalte. Die Bereichstheoretiker beschreiben die Zuweisungen einer säkularisierten Minimalmoral: Bei Moral geht es um Konsequenzen für andere (Schaden bzw. Wohlfahrt, Fairness, Rechte und Pflichten), bei Konventionen um die Koordination von Interaktionen und die Sicherung der sozialen Ordnung, im persönlichen Bereich um Präferenzen und Wahlen (z. B. von Freunden, Freizeitaktivitäten), für die der Handelnde freien Entscheidungsspielraum beansprucht. Aber die Bereichsabgrenzungen differieren zwischen Epochen und Kulturen. So etwa verurteilen ältere deutsche Befragte, deutsche religiös engagierte muslimische Jugendliche mit türkischem Migrationshintergrund sowie die Bevölkerung in stark von religiösen oder kirchlichen Orientierungen bestimmten Regionen Homosexualität als Verstoß gegen eine religiös begründete Moral. Hingegen rechnen jüngere Deutsche, auch religiös engagierte katholische, und die Bevölkerung in eher säkularisierten Ländern dieses Verhalten dem persönlichen Bereich zu (Nunner-Winkler 2000; Weyers 2012; Pickel 2001).

Was bedeuten die Befunde für Kohlbergs Theorie? Kinder nutzen früh auch die von Kohlberg den höheren Stufen zugeordneten Kriterien: Die präkonventionelle Eigenpräferenzorientierung bestimmt den persönlichen Bereich, die Bezugsgruppenorientierung den Bereich sozialer Konventionen und die postkonventionellen Kriterien von Autoritätsunabhängigkeit und Universalisierbarkeit definieren den Bereich der Moral. Der Inhalt des kindlichen Regelverstehens ist also nicht an die Entwicklung soziokognitiver Strukturen gebunden. Auch wird moralische Motivation erst in einem zweiten, zeitlich verzögerten, differentiellen Lernprozess aufgebaut. Damit ist nicht nur Kohlbergs Beschreibung des kindlichen Moralverstehens widerlegt, sondern darüber hinaus auch die Konzeption ganzheitlich strukturierter Moralstufen in Frage gestellt.

Doch auch wenn Kinder früh verstehen, was Moral ist, so sind sie noch keineswegs moralisch kompetente Akteure. Zum einen entwickelt sich die moralische Motivation. Zum andern erhöht sich die Urteilsfähigkeit aufgrund erweiterter Wissenssysteme und kognitiver und soziokognitiver Strukturentwicklung. Darum geht es im Folgenden.

2.2 Moralentwicklung von der Kindheit zum frühen Erwachsenenalter

2.2.1 Entwicklung moralischer Motivation

Im Alter von 17 und 22 Jahren wurde moralische Motivation durch ein Ratingverfahren auf der Basis von begründeten Handlungsentscheidungen in alltagsnahen moralischen Konflikten sowie von Emotionszuschreibungen zum Selbst in der Rolle des Handelnden wie des Opfers erhoben. Ein Beispiel: „Du willst dein Moped für 250 Euro verkaufen. Der erste Kunde handelt dich um 50 Euro runter und erklärt dann, er müsse nur schnell das Geld holen. Du bist einverstanden. Zwischenzeitlich kommt ein zweiter Kunde, der den vollen Preis zu zahlen bereit ist. Was tust du? Warum? Wie fühlst du dich? Warum? Stell dir vor, du wärest der erste Kunde und als du zurückkommst erfährst du, dass das Moped bereits verkauft ist. Wie fühlst du dich? Warum?" Als Indiz niedriger moralischer Motivation wurden Antworten der folgenden Art eingestuft: „Ich würde es dem zweiten verkaufen – das ist normales Marktverhalten/das täte jeder. Ich fühle mich gut – ich hab ein prima Geschäft gemacht. (Fühlen als erster Kunde?) Ich wäre total sauer – schließlich hat er es mir versprochen." Diese Antwort zeigt, dass das Versprechen als verbindlich gilt, der Proband dieses Wissen aber nur strategisch nutzt und damit das Kernprinzip von Moral – Unparteilichkeit – verletzt.

Mit dem Alter nimmt die Motivation im Schnitt stetig zu: Der Prozentsatz moralisch Indifferenter sinkt von knapp 70% im Alter von vier Jahren auf etwas unter 20% im Alter von 22 Jahren. Allerdings variieren die individuellen Entwicklungsverläufe erheblich: Fast ein Drittel der Probanden erfährt zwischen acht und 17 Jahren eine Einbuße und die Prädiktion von frühen Messungen auf spätere ist gering.

Im Normalbereich ist moralische Motivation also durch frühe Erfahrungen in der Familie nicht lebenslang bestimmt. Spätere Einflüsse sind wichtig: So etwa verringert das Hineinwachsen in gerechte statt korrupte Institutionen das Risiko delinquenten Verhaltens und erhöht wechselseitige Solidarität. Aber auch Prozesse der Selbstsozialisation spielen eine Rolle. So zeigen sich ab der frühen Adoleszenz signifikante Geschlechtsunterschiede zugunsten der weiblichen Befragten. Nun wird den Frauen in den Debatten um moralische Geschlechterdifferenzen stets höhere Fürsorglichkeit zugeschrieben. Aus evolutionsbiologischer Sicht gründet diese in deren höheren Reproduktionsinvestitionen, aus psychoanalytischer Sicht in der frühen Identifikation mit der gewährenden Mutter, an der die kleinen Mädchen festhalten, wohingegen die kleinen Jungen sich in der ödipalen Krise abgrenzen. Die These geschlechtsspezifischer Unterschiede in den inhaltlichen Moralvorstellungen wurde allerdings vielfach widerlegt. Hier geht es jedoch um Unterschiede in der Stärke moralischer Motivation, für die ich eine soziologische Erklärung vorschlagen möchte: den Bezug auf kollektiv geteilte Geschlechterstereotype. Die 22-Jährigen hatten für eine Liste von Merkmalen anzugeben, wie typisch diese für einen „richtigen Mann", eine „richtige Frau" und wie erstrebenswert für ihr eigenes „ideales Selbst" seien. Dabei wurden Männern eher moralabträgliche (z. B. durchsetzungsfähig, cleverer sein wollen als andere), Frauen eher moralförderliche Merkmale (z. B. verständnisvoll, bereit die eigenen Bedürfnisse auch einmal zurückzustellen) zugeschrieben. Dann wurde die Stärke der Geschlechtsidentifikation an der Ähnlichkeit der Profile des Geschlechterstereotyps und des eigenen idealen Selbst bemessen. Nun fanden sich unter Probanden mit niedriger Geschlechtsidentifikation keine, unter Probanden mit hoher Identifikation hingegen starke Unterschiede in der moralischen Motivation. In einer anderen Studie konnte dieser Befund, obwohl andere Erhebungsmethoden eingesetzt worden waren, bestätigt werden (Nunner-Winkler et al. 2008, S. 83–94).

2.2.2 Entwicklung kognitiver Strukturen

Piaget hat die kognitive Entwicklung als Abfolge zunehmend komplexerer Denkstrukturen beschrieben. Ungeachtet neuerer empirischer Befunde und theoretischer Differenzierungen bleiben zentrale Befunde bestehen. So sind jüngere Kinder in ihrem Urteilen durch Sinneseindrücke bestimmt und unfähig, mehrere Dimensionen zugleich in Rechnung zu stellen. Auf konkret-operationalem Niveau (sieben bis zwölf Jahre) verstehen sie kompensatorische Beziehungen und Reversibilität. Auf formal-operationalem Niveau (ab zwölf Jahren) wird das Denken reflexiv. Der Heranwachsende kann nun mit Operationen operieren, also nicht nur über Dinge, sondern auch über Gedanken nachdenken, Schlussfolgerungen aus vorhandenen Daten ziehen und systematisch nach fehlenden Informationen suchen. Sein hypothetisches Denkvermögen erschließt ihm auch das Konzept von Kontingenz – das Vorfindliche deutet er nun als bloß zufälligen Ausschnitt aus einem umfassenden Möglichkeitsraum (Piaget und Inhelder 1997).

Die Moralrelevanz dieser Entwicklung sei zunächst am Verständnis von Verteilungsgerechtigkeit illustriert. Im Verlauf der Entwicklung verändern sich die Kriterien: Zwischen drei bis fünf Jahren orientieren sich die Kinder an Gleichverteilung, zwischen sechs bis zwölf Jahren an ordinaler, ab 13 Jahren an proportionaler Beitragsgerechtigkeit. Diese Abfolge entspricht der kognitiven Entwicklung: Gleichheit erfordert die Berücksichtigung nur einer Dimension, ordinale Beitragsgerechtigkeit den Vergleich von zwei Rangreihen (mehr Arbeit – mehr Lohn), die proportionale Beitragsgerechtigkeit den Vergleich von zwei Brüchen (Verhältnis Beitrag A zu Lohn A im Vergleich zum Verhältnis von Beitrag B zu Lohn B). Das Leistungskriterium wird nach den Dimensionen Anstrengung, Fähigkeit und Ergebnis ausdifferenziert, wobei ältere Befragte diese unterschiedlichen Aspekte zunehmend besser simultan in Rechnung stellen und kontextbezogen gegeneinander ausbalancieren können. Nun ermöglicht die kognitive Entwicklung die Nutzung komplexerer Bewertungskriterien, determiniert sie aber nicht. Dies zeigt sich schon an der Koexistenz kontrastierender sozialphilosophischer Positionen. Plakativ formuliert: Der Marxismus votiert für Bedürfnisgerechtigkeit, der Sozialismus für Gleichheit, der Liberalismus für Chancengerechtigkeit, der Libertarianismus für Ergebnisorientierung. Auf der Individualebene spielt auch die Stärke der moralischen Motivation eine Rolle (vgl. 2.3.1.).

Die der kognitiven Entwicklung verdankte höhere Flexibilität der Urteilsbildung zeigt sich auch im Umgang mit Normkonflikten. So etwa verstehen bereits Kinder – im Einklang mit bereichstheoretischen Befunden – Grundrechte als universelle natürliche Rechte, die sie mit dem Streben von Menschen nach Selbstverwirklichung und Autonomie begründen. Erst Heranwachsende können aber dann relevante Kontextbedingungen berücksichtigen und gegeneinander abwägen. So etwa plädierten jüngere Kinder bei der Frage, ob Autoritäten (die Regierung, der Schuldirektor, die Eltern) Kinder davon abhalten dürften, ihr Recht auf freie Religionsausübung zu nutzen, in allen Fällen für uneingeschränkte Freiheitsrechte. Erst ab etwa elf Jahren machten sie Unterschiede zwischen den verschiedenen Kontextbedingungen (z. B. die Eltern, nicht aber der Schuldirektor oder die Regierung können die Religionsfreiheit des Kindes einschränken; Helwig 2003). Auch Untersuchungen zu Ausnahmen vom Lügenverbot belegen entwicklungsabhängige Integrationsleistungen, wobei ältere Kinder die Art der Beziehung (zu Eltern oder Freunden) und des Konflikts (aus dem Moralbereich, dem persönlichen Bereich) simultan berücksichtigen können.

2.2.3 Soziokognitive Strukturentwicklung

Kern der soziokognitiven Entwicklung ist die zunehmende Fähigkeit zur Perspektivenübernahme (Elfers und Sokol 2008). Jüngere Kinder glauben, die Welt sei so, wie sie selbst sie sehen. Ab der mittleren Kindheit erkennen sie, dass andere die Welt anders sehen und gegen Ende der Kindheit auch, dass Personen wechselseitig um die Unterschiedlichkeit ihrer Perspektiven wissen und schließlich erwerben sie die Dritte-Person-Perspektive der Unparteilichkeit. Im weiteren Verlauf können Heranwachsende dann die Systemperspektive einnehmen, also nicht nur Motive und Intentionen Handelnder, sondern auch die Funktionserfordernisse übergreifender Systeme in Rechnung stellen. Das höchste Niveau erlaubt, gegebene Verhältnisse aus der Sicht von Vernunftwesen überhaupt zu beurteilen, d. h. zu vorfindlichen gesellschaftlichen Arrangements im Lichte allgemeiner Prinzipien Stellung zu nehmen. In dieser erweiterten Perspektivenübernahmefähigkeit gründet die These, höherstufige Antworten seien moralisch angemessener: Moral zielt auf Konfliktlösungen, denen alle aus der Unparteilichkeitsperspektive zustimmen könnten. Auf höheren Stufen können zunehmend mehr potenziell Betroffene berücksichtigt werden.

Ein wichtiger Aspekt dieser Entwicklung betrifft das epistemische Verstehen. Selbst wenn Kinder mit dem Erwerb der subjektiven Perspektivenübernahme (ich sehe die Welt so, du siehst sie anders) um mögliche unterschiedliche Sichtweisen wissen, glauben sie zunächst noch, jeder müsse ihre eigene Interpretation teilen. Erst ab etwa sieben bis acht Jahren entwickeln sie eine „interpretative theory of mind", i.e. erkennen, dass Personen trotz gleicher Information Situationen unterschiedlich verstehen können (Sokol et al. 2004). Ein Beispiel: Zwei Freunde gehen zusammen ins Kino. Während der Vorführung geht einer raus, um Popcorn zu kaufen. Kinder mit subjektiver Perspektivenübernahme verstehen, dass beider Interpretationen differieren, weil der eine die entscheidende Szene nicht gesehen hat. Interpretative theory of mind versteht aber erst, wer anerkennt, dass sie auch differieren können, wenn beide den ganzen Film gesehen haben (Chandler und Birch 2010).

Die neue Einsicht in einen subjektiven Anteil an der Wirklichkeitskonstruktion wird zunächst entschärft: Kinder nutzen die Unterscheidung zwischen Fakten und Meinungen, um Konflikte zwischen widerstreitenden Behauptungen als reine Geschmacksfragen abtun und am früher vertretenen Realismus festhalten zu können (defended realism). Die zunehmende Erfahrung von Widersprüchen zusammen mit der Entwicklung formal-operationaler Denkstrukturen führt dann jedoch zu einer Generalisierung der epistemischen Skepsis – nun gerät alles Denken unter Zweifel. Auf diese Bedrohung – Chandler spricht von einer „Cartesian anxiety" – reagieren die Heranwachsenden mit einer von zwei komplementären Strategien: Mit Dogmatismus, der sich in religiösen Fundamentalismus oder blinde Wissenschaftsgläubigkeit umsetzen mag, oder mit Relativismus. Im Verlaufe der weiteren Entwicklung erarbeiten einige die komplexere Position des „postskeptischen Rationalismus": Auch wenn absolute Wahrheit unerreichbar ist, so gibt es doch die Möglichkeit, sich der Wahrheit anzunähern und schlechte von besseren Argumenten zu unterscheiden (Chandler et al. 1990; Chandler und Birch 2010). Aber selbst unter Erwachsenen bleibt die relativistische Position vorherrschend (Kuhn 2006).

Die Entwicklung des epistemischen Verstehens leistet einen Beitrag zur Erklärung von moralischem Relativismus. Die Erkenntnis von Perspektivität untergräbt zunächst das quasi objektivistische kindliche Moralverständnis. Viele Heranwachsende bleiben dann der relativistischen Übergangsstufe verhaftet. Erst der postskeptische Rationalismus ermöglicht ein differenzierteres Verständnis – die Anerkennung eines Grauzonenbereichs: „Die Existenz der Dämmerung hebt die Unterscheidung von Tag und Nacht nicht auf", i.e. auch wenn es in vielen Fragen kulturelle Unterschiede und in echten Dilemmata Meinungsverschiedenheiten gibt, so sind doch eindeutig moralische und unmoralische Handlungen klar unterscheidbar. Universell wird etwa hochherzige Hilfe gepriesen, eigennütziger Mord verurteilt. Aber mit der verantwortungsethischen Folgenberücksichtigung ist Konsens nicht mehr zwingend erzielbar – zu unsicher sind die empirischen Prädiktionen, zu unterschiedlich deren Bewertungen. In diesem Grauzonenbereich ist Dissens legitim. Moral aber ist damit keineswegs aufgehoben.

Auch für Toleranz ist ein Verständnis der komplexeren Position des postskeptischen Rationalismus wichtig. Sie erfordert nicht nur die Duldung oder gar Achtung fremder Gebräuche und Sitten, sondern auch – soll sie nicht in „repressive Toleranz" (Marcuse 1984 [1965]) umschlagen – die Anerkennung von Grenzen, wie sie etwa durch die Menschenrechte gesteckt werden.

2.3 Das Zusammenspiel von Motivation und Urteil

Nun ist komplexere Urteilsbildung nicht nur an die Entwicklung kognitiver und soziokognitiver Denkstrukturen gebunden. Viele Fragen (z. B. zur ökologischen Nachhaltigkeit von Produkten oder der sozialen Verträglichkeit politischer Entscheidungen) erfordern den Aufbau spezifischer Wissenssysteme. Auch die moralische Motivation spielt eine Rolle. Zwar werden Wissen und Motivation in getrennten Lernprozessen erworben und Reife der Urteilsbildung und Stärke der Motivation können unabhängig voneinander variieren. Gleichwohl hat die Motivation einen Einfluss auf die Urteilsbildung.

2.3.1 Moralische Sensibilität

Wer der Moral hohe Bedeutung beimisst, nimmt moralisch relevante Aspekte sozialer Situationen eher wahr, setzt sich mit den Problemen stärker auseinander, diskutiert sie häufiger mit anderen. So entwickelt er ein vertieftes Verständnis der Funktion von Moral für das menschliche Zusammenleben und eine differenziertere Urteilsfähigkeit. Ein Beispiel: Wir erbaten von 200 15–16-jährigen Hauptschülern und Gymnasiasten Gerechtigkeitsbewertungen (u. a. der gesellschaftlichen Einkommensverteilung). Konsentiert war das Leistungsprinzip. Etliche Personen waren jedoch stärker sensibilisiert für unerlässliche Rahmenbedingungen von Leistungsgerechtigkeit (Verwirklichung von Chancengerechtigkeit) und für die Notwendigkeit ergänzender Prinzipien (Berücksichtigung des Prinzips Gleichheit/Gleichachtung und Fürsorgepflicht für Bedürftige). Diese Bereitschaft, unterschiedliche Gerechtigkeitsprinzipien kontextsensitiv gegeneinander abzuwägen und auszubalancieren, war mit der Stärke moralischer Motivation, nicht jedoch mit dem Schultyp, der für kognitive Komplexität steht, verknüpft (Nunner-Winkler et al. 2006).

Moralisch hoch engagierte Personen behandeln nicht nur vorfindliche Probleme differenzierter – zuweilen verändern sie das herrschende Moralverständnis selbst: Sie zeigen auf, dass bislang als kulturell selbstverständlich erachtete Praktiken universellen Moralprinzipien widersprechen und setzen deren erweiterte Interpretation durch. Gleichheit etwa wurde bereits in der französischen Revolution als Grundprinzip deklariert. Aber die Einbeziehung auch der Schwarzen, auch der Frauen wurde erst von „moralischen Revolutionären" (Blasi 2006), etwa von Martin Luther King, von frühen Feministinnen, erkämpft.

2.3.2 Moralische Haltung

Sensible Problemwahrnehmung und differenzierte Urteilsbildung haben eine weitere Grundvoraussetzung – die Entwicklung von Kontroll- und Selbstregulierungsfähigkeit. Deren Bedeutung ist im Kontext der kognitiven Entwicklung detailliert erforscht worden (Kuhn 2006; Kray und Schneider 2012). Sie ermöglicht, automatisierte Reaktionen zu hemmen und alltagsweltliches Wissen, theoretische Vorannahmen und Vorurteile vorübergehend zu sistieren. So lässt sich verhindern, dass Denkprozesse vorschnell beendet werden, bevor alternative Deutungen überhaupt in den Blick kommen. Auch angemessene moralische Urteilsbildung erfordert Selbstregulierungsfähigkeiten – Blasi (2013) spricht von moralischem „Selbstmanagement": Automatisch und unbewusst ablaufende Prozesse vorurteilsgesteuerter Wahrnehmung sind durch bewusst eingesetzte Gegenstrategien zu kontrollieren. So kann man auf die eigene Interessenlage reflektieren, sich fragen, wie andere von eigenen Entscheidungen betroffen sind, ob die Informationsquellen zuverlässig sind, ob die Urteilskriterien mit den eigenen moralischen Überzeugungen übereinstimmen oder zu stark von der Sorge um Reputation beeinflusst sind, ob man einer Selbsttäuschung anheimfällt und sich von selbstdienlichen Vorurteilen oder Stereotypisierungen leiten lässt. Diese Formen moralischen Selbstmanagements basieren auf moralischer Motivation – nur wer Moral wichtig nimmt, wird die Mühen kognitiv angemessener Urteilsbildung auf sich nehmen.

An zwei Beispielen – eines aus dem Nahbereich (Versicherungsbetrug), eines aus der öffentlichen Sphäre (Beschneidung) – sei dies illustriert. Wir erbaten von 15–16-Jährigen eine Stellungnahme zu der Behauptung, viele Leute meldeten bei Versicherungen einen überhöhten Schaden (Nunner-Winkler et al. 2006, S. 210–213). Befragte mit höherer moralischer Motivation bezweifelten dies sehr viel häufiger und brachten ihre Verurteilung klar zum Ausdruck. Bei den 22-Jährigen LOGIK-Probanden fragten wir zusätzlich: „Kannst du dir vorstellen, das dann auch zu tun?" Befragte mit niedriger moralischer Motivation bejahten diese Frage signifikant häufiger und brachten rationalisierende Ausreden vor. Diese Befunde belegen die Bedeutung moralischer Motivation: Sie schützt vor unmoralischer Urteilsbildung, die in Wahrnehmungsverzerrungen gründet und sich auf Rationalisierungen stützt.

In der Beschneidungsdebatte stehen sich Gegner und Befürworter unversöhnlich gegenüber. Die Kontroversen betreffen empirische Annahmen aus unterschiedlichen Wissenschaften – der Medizin (gesundheitliche Risiken für den Säugling versus erhöhter Schutz vor Infektionen), der Rechtswissenschaft (elterliche Rechte und Fürsorgepflichten versus Recht auf körperliche Integrität), Religionswissenschaft (Bedeutung von Ritualen innerhalb religiöser Traditionen), Sozialwissenschaften (Praxis und Rechtsprechung in anderen Ländern; besondere Problematik der Diskussion in Deutschland), Psychologie (die Bedeutung früher Zugehörigkeitserfahrung für Kinder). Und sie betreffen unterschiedliche Bewertungen der verschiedenen Aspekte. Einzelne können die Fülle empirisch fundierter Argumente nicht überblicken und die in kollektiven oder individuellen Erfahrungen gegründeten Wertungen nicht spontan nachvollziehen. Lösungsmöglichkeiten bieten öffentliche Diskurse (Habermas 1992, S. 399–467), an denen sich Experten und Gegenexperten, Vertreter von Betroffenengruppen, einzelne Bürger beteiligen – so kann der mögliche Argumentationsraum weitgehend ausgeschöpft werden. Die Bürger sind gefordert, zunächst die eigenen empirischen Vorannahmen, inhaltlichen Überzeugungen und Wertbindungen einzuklammern und die Unparteilichkeitsperspektive einzunehmen. So können sie die vorgetragenen Argumente bewerten – gute Argumente zu erkennen, ist leichter als sie zu produzieren – und durch die Integration überzeugender Erwägungen das eigene Urteil differenzieren. Zugleich mögen sie einige der im kollektiven Lernprozess erarbeiteten Gesichtspunkte in Debatten im persönlichen Umfeld (in der Familie, am Arbeitsplatz) einbringen. Dies ermöglicht, eine rein strategische Nutzung von Argumenten zu kontern und zu einer höheren Toleranz in der öffentlichen Meinungsbildung beizutragen.

3 Moralpsychologischer Ausblick: Forschungsdesiderate

Auf der Individualebene stehen zum einen deskriptive Fragen an. Aus entwicklungspsychologischer Sicht wären u. a. die Beziehung zwischen den für moralische Handlungsbereitschaft relevanten Variablen (Metakognition, second-order desires, exekutive Funktionen), das Verhältnis von Emotionen und rationaler Urteilskraft in der moralischen Motivation oder der Umgang mit bereichsspezifischen moralabträglichen Erwartungen (etwa im Wirtschaftsleben) genauer zu analysieren. Des Weiteren interessieren Kausaleinflüsse. Zur Bestimmungskraft von Kontextfaktoren aus dem Nahbereich (z. B. Familie, peergroup) und auf der Ebene von Organisationen (z. B. moralische Atmosphäre der Schule) liegen Forschungen vor. Weniger weiß man über den Einfluss von Medien und gesamtgesellschaftlichen Verhältnissen. Auf gesamtgesellschaftlicher Ebene wären Untersuchungen zum Wandel in den Moralvorstellungen interessant. Wie verändern sich Gesetze (z. B. zur Scheidung, Homosexualität) – welchen Einfluss haben öffentliche Diskurse, Meinungsumfragen? Insbesondere aber wäre der Zusammenhang zwischen individuellen und kollektiven Lernprozessen zu untersuchen: Auf der einen Seite geht es hier um den Kampf einzelner „moralischer Revolutionäre", um die Herausbildung sozialer Bewegungen und deren Einflussnahme auf die Gesetzgebung; auf der anderen Seite um den Umgang traditionsverhafteter Individuen mit veränderten Normierungen.

4 Literatur

4.1 Referenzliteratur

Arsenio, W. F., Gold, J., Adams, E. (2006): „Children's conceptions and displays of moral emotions". In: Killen, M., Smetana, J. G. (Hrsg.): *Handbook of Moral Development*. Mahwah, N.J., London: Lawrence Erlbaum Associates, S. 581–610.

Blasi, A. (2007): „‚Amicus Plato sed magis amica veritas': Bindung bei ‚moralischen Revolutionären'". In: Hopf, C., Nunner-Winkler, G. (Hrsg.): *Frühe Bindungen und Moral*. Weinheim, München: Juventa, S. 215–259.

Blasi, A. (2013): „The self and the management of the moral life". In: Heinrichs, K., Oser, F., Lovat, T. (Hrsg.): *Handbook of Moral Motivation*. Rotterdam: Sense Publishers, S. 229–248.

Chandler, M., Birch, S. A. J. (2010): „The development of knowing". In: Overton, W. F. (Hrsg.): *The Handbook of Life-Span Development*. Hoboken, NJ: John Wiley und Sons, S. 671–719.

Chandler, M., Boyes, M., Ball, L. (1990): „Relativism and stations of epistemic doubt". In: Journal of Experimental Child Psychology 50, S. 370–395.

Eckensberger, L. (2010): „Kontextualisierung moralischer Urteile – etwas anderes als moralische Urteile plus Kontextvariablen". In: Latzko, B., Malti, T. (Hrsg.): *Moralische Entwicklung und Erziehung in Kindheit und Adoleszenz*. Göttingen: Hogrefe, S. 13–41.

Elfers, T., Martin, J., Sokol, B. (2008): „Perspective Taking: A review of research and theory extending Selman's developmental model". In: Columbus, A. M. (Hrsg.): *Advances in Psychology Research* (Vol. 54). Hauppauge, NY: Nova Science Publishers, S. 229–262.

Habermas, J. (1992): *Faktizität und Geltung. Beiträge zur Diskurstheorie des Rechts und des demokratischen Rechtsstaats*. Frankfurt a.M.: Suhrkamp.

Helwig, C. (2006): „Rights, civil liberties, and democracy across cultures". In: Killen, M., Smetana, J. G. (Hrsg.): *Handbook of Moral Development*. Mahwah, NJ: Erlbaum, S. 185–210.

Hoffman, M. L. (2000): *Empathy and moral development: Implications for Caring and Justice*. New York: Cambridge University Press.

Keller, M., Lourenco, O., Malti, T., Saalbach, H. (2003): „The multifaceted phenomenon of ‚happy victimizers': A cross-cultural comparison of moral emotions". In: British Journal of Developmental Psychology 21, S. 1–18.

Kohlberg, L. (1984): *Essays on moral development: Vol 2. The psychology of moral development. The nature and validity of moral stages.* New York: Harper & Row.

Kray, J., Schneider, W. (2012): „Kognitive Kontrolle, Selbstregulation und Metakognition". In: Schneider, W., Lindenberger, U. (Hrsg.): Entwicklungspsychologie. Weinheim Basel: Beltz, S. 457–476.

Krettenauer, T., Malti, T., Sokol, B. W. (2008): „The Development of Moral Emotion Expectancies and the Happy Victimizer Phenomenon: A Critical Review and Application". In: European Journal of Developmental Science 2/3, S. 221–235.

Kuhn, D., Franklin, S. (2006): „The Second Decade: What Develops (and How)". In: Kuhn, D., Siegler, R. (Hrsg.): *Handbook of Child Psychology* (Vol. 2). New York: John Wiley & Sons, S. 953–993.

Lapsley, D. K., Narvaez, D. (2004): „A Social-Cognitive Approach to the Moral Personality". In: Dies. (Hrsg.): *Moral Development, Self, and Identity.* Mahwah, NJ, London: Lawrence Earlbaum Associates, S. 189–212.

Marcuse, H. (1984 [1965]): „Repressive Toleranz. Mit einer Nachschrift von 1968". In: H. Marcuse: *Schriften. Bd. 8: Aufsätze und Vorlesungen 1948–1969.* Frankfurt a.M.: Suhrkamp, S. 136–166.

Minnameier, G. (2010): „The Problem of moral motivation and the happy victimizer phenomenon: Killing two birds with one stone". In: New Directions for Child and Adolescent Development 129, S. 55–75.

Murgatroyd, S. J., Robinson, E. J. (1997): „Children's and Adults' Attributions of Emotion to a Wrongdoer: The Influence of the Onlooker's Reaction". In: Cognition and Emotion III, S. 83–101.

Nucci, L. P., Turiel, E. (2009): „Capturing the complexity of moral development and education". In: Mind, Brain and Education 3/3, S. 151–159.

Nucci, L. P., Turiel, E. (1993): „God's word, religious rules, and their relation to Christian and Jewish children's concepts of morality". In: Child Development 64, S. 1475–1491.

Nunner-Winkler, G. (1998): „Zum Verständnis von Moral – Entwicklungen in der Kindheit". In: Weinert, F. E. (Hrsg.): *Entwicklung im Kindesalter.* Weinheim: Beltz, Psychologische Verlags Union, S. 133–152.

Nunner-Winkler, G. (2000): „Wandel in den Moralvorstellungen. Ein Generationenvergleich". In: Edelstein, W., Nunner-Winkler, G. (Hrsg.): *Moral im sozialen Kontext.* Frankfurt a.M.: Suhrkamp, S. 299–336.

Nunner-Winkler, G. (2008): „Zur Entwicklung moralischer Motivation". In: Schneider, W. (Hrsg.): *Entwicklung vom frühen Kindes- bis zum frühen Erwachsenenalter. Befunde der Längsschnittstudie LOGIC.* Weinheim: Beltz, S. 103–123.

Nunner-Winkler, G. (2008): „From Super-Ego and Conformist Habitus to Ego-Syntonic Moral Motivation. Sociohistoric Changes in Moral Motivation". In: European Journal of Developmental Science 2/3, S. 251–268.

Nunner-Winkler, G. (2013): „Happy Victimizer and Moral Motivation". In: Heinrichs, K., Oser, F., Lovat, T. (Hrsg.): *Handbook of Moral Motivation. Theories, Models, Applications.* Rotterdam: Sense Publishers, S. 265–286.

Nunner-Winkler, G., Meyer-Nikele, M. Wohlrab, D. (2006): *Integration durch Moral. Moralische Motivation und Ziviltugenden Jugendlicher*. Wiesbaden: Verlag für Sozialwissenschaften.

Piaget, J., Inhelder, B. (1977): *Von der Logik des Kindes zur Logik des Heranwachsenden*. Freiburg: Walter-Verlag.

Pickel, G. (2001): „Moralische Vorstellungen und ihre religiöse Fundierung im europäischen Vergleich". In: Ders., Krüggeler, M. (Hrsg.): *Religion und Moral. Entkoppelt oder Verknüpft?*. Opladen: Leske + budrich, S. 105–134.

Rawls, J. (1972): *A theory of justice*. London, Oxford, New York: Oxford University Press.

Reuband, K. H. (1997): „Aushandeln statt Gehorsam. Erziehungsziele und Erziehungspraktiken in den alten und neuen Bundesländern im Wandel". In: Böhnisch, L., Lenz, K. (Hrsg.): *Familien. Eine interdisziplinäre Einführung*. Weinheim, München: Juventa, S. 129–153.

Schneider, W. (Hrsg.) (2008): *Entwicklung von der frühen Kindheit bis zum frühen Erwachsenenalter: Befunde der Münchner Längsschnittstudie LOGIK*. Weinheim: Beltz.

Smetana, J. G. (2006): „Social-Cognitive Domain Theory: Consistencies and variations in children's moral and social judgements". In: Killen, M., Smetana, J. G. (Hrsg.): *Handbook of Moral Development*. Mahwah, N.J.: Erlbaum, S. 119–153.

Sokol, B. W., Chandler, M. J. (2003): „Taking agency seriously in the theories-of-mind enterprise: Exploring children's understanding of interpretation and intention". In: British Journal of Educational Psychology Monograph Series II, Number 2 – Development and Motivation, S. 125–136.

Solomon, R. C. (1976): *The passions*. Garden City: Anchor Press.

Tugendhat, E. (1993): *Vorlesungen über Ethik*. Frankfurt a.M.: Suhrkamp.

Tugendhat, E. (2006): „Das Problem einer autonomen Moral". In: Scarano, N., Suàrez, M. (Hrsg.): *Ernst Tugendhats Ethik.Einwände und Erwiderungen*. München: Beck, S. 13–30.

Turiel, E. (1983): *The development of social knowledge. Morality and convention*. Cambridge: Cambridge University Press.

Weinert, F. E. (1998): *Entwicklung im Kindesalter*. Weinheim: Beltz, Psychologie Verlags Union.

Weyers, S. (2012): *Entwicklung von Rechts- und Menschenrechtsvorstellungen*. Frankfurt a.M.: BoD Books on Demand, Norderstedt.

Weyers, S., Sujbert, M., Eckensberger, L. H. (2007): *Recht und Unrecht aus kindlicher Sicht. Die Entwicklung rechtsanaloger Strukturen im kindlichen Denken und Handeln*. Münster: Waxmann.

Yuill, N., Perner, J., Pearson, A., Peerbhoy, D., Ende Joanne, v. (1996): „Children's changing understanding of wicked desires: From objective to subjective and moral". In: British Journal of Developmental Psychology 14, S. 457–475.

4.2 Literatur zur Einführung

Nunner-Winkler, G. (2008): „Zur Entwicklung moralischer Motivation". In: Schneider, W. (Hrsg.): *Entwicklung vom frühen Kindes- bis zum frühen Erwachsenenalter. Befunde der Längsschnittstudie LOGIC.* Weinheim: Beltz, S. 103–123.

Weinert, F. E. (1998): *Entwicklung im Kindesalter.* Weinheim: Beltz, Psychologie Verlags Union.

4.3 Literatur zur Vertiefung

Heinrichs, K., Oser, F., Lovat, T. (Hrsg.) (2013): *Handbook of Moral Motivation. Theories, Models, Applications.* Rotterdam: Sense Publishers.

Killen, M., Smetana, J. G. (Hrsg.) (^{2}2014): *Handbook of Moral Development.* New York, London: Psychology Press.

Latzko, B., Malti, T. (Hrsg.) (2010): *Moralische Entwicklung und Erziehung in Kindheit und Adoleszenz.* Göttingen: Hogrefe.

Nunner-Winkler, G., Meyer-Nikele, M. Wohlrab, D. (2006): *Integration durch Moral. Moralische Motivation und Ziviltugenden Jugendlicher.* Wiesbaden: Verlag für Sozialwissenschaften.

Entwicklung von Intentionalität: Implikationen für moralische Entwicklung im kulturellen Kontext

Gisela Trommsdorff

Abstract: Die Intentionalitätsentwicklung wird hier unter dem Aspekt der Entwicklung von Selbstregulation (Emotions- und Verhaltensregulation) als kognitiver, sozio-emotionaler und motivationaler Prozess sowie der Entwicklung des Selbstkonzeptes (einschließlich Selbst-Umwelt-Beziehungen) untersucht. Dabei geht es immer auch um die Frage, welche Implikationen diese Entwicklungsprozesse für moralische Intentionalität haben, also unter welchen Bedingungen Kinder lernen, moralische Ziele zu entwickeln und diese Ziele bzw. Handlungsabsichten erfolgreich zu realisieren. Nach einem Überblick über den Stand der Forschung zur Entwicklung der Selbstregulation und des Selbstkonzeptes folgen Analysen zu Bedingungen der Intentionalitätsentwicklung mit Fokus auf kontextuelle und kulturelle Sozialisationsbedingungen. Abschließend werden offene Forschungsfragen skizziert, die sich aus einer kulturinformierten Sicht der Intentionalitätsentwicklung ergeben.

Schlagwörter: Moralische Entwicklung, Kultur, Selbstregulation, Selbstkonzept, Intentionalitätsentwicklung.

Einführung

Intentionalität ist ein Begriff, der in verschiedenen Disziplinen unter unterschiedlichen Fragestellungen verwendet wird. Mit Intentionalität sind in diesem Kapitel subjektive, mentale Repräsentationen gemeint, die Ziel- und Durchführungsintentionen umfassen. Intentionen gehen also in die Wahl von Zielen (Zielintention) und in die Ausführung von Handlungsplänen (Durchführungsintentionen) ein (Gollwitzer und Oettingen 2012).

Aus entwicklungspsychologischer Sicht wird Intentionalität als Zielstreben mit dem Fokus auf Verhaltens- und Emotionsregulation als Aspekte von Selbstregulation untersucht. Das Konzept der Selbstregulation umfasst willentlich kontrolliertes Verhalten (z. B. Aufmerksamkeitssteuerung und Inhibition von Verhalten), das auf das Erreichen bestimmter, z. B. auch moralischer Ziele gerichtet ist. Die Ziele wie auch moralisches Verhalten sind u. a. kulturspezifisch definiert. Daher ist die Einbeziehung des kulturellen Kontextes erforderlich. Zudem ist die Entwicklung der Selbstregulation eng verbunden mit der Selbstkonzeptentwicklung, also der Vorstellung von der eigenen Person, der kognitiven Repräsentation von anderen und der Selbst-Umwelt-Beziehung.

Daher wird die Entwicklung von Intentionalität unter dem Aspekt der Selbstregulation hier als ein motivationaler, sozio-emotionaler und kognitiver Prozess verstanden, bei dem das Kind durch sein Handeln die eigene Entwicklung steuert („agency"). Diese Entwicklung wird begleitet von vielfältigen erfahrungsabhängigen, zunehmend komplexeren Wahrnehmungs- und Reflexionsprozessen über die eigene Person (generell und im jeweiligen situativen und kulturellen Kontext).

In der Entwicklung von Intentionalität bedingen sich Selbstregulation und Selbstkonzeptentwicklung wechselseitig. So wirken Selbstregulationserfahrungen auf die Entwicklung des Selbstkonzeptes ein (z. B. Selbstwirksamkeit). In der Intentionalitätsentwicklung geht es um Fragen der Wahl und Präferenz von Zielen und die Art der Zielerreichung. So können prosoziale Intentionen unbeabsichtigte schädigende Folgewirkungen für andere Personen haben. Oder religiös fundierte moralische Ziele werden mit intendiert aggressiven Mitteln angestrebt. Hier stellen sich Fragen nach kulturspezifischen Vorstellungen moralischen Verhaltens.

Daher wird in diesem Kapitel auch immer wieder die Frage gestellt, ob und wie die Entwicklung von Intentionalität mit der Entwicklung von moralischer Intentionalität verbunden ist. Es geht hier also auch darum, unter welchen Bedingungen Kinder lernen, moralische Ziele zu entwickeln und diese Ziele bzw. Handlungsabsichten erfolgreich zu realisieren.

Im Folgenden wird zunächst ein Überblick zur Entwicklung von Intentionalität unter dem Aspekt der Entwicklung von Selbstregulation und des Selbstkonzeptes gegeben. Dann folgt ein Abschnitt zu Bedingungen der Intentionalitätsentwicklung mit Fokus auf kontextuelle und dabei insbesondere kulturelle Faktoren. In beiden Abschnitten wird auch auf die Entwicklung moralischer Absichten eingegangen. Abschließend werden offene Forschungsfragen skizziert, die sich vor allem aus einer kulturinformierten Sicht der Intentionalitätsentwicklung ergeben.

1   Faktoren bei der Entwicklung von Intentionalität

Die Entwicklung der Selbstregulation und des Selbstkonzeptes werden hier als wesentliche Grundlagen für die Entwicklung von Intentionalität gesehen.

1.1   Entwicklung der Selbstregulation

Zunächst werden hier Aspekte von Selbstregulation, ihre Entwicklung und ihre Funktion für die Persönlichkeitsentwicklung thematisiert. Die Entwicklung von Intentionalität ist eng verbunden mit der Fähigkeit und Bereitschaft zur Selbstregulation, d. h. der willentlichen Kontrolle eigenen Verhaltens und mentaler Prozesse. Selbstregulation besteht, wenn das Kind sein Verhalten beobachten, planen und kontrollieren kann, um eigene Ziele zu verfolgen und über die Zeit und über veränderte (auch widrige) Umstände hinweg aufrechtzuerhalten (Karoly 1993). Dazu sind Fähigkeiten der Aufmerksamkeitssteuerung und Verhaltensinhibition erforderlich. Ein Beispiel ist die Kontrolle von Impulsen oder der Aufschub von Bedürfnisbefriedigung. Vorschulkinder mit hoher Fähigkeit zum Belohnungsaufschub (z. B. jetzt auf eine attraktive Belohnung zugunsten einer noch attraktiveren Belohnung zum späteren Zeitpunkt zu verzichten) weisen eine höhere Wahrscheinlichkeit einer erfolgreichen Entwicklung im Schulalter auf (z. B. Sozialverhalten, Schulleistungen; Mischel et al. 1988). Diese frühe Selbstregulation korreliert noch im Erwachsenenalter mit neuronalen und Verhaltensmerkmalen wie Längsschnittstudien zeigen (Casey et al. 2011). Die repräsentativen Längsschnittstudien von Moffitt und Kollegen (2011) belegen zudem, dass frühe Selbstregulation eine Reihe von positiven Entwicklungsergebnissen (u. a. Gesundheit, Berufserfolg) vorhersagen kann. Selbstregulation als bedeutsamer Indikator von Intentionalität kann daher eine positive Entwicklung vorhersagen.

Die Entwicklung von Selbstregulation erfolgt als Aspekt von zunehmenden regulatorischen Fähigkeiten. Kinder reagieren auf Ereignisse und müssen lernen, ihre Reaktionen angemessen und adaptiv zu regulieren. Dies lernen sie zunehmend in unterstützenden Umwelten. Die frühe Regulationsentwicklung erfolgt in enger Beziehung des Kindes mit seinen Bezugspersonen. Erst allmählich wird die interpersonale Regulation um Strategien intrapersonaler Regulation erweitert (Shonkoff und Philips 2000; für Emotionsregulation vgl. Holodynski und Friedlmeier 2006).

Die Entwicklung einer erfolgreichen Selbstregulation als Voraussetzung für eine gelungene kompetente Entwicklung über die Lebensspanne umfasst die Regulation von verschiedenen Aspekten, u. a. physiologische Erregung, Emotionen, Kognitionen, Aufmerksamkeit und Verhalten. Diese verschiedenen Aspekte sind durch zunehmende Reifung und Integration von Hirnarealen (vor allem im Frontalhirn) gekennzeichnet, welche eine zunehmende Selbstkontrolle und die willentliche Inhibition von unerwünschtem Verhalten ermöglichen (vgl. Diamond und Taylor 1996). Diese neurobiologischen Veränderungen, die sich in Wechselwirkung mit Sozialisationserfahrungen vollziehen, sind eine Voraussetzung für die zunehmende Fähigkeit von Kindern zur Selbstregulation (u. a. Aufmerksamkeitssteuerung; Ignorieren von Ablenkungen). Weitere Entwicklungen dieser Hirnregionen erlauben dann Planungshandeln und komplexeres Problemlösen zur Umsetzung von Intentionen. Aufgrund unterschiedlicher Entwicklungsbedingungen entstehen individuelle Differenzen in der Selbstregulation (vgl. Rothbart et al. 2011).

Das Kleinkind kann seine Aufmerksamkeit, Emotionen und Verhalten bereits am Ende des ersten Lebensjahres intern steuern; danach entwickelt sich die Selbstregulation schneller (Kopp 1982; Rothbart et al. 2011; vgl. Übersicht bei Heikamp et al. 2013). Nach Kopp (1982) wird die frühe Phase der neurophysiologischen Modulation (z. B. empathische Ansteckung) abgelöst durch die sensomotorische Modulation (Evozieren selbstbelohnender Verhaltenseffekte). Geteilte Aufmerksamkeit mit der Bezugsperson („joint attention") und soziale Bezugnahme („social referencing") erfolgen im zweiten Lebensjahr. Dann kann auch intentionales menschliches Verhalten von mechanischen Bewegungen unterschieden werden (zum Erkennen zielgerichteter Handlungen vgl. Meltzoff 1995). Mit 14 Monaten imitieren Kleinkinder intentionale eher als zufällige Handlungen, vermutlich weil sie erkennen, dass andere Menschen ihnen in Bezug auf Intentionalität ähnlich sind. Im zweiten Lebensjahr können Kleinkinder Handlungen zielgerichtet regulieren. Diese Fähigkeit entwickelt sich zusammen mit der Bereitschaft zur Kooperation und Regelbefolgung und ist eine Basis für die Internalisierung von Verhaltensregeln (z. B. Einhalten von Verboten und Vorschriften) im Vorschulalter (vgl. Kochanska et al. 1998). Damit werden Grundlagen für die Entwicklung moralischer Intentionalität gelegt.

Die Bereitschaft und Fähigkeit zur Selbstregulation ist also in den ersten Lebensjahren eingeschränkt. Wenn sich das Kind z. B. unwohl fühlt, kann es unbefriedigte Bedürfnisse und negative Emotionen zunächst nur mit der Hilfe der Mutter regulieren (interpersonale Regulation). Erst wenn das Kind die erforderlichen selbstregulatorischen Kompetenzen entwickelt hat, ist eine intrapersonale Regulation (z. B. durch Ablenkung) für eine Abschwächung negativer Emotionen möglich. Entsprechend kann das Kind auch Kompetenzen zur intrapersonalen Regulation positiver Emotionen im Sinne einer Aufrechterhaltung oder Modulation entwickeln (vgl. Friedlmeier et al. 2011; Holodynski und Friedlmeier 2006; Trommsdorff und Cole 2011). Emotionsregulation als wichtiger Aspekt von Selbstregulation kann auch moralischen Zielen dienen. So wird man im Fall des beobachteten Versagens einer Person keine Schadenfreude zeigen, um die Person nicht zu verletzen. Oder im Fall eigenen Erfolges wird man angesichts des Misserfolgs einer anderen Person den Ausdruck von Stolz kontrollieren.

Die Entwicklung von Selbstregulation ist für alle gelingenden sozialen Interaktionen erforderlich, z. B. wenn das Ziel verfolgt wird, mit anderen Personen eine positive Beziehung zu entwickeln und aufrechtzuerhalten. Dies erfordert, selbstbezogene Ziele so zu regulieren, dass die Interessen der anderen Personen in die eigenen Ziele integriert werden. Sozialbezogene Ziele können auch moralische Intentionen umfassen, z. B. mit anderen zu kooperieren oder anderen zu helfen. Auf andere Personen gerichtete Intentionalität kann jedoch auch auf aggressive Ziele bezogen sein, also den anderen zu schädigen. Eine auf moralische Selbstregulation gerichtete Intentionalität wird als kognitive Repräsentation mit motivationaler Wirkung erst aufgebaut, wenn eine ausreichende Selbst-Andere-Differenzierung erfolgt ist.

Auch in Situationen, die auf den ersten Blick nicht als soziale Situationen gesehen werden können, ist Selbstregulation erforderlich, z. B. beim Leistungshandeln in der Schule (Weis et al., 2016). Die Motivation für Selbstregulation beim Leistungshandeln kann intrinsisch (weil die Arbeit selbst Spaß macht) oder extrinsisch sein (Ziel ist, Anerkennung für eine gute Note zu erhalten). Selbstregulation beim Leistungsstreben kann auch sozial motiviert und moralisch bedingt sein (Trommsdorff [in Druck b]). In ostasiatischen Kulturen mit konfuzianischem Wertesystem gilt es als Tugend, wenn Kinder ihren Eltern gegenüber Dankbarkeit und Respekt zeigen, indem sie Leistungserfolge anstreben und erreichen. Misserfolge würden die Ehre der Familie verletzen (vgl. Chao und Tseng 2002; Li 2012).

Ein intrinsisch motiviertes moralisches Verhalten ist selbstbelohnend, es ist primär darauf gerichtet, eine moralische Intention umzusetzen. Ein extrinsisch motiviertes moralisches Verhalten wird z. B. durch die Intention angeregt, soziale Anerkennung zu erreichen. Allerdings ist es schwierig, zwischen intrinsisch und extrinsisch motiviertem Handeln bzw. intrinsisch oder extrinsisch motivierten Intentionen zu unterscheiden (vgl. Sansone und Harackiewicz 2000). Dies zeigt die häufig und immer noch geführte Debatte, ob „wahrer" Altruismus möglich ist, oder ob nicht vielmehr alles prosoziale Handeln nur altruistisch erscheint, aber eigentlich selbstbezogenen Zielen dient (wie z. B. Statusgewinn, Selbstkonzepterhöhung; vgl. Trommsdorff 2005).

Ob intrinsisch oder extrinsisch motiviert: Selbstregulation ist ein für die moralische Entwicklung bedeutsamer Ausdruck von Intentionalität. Mit Selbstregulation wird die Fähigkeit und Bereitschaft des Kindes bezeichnet, den Alltagsregeln und -normen zu folgen, die von den Eltern und anderen Bezugspersonen vertreten und eingefordert werden (Kopp 2001). Selbstreguliertes Verhalten, das an internalisierten Standards (z. B. moralischen Normen) ausgerichtet ist, zeichnet sich auch dadurch aus, dass eigene Handlungen von der Person selbst bewertet werden. Diese Selbstbewertungen können emotionale Folgen wie Schuld, Scham, Stolz o. a. haben und damit dazu beitragen, moralisch fundierte Intentionalität zu festigen. Daher gilt moralischen Emotionen bei der Entwicklung von moralischen Intentionen ein besonderes Interesse.

1.2 Selbstkonzeptentwicklung

In der Forschung zum Selbstkonzept lässt sich zwischen kognitiven, sozialen und motivationalen Ansätzen unterscheiden. Bei kognitiven Ansätzen geht es um das Erkennen des Selbst anhand objektiver Merkmale, wie der körperlichen Erscheinung. Die Fähigkeit, sich selbst korrekt zu erkennen (z. B. im Spiegel) erfolgt bereits in der Mitte des zweiten Lebensjahres (Bischof-Köhler 1989). Damit können Kleinkinder sich selbst und andere als autonome und intentional Handelnde verstehen, die eigenständig und getrennt von anderen sind (Moore 2007). Voraussetzungen dafür werden jedoch bereits im ersten Lebensjahr gelegt (Meltzoff 1995; Tomasello 1999).

Die Entwicklung des sozialen Selbst erfolgt über soziale Beziehungen als Grundlage des Selbst. So kann das Kind soziale Kommunikationen über das Selbst internalisieren. Aus bindungstheoretischer Sicht ist anzunehmen, dass in den ersten Lebensmonaten durch die Qualität der Beziehung zwischen Kind und Bindungsperson die Grundlagen für die Entwicklung eines Arbeitsmodells („working model") als Teil des sozialen Selbst gelegt werden. Arbeitsmodelle umfassen die Vorstellung über das eigene Selbst (und die Welt) und begründen interindividuelle Differenzen im sozialen Selbst und dessen Wirkung auf soziale Beziehungen. (Bowlby 1969).

Die weitere Entwicklung des Selbstkonzeptes bedingt die Fähigkeit zur Selbstreflexion und die Differenzierung von öffentlichem bzw. sozialem Selbst und dem privaten bzw. individuellen Selbst. Letzteres umfasst mentale Prozesse, wie Emotionen, Überzeugungen, Motive und Intentionen. Bei motivationstheoretischen Ansätzen zum Selbst geht es u. a. um die Erfüllung psychologischer Bedürfnisse (z. B. Autonomie und Verbundenheit). Hier werden Bedürfnisse als Grundlage für die Entwicklung von Handlungszielen und für die Ausrichtung von Verhalten, einschließlich selbstregulatorischen Handelns, gesehen. Im zweiten Lebensjahr entwickelt sich das Selbsterkennen und die Selbstregulation (Harter 2012).

Die Selbstkonzeptentwicklung erfolgt nach Harter (2012) als Wissensschema (über das Selbst als Objekt, d. h. „me"-Aspekt, und über das Selbst als Subjekt, d. h. „I"-Aspekt) zunächst durch Wahrnehmung des körperlichen, dann des aktiven, dann des sozialen und schließlich des psychologischen Selbst. Die Entwicklung des „I"-Aspektes erfolgt über strukturelle Merkmale der Kontinuität, Distinktheit, Willentlichkeit (Volition) und Selbstreflexivität. Diese Entwicklung beginnt in der frühen Kindheit und erfolgt über die mittlere und spätere Kindheit und frühe Adoleszenz bis zur späteren Adoleszenz.

Eine wesentliche Voraussetzung für die Entwicklung des Selbstkonzeptes ist die Selbst-Andere-Differenzierung. So ist die Selbstentwicklung auch verbunden mit der Entwicklung des Konzeptes vom Anderen. Dem liegen Prozesse der Empathie, der Perspektivenübernahme und der Theory-of-Mind zugrunde. Damit können Kinder erkennen, dass sie selbst von anderen bewertet werden („looking-glass-self"; Harter 2012). Der „Blick des Anderen" wird in die weitere Entwicklung des Selbstkonzeptes und der Intentionalität integriert. Damit erfolgt auch eine wichtige Voraussetzung für die Entwicklung moralischer Intentionen: wenn der „Blick des Anderen" für das eigene Handeln wichtig ist, werden Ziele gewählt und verfolgt, die eine Passung von Selbstbewertung und Bewertung durch andere ermöglichen.

Zudem entwickeln Kinder früh die Fähigkeit, Intentionalität im Verhalten anderer wahrzunehmen, d. h. Kinder unterstellen handelnden Personen psychische Erlebnisse und Prozesse, wie Ziele, Pläne und Emotionen. Am Ende des ersten Lebensjahres können Kinder das Verhalten von anderen gemäß intentionaler Handlungsabfolgen strukturieren. Das Verstehen von Intentionalität der Handlungen anderer hängt mit der Entwicklung des Ziel-Mittel-Verständnisses zusammen. Des Weiteren ist mit der Zuschreibung von Intentionalität bei anderen die Entwicklung von kognitiv-emotionalen Schemata verbunden, die Attribuierungsprozesse steuern. Dabei erfolgen Zuschreibungen von Handlungsursachen auf interne oder externe, auf stabile oder veränderbare Bedingungen und gehen in die Bewertung der Handlungen anderer Personen unter Aspekten von Selbstverantwortlichkeit und moralisch fundierter Intentionalität ein. Solche Attribuierungen beeinflussen die Einstellung zu anderen Personen und die Art der sozialen Interaktion mit ihnen. Attribuierungen der Erzieher sind Teil des Sozialisationskontextes, die die Entwicklung von Intentionalität mit beeinflussen (Trommsdorff 2007; 2015a). Damit kommen wir zum nächsten Abschnitt, der relevante Sozialisationsbedingungen für die Intentionalitätsentwicklung mit Fokus auf den kulturellen Kontext behandelt.

2 Sozialisationsbedingungen für Intentionalitätsentwicklung: Kulturelle Werte, Erziehungsziele und Selbstkonzept

Die Bedingungen für die Intentionalitätsentwicklung sind eng verbunden mit Bedingungen für die Selbstentwicklung und umfassen u. a. biologische, kulturelle und sozio-ökonomische Faktoren und ihre Wechselwirkungen. Eine wichtige Rolle spielen biologische Faktoren z. B. hinsichtlich der Sensitivität des Kindes in Bezug auf Umwelteinflüsse (Qualität der Eltern-Kind-Beziehung; Sozialisationsfaktoren durch Gleichaltrige und Schule) und deren Wirkung auf die Entwicklung der Selbstregulation (vgl. Blair und McKinnon 2013). Dies kann in diesem Kapitel nicht ausgeführt werden. Für die Entwicklung moralischer Intentionen sind insbesondere kulturelle Werte, die in verschiedenen miteinander verbundenen Sozialisationskontexten (auf der Makro-, der Meso- und der Mikroebene) vermittelt werden, relevant. Im Folgenden sollen nur einige kontextuelle Bedingungen behandelt werden: die Rolle von Kultur und die damit verbundenen Sozialisationsbedingungen in der Familie.

Wenn man *Kultur* als gemeinsames Deutungssystem mit verhaltensrelevanten Normen und Ritualen versteht, sind kulturspezifische Sozialisationskontexte so organisiert und wirksam, dass sie der Vermittlung gemeinsamer Werte und damit einer relativen Kontinuität der Kultur dienen. Kulturelle *Werte*, die religiös fundiert oder säkularisiert sein können, gehen ein in die Entwicklung von Kindern und Jugendlichen, wenn sie eine entsprechende (z. B. auch moralische) Intentionalität, verbunden mit der Identitätsentwicklung beeinflussen (vgl. Trommsdorff 2012a). Als identitätsrelevante Intentionalität kann die Zukunftsorientierung verstanden werden, die über Hoffnungen und Befürchtungen hinaus Ziele, Erwartungen, Kausalattribuierungen, Planungsreflexionen und Handlungsintentionen (Durchführungsintentionen) beinhaltet. Untersuchungen zur kulturspezifischen Ausprägung der Zukunftsorientierung von Jugendlichen belegen kulturelle Bedingungen in der Intentionalität und in darauf hin geordnetem zukunftsbezogenen Handeln von Jugendlichen (Mayer et al. 2009; Mayer und Trommsdorff 2010; Seginer und Mahajna 2012).

Intentionalität entwickelt sich über Wertetransmission, Internalisierung von Werten und Entwicklung von Identität und ist eingebunden in die gesamte Sozialisation. Untersuchungen zur Wertetransmission fragen u. a., ob die Transmission kontinuierlich ist, und ob sie vom sozio-kulturellen Wandel, von religiösen und ethnischen Bedingungen beeinflusst wird (Knafo et al. 2012). Wertetransmission erfolgt zunächst in der Familie, der Altersgruppe und Schule. Die „Entwicklungsnische" („developmental niche"; Super und Harkness 1997) des Kindes umfasst elterliche Ziele und Verhalten und ist Grundlage für die Internalisierung von Werten und Normen. Dabei sind vor allem die Qualität der Eltern-Kind-Beziehung, einschließlich der Akzeptanz der elterlichen Intentionen durch das Kind, bedeutsam (vgl. Grusec und Goodnow 1994).

Erziehungsziele und entsprechendes Verhalten regen Intentionen des Kindes an und können diese weiterführen. Intentionen von Erziehungspersonen und des Kindes sind u. a. auf das Ziel gerichtet, ein bestimmtes Maß an Selbstständigkeit zu erreichen, um z. B. bestimmte Handlungen alleine, ohne externe Unterstützung und unter Bezug auf soziale Erwartungen und Belohnungen, auszuführen. Damit sind bedürfnisfundierte Ziele der Autonomie, Verbundenheit und Kompetenz im Sinne von Ryan und Deci (2000) wirksam. Diese universellen Ziele sind jedoch je nach kulturell vorherrschenden Werten unterschiedlich relevant für die Sozialisation und Intentionalitätsentwicklung des Kindes. So zeigen unsere Studien zu Erziehungszielen und -verhalten als Aspekte von *impliziten Erziehungstheorien* bei Müttern aus verschiedenen westlichen und asiatischen Kulturen deutliche Unterschiede in der zugrundeliegenden Intentionalität der

Mütter (vgl. Übersicht bei Trommsdorff et al. 2012). Je nach Kultur und Erziehungssituation werden jedoch unterschiedliche Ziele und Verhalten relevant (Park et al. 2012; Ziehm et al. 2013). Für koreanische Mütter sind z. B. Leistungsziele und prosoziale Ziele situationsspezifisch hoch bedeutsam. Ziel deutscher Mütter in Schulleistungssituation ist hingegen eher, subjektives Wohlbefinden ihres Kindes zu sichern.

Elterliche Erziehungsziele sind vom kulturellen Kontext beeinflusste Intentionen, die sich auf die Ausbildung der Intentionalität des Kindes auswirken. Untersuchungen zu Ähnlichkeiten und Unterschieden in Werthaltungen von Eltern und Kindern über die Generationen hinweg belegen den Einfluss u. a. von Eltern-Kind-Beziehung, Persönlichkeit der Eltern und der Kinder, des kulturellen Kontextes und des sozialen Wandels (Trommsdorff 2009). Wichtige Fragen sind hierbei z. B.: Welche übergreifenden Ziele (z. B. Individualismus, Familienwerte) unter welchen Bedingungen von der Großelterngeneration auf die erwachsenen eigenen Kinder (Mütter) und die Enkelgeneration (Jugendliche) weitergegeben werden. Diesen und anderen Fragen wird im Rahmen der *Value-of-Children-and-Intergenerational-Relations*-Studie in einer Reihe von empirischen Untersuchungen im Vergleich von grossen Stichproben aus verschiedenen europäischen und nicht-europäischen Kulturen nachgegangen (Übersicht bei Trommsdorff 2002; Trommsdorff und Nauck 2010). Bisherige Befunde verdeutlichen, dass die intergenerationale Transmission von Werten und Zielen bestimmten kulturspezifischen Mustern folgt (vgl. Albert et al. 2011; Trommsdorff et al. 2004).

Für die *kulturspezifische Intentionalitätsentwicklung* ist relevant, ob eher independente oder eher interdependente *Werte* im gegebenen Sozialisationskontext bevorzugt und weitergegeben werden. Damit wird jeweils die Entwicklung eines eher independenten („independent view of the self") oder eines eher interdependenten Selbstkonzeptes („interdependent view of the self"; Markus und Kitayama 1991) angeregt und stabilisiert. Bei einem independenten Selbst sieht sich die Person als getrennt von anderen Personen („separateness"). Bei einem interdependenten Selbst sieht sich die Person als mehr oder weniger stark mit anderen verbunden („connectedness").

Diese *Selbstauffassungen* und damit verbundenen Werte hängen zusammen mit universellen Bedürfnissen nach Autonomie, Verbundenheit und Kompetenz (Ryan und Deci 2000). Die Ausprägung dieser universellen Bedürfnisse geht in die Intentionalitätsentwicklung ein, ist jedoch kulturspezifisch verschieden, da mit Autonomie und Verbundenheit jeweils spezifische kulturelle Werte verbunden sind. In Kulturen, in denen eher individualistische, independente und auf Selbstständigkeit gerichtete Werte relevant sind, hat Autonomie einen hohen Stellenwert, obwohl dort auch Werte der gegenseitigen Verbundenheit eine Rolle spielen. In Kulturen hingegen, in denen eher interdependente Werte vertreten werden, kann Autonomiestreben die interpersonale Verbundenheit und Harmonie stören (vgl. Rothbaum und Trommsdorff 2007; Trommsdorff 2009;

2012a,b). Dies hat weitreichende Folgen für die kognitive, soziale, emotionale und motivationale Entwicklung sowie die Entwicklung von *Intentionalität*, d. h. für die Entwicklung von Zielintentionen und von Durchführungsintentionen.

Emotionsregulation als Aspekt der Selbstregulation und Intentionalitätsentwicklung wird von der kulturspezifisch unterschiedlichen Bedeutung von „Autonomie" und „Verbundenheit" in Werten, Erziehungszielen und im Selbstkonzept beeinflusst. Bei hoher Bedeutung von Autonomie richten sich Handlungsziele des Kindes und seiner Eltern auf frühe Selbstständigkeit in der Selbstregulation. Dies haben wir z. B. in kulturvergleichenden Beobachtungsstudien an deutschen und japanischen Kindern verschiedenen Alters in Bezug auf die Regulation von negativen Emotionen (Distress) nachgewiesen. Während sich Mädchen beider Kulturen im Alter von zwei Jahren nicht unterscheiden, zeigen drei- und fünfjährige deutsche Mädchen mehr eigenständige Emotionsregulation als japanische Mädchen; letztere suchen in emotional belastenden Situationen länger die Unterstützung ihrer Mutter auf (vgl. Friedlmeier und Trommsdorff 1999; Trommsdorff et al. 2007).

Die Fähigkeit und Bereitschaft zur Emotionsregulation ist, wie oben dargelegt, ein wichtiger Aspekt der Selbstregulation und der Entwicklung von Intentionalität. Kulturinformierte Studien belegen, dass sich die Emotionsregulation je nach den vorherrschenden kulturellen Werten entwickelt. So werden Ärgeremotionen bei vorherrschender interdependenter Wertepräferenz stärker als bei independenter Wertorientierung so reguliert, dass sie weniger (oft und intensiv) auftreten (Trommsdorff und Cole 2011; Trommsdorff und Heikamp 2013). Dies gelingt durch Regulationsstrategien wie z. B. Verschiebung des Aufmerksamkeitsfokus (vgl. Cole et al. 2011). Die Fähigkeit und Bereitschaft zur Regulierung von Ärgeremotionen hat Implikationen für soziale Interaktionen. Werden Ärgeremotionen nicht inhibiert, sind meist aggressive Handlungen die Folge. In Kulturen, in denen Werte der sozialen Harmonie und der Kooperation im Sinne von Interdependenz vorherrschen (z. B. in Japan, Indonesien), gelten Ärgeremotionen als unreif und aggressives Verhalten wird abgelehnt. Kulturvergleichende Studien zeigen, dass beides, Ärger und Aggression, also die Intention, den anderen zu schädigen, bei japanischen und indonesischen Kindern und Jugendlichen seltener auftritt (vgl. Kornadt 2011; Trommsdorff 2012a,b; Trommsdorff und Kornadt 2003). Inhibierung und Aktivierung als Aspekte der Selbstregulation (einschließlich der Emotions- und Verhaltensregulation) gehen ein in die Entwicklung von Intentionalität.

Die Intentionalitätsentwicklung erfolgt im Zusammenhang mit der Selbstkonzeptentwicklung, d. h. auch der wahrgenommenen *Beziehung zwischen Selbst und Umwelt*, die in Selbst- und Weltbild eingehen. In der Bindungsforschung wurde bereits auf diese Beziehung („working model") eingegangen (Bowlby 1969). Rothbaum und Wang (2010; 2011) haben bindungstheoretische Annahmen unter kulturspezifischen Überlegungen erweitert. Danach kann das Selbst-

und Weltbild eher aus stabilen, festgelegten oder flexiblen, veränderbaren Merkmalen bestehen. Entsprechend richten sich Handlungsintentionen darauf, Veränderungen der eigenen Person (z. B. durch Anstrengung, Übung etc.) und/ oder Veränderungen der Umwelt vorzunehmen. Aktive Beeinflussung der Umwelt (anderer Personen) entspricht der Kontrolle erster Art (primäre Kontrolle). Aktive Veränderung der eigenen Person entspricht der Kontrolle zweiter Art (sekundäre Kontrolle). Handlungsziele können sich also auf primäre oder sekundäre Kontrolle richten. Die Ziele können situationsspezifisch variieren, sie können sich jedoch auch als generalisierte Kontrollorientierung entwickeln. In beiden Fällen beeinflussen kulturelle Werthaltungen und Sozialisationsbedingungen den entsprechenden Fokus der Intentionalität (Weisz et al. 1984). Kulturvergleichende Studien belegen deutliche Unterschiede zwischen primärer Kontrollorientierung in westlichen eher individualistisch geprägten Kulturen und sekundärer Kontrollorientierung in nichtwestlichen kollektivistisch und interdependent geprägten Kulturen (vgl. Essau und Trommsdorff 2000; Trommsdorff et al. 1994; Trommsdorff 2012a,b).

Die Beziehung zwischen Selbst- und Weltbild hat Implikationen für moralische Intentionalität und für darauf bezogene Selbstregulation. So werden moralische Emotionen wie z. B. Scham eher in Kulturen mit interdependenten Werten angeregt, wenn es darum geht, kulturelle Ziele wie Gruppenharmonie zu verfolgen und den sozialen Regeln zu entsprechen. Diese generalisierte Zielsetzung beruht auf Internalisierung von Verhaltensregeln. Internalisierungsprozesse wiederum werden gelenkt u. a. durch Imitation, internale und externale Sanktionierung, kulturelle Werte und situative Bedingungen. In sogenannten „tight cultures" bestehen feste situationsgebundene Verhaltensregeln mit eindeutigen Sanktionen. In „loose cultures" werden Verhaltensregeln flexibel angewendet (Gelfand et al. 2011).

3 Ausblick: Intentionalitätsentwicklung im Kontext kultureller Werte und Implikationen für die moralische Entwicklung

Bedingungen der Entwicklung von Intentionalität bestehen einerseits in kontextuellen Faktoren wie kulturellen Werten, Sozialisationszielen und Erwartungen von Bezugspersonen, in der Qualität der Eltern-Kind- und der Gleichaltrigen-Beziehungen. Andererseits bestehen sie auch in internen Bedingungen (u. a. biologischen Faktoren, Temperament, Selbstkonzept, Selbstreflexion). Die Ent-

wicklung von Intentionalität wird angeregt durch die Motivation, basale Bedürfnisse der Kompetenz, der Autonomie und der Verbundenheit zu erfüllen (Ryan
und Deci 2000). Dies dient universell dem Ziel der Entwicklung einer optimalen
Passung von Handlungsfähigkeit und Umweltanforderungen.

Forschung zur Entwicklung von Intentionalität befasst sich implizit oder explizit
immer auch mit den Grenzen der Absichtlichkeit. Diese können in biologischen,
psychologischen, sozialen und kulturellen Faktoren liegen. Schon bei dem Versuch, Intentionalitätsentwicklung unter dem Aspekt der Entwicklung von Selbstregulation zu studieren, werden diese vielfältigen Grenzen von Absichtlichkeit
deutlich (Heikamp et al. 2013). Theoretische Modelle zu den Bedingungen und
Wirkungen solcher Grenzen fehlen und können wohl nur durch transdisziplinäre Forschung entwickelt und empirisch abgesichert werden.

Die Intentionalitätsentwicklung hat vielfältige Implikationen für die *moralische Entwicklung*. In der Forschung wird davon ausgegangen, dass Kinder bereits früh ein Verständnis für Verhaltensnormen entwickeln (Rakoczy und
Schmidt 2013; Tomasello und Vaish 2013). Auch wenn das zutreffen sollte, ist
keineswegs selbstverständlich, dass Kinder Regeln für moralisches Handeln
kennen und dass sie solche Regeln ihrer moralischen Intentionalität und ihrem
Verhalten zugrunde legen, also falsches („böses") Verhalten meiden und richtiges
(„gutes") Verhalten zeigen. Die Kenntnis moralischer Regeln setzt kognitive
Fähigkeiten voraus, zumindest so weit, dass kognitive Repräsentationen von
„gutem" und „bösem" Verhalten gegeben sind, auch wenn das Kind diese Repräsentationen (noch) nicht sprachlich zum Ausdruck bringen kann. Dass über
die Entwicklung der kognitiven Kompetenzen beim moralischen Urteil hinaus
auch Emotionen und Motive sowohl für moralisches Urteilen als auch für Verhalten wirksam sind, belegt die neuere Forschung (vgl. Nunner-Winkler in diesem Band; Trommsdorff 2015a; 2015b).

Es ist davon auszugehen, dass kognitive Fähigkeiten und moralische Emotionen weder für sich genommen noch zusammen ausreichend sind, um moralisches
Handeln angemessen vorherzusagen. Vielmehr ist die Intention, sich moralischen
Werten und Normen entsprechend zu verhalten (Durchführungsintention), entscheidend für moralisches Handeln. Die Entwicklung dieser Intention beruht auf
komplexen kognitiven und emotionalen Prozessen, wie der Vorstellung vom
Selbst, von der Umwelt (bzw. anderen Personen) und wie die Beziehungen zwischen der eigenen Person und der Umwelt gestaltet werden können und sollten.
Das umfasst auch Überzeugungen in Bezug auf eigene Selbstwirksamkeit und
wie man moralische Ziele erreichen und unmoralisches Verhalten vermeiden kann
und sollte. Daher ist die Intentionalität für moralisches Handeln zentral.

Intentionalitätsentwicklung mit Implikationen für die moralische Entwicklung
richtet sich u. a. auf die Einhaltung moralischer Werte und entsprechender Verhaltensregeln. Allerdings reicht auch Intentionalität, bzw. das Anstreben von
Zielen, nicht aus, um Ziele zu erreichen – eine Erfahrung, die bereits in der
frühen Kindheit gemacht wird, wenn manche Ziele problemlos erreicht werden

und andere erst über Umwege (z. B. unter Zuhilfenahme der Unterstützung der Mutter), und wieder andere gar nicht erreicht werden. Moralische Intentionen umfassen daher die Fähigkeit und Bereitschaft, für das Erreichen von moralischen Zielen verhaltensstrukturierende Handlungspläne zu entwickeln und durch selbstregulierendes Verhalten (z. B. Verzichtbereitschaft, Verantwortungsübernahme) primäre oder sekundäre Kontrolle auszuführen. Damit stellt sich zum einen die Frage, unter welchen Bedingungen welche moralischen Intentionen entwickelt werden. Zum anderen ist zu fragen, wie sich die Umsetzung von moralischen Intentionen in moralisches Handeln entwickelt. Beide Fragen sind zentral für die Analyse der Entwicklung von moralischer Intentionalität bzw. für die Analyse von Intentionalität in der moralischen Entwicklung.

Diese Fragen sind allerdings nicht unabhängig von den *kulturellen Entwicklungsbedingungen* zu beantworten. In Kulturen mit unterschiedlichen Werthaltungen lernen Kinder kulturspezifisch verschiedene Vorstellungen von „gut" und „böse", die auch die Entwicklung moralischer Intentionen beeinflussen. Shweder et al. (1997) fordern daher eine kulturinformierte Sicht auf Moral. Die Autoren unterscheiden zwischen der Ethik der Autonomie, der Gemeinschaft und der Religion (autonomy, community, divinity). Diese Moralvorstellungen gehen jeweils von einer sehr verschiedenen Sicht auf das Selbst aus: dem autonomen individualistischen und selbstbestimmten Selbst; dem interdependenten Selbst mit Verpflichtungen gegenüber der sozialen Gruppe; und dem Selbst als spirituelles Wesen mit moralischen Tugenden der Bescheidenheit und gläubiger Hingabe. Empirische Studien belegen inter- und intrakulturelle Unterschiede in diesen drei moralischen Weltbildern (Jensen 2008; 2015, Miller und Bersoff 1995; Trommsdorff und Chen 2012).

So beeinflussen die drei großen Religionen Indiens, Hinduismus, Jainismus und Buddhismus die moralische Entwicklung und das Alltagshandeln (z. B. Sauberkeitsriten; Verzicht auf tierische Lebensmittel). „Ahimsa", die höchste religiöse Stufe und höchste moralische Tugend (Mahabharata) in Indien, bedeutet die moralische Pflicht, keinem Lebewesen einen Schaden in Gedanken, Worten oder Taten zuzufügen (vgl. Mishra 2012). Pandya und Bhangaokar (2015) untersucht am Beispiel religiös fundierter moralischer Entwicklung in Indien, wie Kindern durch Alltagsrituale die religiösen Überzeugungen vermittelt werden, und wie sie ethische Werte der indischen Weltsicht in ihre moralische Entwicklung aufnehmen. In solchen religiös orientierten Gesellschaften entwickeln Kinder und Jugendliche grundlegend andere Lebens- und Handlungsziele als in säkularisierten westlichen Gesellschaften (vgl. Jensen 2015; Kornadt 2012; Rothbaum et al. 2012; Trommsdorff 2012b; 2015a; 2015b).

Die Forschung zur moralischen Entwicklung kann daher nicht bei kognitiven Theorien mit ihrem Universalitätsanspruch stehen bleiben. Vielmehr sind emotionale, motivationale und intentionale Prozesse mit zu berücksichtigen. Dabei ist allerdings erforderlich, die kulturellen Entwicklungsbedingungen und den jeweiligen situativen Kontext zu erfassen. Erst damit können die ausstehenden kultur- und bereichsspezifischen Differenzierungen der Intentionalität in der moralischen Entwicklung erfolgen.[1]

4 Literatur

4.1 Referenzliteratur

Albert, I., Trommsdorff, G., Sabatier, C. (2011): „Patterns of Relationship Regulation: German and French Adolescents' Perceptions with Regard to their Mothers". In: Family Science 2, S. 58–67.

Bischof-Köhler, D. (1989): *Spiegelbild und Empathie: Die Anfänge der sozialen Kognition.* Bern: Huber.

Blair, C., McKinnon, R. (2013): „Experimental Canalization Model of Executive Function Development: Implications for the Origins and Limits of Intentionality in Children". In: Seebaß, G., Schmitz, M., Gollwitzer, P. M. (Hrsg.): *Acting Intentionally and its Limits: Individuals, Groups, Institutions.* Berlin: De Gruyter, S. 245–263.

Bowlby, J. (1969): *Attachment and Loss: Vol. 1. Attachment.* London: Hogarth Press.

Casey, B. J. et al. (2011): „Behavioral and Neural Correlates of Delay of Gratification 40 years Later". In: PNAS Proceedings of the National Academy of Sciences of the United States of America 108, S. 14998–15003.

Chao, R., Tseng, V. (²2002): „Parenting of Asians". In: Bornstein, M. H. (Hrsg.): *Handbook of parenting: Vol. 4. Social Conditions and Applied Parenting.* Mahwah: Erlbaum, S. 59–93.

Cole, P. M. et al. (2011): „Developmental Changes in Anger Expression and Attention Focus: Learning to Wait". In: Developmental Psychology 47, S. 1078–1089.

Diamond, A., Taylor, C. (1996): „Development of an Aspect of Executive Control: Development of the Abilities to Remember what I said and to 'Do as I say, not as I do'". In: Developmental Psychobiology 29, S. 315–334.

Essau, C. A., Trommsdorff, G. (2000): „Primary and Secondary Control in Iban Students". In: Sutlive, V., Sutlive, J. (Hrsg.): *The Encyclopedia of Iban Studies.* Kuching: The Tun Jugah Foundation, S. 489–492.

---

[1] Das vorliegende Kapitel geht teilweise aus Arbeiten hervor, die im Rahmen der DFG-finanzierten interdisziplinären Forschergruppe „Grenzen der Absichtlichkeit" der Universität Konstanz in dem von mir geleiteten Projekt „Entwicklung von Selbstregulation" entstanden sind (vgl. DFG GZ, TR 169/14-2). Mitarbeiter: Tobias Heikamp, Jeanette Ziehm, Mirjam Weis. In der Forschergruppe bestand ein Problem des transdisziplinären Vorgehens darin, die verschiedenen Perspektiven auf Intentionalität aus jeweils fachwissenschaftlicher Sicht herauszuarbeiten und in weiterführende gemeinsame Forschungsprojekte zu Intentionalität und Grenzen der Absichtlichkeit zu transformieren. Dabei haben sich Begriffsklärungen der jeweiligen Fächer als schwierig aber auch schließlich als brauchbar erwiesen, ohne den Anspruch auf eine für das jeweilige gesamte Fach beste Definition zu erheben. Vielmehr wurden Aspekte von Intentionalität für fachspezifische Fragestellungen behandelt (z. B. wurde in der kognitiven Psychologie Intentionalität als endogen induziertes Verfolgen von Zielen und in der Entwicklungspsychologie als Selbstregulation untersucht).

Friedlmeier, W., Corapci, F., Cole, P. M. (2011): „Emotion Socialization in Cross-Cultural Perspective". In: Social and Personality Psychology Compass 5, S. 410–427.

Friedlmeier, W., Trommsdorff, G. (1999): „Emotion Regulation in Early Childhood: A Cross-Cultural Comparison between German and Japanese Toddlers". In: Journal of Cross-Cultural Psychology 30, S. 684–711.

Gelfand, M. J. et al. (2011): „Differences between Tight and Loose Cultures: A 33-Nation study". In: Science 332, S. 1100–1104.

Gollwitzer, P. M., Oettingen, G. (2012): „Goal Pursuit". In: Ryan, R. M. (Hrsg.): *The Oxford Handbook of Human Motivation.* New York: Oxford University Press, S. 208–231.

Grusec, J. E., Goodnow, J. J. (1994): „Impact of Parental Discipline Methods on the Child's Internalization of Values: A Reconceptualization of Current Points of View". In: Developmental Psychology 30, S. 4–19.

Harter, S. (²2012): *The Construction of the Self: Developmental and Sociocultural Foundation.* New York: Guilford Press.

Heikamp, T.(2014): *Selbstregulation bei Kindern im Vorschulalter: Eine kulturvergleichende Studie in Deutschland und Indien.* Konstanz: Universitätsbibliothek KOPS.

Heikamp, T., Trommsdorff, G., Fäsche, A. (2013): „Development of Self-Regulation in Context". In: Seebaß, G., Schmitz, M., Gollwitzer, P. M. (Hrsg.): *Acting Intentionally and its Limits: Individuals, Groups, Institutions.* Berlin: De Gruyter, S. 193–222.

Holodynski, M., Friedlmeier, W. (2006): *Development of Emotions and Emotion Regulation.* New York: Springer.

Jensen, L. A. (2008): „Through Two Lenses: A Cultural-Developmental Approach to Moral Psychology". In: Developmental Review 28, S. 289–315.

Jensen, L. A. (2015): *Moral Development in a Global World. Research from a Cultural-Developmental Perspective.* Cambridge University Press.

Karoly, P. (1993): „Mechanisms of Self-Regulation: A Systems View". In: Annual Review of Psychology 44, S. 23–52.

Knafo, A. et al. (2012): „Religion and the Intergenerational Continuity of Values". In: Trommsdorff, G., Chen, X. (Hrsg.): *Values, Religion, and Culture in Adolescent Development.* New York: Cambridge University Press, S. 370–390.

Kochanska, G., Tjebkes T. L., Forman, D. R. (1998): „Children's Emerging Regulation of Conduct: Restraint, Compliance, and Internalization from Infancy to the Second Year". In: Child Development 69, S. 1378–1389.

Kopp, C. B. (1982): „Antecedents of Self-Regulation: A Developmental Perspective". In: Developmental Psychology 18, S. 199–214.

Kopp, C. B. (2001): „Self-Regulation in Childhood". In: Smelser, N. S., Baltes, P. B. (Hrsg.): *International Encyclopedia of the Social & Behavioral Sciences.* Oxford: Elsevier Science, S. 13862–13866.

Kornadt, H.-J. (2011): *Aggression: Die Rolle der Erziehung in Europa und Ostasien.* Wiesbaden: VS Verlag.

Kornadt, H.-J. (2012): „Psychological Functions of Religion in Youth – A Historical and Cultural Perspective". In: Trommsdorff, G., Chen, X. (Hrsg.): *Values, Religion, and Culture in Adolescent Development.* New York: Cambridge University Press, S. 46–65.

Li, J. (2012): *Cultural Foundations of Learning: East and West.* New York: Cambridge University Press.

Markus, H. R., Kitayama, S. (1991): „Culture and the Self: Implications for Cognition, Emotion, and Motivation". In: Psychological Review 98, S. 224–253.

Mayer, B., Kuramschew, A., Trommsdorff, G. (2009): „Familienbezogene Werte und Zukunftsvorstellungen in der Adoleszenz: Ein deutsch-russischer Vergleich". In: Zeitschrift für Soziologie der Erziehung und Sozialisation 29, S. 29–44.

Mayer, B., Trommsdorff, G. (2010): „Adolescents' Value of Children and their Intentions to have Children: A Cross-Cultural and Multilevel Analysis". In: Journal of Cross-Cultural Psychology 41, S. 671–689.

Meltzoff, A. N. (1995): „Understanding the Intentions of Others: Re-enactment of Intended Acts by 18-Month-Old Children". In: Developmental Psychology 31, S. 838–850.

Miller, J. G., Bersoff, D. M. (1995): „Development in the Context of Everyday Family Relationships: Culture, Interpersonal Morality and Adaptation". In: Killen, M., Hart, D. (Hrsg.): *Morality in Everyday Life: Developmental Perspectives.* New York: Cambridge University Press, S. 259–282.

Mischel, W., Shoda, Y., Peake, P. K. (1988): „The Nature of Adolescent Competencies Predicted by Preschool Delay of Gratification". In: Journal of Personality and Social Psychology 54, S. 687–696.

Mishra, R. C. (2012): „Hindu Religious Values and their Influence on Youths in India". In: Trommsdorff, G., Chen, X. (Hrsg.): *Values, Religion, and Culture in Adolescent Development.* New York: Cambridge University Press, S. 424–442.

Moffitt, T. E. et al. (2011): „A Gradient of Childhood Self-Control Predicts Health, Wealth, and Public Safety". In: PNAS Proceedings of the National Academy of Sciences of the United States of America 108, S. 2693–2698.

Moore, C. (2007): „Understanding Self and Others in the Second Year". In: Brownell, C. A., Kopp, C. B. (Hrsg.): *Socioemotional Development in the Toddler Years: Transitions and Transformations.* New York: Guilford Press, S. 43–65.

Pandya, N., Bhangaokar, R. (2015): „Divinity in Children's Moral Discourse: An Indian Perspective". In: Jensen, L. A. (Hrsg.): *Moral Development in a Global World. Research from a Cultural-Developmental Perspective.* Cambridge: Cambridge University Press, S. 20–45.

Park, S.-Y., Trommsdorff, G., Lee, E. G. (2012): „Korean Mothers' Intuitive Theories Regarding Emotion Socialization of their Children". In: International Journal of Human Ecology 13, S. 39–56.

Rakoczy, H., Schmidt, M. F H. (2013): „The Early Ontogeny of Social Norms". In: Child Development Perspectives 7, S. 17–21.

Rothbaum, F., Wang, Y. Z., Cohen, D. (2012): „Cultural Differences in Self Awareness and Spirituality in Adolescence: Pathways to Self Transcendence". In: Trommsdorff, G., Chen, X. (Hrsg.): *Values, Religion, and Culture in Adolescent Development.* New York: Cambridge University Press, S. 66–95.

Rothbaum, F., Trommsdorff, G. (2007): „Do Roots and Wings Oppose or Complement one Another? The Socialization of Autonomy and Relatedness in Cultural Context". In: Grusec, J. E., Hastings, P. (Hrsg.): *The Handbook of Socialization.* New York: Guilford Press, S. 461–489.

Rothbaum, F., Wang, Y. Z. (2010): „Fostering the Child's Malleable Views of the Self and the World: Caregiving Practices in East Asian and European-American Communities". In: Mayer, B., Kornadt, H.- J. (Hrsg.): *Psychologie – Kultur – Gesellschaft.* Wiesbaden: VS Verlag, S. 101–120.

Rothbaum, F., Wang, Y. Z. (2011): „Cultural and Developmental Pathways to Acceptance or Self and Acceptance of the World". In: Jensen, L. A. (Hrsg.): *Bridging Cultural and Developmental Approaches to Psychology: New Syntheses in Theory, Research, and Policy.* New York: Oxford University Press, S. 187–211.

Rothbart, M. K., Ellis, L. K., Posner, M. I. (^{2}2011): „Temperament and self-regulation". In: Vohs, K. D., Baumeister, R. F. (Hrsg.): *Handbook of Self-Regulation: Research, Theory, and Applications.* New York: Guilford Press, S. 441–460.

Ryan, R. M. und Deci, E. L. (2000): „Self-Determination Theory and the Facilitation of Intrinsic Motivation, Social Development, and Well-Being". In: American Psychologist 55, S. 68–78.

Sansone, C., Harackiewicz, J. M. (2000): *Intrinsic and Extrinsic Motivation: The Search for Optimal Motivation and Performance.* San Diego: Academic Press.

Seginer, R., Mahajna, S. (2012): „With God's Help: The Future Orientation of Palestinian Girls in Israel Growing up Muslim". In: Trommsdorff, G., Chen, X. (Hrsg.): *Values, Religion, and Culture in Adolescent Development.* Cambridge: Cambridge University Press, S. 253–270.

Shonkoff, J. P., Phillips, D. A. (2000): *From Neurons to Neighborhoods: The Science of Early Childhood Development.* Washington: National Academy Press.

Shweder, R. A., Much, N. C., Mahapatra, M., Park, L. (1997): „The 'Big Three' of Morality (Autonomy, Community, Divinity) and the 'Big Three' Explanations of Suffering". In: Brandt, A. M., Rozin, P. (Hrsg.): *Morality and Health.* Florence: Routledge, S. 119–169.

Super, C. M., Harkness, S. (1997): „The Cultural Structuring of Child Development". In: Berry, J. W., Dasen, P. R., Saraswathi, T. S. (Hrsg.): *Handbook of Cross-Cultural Psychology: Vol. 2. Basic Processes and Human Development.* Boston: Allyn & Bacon, S. 1–39.

Tomasello, M. (1999): „Having Intentions, Understanding Intentions, and Understanding Communicative Intentions". In: Zelazo, P. D., Astington, J. W., Olson, D. R. (Hrsg.): *Developing Theories of Intention: Social Understanding and Self-Control.* Mahwah: Erlbaum, S. 63–75.

Tomasello, M., Vaish, A. (2013): „Origins of Human Cooperation and Morality". In: Annual Review of Psychology 64, S. 231–255.

Trommsdorff, G. (2002): „An Eco-Cultural and Interpersonal Relations Approach to Development over the Life Span". In: OnLine Readings in Psychology and Culture 6, [http://dx.doi.org/10.9707/2307-0919.1057].

Trommsdorff, G. (2005): „Entwicklung sozialer Motive: Pro- und antisoziales Handeln". In: Asendorpf, J. B. (Hrsg.): *Enzyklopädie der Psychologie: Themenbereich C Theorie und Forschung, Serie V Entwicklungspsychologie. Band 3: Soziale, emotionale und Persönlichkeitsentwicklung.* Göttingen: Hogrefe, S. 75–139.

Trommsdorff, G. (2007). „Intentionality of Action in Cultural Context". In: Wassmann, J., Stockhaus, K. (Hrsg.): *Experiencing New Worlds.* New York: Berghahn Books, S. 58–77.

Trommsdorff, G. (2009): „Intergenerational Relations and Cultural Transmission". In: Schönpflug, U. (Hrsg.): *Cultural Transmission: Psychological, Developmental, Social, and Methodological Aspects.* New York: Cambridge University Press, S. 126–160.

Trommsdorff, G. (2012a): „Cultural Perspectives on Values and Religion in Adolescent Development: A Conceptual Overview and Synthesis". In: Trommsdorff, G., Chen, X. (Hrsg.): *Values, Religion, and Culture in Adolescent Development.* Cambridge: Cambridge University Press, S. 3–45.

Trommsdorff, G. (2012b): „Development of 'Agentic' Regulation in Cultural Context: The Role of Self and World Views". In: Child Development Perspectives 6, S. 19–26.

Trommsdorff, G. (2015a): „Cultural Roots of Values, and Moral and Religious Purposes in Adolescent Development". In: Jensen, L. A. (Hrsg.): *The Oxford Handbook of Human Development and Culture. An Interdisciplinary Perspective.* New York: Cambridge University Press, S. 377–395.

Trommsdorff, G. (2015b): „Commentary: the next step for cultural-development approach: From moral reasoning to moral intentions and behavior". In: Jensen, L. A. (Hrsg.): *Moral development in a global world: Research from a cultural-development perspective.* New York: Cambridge University Press, S. 204–219.

Trommsdorff, G. (in Druck): „Socialization of Self-Regulation for Achievement in Cultural Context: A Developmental-Psychological Perspective on the Asian Miracle". In: Kim, U., Park, Y.-S. (Hrsg.): *Asia's Educational Miracle: Psychological, Social, and Cultural Perspectives.* New York: Springer.

Trommsdorff, G., Essau, C. A. (1994): „Primacy of Primary or Secondary Control in Individualistic vs. Collectivistic Cultures". In: Koops, W., Hopkins, B., Engelen, P. (Hrsg.): *Abstracts of the Thirteenth Biennial Meetings of the International Society for the Study of Behavioural Development (ISSBD), 28 June–2 July 1994, Amsterdam, The Netherlands.* Leiden: Logon Publications, S. 65.

Trommsdorff, G., Mayer, B., Albert, I. (2004): „Dimensions of Culture in Intra-Cultural Comparisons: Individualism/Collectivism and Family-Related Values in Three Generations". In: Vinken, H., Soeters, J., Ester, P. (Hrsg.): *Comparing Cultures: Dimensions of Culture in a Comparative Perspective.* Leiden: Brill, S. 157–184.

Trommsdorff, G., Friedlmeier, W., Mayer, B. (2007): „Sympathy, Distress, and Prosocial Behavior of Preschool Children in four Cultures". In: International Journal of Behavioral Development 31, S. 284–293.

Trommsdorff, G., Cole, P. M., Heikamp, T. (2012): „Cultural Variations in Mothers' Intuitive Theories: A Preliminary Report on Interviewing Mothers from Five Nations about their Socialization of Children's Emotions". In: Global Studies of Childhood 2, S. 158–169.

Trommsdorff, G., Chen, X. (2012): *Values, Religion, and Culture in Adolescent Development.* New York: Cambridge University Press.

Trommsdorff, G., Cole, P. M. (2011): „Emotion, Self-Regulation, and Social Behavior in Cultural Contexts". In: Chen, X., Rubin, K. H. (Hrsg.): *Socioemotional Development in Cultural Context.* New York: Guilford Press, S. 131–163.

Trommsdorff, G., Heikamp, T. (2013): „Socialization of Emotions and Emotion Regulation in Cultural Context". In: Barnow, S., Balkir, N. (Hrsg.): *Cultural Variations in Psychopathology: From Practice to Research.* Göttingen: Hogrefe, S. 67–92.

Trommsdorff, G., Kornadt, H.-J. (2003): „Parent-Child Relations in Cross-Cultural Perspective". In: Kuczynski, L. (Hrsg.): *Handbook of Dynamics in Parent-Child Relations.* Thousand Oaks: Sage, S. 271–306.

Trommsdorff, G., Nauck, B. (2010): „The Value of Children: Overview and Progress and Recent Contributions". In: Journal of Cross-Cultural Psychology 41, S. 637–651.

142

Weis, M., Trommsdorff, G., & Muñoz, L. (2016). Children's self-regulation and school achievement in cultural contexts: The role of maternal restrictive control. In: *Frontiers in Psychology*, 7, 1–11. doi: 10.3389/fpsyg.2016.00722

Weisz, J. R., Rothbaum, F. M., Blackburn, T. C. (1984): „Swapping Recipes for Control". In: American Psychologist 39, S. 974–975.

Ziehm, J., Trommsdorff, G., Heikamp, T., Park, S.-Y. (2013): „German and Korean Mothers' Sensitivity and Related Parenting Beliefs". In: Frontiers in Psychology 4, S. 561. doi: 10.3389/fpsyg.2013.00561.

4.2   Literatur zur Einführung

Rothbaum, F., Wang, Y. Z. (2010): „Fostering the Child's Malleable Views of the Self and the World: Caregiving Practices in East Asian and European-American Communities". In: Mayer, B., Kornadt, H.-J. (Hrsg.): *Psychologie – Kultur – Gesellschaft.* Wiesbaden: VS Verlag, S. 101–120.

Shweder, R. A., Much, N. C., Mahapatra, M., Park, L. (1997): „The 'Big Three' of Morality (Autonomy, Community, Divinity) and the 'Big Three' Explanations of Suffering". In: Brandt, A. M., Rozin, P. (Hrsg.): *Morality and Health.* Florence: Routledge, S. 119–169.

Tomasello, M. (1999): „Having Intentions, Understanding Intentions, and Understanding Communicative Intentions". In: Zelazo, P. D., Astington, J. W., Olson, D. R. (Hrsg.): *Developing Theories of Intention: Social Understanding and Self-Control.* Mahwah: Erlbaum, S. 63–75.

Tomasello, M., Vaish, A. (2013): „Origins of Human Cooperation and Morality". In: Annual Review of Psychology 64, S. 231–255.

Trommsdorff, G. (2015a): „Cultural Roots of Values, and Moral and Religious Purposes in Adolescent Development". In: Jensen, L. A. (Hrsg.): *The Oxford Handbook of Human Culture and Development.* New York: Cambridge University Press, S. 377–395.

4.3   Literatur zur Vertiefung

Jensen, L. A. (2008): „Through Two Lenses: A Cultural-Developmental Approach to Moral Psychology". In: Developmental Review 28, S. 289–315.

Mischel, W., Shoda, Y., Peake, P. K. (1988): „The Nature of Adolescent Competencies Predicted by Preschool Delay of Gratification". In: Journal of Personality and Social Psychology 54, S. 687–696.

Mishra, R. C. (2012): „Hindu Religious Values and their Influence on Youths in India". In: Trommsdorff, G., Chen, X. (Hrsg.): *Values, Religion, and Culture in Adolescent Development.* New York: Cambridge University Press, S. 424–442.

Trommsdorff, G., Chen, X. (2012): *Values, Religion, and Culture in Adolescent Development.* New York: Cambridge University Press.

Trommsdorff, G., Heikamp, T. (2013): „Socialization of Emotions and Emotion Regulation in Cultural Context". In: Barnow, S., Balkir, N. (Hrsg.): *Cultural Variations in Psychopathology: From Practice to Research.* Göttingen: Hogrefe, S. 67–92.

143

Moralische Bildung im Lebenslauf

Rudolf Tippelt, Meltem Alkoyak-Yildiz

Abstract: Im folgenden Artikel wird moralische Bildung im Kontext der Entwicklungsprozesse im Lebenslauf diskutiert. Zunächst wird einleitend die moralische Bildung im Zusammenhang mit moralischer Sozialisation und moralischer Erziehung behandelt, um anschließend die Entwicklungslogik der Moral kurz zu skizzieren. Moralische Bildung kann darüber hinaus im Kontext der Menschenrechtspädagogik konkretisiert werden. Unsere These ist, dass Bildung die Ideen der Menschenrechte und der Menschenwürde integrieren muss. Die Unantastbarkeit der Menschenwürde jedes einzelnen Individuums, der Wille zur Gerechtigkeit und die Förderung der Verantwortung für das Gemeinwesen sind Basis von Bildung und tragen dazu bei, unser aller Leben human zu gestalten. Abschließend werden moralische Bildung und moralische Performanz als Herausforderung für pädagogische Professionalität und bürgerschaftliches Engagement gesehen. Moralische Bildung ist nicht auf einen bestimmten Lebensabschnitt zu reduzieren und kann nicht als primär formale Bildung betrachtet werden, vielmehr vollzieht sich moralische Bildung auch als informelle, also nicht geplante Bildung und entfaltet sich immer in der Kontingenz eines jeweils individuellen Lebenslaufs.

Schlagwörter: Moralische Bildung, Entwicklung, moralische Performanz, Menschenrechtspädagogik, Selbstverantwortung, Selbstfürsorge.

1 Überblick über das Thema

Die Moral, einer der wichtigsten Integrationsfaktoren für menschliches Zusammenleben (Nunner-Winkler et al. 2012), verhilft zur Aneignung von individuell tragfähigen und sozial anerkannten Handlungsmaximen, und dies ist für die individuelle Integrität wie auch für die gesellschaftliche Kohäsion und Ordnung wünschenswert und notwendig (Kruip und Winkler 2010). Moralische Bildung ist allerdings erst dann in der demokratischen Gesellschaft angekommen, wenn sie nicht strikt Fach- und Moralunterricht trennt. Demokratie ist in ihrem Kern eine moralische Institution, sowie umgekehrt die moderne moralische Bildung demokratisch ist. In der modernen Gesellschaft stellt sich die Situation bezüglich der moralischen Bildung für ältere und junge Menschen jedoch differenziert dar (Lind 2003, S. 31). Im Sinne einer ganzheitlichen Menschenbildung im Lebenslauf sind moralische Fähigkeiten wichtige Schlüsselkompetenzen für ein gutes Leben in sozialer Gemeinschaft (Winkler 2007).

1.1 Moralische Bildung im Kontext moralischer Erziehung und Sozialisation

Bildung ist politische Losung, ist auch pädagogisches Programm, ist sicher ein viel genutzter zeitdiagnostischer Kritikbegriff, aber ganz gewiss nicht nur Ideologie und Mythos des Bürgertums (Tenorth 2011). Wilhelm von Humboldt hatte in den klassischen bildungstheoretischen Texten noch gesagt, dass es um „die höchste und proportionalisierteste Bildung aller Kräfte zu einem Ganzen" (Humboldt 1792, Bd. 1, S. 64) gehe, damit die Verbreitung des Wahren und Guten zu einer Höherbildung der humanen Entwicklung führen könne. Das klingt aus heutiger Sicht beinahe verwegen und doch sind der kritische Gebrauch der eigenen Vernunft im Sinne von Kant und das handlungsfähige Mitglied der Gesellschaft bis heute die entscheidenden Zielkategorien einer ambitionierten moralischen Bildung. Bildung ist eine Herausforderung für alle sozialen Gruppen und sie kann nur ganzheitlich gesehen werden: Das Menschenrecht auf Bildung impliziert auch ein Menschenrecht auf moralische Bildung, was schon in der Allgemeinen Erklärung der Menschrechte (IGFM Art. 26 „Recht auf Bildung") zum Ausdruck kommt:

> „Jeder Mensch hat das Recht auf Bildung [...] Die Ausbildung soll die volle Entfaltung der menschlichen Persönlichkeit und die Stärkung der Achtung der Menschenrechte und Grundfreiheiten zum Ziele haben. Sie soll Verständnis, Duldsamkeit und Freundschaft zwischen allen Nationen und allen rassischen oder religiösen Gruppen fördern."

In der Ausdifferenzierung und Komplexität der modernen Gesellschaften mit ihren parallel existierenden Moralvorstellungen verschiedener sozialer Gruppen ist es notwendig, dass die moralischen Kompetenzen gefördert werden, um sowohl die Bewältigung und Gestaltung des eigenen Lebens zu gewährleisten als auch die Möglichkeiten der wirtschaftlichen, politischen und kulturellen Partizipation auszuschöpfen. Man wird allerdings sagen müssen, dass die intentionale Förderung und Entfaltung moralischer Kompetenzen in unserem Bildungssystem nur eine beiläufige Rolle einnimmt. Die Lernbereiche konzentrieren sich fast ausschließlich auf die Vermittlung von Fachwissen, losgelöst von moralischen und emotionalen Fragen und Problemen. Diese werden in eigenen Fächern, wie Religion, Ethik oder Literatur arbeitsteilig behandelt und sind somit in ihrer Bedeutung für das alltägliche Handeln eingeschränkt (Lind 2003, S. 20). Bildung ist nach Lind (2003) nicht in der Demokratie angekommen, solange sie Fach- und Moralunterricht (in Fächern wie Ethik und Religion) unabhängig voneinander behandelt (Lind 2003, S. 15). Demokratisches Handeln kann nicht nur abstrakt dem politischen Bereich der Gesellschaft zugeschrieben werden. Demokratische und menschenrechtsorientierte Bildung betrachtet Demokratie vielmehr als eine Form des gesamten gesellschaftlichen Lebens und integriert dies in den Bildungsalltag (Lind 2003, S. 31 f.).

Sicher ist zwischen moralischer Bildung und moralischer Erziehung zu differenzieren: Das Lexikon der Pädagogik (2007) beschreibt moralische Erziehung wie folgt: „Moralische Erziehung will zu Einstellungen und Haltungen, zu Tugend und Sittlichkeit erziehen und zum moralischen Urteil befähigen" (Tenorth und Tippelt 2007, S. 515). Hierbei geht es vor allem um die Erziehung zur Autonomie, die im Kontext der internationalen Menschenrechte einen hohen Stellenwert einnimmt. Erziehung zur Autonomie bedeutet in diesem Zusammenhang, Individuen in einer Gesellschaft mit vielschichtigen moralischen Ansichten zu stärken, damit Menschen sozial-kompetent agieren können. Sozial kompetentes Handeln basiert auf dem Kennenlernen, Prüfen und Beurteilen von unterschiedlichen Perspektiven (Thimm 2007, S. 165). Hierzu gehört auch die Begegnung mit irritierenden, einander widerstreitenden Erfahrungen, welche das Potential bergen, ein für selbstverständlich gesehenes praktisches Wissen zu erschüttern. Entsprechende Erfahrungen und damit verbundene Emotionen bieten Möglichkeiten, die eigene Position in Frage zu stellen, ggf. das eigene Weltbild zu verändern und in neue Aushandlungsprozesse zu treten (Thimm 2007, S. 165 f.). Moralische Fähigkeiten können effektiv gefördert werden, wenn Bildungsinstitutionen dies in ihrem Erziehungsauftrag unterstützen. Das Ausmaß und die Qualität intentionaler Erziehung korrelieren nicht nur mit der Moralentwicklung, sondern sie stellen dafür eine ursächliche Bedingung dar (Lind 2002) und selbstverständlich enden mit dem Schulabschluss weder die kognitive noch die moralische Entwicklung (Lind 1998, S. 14). Im Falle einer qualitativ niedrigen oder nicht vorhandenen Förderung der Moral wird die Basis für ein Selbstlernen moralischer Fähigkeiten deutlich erschwert (Lind 2003). Aber schon aufgrund der vielfältigen Spannungsfelder und Themenbereiche moraltheoretischer und moralpädagogischer Diskussionen einerseits und der pluralen Moralwelten der Akteure andererseits lässt sich moralische Erziehung nicht als ein fertiges Konzept verstehen, das nur noch gelehrt werden müsste. Lehrende sind vielmehr herausgefordert, Bildungssettings so zu gestalten, dass Lernende – und dies trifft auf Heranwachsende wie auf Erwachsene zu – die Möglichkeit bekommen, partizipierend die moralische Erziehung mitzugestalten (Thimm 2007, S. 164). Wenn aber die Intentionalität moralischer Erziehungssituationen durch die Dynamik von partizipativen Bildungssettings ersetzt oder ergänzt wird, ist es sinnvoll von moralischer Bildung und Sozialisation zu sprechen.

Moralische Sensibilität wird darüber hinaus nicht nur durch institutionalisierte Bildungsgelegenheiten gefördert, sondern entwickelt sich auch in außerschulischen Settings durch implizite Lerngelegenheiten. Gerade die situative und sprachliche Qualität der Kommunikation zwischen Erwachsenen und Kindern im Alltag – wie sie beim Verstehen von moralischen Normen notwendig ist – sind bei der Herausbildung moralischer Sensibilität in der Praxis entscheidend (Buzzelli 1993). Die moralische Bildung und Sozialisation hat demnach einen großen Einfluss auf die Entwicklung individueller moralischer Fähigkeiten (Keller und Malti 2008).

Entwicklung vollzieht sich nach George Herbert Mead durch die Fähigkeit zur Perspektivenübernahme, die spielerisch in der Kindheit erworben wird (Tippelt 1986). Die Perspektivenübernahme ist aus Sicht moralischer Bildung und Sozialisation eine sozial kognitive Leistung, welche wechselseitig zwischen den Akteuren einer sozialen Handlung stattfindet (Mead 2010, S. 299–306.). Die Akteure in einer modernen Gesellschaft sind in einen generellen bzw. gemeinsamen „Erfahrungs- und Verhaltensprozess" (Mead 2010, S. 302) integriert. Die sozial kognitive Leistung der Rollenübernahmefähigkeit verhilft dem Individuum, das eigene Verhalten an dem Verhalten des Anderen auszurichten. Da diese Fähigkeit reziprok stattfindet, wird dadurch ein gemeinsames bzw. kollektives Handeln ermöglicht (Joas 1992, S. 251–253). Durch soziale Erfahrungen mit den unterschiedlichen sozialen Gruppen und Beziehungstypen entwickeln sich wachsende sozio-moralische Fähigkeiten (Keller und Malti 2008). Diese umfassen neben der Perspektivenübernahme und Rollenübernahmefähigkeit auch soziales und moralisches Regelwissen, moralische Urteile und Gefühle. Moralische Bildung geht davon aus, dass implizite und explizite Lerngelegenheiten zu diesen Fähigkeiten verhelfen (Keller und Malti 2008; Nunner-Winkler 2009).

Zweifellos haben alle Menschen eine gewisse Moralfähigkeit, die jedoch unterschiedlich ausgebildet und in unterschiedlichem Maß reflektiert ist (Lind 2003, S. 18). Sozio-moralische Fähigkeiten werden weder durch sozialen Anpassungsdruck gefördert, noch bildet sich die kognitive Seite, d. h. die Diskursfähigkeit und die reflektierte Urteilsbildung der Moral, von alleine, also lediglich altersbedingt, aus (Lind 2002). Es macht folglich nicht nur Sinn, von moralischer Bildung zu sprechen und diese zu fördern (Winkler 2007), es ist auch wichtig, kontinuierlich Bildungsgelegenheiten für Heranwachsende zu schaffen, weil sich sonst die bereits erworbene moralische Urteilsfähigkeit durchaus zurückbilden kann (Nunner-Winkler 2009; Lind 2002). Ebenso ist es wichtig, die erwachsenen Lernenden in dieser Hinsicht nicht zu überschätzen, da auch die Moralentwicklung Erwachsener prinzipiell unabgeschlossen ist (Brookfield 1998; Lind 2002; Kruip und Winkler 2007). In diesem Zusammenhang stellt sich die Frage, wie sich die moralischen Fähigkeiten im Lebensverlauf entwickeln und wie diese gezielt gefördert werden können. Dem wird im nächsten Abschnitt nachgegangen.

1.2   Bildungs- und Entwicklungslogik der Moral im Lebenslauf

Nach Mead ist die menschliche Natur gesellschaftlich geprägt, deshalb sind gesellschaftliche Ziele ebenso moralische Ziele. Der Mensch handelt dann moralisch und erlangt moralisches Glück, wenn das Individuum das eigene Motiv und das tatsächlich verfolgte Ziel mit dem gesellschaftlichen Gemeinwohl identifizieren kann (Mead 2010, S. 436). Damit ist jedoch keineswegs eine Relativierung individueller Bildung und Entwicklung verbunden, im Gegenteil führt eine intensive Auseinandersetzung mit den eigenen Interessen und den Interessen des Gemeinwohls „zur Entwicklung einer umfassenderen Identität […], die sich mit den Interessen anderer Personen identifizieren lässt" (Mead 2010, S. 437). Mead hat einen Entwicklungsweg definiert, der durch die psychischen Instanzen „I", „Me" und „Self" geprägt ist und der dem heranwachsenden und sich entfaltenden Individuum zu einer immer differenzierteren Rollenübernahmefähigkeit verhilft. Die Entwicklung von Rollenübernahmefähigkeit geschieht in Phasen und wird im kindlichen Spiel, zunächst im „Play" und anschließend im „Game", erworben. Während das „I" triebhaft und egozentrisch ist, ermöglicht das „Me" dem Kind, sich bereits an einen signifikanten Anderen, also einer konkreten (Bezugs-)Person zu orientieren. Das „Self" vermag sich nun von der eingeschränkten personenbezogenen Perspektive zu lösen und die gesellschaftlich eingebettete Perspektive des generalisierten Anderen einzunehmen (Mead 2010). Die Summe aller Perspektiven in einem bestimmten Handlungszusammenhang ist nach Mead repräsentiert im generalisierten Anderen (Abels und König 2010, S. 83). Im „Me" und im „Self" ist die Moral verortet (Mead 2000), weil diese durch das Vermögen zur Perspektivenübernahme einen Beitrag und eine Voraussetzung zur Moral-, Diskurs- und zur Universalisierungsfähigkeit leistet (Kenngott 2012, S. 239).

Wegen der Verknüpfung der Wahrnehmung anderer und dem moralischen Handeln spielt Mead in der Diskussion zur moralischen Bildung bis heute eine zentrale Rolle. Er ebnete den Weg für eine kommunikations- und diskurstheoretisch geleitete Argumentation und für die Begründung eines universalistischen Standpunktes in der Moralphilosophie, wie er von Kohlberg und Habermas vertreten wird (Kenngott 2012). Kohlberg spricht innerhalb seiner Stufentheorie der moralischen Entwicklung der Perspektivenübernahme eine zentrale Rolle zu (Nunner-Winkler 2010). Seine Theorie steht in der Tradition Kants, Meads, Deweys und Piagets und hat bis heute die Moralpsychologie und -pädagogik entscheidend geprägt. Nach Becker (2012) ist

„seine Theorie, insbesondere seine Position in den 1980er Jahren, keineswegs überholt […], wie viele heute fälschlicherweise behaupten, vielmehr ist sie in verschiedener Hinsicht den konkurrierenden Ansätzen der Kritiker nachweisbar überlegen und besitzt somit hohe Aktualität" (Becker 2012, S. 29).

Kohlberg geht von sechs voneinander abhängigen moralischen Entwicklungsstufen aus, die von der Kindheit bis hin zum Erwachsenenalter ausgebildet werden können, wobei ein Überspringen einer Stufe nicht möglich ist, denn jede nächste Stufe integriert die vorherige Stufe (Kohlberg 2000). Mit erweiterter Rollenübernahmefähigkeit können mehrere Perspektiven bei der Urteilsbildung berücksichtigt werden. Dies vollzieht sich von der egozentrischen Perspektive des isolierten Akteurs (Stufe 1) über die Dyade (Stufe 2), die Kleingruppe (Stufe 3) und eine gegebene Gesellschaft (Stufe 4). Das postkonventionelle Niveau (Stufe 5/6) ermöglicht die Sicht aller Vernunftwesen (Nunner-Winkler 2009). Die in der Kindheit und im Jugendalter erworbene moralische Urteilsfähigkeit reicht allein als Basis für die moralische Bildung im Erwachsenenalter jedoch nicht aus (Lind 2002).

In *Psychologie der Lebensspanne* betrachtet Kohlberg (2000) die einzelnen Etappen der moralischen Entwicklung in einem Menschenleben. Behandelt werden die Kindheit, die Jugend, das Erwachsenenalter sowie das höhere Alter, die „auf eine Synthese von kognitiven, moralischen, erkenntnistheoretischen, metaphysischen und religiösen" Kriterien der Stufenstrukturen analysiert werden (Kohlberg 2000, S. 66). Diese Synthese kann am besten mit der Metapher des Menschen als Philosophen beschrieben werden. Den Menschen als Philosophen zu betrachten, bedeutet, die Auseinandersetzung mit der sozialen und physischen Welt in den jeweiligen Lebensphasen konstruktiv zu betrachten. Jeder Altersabschnitt ist demnach von charakteristischen moralischen Konflikten oder Krisen betroffen. Im Folgenden wird auf die genannten Altersabschnitte kurz eingegangen.

In der Kindheit geht es nach der Stufentheorie primär darum, die egozentrische Perspektive der Stufe 0 zu überwinden. Die moralische Entwicklung in der Adoleszenz und im Jugendalter wird als eine Phase der Selbstfindung beschrieben, deren Krise unter anderem darin liegt, die eigene Rolle zwischen Kind und Erwachsener zu finden. Das Erreichen einer Moral orientiert an der jeweiligen sozialen Gruppe oder einer konventionellen Moral und das Infragestellen der Gültigkeit gesellschaftlicher Wahrheiten sind hier krisenhafte Themen. Im frühen Erwachsenenalter geht es unter anderem um die Überwindung nur relativistischer Orientierungen, also um das Finden fester, aber nicht dogmatischer Orientierungen. Das reife und späte Erwachsenenalter ist charakterisiert durch rück- und vorausblickende Sinnstiftung, Verantwortung und generative Fürsorge. Krisen und die Lösung dieser Krisen sind nicht nur vom Lebensalter abhängig, sondern werden auch von der Umwelt, insbesondere auch der Arbeitswelt, in der sich Menschen bewegen, beeinflusst. Die Herausforderungen der Arbeitswelt sind häufig Anlass, die eigenen moralischen Positionen zu überdenken (Kohlberg 2000, S. 66). Besonders Personen in leitenden Positionen bewegen sich aufgrund der Globalisierung und internationalen Vernetzung von Arbeitsprozessen in einem komplexen Netz moralischer Fragestellungen: Themen wie Menschenrechte, Klimawandel oder Rechte am geistigen Eigentum etc. fordern eine kompetente und moralische Handlungspraxis (Thompson 2010). In der modernen „Multioptionsgesellschaft" (Gross 1994) müssen moralische Wahrnehmungs-, Reflexions- und Handlungsfähigkeiten im Laufe des Lebens nicht nur erworben, sondern im Lebenslauf ständig weiterentwickelt werden. Da die Herausbildung ethischer Kompetenz nicht mehr allein den Primärgruppen oder den Zufälligkeiten verschiedenster Lernprozesse überlassen werden kann, die durch die Sozialisationsinstanzen ausgelöst werden, sind auch die Bildungseinrichtungen unserer Gesellschaft gefordert (Kruip und Winkler 2010, S. 19). Moralische Bildung ist auch eine Aufgabe pädagogischer Fachkräfte.

Zu den zentralen Themen moralischer und daher auch demokratischer Bildung gehören die Themen der Gerechtigkeit (Kohlberg 2000, S. 56). Die gerechtigkeitstheoretischen Vorstellungen von Rawls (1996) sehen in Menschenrechten einen Mindeststandard wohlgeordneter politischer Systeme.

> „Jede systematische Verletzung dieser Rechte ist eine ernste Sache und betrifft die gesamte Völkergemeinschaft [...] erforderlich ist nur, dass die Menschen verantwortlich und miteinander kooperierende Mitglieder der Gesellschaft sind, die ihr Denken und Handeln in Übereinstimmung mit ihren moralischen Verpflichtungen zu bringen vermögen" (Rawls 1996, S. 81).

In einer geordneten Gesellschaft kann „auch niemand etwas gegen die Methoden der moralischen Erziehung einwenden, die den Gerechtigkeitssinn einpflanzen" (Rawls 1991, S. 559 f.).

2 Menschenrechte als normative Basis moralischer Bildung und Ansätze der Menschenrechtspädagogik

Für moralische Bildung und für die moderne Bildung generell sind die Ideen und Werte der Erklärung der Menschenrechte ein verbindliches Fundament. Der dort verankerte Katalog – beschlossen in der Generalversammlung der Vereinten Nationen im Dezember 1948 nach dem Totalangriff gegen die Menschenwürde im Faschismus – bezieht sich auf Freiheits- und Schutzrechte aber auch auf allgemeine politische, wirtschaftliche, soziale und kulturelle Teilhaberechte. Konkret thematisieren diese Rechte und die darin immer enthaltenen Pflichten die Prinzipien der Freiheit, Gleichheit, auch Brüderlichkeit in Art. 1. Sie beschreiben das Recht auf Leben und Sicherheit der Person in Art. 3 als verbindlich, halten die Anerkennung der Rechtspersönlichkeit in Art. 6 und die Gleichheit vor dem Gesetz, die Freizügigkeit und Auswanderungsfreiheit sowie das Recht auf Asyl fest. Die Freiheit der Eheschließung und der Schutz der Familie sind ebenso Menschenrechte wie die Religions- und die Meinungsfreiheit (Art. 18–20). Teilhaberechte wiederum garantieren das Wahlrecht und die Koalitionsfreiheit. In diesen Zusammenhang gehört auch das Recht auf Bildung und unbedingt die ungehinderte Ausübung kultureller und wissenschaftlicher Aktivitäten (Art. 27).

In der Bildungsforschung und Menschenrechtspädagogik werden die Menschenrechte der ersten Generation, insbesondere die Freiheits- und Schutzrechte, von den Menschenrechten der zweiten Generation unterschieden, wie sie als positive Teilhaberechte in zahlreichen Verfassungen der Staaten dieser Welt aufgenommen wurden. Als dritte Generation der Menschenrechte bezeichnet man in der jüngeren Debatte Lebensstandards, wie z. B. das Recht auf Schutz vor extremer Armut, das Recht auf Entwicklung, die letztlich Ressourcenumschichtungen und Ressourcentransfers einfordern und die das Recht auf eine intakte Umwelt thematisieren. Rechtsträger bleibt immer der einzelne Mensch, er hat die Verantwortung für sein Handeln. Die Menschenrechte gelten allgemein und beanspruchen Universalität, mit ihnen gilt es, sich bereits im Kindheitsalter und später kognitiv durchdringender im Jugend- und Erwachsenenalter intensiv auseinanderzusetzen (Lenhart et al. 2006).

Manche Theoretiker haben vor einer Menschenrechtsideologie und einem entsprechenden Fundamentalismus gewarnt (Luhmann 1993) und die Gefahren einer Inflationierung der Ansprüche und der Ideologisierung der Diskussion aufgezeigt. Allerdings blieb die Einsicht unbestritten, dass die Menschenrechte ein politischer Ankerpunkt des Rechtssystems der Weltgesellschaft sind und dass die Prinzipien der Freiheit und Gleichheit in der weiterzuentwickelnden offenen Gesellschaft nicht weg zu denken seien.

In einem diskurstheoretischen Zugang bei der Begründung der Menschenrechte wird zwischen einem ethischen und einem moralischen Bereich differenziert (Lenhart et al. 2006). Dabei begründet die Ethik solche Ideen und Vorstellungen, die einer guten, gerechten und auch gottgewollten oder geheiligten Ordnung der menschlichen Angelegenheiten entsprechen. Die Moral dagegen geht von einer universalistischen Perspektive aus und im Sinne des Kant'schen kategorischen Imperatives werden jene Handlungsnormen relevant, denen alle Teilnehmer an rationalen Diskursen zustimmen können. Eine universalistische Moral unterstellt eine Republik von Weltbürgern, die Regelungen begründen können, die im Interesse aller liegen (Habermas 1992).

Dabei kann man annehmen, dass symmetrische Diskurse und die legitime Setzung von Rechtsregeln vor allem in demokratischen Gemeinwesen optimal implementiert werden können. Der philosophische Pragmatismus von George Herbert Mead und John Dewey begründet moralische Bildung als eine Voraussetzung von Verständigung und gelingender Kommunikation: z. B. die wechselseitige Anerkennung, die Perspektivenübernahme, die Bereitschaft, die eigenen Traditionen auch mit den Augen des Fremden zu betrachten (Aufenanger, Hamburger, Ludwig, Tippelt 2010).

In der Theorie der Gerechtigkeit und dem Konzept „Gerechtigkeit als Fairness" nach Rawls (1991) sind die Menschenrechte tragend, weil utilitaristische Gesellschaftsvorstellungen und reduktionistische Vorstellungen von Effizienz oder Erfolg, so wichtig solche Kriterien des Handelns sein mögen, den Prinzipien der Gerechtigkeit und Fairness nachgeordnet sind. Moralische Bildung dient keineswegs dazu, den individuellen Nutzen zu maximieren, vielmehr geht es darum, möglichst große Vorteile für alle Gesellschaftsmitglieder durch das Prinzip der Gerechtigkeit als Fairness zu bewirken. Allerdings muss auch jeder Bürger tatsächlich wirksamen Gebrauch von den Grundfreiheiten machen können (Rawls 1991).

Seit den 1990er Jahren sind Texte zur moralischen Bildung mit einem klaren Bezug zu den Menschenrechten vor diesem theoretischen Hintergrund veröffentlicht worden. Dabei werden allgemein vier Säulen der moralischen Bildung beschrieben (Lenhart et al. 2006; Tippelt 2013):

- das Lernen zu wissen, also kognitive Lernziele und Lerninhalte,
- das Lernen etwas zu tun und zu handeln, also arbeitsbezogene und ökonomische Lernziele,
- das Lernen mit anderen zusammenzuleben, also soziale und moralische Lernziele
- und ein „Lernen zu sein", also ein persönlichkeitsbezogenes existenzielles Lernen.

Explizit ist hier ein ganzheitlicher Bildungsanspruch formuliert, denn es werden kognitive, soziale, emotionale und motorische Komponenten und Kompetenzen genannt. Moralische Bildung in einem gesellschaftlichen Sinn geht darüber hinaus, denn die Aufnahme, Erschließung und Einordnung von Erfahrung und Wissen findet in allen Lebensphasen statt – von der frühen Kindheit über das Jugend – und Erwachsenenalter bis in das hohe Alter. Institutionell muss sich die gestaltende Wirkung von Bildung, auch von moralischer Bildung, in den Einrichtungen der frühen Bildung, in den Schulen, in der Beruflichen Bildung, in der Erwachsenen- und Weiterbildung sowie an den Hochschulen immer wieder erweisen (Tippelt 2009, S. 444).

Sicher ist es so, dass sich geglückte pädagogische Interaktionen als Fundament moralischer Bildung nur dann entfalten können, wenn die basalen Sprach- und Selbstregulationskompetenzen (Kulturwerkzeuge) beherrscht werden. Gemeint sind hier das kompetente Verfügen über die Verkehrssprache, eine basale Mathematisierungskompetenz, grundlegende fremdsprachliche Kompetenz, die Kompetenz in der Nutzung von Informationstechnologien und die Befähigung zur Selbstregulation des Wissenserwerbs. Über diese Vermittlung und Aneignung basaler Sprach- und Selbstregulationskompetenzen hinaus müssen die Schule und eben auch die außerschulische Bildung ein Orientierungswissen bereitstellen, das zur kognitiv-instrumentellen Modulierung der Welt befähigt, das die ästhetisch-expressive Begegnung und Gestaltung von Umwelt (z. B. durch Sprache, Kunst, Literatur und Musik) ermöglicht, das es den Lernenden erlaubt, sich normativ-evaluativ mit Wirtschaft und Gesellschaft auseinanderzusetzen (durch Geschichte, Ökonomie, Politik und Gesellschaftskunde) und das auch mit Problemen konstitutiver Rationalität konfrontiert (z. B. durch Ethikunterricht, Philosophie und Religion).

Die Kultivierung des Umgangs miteinander auch im Alltag, nicht die Zurichtung eines bloßen Fachmenschentums durch Bildungsmaßnahmen, sind die besonderen Herausforderungen der moralischen Bildung. Dabei ist die Erkenntnis hilfreich, dass empirische Wissenschaft – ergänzt durch Bildungstheorie – für die Sensibilisierung und auch Orientierung der Praxis, der Politik und generell der Institutionen hilfreich sein kann. Sowohl für die Forschung als auch für eine reflektierte Bildungspraxis gilt, dass die argumentative Auseinandersetzung und die faire Einbeziehung sehr unterschiedlicher inhaltlicher Positionen Raum erhält. Neben den erwähnten Inhalten sind also Bildungs- und Lernprozesse nötig, die die Förderung empathischer, friedlicher und kultivierter Formen des Miteinander-Redens und Miteinander-Auskommens organisiert und pflegt – auch zwischen Menschen mit verschiedenen Auffassungen, mit verschiedenem sozialen Hintergrund und verschiedener kultureller Herkunft.

3 Pädagogische Bedingungen moralischer Performanz

Wird Bildung als Handlungsbegriff verstanden, „der sich auf die handelnde Selbstgestaltung des vernünftigen und aus sich heraus handelnden Menschen bezieht" (Zwick, S. 29), so ist Moral nicht nur eine Frage der richtigen Einstellung, sondern vielmehr eine Frage der Fähigkeit. Moralische Bildung im Sinne einer Förderung wirklicher Handlungsfähigkeit kann nach Lind (2003) nur dann gelingen, wenn Arbeitsteilungen zwischen Fach und Moral, zwischen Kognition und Emotion zugunsten einer ganzheitlichen Bildung überwunden werden. Dabei ist das Ziel moralischer Bildung nicht das Vermitteln von moralischen Werten. Vielmehr gilt es, den Transfer vorhandener moralischer Ansichten in das alltägliche Leben zu unterstützen. In der modernen Gesellschaft stellt sich diese Situation für alte und junge Menschen differenziert dar. Kinder und Jugendliche wachsen im Gegensatz zu den Erwachsenen in neue Gesellschaftsformen hinein. Die älteren Generationen (Eltern, Lehrer, Vorgesetzte) hingegen, können den Wandel als Entwertung ihrer moralischen Fähigkeiten erleben. Die Herausforderung für die ältere Generation besteht darin, sich neu in der Gesellschaft zurechtzufinden. Um daraus resultierende Unsicherheiten zu kompensieren, suchen viele daher Halt und Kontinuität in alten Gewohnheiten und Sichtweisen. Je intensiver sich ältere Generationen der Vergangenheit zuwenden, umso bedrohlicher und fremder empfinden sie die neue Zeit für sich selbst und für ihre Kinder bzw. Schüler (Lind 2003 S. 31). Bildungsinstitutionen haben in diesem Zusammenhang nicht nur den rasanten sozialen und technischen Wandel zu bewältigen, sie müssen auch die daraus resultierenden moralischen Probleme auffangen, die sich aus der geschilderten Diskrepanz der Generationen ergeben (Lind 1998). Moralische Fähigkeiten können dazu befähigen, in schwierigen sozialen Konfliktsituationen Probleme vernunftgeleitet zu lösen, daher ermöglichen sie Alternativen zur Gewalt- und Machtanwendung (Lind 2003). Die Fähigkeit zur Rollen- und Perspektivenübernahme ist hierbei eine Schlüsselkompetenz. Man kann pädagogisch Diskurse zu Argumentations- und Aushandlungsprozessen fördern, damit individuelle und gemeinsame Entscheidungen bzw. Urteile zustande kommen und man „das Gute für andere und für sich selbst" erkennt (Thimm 2007, S. 165). Es wurden unterschiedliche Schulprojekte, wie z. B. die demokratische Schulgemeinschaft (just community) ins Leben gerufen und erfolgreich durchgeführt. Dabei geht es neben der Vermittlung von fachlichem Wissen vor allen Dingen um das Erleben von demokratischen Prinzipien – wie Gerechtigkeit, Mitmenschlichkeit, Fairness, Stimmrecht (Lind 2003; Oser und Althof 2001; Becker 2012). Rein theoretische Einführungen in Moralphilosophie und Moralpsychologie zeigen kaum eine Wirkung, dagegen sind situierte Dilemma-Diskussionen oder just community-Programme handlungsrelevant (Lind 1998). Das „Theater der Unterdrückten", das von Augusto Boal entwickelt wurde, oder seine Variante des Forumtheaters kann zur handlungsorientierten Konfliktlösung ergänzende Lerngelegenheiten schaffen. Hierbei geht es um die Inszenierung einer konkreten Situation mit Zuschauern. Die Zuschauenden haben nach der Darstellung der Szene die Aufgabe, in weiteren Spieldurchgängen eine Rolle der Protagonisten einzunehmen und alternative Handlungsweisen auszuprobieren. Das Forumtheater wendet sich an Menschen in vielfältigen Konfliktszenarien und ist zum Einüben moralischer Kompetenzen entwickelt worden. Ein wesentliches Ziel dabei ist es, die Zuschauenden zu Handelnden zu machen. Im Kontext der pädagogischen Professionalisierung kann das Forumtheater Ängste und Emotionen beispielsweise von Sozialarbeitern bearbeiten. Die geschilderten Settings zielen generell auf Emanzipation und Ermutigung von Menschen, Demokratisierung und Einübung in Zivilcourage (Wagner 2009).

Bei der moralischen Bildung und dem ethischen Lernen in der Erwachsenenbildung geht es vorrangig um „Wert- und Normklärung", nicht um Internalisierung von Werten. Moralische Fragestellungen in Seminaren sind allgegenwärtig und existieren unabhängig davon, ob sich Seminarinhalte explizit auf ethische Themen beziehen oder nicht. Demographischer Wandel, Klimawandel, Finanzkrise, die wachsende Kluft zwischen Arm und Reich, die Sozial- und Arbeitspolitik in Deutschland, Inklusion und Integration, aber auch der Umgang miteinander im Arbeitsleben, in Verbänden oder in der Nachbarschaft sind Themen, die die Lebenswelten von Erwachsenen bestimmen (Kruip et al. 2010), was zu der Forderung führt, ethisches Lernen in allen Lernprozessen und Lernveranstaltungen der allgemeinen Erwachsenenbildung zu reflektieren. Der Professionalisierung von pädagogischem Fachpersonal kommt in diesem Zusammenhang eine besonders wichtige Rolle zu.

Eine große Herausforderung vieler Dozenten und Dozentinnen in der Erwachsenenbildung ist es, Lernumgebungen kontextspezifisch zu gestalten. Ethisches Lernen – ein Begriff der in der Erwachsenenbildung häufiger verwendet wird als moralische Bildung – findet in diesem Kontext auf vier Dimensionen statt: Erstens braucht es ein ethisch relevantes Wissen um ein moralisches Problem in einer bestimmten Situation zu erkennen und angemessen einzuschätzen. Zweitens kommt die Fähigkeit hinzu, sich mit Hilfe argumentativer *Prozesse* ein moralisches Urteil zu bilden. Ethische Kompetenz umfasst drittens aber auch die Sensibilität, um sich durch ein moralisches Problem selbst herausgefordert zu sehen und schließlich auch dem moralischen Urteil gemäß zu handeln (Breu und Fricke 2010). Gerade Metareflexionen zu ethischen Argumenten helfen, zugrundeliegende Moralvorstellungen zu identifizieren und ggf. zu überdenken (Brookfield 1998). Es ist wichtig zu erkennen, dass moralische Urteile oft situationsgebunden, kollektiv vermittelt und daher vieldeutig sein können. Gerade das Kennen der eigenen moralischen Grenzen kann in Bezug auf die genannte Vieldeutigkeit eine Orientierung im moralischen Handeln bieten (Brookfield 1998). Ethisches Lernen hat demnach dann stattgefunden, wenn ein moralisches Problem aufgrund erweiterten Wissens oder gestiegener Kompetenz besser bearbeitet werden kann als zuvor (Breu und Fricke 2010). Dazu ist es notwendig, dass Dozentinnen und Dozenten geschult werden, implizite ethische Themen zu entdecken, die Beschäftigung mit ihnen zu initiieren, den Prozess der diskursiven Bearbeitung zu begleiten und am Ende so abzuschließen, dass Ergebnisse des Prozesses gesichert werden können (Kruip und Winkler 2010).Bei Erwachsenen wie bei Kindern und Jugendlichen hängt moralische Urteilskraft also stark von der moralischen Motivation und vom moralischen Wissen ab (Brookfield 1998; Lind 2002; Kruip und Winkler 2007). Die moralische Urteilsfähigkeit lässt sich bei Kindern, Jugendlichen und Erwachsenen gut fördern (Lind 1998, 2002, 2003). Moralische Motivation hingegen ist sicher schwer zu fördern und sie hängt besonders davon ab, inwieweit sich ein Individuum zur moralischen Gemeinschaft zugehörig fühlt (Kruip und Winkler 2007). Bürgerschaftliches Engagement leistet einen integrativen Beitrag zu Wohlfahrt und Demokratie. Sukzessive Neugestaltungen struktureller Rahmenbedingungen des Bildungssystems haben zu einem Bedeutungsgewinn zivilgesellschaftlicher Akteure (Vereine, Verbände, Initiativen) und bürgerschaftlichem Engagement im Bildungssystem beigetragen. Besonders um Schulen und Kindergärten entwickeln sich zunehmend Netze von Projekten lokaler Vereine und Initiativen (vgl. Braun 2008; Braun, Hansen, Langner 2013; BMBFSFJ 2011). Für Individuen stellt die Beteiligung an bürgerschaftlich engagierten Netzwerken die Möglichkeit, sich aktiv an Wahlgemeinschaften (z. B. Vereine, Initiativen, Projekte) zu beteiligen und ihr kulturelles und soziales Kapital zu erweitern (Braun 2007). Im Unterschied zu jüngeren Altersgruppen ist es älteren Menschen häufig ein Anliegen, durch ihr bürgerschaftliches Engagement andere Generationen kennenzulernen (Tippelt et al. 2009). Das Bedürfnis der älteren Menschen nach einem Miteinander von Jung und Alt wirkt sich positiv für den Einzelnen wie insgesamt für die Gesellschaft aus. Für das bei Älteren in den letzten Jahren steigende freiwillige Engagement für die Gemeinschaft sind aber spezielle Anerkennungsformen zu schaffen, die das Engagement älterer Menschen würdigen und stimulieren (BMBFSFJ 2011). Soziales und bürgerschaftliches Engagement ermöglicht es, Verantwortung zu übernehmen.

> „Verantwortung gewinnt nur, wer moralische und soziale Kompetenz erworben hat und diese auch anerkannt sieht. Verantwortung über sich wiederum kann nur übernehmen, wer sich entsprechend bildet und Verantwortung gleichsam als Kontrapunkt seiner intellektuellen Bildung versteht. In diesem Kontext zielt Lernen im Alter auf die Einsicht in Zusammenhänge gesellschaftlichen Miteinanders, die Verarbeitung des Wissens zu Erkenntnis, die Befähigung zu kritischem Urteil und schließlich die sittliche Haltung" (Böhme 2012, S. 28).

Gesellschaftliche Verantwortung und ein selbstverantwortliches Leben im Alter sind aufeinander bezogen (Tippelt et al. 2009). Selbstverantwortung beschreibt die Fähigkeit des Individuums, den Alltag nach den eigenen Leitbildern zu gestalten und sich bewusst mit der eigenen Person sowie mit den Anforderungen und Möglichkeiten der persönlichen Lebenssituation auseinanderzusetzen (Kruse 2005).

Moralische Bildung geschieht vorwiegend in sozialen Kontexten, in denen Menschen zum einen Fehler machen dürfen, auf die sie zum anderen aufmerksam gemacht werden (Kenngott 2012, S. 239). Alltägliche Lernsituationen bieten demnach den Ausgangspunkt für moralische Bildung, weil nur sie Anknüpfungspunkte für moralische Motivation und moralisches Handeln bieten können (Kruip und Winkler 2007). Eine Bildung, die sich auf die Vermittlung von Werten beschränkt, ist dagegen weitgehend wirkungslos (Lind 2003, S. 32). Moralische Bildung oder Erziehung hat die Aufgabe, moralisches Wissen in die bereits vorhanden Alltagsvorstellungen, Umgangs- und Handlungsweisen einzuführen, zur Reflektion von moralischen Orientierung anzuregen, um so die Bedeutung der unterschiedlichen Lebens- und Moralwelten in einer Gesellschaft zu verstehen und die Lernprozesse innerhalb der eigenen Lebenswelt zu gestalten (Thimm 2007, S. 164–167).

Bildung kann als moralische Bildung aber nur dann fruchtbar werden, wenn es dem Einzelnen gelingt, seine Identität beim Durchgang einer lebensgeschichtlichen Folge komplexer Anforderungen immer wieder zu stabilisieren. Der „Mensch in der Moderne" wird hierbei als besonders reflektiert, differenziert, offen und individuiert beschrieben (Tippelt 1990). Die kulturelle Identitätsfindung jedes einzelnen Individuums ist daher der Kern des humanen Bildungsauftrags in der Moderne und damit auch Kern moralischer Bildung, die die Identitätsfindung als Zusammenwirken von Selbst- und Fremdverstehen beschreibt.

4 Literatur

4.1 Referenzliteratur

Abels, H., König, A. (2010): *Sozialisation.* Wiesbaden: VS Verlag.

Aufenanger, S., Hamburger, F., Ludwig, L., Tippelt, R. (Hrsg.) (2010): *Bildung in der Demokratie. Beiträge zum 22. Kongress der Deutschen Gesellschaft für Erziehungswissenschaft.* Opladen: Barbara Budrich.

Becker, G. (2012): *Kohlberg und seine Kritiker. Die Aktualität von Kohlbergs Moralpsychologie.* Wiesbaden: VS Verlag.

Bundesministerium für Familie Senioren Frauen und Jugendliche (2011): „Wie und wofür engagieren sich ältere Menschen?". In: Monitor Engagement 4. Berlin: BMFSFJ.

Böhme, G. (2012): *Verständigung über das Alter oder Bildung und kein Ende.* Idstein: Schulz-Kirchner Verlag.

Braun, S. (2007): *Sozialintegrative Potenziale bürgerschaftlichen Engagements für Jugendliche in Deutschland. Expertise zum Carl Bertelsmann-Preis 2007* (Arbeitspapier des Forschungszentrums für Bürgerschaftliches Engagement). Berlin: Humboldt-Universität zu Berlin.

Braun, S. (2008): *„Ideen statt Rotstift" – zur Übernahme öffentlicher Aufgaben durch bürgerschaftliches Engagement* (Arbeitspapier des Forschungszentrums für Bürgerschaftliches Engagement). Berlin: Humboldt-Universität zu Berlin.

Braun, S., Hansen, S., Langner, R. (2013): *Bürgerschaftliches Engagement an Schulen – eine empirische Untersuchung über Schulfördervereine. Zusammenfassung zentraler Untersuchungsergebnisse* (Arbeitspapier des Forschungszentrums für Bürgerschaftliches Engagement). Berlin: Humboldt-Universität zu Berlin. http://www.for-be.de/publikationen.html [zuletzt zugegriffen am 15.3.2013].

Breu, S., Fricke, U. (2010): „Forschungsergebnisse aus der Erprobung von Konzepten ethischen Lernens". In: Gisbertz, H., Kruip, G., Tolksdorf, M. (Hrsg.): *Ethisches Lernen in der allgemeinen Erwachsenenbildung.* Bielefeld: Bertelsmann, S. 113–180.

Brookfield, S. (1998): „Understanding and Facilitating Moral Learning in Adults". In: Journal of Moral Education 27/3, S. 283–301.

Buzzelli, C.-A. (1993): „Morality in Context: A Sociocultural Approach to Enhancing Yong Children's Moral Development". In: Child and Youth Care Forum 22/5, S. 375–386.

Deutsche UNESCO-Kommission (Hrsg.) (1948): *Allgemeine Erklärung der Menschenrechte. Resolution 217 A (III) der Generalversammlung vom 10. Dezember 1948.* Verfügbar unter: http://www.unesco.de/erklaerung_menschenrechte.html [zuletzt zugegriffen am 20.10.2011].

Gisbertz, H., Kruip, G., Tolksdorf, M. (2010): „…nun also auch noch ethisches Lernen in der Erwachsenenbildung". In: Gisbertz, H., Kruip, G., Tolksdorf, M. (Hrsg.): *Ethisches Lernen in der allgemeinen Erwachsenenbildung.* Bielefeld: Bertelsmann, S. 11–14.

Gross, P. (1994): *Die Multioptionsgesellschaft.* Frankfurt a.M.: Suhrkamp.

Habermas, J. (1992). *Faktizität und Geltung. Beiträge zur Diskurstheorie des Rechts und des demokratischen Rechtsstaats.* Frankfurt a.M.: Suhrkamp.

Habermas, J. (1999). *Die Einbeziehung des Anderen. Studien zur politischen Theorie.* Frankfurt a.M.: Suhrkamp.

Humboldt, W. v. (^{3}1980): „Ideen zu einem Versuch, die Grenzen der Wirksamkeit des Staates zu bestimmen [1792]". In: Ders.: *Humboldt. Werke in fünf Bänden,* hrsg. v. Flitner, A., Giel, K. Bd. I. Darmstadt: Wissenschaftliche Buchgesellschaft, S. 56–233.

Internationale Gesellschaft für Menschenrechte (IGFM). http://www.igfm.de/menschen-rechte/abkommen-und-vertraege/aemr/ [zuletzt zugegriffen am 27.07.2015].

Keller, M., Malti, T. (2008): „Sozialisation sozio-moralischer Kompetenzen". In: Hurrelmann, M., Grundmann, K., Walper, S. (Hrsg.): *Handbuch Sozialisationsforschung.* Weinheim: Beltz, S. 410–423.

Joas, Hans (1992): *Pragmatismus und Gesellschaftstheorie.* Frankfurt a.M.: Suhrkamp.

Kenngott, E.-M. (2012): *Perspektivenübernahme. Zwischen Moralphilosophie und Moralpädagogik.* Wiesbaden: Springer.

Kohlberg, L. (2000): *Die Psychologie der Lebensspanne.* Frankfurt a.M.: Suhrkamp.

Kruip, G., Winkler, K. (2007): *Basispapier „Ethisches Lernen in der allgemeinen Erwachsenenbildung".* Bonn: KBE.

Kruip, G., Winkler, K. (2010): „Moraltheoretische, entwicklungspsychologische und andragogisch-konzeptionelle Grundlagen ethischen Lernens". In: Gisbertz, H., Kruip, G., Tolksdorf, M. (Hrsg.): *Ethisches Lernen in der allgemeinen Erwachsenenbildung.* Bielefeld: Bertelsmann, S. 15–55.

Kruse, A. (2005): „Selbstständigkeit, bewusst angenommene Abhängigkeit, Selbstverantwortung und Mitverantwortung als zentrale Kategorien einer ethischen Betrachtung des Alters". In: Zeitschrift für Gerontologie und Geriatrie 38/4, S. 273–287.

Lenhart, V., Druba, V., Batarilo, K. (^{2}2006): *Pädagogik der Menschenrechte.* Wiesbaden: VS Verlag.

Luhmann, N. (1993): *Das Recht der Gesellschaft.* Frankfurt a.M.: Suhrkamp.

Lind, G. (1998): *Moral und Bildung. Eine Kritik von Kohlbergs Theorie der moralisch-kognitiven Entwicklung. Manuskript.* http://kops.ub.uni-konstanz.de/bitstream/handle/urn:nbn:de:bsz:352-opus-2700/270_1.pdf?sequence=11 [zuletzt zugegriffen am 26.07.2013].

Lind, G. (2002): *Ist Moral lehrbar? Ergebnisse der modernen moralpsychologischen Forschung.* Berlin: Logos-Verlag.

Lind, G. (2003): *Moral ist lehrbar. Handbuch zur Theorie und Praxis moralischer und demokratischer Bildung.* München: Oldenburg Schulbuchverlag.

Lind, G. (2012): „Moral Competence and Democratic Ways of Life". In: Weber, W. G., Thoma, M., Ostendorf, A., Chisholm, L. (Hrsg.): *Democratic Competences and Social Practices in Organizations.* Wiesbaden: Springer, S. 62–85.

Mead, G. H. (2010): *Geist, Identität und Gesellschaft.* Frankfurt a.M.: Suhrkamp.

Nunner-Winkler, G. (2009): „Prozesse moralischen Lernens und Entlernens". In: Zeitschrift für Pädagogik 55/4, S. 528–547.

Nunner-Winkler, G., Graz, D. (2010): „Lawrence Kohlberg – An Introduction". In: Zeitschrift für Pädagogik 56/3, S. 443–446.

Nunner-Winkler, G., Meyer-Nikele, M., Wohlrab, D. (2012): „Anerkennung moralischer Normen". In: Plath, I., Graudenz, I., Breit, H. (Hrsg.): *Desintegrationsdynamiken.* Wiesbaden: VS Verlag, S. 67–88.

Oser, F., Althof, W. (2001): „Die Gerechte Schulgemeinschaft: Lernen durch Gestaltung des Schullebens". In: Edelstein, W., Oser, R., Schuster, P. (Hrsg.): *Moralische Erziehung in der Schule.* Weinheim: Beltz, S. 233–267.

Rawls, J. (1991): *Eine Theorie der Gerechtigkeit.* Frankfurt a.M.: Suhrkamp.

Rawls, J. (1996): „Das Völkerrecht". In: Shute, S., Hurley, S. (Hrsg.): *Die Idee der Menschenrechte.* Frankfurt a.M.: Fischer, S. 53–103.

Tenorth, H.-E. (2011): „,Bildung' – ein Thema im Dissens der Disziplinen". In: Zeitschrift für Erziehungswissenschaft 3, S. 351–367.

Tenorth, H.-E., Tippelt, R. (2007): *Lexikon der Pädagogik.* Weinheim: Beltz.

Thimm, A. (2007): *Die Bildung der Moral. Zum Verhältnis von Ethik und Pädagogik, Erziehung und Moral.* Paderborn: Schöningh.

Thompson, L. J. (2010): „The Global Moral Compass for Business Leaders". In: Journal of Business Ethics 93, S. 15–32.

Tippelt, R. (1990). *Bildung und sozialer Wandel.* Weinheim: Deutscher Studienverlag.

Tippelt, R. (1986): „Bildungsarbeit und Rollenübernahme in der Demokratie aus der Sicht des Symbolischen Interaktionismus". In: Arnold, R., Kaltschmid, J. (Hrsg.): *Erwachsenensozialisation und Erwachsenenbildung.* Frankfurt a.M.: Diesterweg, S. 48–72.

Tippelt, R. (2009): „Lebenslanges Lernen". In: Tenorth, E., Tippelt. R. (Hrsg.): Lexikon Pädagogik. Weinheim: Beltz, S. 444–447.

Tippelt, R., Schmidt, B., Schnurr, S., Sinner, S., Theisen, C. (2009): *Bildung Älterer. Chancen im demographischen Wandel.* Bielefeld: Bertelsmann Verlag.

Tippelt, R. (2013): „Menschenrechte als Aufgabe und Herausforderung für die Erwachsenenbildung – Bildungstheoretische Reflektionen". In: Seiverth, A. (Hrsg.): *2011/2012 Jahrbuch. Evangelische Erwachsenenbildung.* Leipzig: Evangelische Verlagsanstalt, S. 145–166.

Wagner, I. (2009): „Die Potenziale der Theaterarbeit von Augusto Boal für die sozialarbeiterische Ausbildung im praxisbegleitenden Seminar". In: Rieger, A., Hojnik, S., Posch, K. (Hrsg.): *Soziale Arbeit zwischen Profession und Wissenschaft.* Wiesbaden: VS Verlag, S. 331–345.

Winkler, K. (2007): „Sozialethische Reflexionen zur moralischen Bildung". In: Ethik und Gesellschaft 1. Bildung Gerechtigkeit und Kompetenz. http://www.ethik-und-gesellschaft.de/mm/EuG-1-2009_Winkler.pdf [zuletzt zugegriffen am 26.03.2013].

Wintersteiner, W. (2008): „Friedenspädagogik für das 21. Jahrhundert". In: Grasse, R., Gruber, B., Gugel, G. (Hrsg.): *Friedenspädagogik. Grundlagen, Praxisansätze, Perspektiven.* Reinbek bei Hamburg: Rowohlt, S. 253–277.

Zwick, E. (2013): „Bildung und Ethik: Präliminarien zu einer grundlegenden Thematik aus historisch-systematischer Sicht". In: Fath, M. (Hrsg.): *Bildung und Ethik. Beiträge und Perspektiven jenseits disziplinärer Grenzen.* München: Lit Verlag, S. 13–42.

4.2   Literatur zur Einführung

Kohlberg, L. (2000): *Die Psychologie der Lebensspanne*. Frankfurt a.M.: Suhrkamp.

Hendrik, H. (2011): *Einführung in die Moralpsychologie*. Weinheim: Beltz.

Lind, G. (2012): „Moral Competence and Democratic Ways of Life". In: Weber, W., Thoma, M., Ostendorf, A., Chisholm, L. (Hrsg.): *Democratic Competences and Social Practices in Organizations*. Wiesbaden: Springer, S. 62–85.

4.3   Literatur zur Vertiefung

Becker, G. (2012): *Kohlberg und seine Kritiker. Die Aktualität von Kohlbergs Moralpsychologie*. Wiesbaden: VS Verlag.

Doris, J. M. (Hrsg.) (2012): *The Moral Psychology Handbook*. Oxford: University Press.

Althof, W., Stadelmann, T. (2009): „Demokratische Schulgemeinschaft". In: Edelstein, W., Frank, S., Sliwka, A. (Hrsg.): *Praxisbuch Demokratiepädagogik*. Weinheim und Basel: Beltz, S. 20–53.

Moralische Entwicklung als Praxis der Subjektivierung

Markus Schroer, Cora Krückels

Abstract: Aus soziologischer Perspektive steht bei der Beschäftigung mit der moralischen Entwicklung des Subjekts dessen Einbettung in gesellschaftliche Strukturen im Vordergrund. Als Reaktion auf die zunehmende Ausdifferenzierung von Moral in einzelne Wertsphären haben die Klassiker der Soziologie entweder versucht, eine soziologisch begründete Moralwissenschaft zu etablieren (Durkheim) oder aber die moralische Entwicklung zur genuinen Aufgabe des Individuums deklariert (Weber, Simmel). Aus einer praxistheoretischen Perspektive heraus, die im Fokus des Artikels liegt, stellt die moralische Entwicklung des Subjekts eine Praktik der Subjektivierung (Foucault) dar, durch die sich das Subjekt selbst als moralisches Subjekt hervorbringt. Erst das Bewusstsein für die Kontingenz von Subjektivierungspraktiken lässt diese als Untersuchungsgegenstand hervortreten. Eine Analyse der moralischen Konstituierung des Subjekts hat demnach zum einen die konkreten moralischen Praktiken zu erfassen, die eng gekoppelt sind an die individuelle Lebensführung. Um darüber hinaus die historisch-kulturellen Bedingungen der Praktiken miteinzubeziehen, gilt es zum anderen zeitdiagnostische und transdisziplinäre Beschreibungen der Gegenwartsgesellschaft in die Untersuchung miteinzubeziehen.

Schlagwörter: Integration, Körper, Macht, Moralisierung, Praxistheorie, Praktiken, Selbstsorge, Subjekt, Subjektivierung.

1 Einleitung

Das Verhältnis der Soziologie zu Fragen der Moral stellt sich von Beginn an als ambivalent dar. Fallen moralische Werte und Normvorstellungen in der als vormodern deklarierten Gesellschaft noch in eins mit religiösen Wertvorstellungen, verlieren diese in der Moderne zunehmend an sozialer Bindungskraft. In der Auseinandersetzung mit diesen Prozessen der Säkularisierung und der Ausdifferenzierung moralischer Werte grenzt sich die Soziologie seit ihrer Etablierung zu Beginn des 20. Jahrhunderts von den normativ begründenden Aussagen der Moral*philosophie* ab. Bereits die Gründungsväter der Disziplin, Émile Durkheim, Max Weber und Georg Simmel, waren sich in der genauen Verortung der Soziologie im Verhältnis zu moralischen Fragen jedoch keinesfalls einig. Für den französischen Soziologen Émile Durkheim steht Moral weiterhin am Ausgangspunkt der sich neu etablierenden Wissenschaft von der Gesellschaft. Jeder Gesellschaftsform entspricht, so Durkheim, eine ihr eigene Moral, die die Integration des Einzelnen in die Gesellschaft sichert. Die moderne, durch Industrialisierung und Arbeitsteilung geprägte Gesellschaft habe sich jedoch so rasend schnell entwickelt, dass die moralische Entwicklung auf der Strecke geblieben sei (vgl. Durkheim 1992, S. 479f.). Der Soziologie kommt nun die Aufgabe zu, dieses Vakuum zu füllen und eine neue Moral für die moderne Gesellschaft auszuarbeiten. Auch wenn dieser Versuch Durkheims einer soziologisch begründeten Moralwissenschaft letztendlich als gescheitert gelten muss, erbt die Soziologie von ihm die Erkenntnis, dass soziale Wirklichkeit immer der Regulierung durch soziale Normen unterliegt: „Jede Gesellschaft ist eine moralische Gesellschaft" (Durkheim 1992, S. 285).

Repräsentiert Durkheim den einen Pol, der für eine theoretisch begründete Moralsoziologie steht, so findet sich am gegenüberliegenden eine tiefe Skepsis der Soziologie gegenüber Fragen des moralisch richtigen Lebens. Es ist v. a. Georg Simmel, der sich explizit von jeglicher normativ ausgerichteten Moralphilosophie abwendet und ihr eine empirisch-deskriptive Herangehensweise gegenüberstellt. Indem Simmel die normativen Ethiken des 19. Jahrhunderts mit der Realität der „Vergesellschaftung" konfrontiert, kritisiert er diese für ihre wirklichkeitsfernen Annahmen, die auf einer für ihn unzulässigen Vermischung von Sein und Sollen, der „Verwechslung ethischer Wissenschaft und ethischer Ermahnung" (vgl. Simmel 1991, S. 295) beruhen. Aufschlussreich für die Frage nach der moralischen Entwicklung des Individuums ist, dass die Differenz zwischen Durkheim und Simmel nicht nur in einer gegensätzlichen Verhältnisbestimmung von Soziologie und Moral – soziologisch-theoretische Fundierung einer neuen Moral einerseits vs. empirisch-deskriptive Analyse der Moralvorstellungen andererseits – liegt, sondern auch in der gesellschaftlichen Funktion, die sie der Moral jeweils zuschreiben. Über den Weg der Erziehung zielt die Moral bei Durkheim zunächst auf eine Veränderung des Einzelnen: „Sie [sc. die Moral; M.S., C.K.] muss auf dem raschesten Weg, dem eben geborenen egoistischen und asozialen Wesen ein anderes Wesen hinzufügen, das imstande ist ein soziales und moralisches Leben zu führen" (Durkheim 1973, S. 47). Erst die Unterwerfung seiner Affekte, Impuls und Triebe macht den Einzelnen handlungsfähig (vgl. Durkheim 1986, S. 36). Die Funktion der Moral liegt für Durkheim jedoch in ihrer gesamtgesellschaftlichen Aufgabe begründet (vgl. Durkheim 1973, S. 167). Moral stellt für ihn ein gesellschaftliches Produkt dar, das sich nicht einfach aus den Gewohnheiten der Individuen zusammensetzt, sondern als „ein System von Befehlen" (Durkheim 1973, S. 85) von außen auf den Einzelnen einwirkt.[1] Das moralische Subjekt entsteht hier also durch Unterwerfung unter das moralische Regelwerk der jeweiligen Zeit und dient in erster Linie der Integration der Gesellschaft. Ohne die Bildung einer neuen Moral sieht Durkheim das Individuum der Moderne stets der Gefahr der Desintegration bzw. der Anomie, also einem Zustand fehlender sozialer Normen, ausgeliefert. Für Simmel besteht diese Gefahr nicht, gleichwohl er auch nicht mehr an die Möglichkeit einer allgemeingültigen Moral glaubt. Statt einer gesellschaftlichen Einheit mit klarem Regelwerk geht Simmel von der Existenz unterschiedlicher, sich teilweise kreuzender und überlappender sozialer Kreise aus. Aufgabe der deskriptiven Moralwissenschaft sei es, den sich daraus ergebenen „steigenden Konflikt der Pflichten" (Simmel 1991, S. 386) aufzuzeigen. Für das Individuum der Moderne, das sich am Schnittpunkt verschiedenster sozialer Kreise (Familie, Nachbarschaften, Berufszugehörigkeit, Vereinsmitgliedschaften etc.) befindet, bedeute dies aber keinesfalls eine Bedrohung, vielmehr betrachtet Simmel Konflikte gerade als die „Schule, in der das Ich sich bildet" (Simmel 1991, S. 381). Das Individuum existiert für Simmel nicht als vorgefertigte Einheit, vielmehr lässt sich seine Identität stets nur als Anspruch formulieren.[2] Im Gegensatz zu Durkheims Lehre der moralischen Erziehung und Beschränkung des Individuums, die auf dessen möglichst ausbalancierte Integration in die Gesellschaft zielt, ermöglicht die Perspektive Simmels, die Existenz verschiedener, sich teilweise widersprechender „ethischer Interessen, die in einem ausgebildeten Geiste nebeneinander bestehen" (Simmel 1991, S. 348f.) zu erklären. Damit wendet sich Simmel zugleich gegen die Vorstellung der Allgemeinheit moralischer Gesetze, wie sie v. a. bei Kant formuliert ist. Alle Versuche, so Simmel, „das Sollen aus einem dem Leben gegenüber abstrakten Apriori abzuleiten" (Simmel 1968, S. 216) seien gescheitert. Dem allgemeinen Gesetz stellt er deshalb das „individuelle Gesetz" gegenüber, dessen Gültigkeit stets nur im Verhältnis zu einem individuellen Leben, einer konkreten individuellen Biographie begründet werden kann: „Da nun das Leben sich nur an Individuen vollzieht, ist die moralische Normierung [...] eine individuelle" (Simmel 1968, S. 217). Dies ist jedoch nicht mit einer rein subjektiv gültigen Moral zu verwechseln, denn „das objektive Sollen eben dieses Individuums, die aus *seinem* Leben heraus an *sein* Leben gestellte Forderung, [ist] prinzipiell unabhängig davon [...], ob es selbst sie richtig erkennt oder

---

[1] Im Sinne eines „soziolgische[n] Kantianismus" (Schluchter 2009, S. 107) unterwirft sich das Individuum bei Durkheim letztendlich jedoch seiner eigenen Vernunft. Simmel hingegen übt deutliche Kritik an Kants kategorischem Imperativ. Auch hier findet sich also eine konträre Haltung von Durkheim und Simmel.

[2] Hierin besteht einer der Gründe für die häufig zitierte Anschlussfähigkeit Simmels an Theorien der Postmoderne (vgl. Schroer 2001, S. 284f.).

nicht" (Simmel 1968, S. 217). Moralische Verfehlungen können somit, auch unter der Prämisse eines individuellen Gesetzes, von anderen ebenfalls beurteilt werden. Basierend auf dieser „Objektivität des Individuellen" (Simmel 1968, S. 217) kann Simmel eine deskriptive Soziologie der Moral fordern, die mehr sein will als eine Beschreibung allgemeingültiger Regeln und Normen.

Mit Max Weber lässt sich den beiden Gegenpolen der Moralsoziologie einerseits und der deskriptiven Moralwissenschaft andererseits noch eine dritte Position aus der Reihe der soziologischen Klassiker hinzufügen. In seiner Beschreibung der Moderne als Prozess der zunehmenden Rationalisierung konstatiert Weber eine Ausdifferenzierung verschiedener Wertsphären, die zur unvermeidbaren Entstehung von Wertkonflikten führt. Auf gesellschaftstheoretischer Ebene findet sich dabei der „Relativist" Weber oftmals dem „Moralisten" Durkheim gegenübergestellt (vgl. Müller 1992, S. 51). Weber erteilt sowohl der Möglichkeit einer neuen allgemeingültigen Moral, wie sie Durkheim vorschwebt, als auch der Anerkennung der zwar ambivalenten, aber dennoch produktiven Folgen des Wertkonfliktes, die Simmel betont, eine Absage und zeichnet ein vergleichsweise düsteres Bild: Die „Entzauberung der Welt" führt nach Weber zum Verlust von Sinn und Orientierung für das Individuum. Gleichzeitig entwickelt er aber auch eine Ethik der Persönlichkeit, deren Ausbildung dem modernen Individuum als Aufgabe zukommt:

> „Das Schicksal einer Kulturepoche, die vom Baum der Erkenntnis gegessen hat, ist es, wissen zu müssen, daß wir den Sinn des Weltgeschehens nicht aus dem noch so sehr vervollkommneten Ergebnis seiner Durchforschung ablesen können, sondern ihn selbst zu schaffen imstande sein müssen" (Weber 1988, S. 154).

Die Aufgabe der Sinnstiftung und damit auch der Bestimmung dessen, was als gelungenes oder gutes Leben zu gelten hat, obliegt in der Moderne demnach allein dem Individuum. Moralische Entwicklung wird, wie zuvor bereits bei Simmel gesehen, in der Moderne zu einer genuinen Aufgabe des Subjekts.

Beschäftigt sich die Soziologie heute mit Fragen der Moral und der moralischen Entwicklung, so tut sie dies in der Regel in deutlicher Abgrenzung zur Philosophie nicht auf einer normativ begründenden Ebene. Vielmehr setzt sie die Existenz von Moral als gegeben voraus und „interessiert sich eher dafür, wie moralische Vorstellungen mit gesellschaftlichen Bedingungen interagieren" (Döbert 1997, S. 446). Gleichwohl lässt sich innerhalb der Disziplin auch heute noch ein „Spannungsverhältnis zwischen ethischer Wende und Skepsis gegenüber der Ethik" (Reckwitz 2001, S. 205) konstatieren. Auf Seiten der Skeptiker ist v. a. der Systemtheoretiker Niklas Luhmann einzuordnen. Luhmann sieht moralische Kommunikation in der funktional differenzierten Gesellschaft zunehmend marginalisiert (vgl. Luhmann 2008a). Wenn sie, wie etwa in Form der ökologischen Protestbewegung, sich dennoch zeigt, so deutet dies für Luhmann in erster Linie auf „ein tiefliegendes Theoriedefizit" (Luhmann 1996, S. 48) hin. Als Wissenschaft folgt die Soziologie jedoch einem grundsätzlich anderen „Code" als die

Moral. Während wissenschaftliche Kommunikation stets mit der Unterscheidung wahr oder unwahr arbeitet, folgt moralische Kommunikation dem Code gut/ schlecht bzw. gut/böse (vgl. Luhmann 2008b, S. 271). Moralische Kommunikation sieht Luhmann dabei jedoch nicht auf ein einzelnes Funktionssystem beschränkt, wie dies etwa für wissenschaftliche, politische oder rechtliche Kommunikation der Fall ist, vielmehr bezieht sie sich, ebenfalls im Gegensatz zu anderen Kommunikationsformen, stets auf die *„Person als ganze* und auf ihre Zugehörigkeit zur Gesellschaft" (Luhmann 2008b, S. 276). Damit verweist Luhmann, bei allem anhaltenden Misstrauen gegenüber dem Stellenwert von Moral auf gesellschaftstheoretischer Ebene, auf die umfassende Bedeutung auf individueller Ebene, geht es doch für den einzelnen Kommunikationsteilnehmer um nicht weniger als um die *„Inklusion* der Person in die Gesellschaft" (Luhmann 2008b, S. 276). Steht die Luhmannsche Systemtheorie an dem einen Ende der Skala innerhalb der aktuellen Theorieentwicklung, so befinden sich an ihrem anderen v. a. Theoretiker der Postmoderne wie Jacques Derrida und Zygmunt Bauman, bei denen eine explizite Reflexion moralischer Fragen erfolgt. Bauman (2009) stellt der Idee eines neuen moralischen Systems für die moderne Gesellschaft, wie sie Durkheim vorschwebte, eine pluralistische, postmoderne Moral entgegen. Bauman betont, dass moralische Fragen weder rational, noch eindeutig zu beantworten, sondern „unheilbar *aporetisch*" (Bauman 2009, S. 24) seien: „Die menschliche Realität ist ein ambigues Durcheinander – und dementsprechend sind auch moralische Entscheidungen, anders als abstrakte ethische Prinzipien ambivalent" (Bauman 2009, S. 54). Moral bedarf nunmehr keines universalisierbaren Codes, keines allgemeingültigen Regelwerks mehr, sondern wird „durch die bloße Anwesenheit des Anderen als Antlitz ausgelöst, als einer Autorität *ohne* Zwang" (Bauman 2009, S. 186). Nach ihrer „Soziologisierung" durch Durkheim und Luhmann „re-personalisiert" Bauman moralische Fragen damit wieder und koppelt sie an die Identität des Individuums, an „die eigensinnige und unverwüstliche Autonomie des moralischen Selbst" (Bauman 2009, S. 26).

Die Rekonstruktion des Verhältnisses der Soziologie zur Moral hat gezeigt, wie dieses zwischen einer „Entzauberung der Moral durch die Sozialwissenschaften" (Reckwitz 2001, S. 218) und einer (erneuten) Offenheit für Fragen „des guten Lebens als eine instruktive leitende Wertidee für soziologische Analysen" (Reckwitz 2001, S. 219) schwankt.[3] Im Folgenden soll nun, im Anschluss an Michel Foucault, die Konstituierung des moralischen Subjekts als eine „Praxis des Selbst" beschrieben werden. Diese Perspektive erlaubt es, die moralische

---

[3] Die bleibende Ambivalenz der soziologischen Disziplin gegenüber moralischen Fragen spiegelt sich nicht zuletzt in den einschlägigen Einführungswerken und Lexika wieder, von denen nur die wenigsten der Moral einen eigenen Eintrag widmen· In der aktuellen soziologischen Forschungslandschaft finden sich allerdings durchaus Beispiele für moralsoziologische Studien, so z. B. die von Luc Boltanski und Laurent Thévenot (2007) vorgelegte und innerhalb der Disziplin breit rezipierte Studie zu Rechtfertigungsordnungen und ihrem Gebrauch in Konfliktsituationen.

Entwicklung des Individuums als eine ihm eigene Fähigkeit aufzufassen, ohne gleichsam seine Einbettung in gesellschaftliche Strukturen zu vernachlässigen. Dazu gilt es zunächst die Begriffe der Praxis und der Subjektivierung kurz zu erläutern. Abschließend werden beispielhaft gegenwärtige Formen moralischer Subjektivierungspraktiken skizziert, um so die Aktualität einer praxistheoretischen Perspektive auf moralische Entwicklung zu verdeutlichen und Impulse für eine weiterführende transdisziplinäre Forschung zu geben.

2 Das moralische Subjekt als Praxis des Selbst

Die moralische Entwicklung des Individuums als eine Praxis zu verstehen, die einerseits das Subjekt selbst vollzieht, ohne jedoch andererseits die Einsicht in den prägenden Charakter gesellschaftlicher Strukturen aufzugeben, wird dann möglich, wenn der Begriff der Praxis eine dezidiert soziologische Wendung erfährt. Anschlussmöglichkeiten bieten hierbei die in der aktuellen theoretischen Debatte als „Praxistheorien" gekennzeichneten Ansätze, die, je nach vorgenommener Kategorisierung, von Karl Marx und Norbert Elias über Pierre Bourdieu und Anthony Giddens bis hin zu Michel Foucault, Bruno Latour und Theodor Schatzki reichen (vgl. Hillebrandt 2009; Reckwitz 2003). Werden Praktiken mit Schatzki als „Site of the Social" (Schatzki 2002) aufgefasst, so lässt sich das Soziale als „Verkettung von Praktiken auch über Zeit und Raum hinweg" (Schmidt und Volbers 2011, S. 25f.) definieren. Da soziale Praktiken sich „überwiegend im Modus des Gewohnten und Selbstverständlichen" (Schmidt 2012, S. 10) vollziehen, fragt eine praxistheoretische Perspektive nicht nur nach der Etablierung von Praktiken und nach ihrer Logik, sondern auch nach ihrer Routinisierung. Dabei beschränkt sich der Fokus weder allein auf das Individuum und dessen Intentionalität, wie es handlungstheoretische Ansätze tun, noch auf die Analyse sozialer Strukturen, wie es strukturalistische und auch systemtheoretische Theorien vorschlagen. Vielmehr wird davon ausgegangen, dass in sozialen Praktiken „körperliche Performanzen und Routinen, ein gemeinsam geteiltes praktisches Wissen und die beteiligten Artefakte eine wichtige Rolle" (Schmidt 2012, S. 10) spielen. Diese Faktoren, d. h. den sozialen Kontext ebenso wie den Ort, die beteiligten Materialitäten ebenso wie die körperlichen Ausdrucksformen, gilt es folglich in die Analyse sozialer Praktiken miteinzubeziehen.

Im Anschluss an Michel Foucault lässt sich nun argumentieren, dass sich auch das Subjekt erst durch Praktiken zu einem solchen konstituiert (vgl. Schroer 1996). Das denkende, handlungsfähige, moralische Subjekt tritt demzufolge nicht dem Weltgeschehen als vorgängige Instanz gegenüber, sondern ist selbst Produkt sozialer Praxis und entsteht erst durch konkrete Praktiken der Subjektivierung. Es ist dabei in zweierlei Sinne ein Unterworfenes (lat.: sub-iacere):

> „Das Wort ‚Subjekt' hat zwei Bedeutungen: es bezeichnet das Subjekt, das der Herrschaft eines anderen unterworfen ist und in seiner Abhängigkeit steht; und es bezeichnet das Subjekt, das durch Bewusstsein und Selbsterkenntnis an seine eigene Identität gebunden ist" (Foucault 2005a, S. 275).

Der äußerlich wirkenden Macht, die in Form von Disziplinierung, Sanktionen und Strafen auf das Subjekt einwirkt, stellt Foucault eine aktiv und bewusst vorgenommene Prägung durch das Subjekt selbst an die Seite, die das Selbst jedoch nicht minder „unterjocht und unterwirft" (Foucault 2005a, S. 275). „Was ich zeigen wollte", so fasst Foucault sein Vorgehen rückblickend zusammen, „war, wie sich das Subjekt in der einen oder anderen determinierten Form durch eine gewisse Menge von Praktiken, die Wahrheitsspiele, Machtpraktiken usw. sind, selbst konstituiert als wahnsinniges oder gesundes Subjekt, als delinquentes oder nichtdelinquentes" (Foucault 1985, S. 18) und, so ließe sich hinzufügen, als moralisches oder unmoralisches Subjekt.[4]

Die Foucault'sche Perspektive ermöglicht es, die moralische Entwicklung des Individuums weder, wie bei Durkheim und Luhmann gesehen, vorrangig als gesellschaftliches Phänomen zu begreifen, noch sie in erster Linie auf individueller Ebene zu verankern, wie es Weber und Bauman nahelegen. Damit fügt Foucault dem „Moralcode" (Foucault 1986, S. 36) als mehr oder weniger systematisches Ensemble von Werten und Handlungsregeln sowie dem tatsächlichen „Moralverhalten" (Foucault 1986, S. 37) der Individuen ein weiteres Element hinzu:

> „Eine Sache ist die Verhaltensregel; eine andere ist das Verhalten, das man an dieser Regel messen kann. Ein Drittes ist die Art und Weise, wie man sich führen und halten – wie man sich selber konstituieren soll als Moralsubjekt, das in Bezug auf die den Code konstituierenden Vorschriften handelt. Ist ein Handlungscode gegeben sowie ein bestimmter Typ von Handlungen […], so gibt es verschiedene Arten, moralisch ‚sich zu führen', verschiedene Arten für das handelnde Individuum, nicht bloß als Agent, sondern als Moralsubjekt jener Aktion zu operieren" (Foucault 1986, S. 37).

Die Differenzen in der konkreten Ausübung der moralischen Praktiken können sich dabei Foucault zufolge auf mehrere Aspekte beziehen. So können moralische Gebote oder Vorschriften mit unterschiedlichen Inhalten gefüllt werden.

---

4   Neben den äußeren Machtverhältnissen und der inneren Gebundenheit steht zudem jede Form der Subjektivierung in einem reziproken Verhältnis zu Formen der Objektivierung, das heißt zu der Frage, „unter welchen Bedingungen eine Sache zum Objekt für eine mögliche Erkenntnis werden kann" (Foucault 2005b, S. 777). Erst in der Verbindung von Subjektivierung und Objektivierung entstehen „Wahrheitsspiele", auf deren Analyse Foucaults „kritische Geschichte des Denkens" (Foucault 2005b, S. 777f.) abzielt.

Foucault zeigt dies beispielhaft an der Entwicklung der Sexualmoral auf. So kann etwa das Gebot der Treue als strenges Verbot außerpartnerschaftlicher Kontakte aufgefasst, aber auch als Kampf gegen die eigenen, inneren Begierden oder aber als Aufforderung zu einer besonders intensiven Beziehung zum Partner verstanden werden. Je nachdem, welche *„Bestimmung der ethischen Substanz"* (Foucault 1986, S. 37) das Individuum vornimmt, folgen daraus ganz unterschiedliche moralische Praktiken, die jedoch alle demselben moralischen Code der Treue folgen. Ebenso kann sich die *„Unterwerfungsweise"* (Foucault 1986, S. 38) unterscheiden. Foucault hat dabei weniger die konkreten moralischen Verhaltensweisen im Blick, als vielmehr die Art und Weise, wie das Individuum sein eigenes Verhältnis zu der moralischen Regel für sich selbst begründet. Klassisch ist hier sicherlich die Begründung über die Zugehörigkeit zu einer Gruppe, die ebenfalls nach dieser Regel lebt. Aber eine moralische Praxis kann auch praktiziert werden, um sich selbst als Vorbild für Andere zu inszenieren oder weil man sich als Hüter der Tradition versteht. Die Art und Weise der Ausführung eines Moralcodes betrifft zudem die konkrete Anwendung der Regel und die „Formen der *ethischen Arbeit"* (Foucault 1986, S. 38). Durch sie versucht das Individuum nicht nur, dem moralischen Code zu folgen, sondern konstituiert sich auch auf eine ganz bestimmte Art und Weise als moralisches Subjekt. So stellt es einen Unterschied dar, ob moralische Regeln in einem langen Prozess der Aneignung konkreter Vorschriften erlernt und das eigene Verhalten an diesen systematisch überprüft wird oder ob man sich sehr plötzlich dazu entschließt, eine bestimmte Regel von nun an konsequent einzuhalten. Auch Formen der ständigen Auseinandersetzung und des Kampfes sind denkbar, ebenso wie das Aufspüren innerer Regungen und Bedürfnisse, die sich der Regel widersetzen. Die letzte Kategorie möglicher Unterschiede in der moralischen Praxis bezeichnet Foucault als die „*Teleologie* der Moralsubjekte" (Foucault 1986, S. 39). Diese beziehen sich auf die Einbettung einer Praxis in die gesamte Lebensführung des Individuums. Erst durch diese Rückbindung wird eine einzelne Handlung zu einem Bestandteil einer moralischen Seinsweise und das Individuum zum moralischen Subjekt.

> „Insgesamt kann sich also eine Handlung, um moralisch genannt zu werden, nicht auf einen Akt oder eine Reihe von Akten beschränken, die einer Regel, einem Gesetz oder einem Wert entsprechen. […] [S]ie impliziert auch ein bestimmtes Verhältnis zu sich; diese ist nicht einfach ‚Selbstbewußtsein', sondern Konstitution seiner selber als ‚Moralsubjekt', in der es seine Stellung zu der von ihm befolgten Vorschrift definiert […]; und um das zu tun, wirkt es auf sich selber ein, geht es daran, sich zu erkennen, kontrolliert sich, erprobt sich, vervollkommnet sich, transformiert sich" (Foucault 1986, S. 39f.).

Die genannten Formen der Ausgestaltung und Aneignung der moralischen Praktiken unterscheiden sich nicht allein auf individueller Ebene, vielmehr sind die Modi der Subjektivierungsformen in hohem Maße historisch und kulturell wandelbar. Anhand einer historischen Analyse dieser „Technologien des Selbst" zeigt

Foucault, wie sich die Formen der moralischen Subjektivierung von der griechischen Antike über das frühe Christentum bis hin zur Moderne verändert haben. Gemeinsam ist den Selbsttechnologien, dass sie auf eine Transformation des Einzelnen zielen, „mit dem Ziel, sich so zu verändern, daß er einen gewissen Zustand des Glücks, der Reinheit, der Weisheit, der Vollkommenheit oder der Unsterblichkeit erlangt" (Foucault 1993, S. 26). Unverkennbar haben sich die Praktiken und mit ihnen auch die Modi der Subjektivierung historisch gewandelt. Stand in der Antike die „Sorge um sich selbst" im Mittelpunkt, so rückte mit Descartes zunehmend die „Erkenntnis des Selbst" in den Vordergrund (vgl. Foucault 1993, S. 31 f.). Die Selbstsorge geriet dabei zunehmend in den Verruf des Egoismus und Narzissmus. Es handelte sich jedoch auch in der Antike dabei nicht um eine „Übung in Einsamkeit, sondern [um] eine wahrhaft gesellschaftliche Praxis" (Foucault 1991, S. 71). Unter dem Einfluss des Christentums wird die auf eine umfassende Transformation des Individuums zielende Selbstsorge abgelöst von einer auf reine Innerlichkeit gerichteten Spiritualität (vgl. Foucault 2004, S. 46 f.). Entsprechend wandelten sich auch die moralischen Praktiken von stärker körperlich ausgerichteten Übungen der Askese in der hellenistischen und römischen Antike zu Praktiken der Beichte und Buße im frühen Christentum.

Das moralische Subjekt lässt sich mit Foucault somit als Produkt konkreter moralischer Praktiken betrachten, die wiederum einerseits in die Lebensführung der Individuen sowie andererseits in eine jeweils konkrete historische und kulturelle Situation eingebettet sind (vgl. Schroer 1996). Foucaults Analyse der antiken Selbsttechnologien, die er in seinem Spätwerk ausführlich vornimmt, zielt dabei nicht auf eine mögliche Reaktivierung dieser Praktiken (vgl. Schroer 2001, S. 112). Indem sie jedoch frühere Formen moralischer Subjektivierungsweisen aufzeigt, schärft sie den Blick für die Kontingenz gegenwärtiger Formen und ermöglicht vor diesem Hintergrund erst ihre Analyse.

3 Aktuelle Formen der moralischen Subjektivierung und Perspektiven für die transdisziplinäre Forschung

Die Analyse von Subjektivierungsformen kann nur eingebettet in eine gesellschaftstheoretische Perspektive geschehen, gehören diese doch „zu den Grundkategorien der Selbstwahrnehmung, -reflexion und -deutung der modernen Gesellschaft. Sie stehen als solche in einem wechselseitigen Konstitutionsverhältnis mit deren Ordnungsstrukturen" (Alkemeyer et. al. 2013, S. 10). Die Frage der moralischen Subjektivierungsform, verstanden als eine soziale Praxis, vermittelt somit zwischen rein auf das Subjekt fokussierten mikrosoziologischen Perspektiven und rein auf die Struktur der Gesellschaft konzentrierten makrosoziologischen Ansätzen. Wenn im Folgenden nun beispielhaft ausgewählte Formen und Veränderungen der gegenwärtigen moralischen Subjektivierung betrachtet werden, zeigt sich deshalb zugleich ihre enge Verknüpfung mit aktuellen Zeitdiagnosen auf gesellschaftstheoretischer Ebene.

Eine der meist diskutierten Zeitdiagnosen betrifft das fortschreitende Ineinandergreifen von Marktgeschehen, Konsum und Moral. Die Diagnose, dass die Wirtschaftsform in engem Zusammenhang mit kulturellen Wertvorstellungen steht, ist nicht neu. Sie findet sich in der Protestantismusthese Max Webers ebenso wie in Walter Benjamins Beschreibung des „Kapitalismus als Religion" (2003). „Wer Geld sagt, sagt Geist. Und wer Kapitalismus sagt, sagt Religion." (Baecker 2003, S. 12). Auf der strukturellen Ebene lässt sich heute mit Nico Stehr eine „Moralisierung der Märkte" (Stehr 2007) beobachten, d. h. eine zunehmende Abkehr des Marktes von reiner Gewinnorientierung hin zur Ausrichtung an moralischen Werten. Das Individuum, einst „ohnmächtige Arbeitskraft" (Stehr 2007, S. 10), hat sich zu einem Konsumenten entwickelt, den „[m]oralisch kodiertes ökonomisches Handeln" (Stehr 2007, S. 10) auszeichnet. Erfassen dessen Werte, z. B. der Wert der Nachhaltigkeit, einmal das Geschehen auf der Seite der Unternehmen und verändern die Produktion der Waren, angefangen von ihrer Herkunft, der Art und Weise der Produktion bis hin zu den Rahmenbedingungen, so werden in der Folge über die Teilnahme am Markt auch Individuen erreicht, „die sich aufgrund ihrer eigenen Werte nicht unbedingt mit der Transformation des Marktgeschehens identifizieren" (Stehr 2007, S. 13). So entsteht ein sich selbst verstärkender Rückkopplungseffekt auf die moralische Entwicklung auch anderer Konsumenten; der Markt wird selbst zur Einflussgröße der moralischen Entwicklung des Subjekts. Die Bedeutung des Marktes für die moralische Entwicklung des Subjekts wird auch in der Zeitdiagnose vom „unternehmerische[n] Selbst" (Bröckling 2007) sichtbar. Mit dieser Subjektivierungsform beschreibt Ulrich Bröckling wie sich die Maxime „Handle unternehmerisch!" zur „übergreifenden Richtschnur der Selbst- und Fremdwahrnehmung" (Bröckling 2007, S. 13) entwickelt. Das Subjekt versteht sich dabei nicht mehr nur als Unternehmer oder Unternehmerin, sondern es macht sich selbst zum Unternehmen, zum „Projekt Ich" (Bröckling 2007, S. 278). Es richtet sein gesamtes Handeln und Denken, sein Wünschen und Fühlen in allen Lebensbereichen nach ökonomischen Kriterien der Effizienzsteigerung, der Nutzenmaximierung und der Selbstrationalisierung aus. Das Subjekt wird zum Objekt seines eigenen Selbstmanagements. Dies beschränkt sich nicht allein auf den Bereich der Arbeit, sondern erstreckt sich ebenso auf persönliche Beziehungen bis hin zu Intimbeziehungen (vgl. Illouz 2003). Als „Regime der Subjektivierung" (Bröckling 2007, S. 10) erfasst es zudem den Bereich des Körperlichen, indem auch der eigene Körper zum Projekt, zum Gegenstand unternehmerischen Handelns wird, den es zu optimieren gilt. Dies lässt sich ablesen an dem Boom, den Praktiken der Körperformung und -optimierung in den vergangenen Jahrzehnten erfahren haben (vgl. Alkemeyer et al. 2013, S. 13). Gesellschaftliche Werte und Tugenden wie „Dynamik, Beweglichkeit und Selbstdisziplin" (Alkemeyer et al. 2013, S. 13) finden über den Körper eine für das Subjekt selbst und für andere sichtbare Ausdrucksform. Dem entspricht die These von einem neuen „Geist des Kapitalismus" (Boltanski und Chiapello 2001). In den 1990er-Jahren habe sich, so argumentieren Luc Boltanski und Eve Chiapello, eine grundlegend neue Ordnungsstruktur innerhalb des Kapitalismus herausgebildet: die „Cité par projets", deren Logik sich auf Mobilität, Flexibilität und Aktivität, Anpassungsfähigkeit und ständige Verfügbarkeit sowie auf möglichst zahlreiche Kontakte und Beziehungen gründet (vgl. Boltanski und Chiapello 2001, S. 466). Das Subjekt, das dieser Rechtfertigungslogik folgt, zeichnet sich insbesondere dadurch aus, dass es keine allgemeingültigen Werte mehr besitzt, „es sei denn die Toleranz aller Werte" (Boltanski und Chiapello 2001, S. 467). Ähnlich beschreibt auch Andreas Reckwitz, wie die bürgerliche Moral des 19. Jahrhunderts abgelöst wurde von einer Konsumkultur, die auf „Selbstexpression statt Moralität" (Reckwitz 2008, S. 228) basiert. Setzte die auf Moderatheit, Natürlichkeit und Nützlichkeit gründende Moral des Bürgertums sich stets kritisch von jeglicher Form des Konsums ab, so ästhetisiert die aktuelle Subjektivierungsform diese geradezu. Die Fähigkeit zum Genuss und zur Stilisierung sind ihre bestimmenden Werte und werden zu entscheidenden Faktoren der In- bzw. Exklusion des Individuums in die Gesellschaft (vgl. Funke und Schroer 1998). Die Dynamik in der Veränderung der moralischen Werte der Gesellschaft sowie auch der damit verknüpften Subjektivierungsform ging dabei von den Gegenbewegungen innerhalb der bürgerlichen Gesellschaft (Romantik, Avantgarde und Postmoderne) aus.[5] Ähnlich wie bei der zuvor skizzierten These der Moralisierung der Märkte vollzieht sich also auch hier eine Transformation der Subjektivierungsform und ihrer moralischen Werte ausgehend von einer kleinen Gruppe über das schrittweise Hineinsickern in „die [...] Mainstream-Kultur" (Reckwitz 2008, S. 222).

Den vorgestellten Zeitdiagnosen ist gemeinsam, dass sie sich überwiegend auf normativ-programmatische „Subjektivierungsformen" (Bührmann 2011, S. 146) richten, die nicht unbedingt den empirisch-faktischen „Subjektivierungsweisen" (Bührmann 2011, S. 151), d. h. den tatsächlichen, konkreten Praktiken, mit denen sich das Subjekt der Gegenwart zu einem moralischen Subjekt formt, entsprechen müssen. Neben der bereits erwähnten Zunahme von Selbstpraktiken der körperlichen Optimierung lässt sich empirisch zudem ein Trend der zunehmenden Medialisierung und Sichtbarmachung von Subjektivierungspraktiken erkennen. Waren zwar auch die von Foucault beschriebenen Techniken des Selbst nicht ausschließlich solipsistisch ausgerichtet, sondern immer auch „gesellschaftliche Praxis" (Foucault 1991, S. 71), so rückt in der post- bzw. spätmo-

---

[5]   Auch Boltanski und Chiapello schreiben den Kritikbewegungen die entscheidende Antriebskraft für die beobachteten Veränderungen des Kapitalismus zu – im Fall der „Cité par projets" insbesondere der „künstlerischen Kritik" der 1960er-Jahre (vgl. Boltanski und Chiapello 2001, S. 468).

dernen Gesellschaft der Aspekt der Öffentlichkeit noch einmal in den Vordergrund. In einer visuellen Kultur, in der Bilder eine immer größere Rolle spielen, geht es dabei zunehmend um das Gesehen-Werden-Wollen (vgl. Schroer 2006, S. 43). Dadurch verlagert sich die Praxis des Geständnisses, ehemals an das Beichtgeheimnis gebunden, in die Öffentlichkeit der Medien. Diese „bilden den Ort, an dem sich das Subjekt nicht nur immer wieder sprachlich und visuell seiner selbst vergewissert, sondern sich virtuell und real immer wieder neu hervorbringt, präsentiert und optimiert" (Bublitz 2010, S. 14). Auf privaten Homepages und Web-Blogs, Internetforen und -plattformen sowie in sozialen Netzwerken sucht die Auseinandersetzung mit dem Selbst gerade die Aufmerksamkeit eines möglichst breiten Publikums und das Interesse möglichst vieler Zuschauer zu erlangen. Die Praktiken des Selbst zielen in der gegenwärtigen Gesellschaft zunehmend auf das Erlangen von Aufmerksamkeit, deren Erreichen zum Maßstab für Inklusions- bzw. Exklusionsprozesse des Individuums in die Gesellschaft wird (vgl. Schroer 2006).

Die moralische Entwicklung des Subjekts aus praxistheoretischer Perspektive zu untersuchen, bedeutet „jede Form von Subjektivität als spezifische konkrete Aktualisierung einer möglichen Subjektivierung des Menschen in einem bestimmten historisch-konkreten Macht-Wissen-Komplex" (Bührmann 2011, S. 154) aufzufassen. Für die transdisziplinäre Forschung der moralischen Entwicklung des Individuums eröffnet dies zum einen den Einbezug bisher vernachlässigter Kategorien, wie der des Körpers und der Materialitäten, sowie die Berücksichtigung sozialstruktureller Veränderungen, wie sie sich beispielsweise in aktuellen Zeitdiagnosen finden lassen. Die im Anschluss an Foucault skizzierte Analyse von Subjektivierungspraktiken zeigt zum anderen, dass die Entwicklung und Ausbildung des moralischen Subjekts stets eingebettet sind in historisch-kulturelle Bedingungen, die gleichermaßen ökonomische und technologische, historische und politische, ebenso wie literarische, ästhetische und kulturelle Entwicklungen betreffen. Auch hier bieten sich zahlreiche Anknüpfungspunkte, die für eine Zusammenführung unterschiedlicher disziplinärer Zugänge sprechen.

4 Literatur

4.1 Referenzliteratur

Alkemeyer, T., Budde, G., Freist, D. (2013): „Einleitung". In: Dies. (Hrsg.): *Selbst-Bildungen: Soziale und kulturelle Praktiken der Subjektivierung*. Bielefeld: Transcript Verlag, S. 9–30.

Baecker, D. (2003): „Einleitung". In: Ders.: *Kapitalismus als Religion*. Berlin: Kadmos, S. 7–13.

Benjamin, W. (2003): „Kapitalismus als Religion". In: Baecker, D. (Hrsg.): *Kapitalismus als Religion*. Berlin: Kadmos, S. 15–18.

Boltanski, L., Chiapello, E. (2001): „Die Rolle der Kritik in der Dynamik des Kapitalismus und der normative Wandel". In: Berliner Journal für Soziologie 4, S. 459–477.

Boltanski, L., Thévenot, L. (2007): *Über die Rechtfertigung. Eine Soziologie der kritischen Urteilskraft*. Hamburg: Hamburger Ed.

Bröckling, U. (2007): *Das unternehmerische Selbst: Soziologie einer Subjektivierungsform*. Frankfurt a.M.: Suhrkamp.

Bublitz, H. (2010): *Im Beichtstuhl der Medien: Die Produktion des Selbst im öffentlichen Bekenntnis*. Bielefeld: Transcript.

Bührmann, A. (2012): „Das unternehmerische Selbst: Subjektivierungsform oder Subjektivierungsweise?" In: Keller, R. et. al. (Hrsg.): *Diskurs, Macht, Subjekt. Theorie und Empirie von Subjektivierung in der Diskursforschung*. Wiesbaden: VS Verlag für Sozialwissenschaften, S. 145–164.

Döbert, R. ([3]1997): „Moral". In: Reinhold, G. (Hrsg.): *Soziologie-Lexikon*. München, Wien: Oldenbourg Verlag, S. 445–449.

Durkheim, E. (1973): *Erziehung, Moral und Gesellschaft: Vorlesung an der Sorbonne 1902/1903*. Neuwied, Darmstadt: Luchterhand.

Durkheim, E. (1986): „Einführung in die Moral". In: Bertram, H. (Hrsg.): *Gesellschaftlicher Zwang und moralische Autonomie*. Frankfurt a.M.: Suhrkamp, S. 33–53.

Durkheim, E. (1992): *Über soziale Arbeitsteilung. Studie über die Organisation höherer Gesellschaften*. Frankfurt a.M.: Suhrkamp.

Foucault, M. (2005a): „Subjekt und Macht". In: Ders.: *Dits et Ecrits*. (= Schriften, Bd. 4, 1980–1988). Frankfurt a.M.: Suhrkamp, S. 269–280.

Foucault, M. (1985*): Freiheit und Selbstsorge: Interview 1982 und Vorlesung 1984*. Frankfurt a.M.: Materialis-Verlag.

Foucault, M. (1986): *Gebrauch der Lüste*. (= Sexualität und Wahrheit, Bd.2). Frankfurt a.M.: Suhrkamp.

Foucault, M. (1991): *Sorge um Sich* (= Sexualität und Wahrheit, Bd. 3). Frankfurt a.M.: Suhrkamp.

Foucault, M. (1993): „Technologien des Selbst". In: Luther, M. et. al . (Hrsg.): *Technologien des Selbst*. Frankfurt a.M.: S. Fischer, S. 24–62.

Foucault, M. (2004): *Hermeneutik des Subjekts. Vorlesungen am Collège de France (1981/1982)*. Frankfurt a.M.: Suhrkamp.

Foucault, M. (2005b): „Foucault". In: Ders.: *Dits et Ecrits*.(= Schriften, Bd. 4, 1980–1988). Frankfurt a.M.: Suhrkamp, S. 776–782.

Funke, H., Schroer, M. (1998): „Lebensstilökonomie. Von der Balance zwischen objektivem Zwang und subjektiver Wahl" . In: Hillebrandt, F., Kneer, G., Kraemer, K. (Hrsg.): *Verlust der Sicherheit? Lebensstile zwischen Multioptionalität und Knappheit*. Opladen: Westdeutscher Verlag, S. 219–244.

Hillebrandt, F. (2009): „Praxistheorie". In: Kneer, G., Schroer, M. (Hrsg.): *Handbuch Soziologische Theorien*. Wiesbaden: VS Verlag für Sozialwissenschaften, S. 369–394.

Illouz, E. (2003): *Der Konsum der Romantik. Liebe und kulturelle Widersprüche des Kapitalismus*. Frankfurt a.M.: Campus-Verlag.

Luhmann, N. (1996): *Protest. Systemtheorie und soziale Bewegungen.* Frankfurt a.M.: Suhrkamp.

Luhmann, N. (2008a): „Paradigm Lost". In: Ders.: *Die Moral der Gesellschaft.* Frankfurt a.M.: Suhrkamp, S. 253–269.

Luhmann, N. (2008b): „Ethik als Reflexionstheorie der Moral". In: Ders.: *Die Moral der Gesellschaft.* Frankfurt a.M.: Suhrkamp, S. 270–347.

Müller, H.-P. (1992): „„Gesellschaftliche Moral und individuelle Lebensführung. Ein Vergleich von Emile Durkheim und Max Weber". In: Zeitschrift für Soziologie 21/1, S. 49–60.

Reckwitz, A. (2001): „Die Ethik des Guten und die Soziologie". In: Allmendinger, J. (Hrsg.): *Gute Gesellschaft? Zur Konstruktion sozialer Ordnungen.* (= Verhandlungen des 30. Kongresses der Deutschen Gesellschaft für Soziologie in Köln 2000, Band A). Opladen: Leske + Budrich, S. 204–224.

Reckwitz, A. (2003): „Grundelemente einer Theorie sozialer Praktiken. Eine sozialtheoretische Perspektive". In: Zeitschrift für Soziologie 32/4, S. 282–301.

Reckwitz, A. (2008): „Das Subjekt des Konsums in der Kultur der Moderne. Der kulturelle Wandel der Konsumtion". In: Ders.: *Unscharfe Grenzen. Perspektiven der Kultursoziologie.* Bielefeld: Transcript, S. 219–233.

Schatzki, T. (2002): *The Site of the Social. A Philosophical Account on the Constitution of Social Life and Change.* University Park: Pennsylvania State University Press.

Schluchter, W. (2009*): Grundlegungen der Soziologie. Eine Theoriegeschichte in systematischer Absicht.* Bd. 1. Tübingen: Mohr Siebeck.

Schmidt, R. (2012): *Soziologie der Praktiken. Konzeptionelle Studien und empirische Analysen.* Frankfurt a.M.: Suhrkamp.

Schmidt, R., Volbers, J. (2011): „Öffentlichkeit als methodologisches Prinzip. Zur Tragweite einer praxistheoretischen Grundannahme". In: Zeitschrift für Soziologie 40/1, S. 24–41.

Schroer, M. (1996): „Ethos des Widerstands. Michel Foucaults postmoderne Utopie der Lebenskunst". In: Eickelpasch, R., Nassehi, A. (Hrsg.): *Utopie und Moderne.* Frankfurt a.M.: Suhrkamp, S. 136–169.

Schroer, M. (2001): *Das Individuum der Gesellschaft.* Frankfurt a.M.: Suhrkamp.

Schroer, M. (2006): „Selbstthematisierung. Von der (Er-)Findung des Selbst und der Suche nach Aufmerksamkeit". In: Burkart, G. (Hrsg.): *Die Ausweitung der Bekenntniskultur – neue Formen der Selbstthematisierung.* Wiesbaden: VS Verlag für Sozialwissenschaften, S. 41–72.

Simmel, G. (1968): „Das individuelle Gesetz". In: Ders.: *Das individuelle Gesetz. Philosophische Diskurse.* Frankfurt a.M.: Suhrkamp, S. 174–230.

Simmel, G. (1991): *Einleitung in die Moralwissenschaft. Eine Kritik der ethischen Grundbegriffe.* Bd. 2. Frankfurt a.M.: Suhrkamp.

Stehr, N. (2007): *Die Moralisierung der Märkte. Eine Gesellschaftstheorie.* Frankfurt a.M.: Suhrkamp.

Weber, M. ([7]1988): *Gesammelte Aufsätze zur Wissenschaftslehre.* Tübingen: Mohr.

4.2   Literatur zur Einführung

Edelstein, W., Nunner-Winkler, G. (Hrsg.) (2000): *Moral im sozialen Kontext.* Frankfurt a.M.: Suhrkamp.
Firsching, H. (1994): *Moral und Gesellschaft. Zur Soziologisierung des ethischen Diskurses in der Moderne.* Frankfurt a.M.: Campus Verlag.
Junge, M. (2003): *Macht und Moral.* Wiesbaden: Westdeutscher Verlag.
Lüschen, G. (Hrsg.) (1998): *Das Moralische in der Soziologie.* Opladen: Westdeutscher Verlag.

4.3   Literatur zur Vertiefung

Bauman, Z., Donskis, L. (2013*): Moral blindness. The loss of sensitivity in liquid modernity.* Cambridge: Polity Press.
Dux, G. (2004): *Die Moral der prozessualen Logik der Moderne. Warum wir sollen, was wir sollen.* Weilerswist: Velbrück.
Gehlen, A. (⁶2004): *Moral und Hypermoral. Eine pluralistische Ethik.* Frankfurt a.M.: Klostermann.
Luhmann, N. (2008): *Die Moral der Gesellschaft.* Frankfurt a.M.: Suhrkamp.
Waldenfels, B. (2006): *Schattenrisse der Moral.* Frankfurt a.M.: Suhrkamp.

Teil III:
Bewährungsfelder
des moralischen Subjekts

Einführung

Jochen Ostheimer

Zum moralisch kompetenten Subjekt muss sich der Mensch entwickeln. Die Moralpsychologie leistet in diesem Zusammenhang einen wertvollen Beitrag zur Klärung, welche Kompetenzen das Individuum erwerben und entfalten muss, um in der Gesellschaft als moralisches Subjekt handeln zu können. Diese Vielfalt an Einzelkompetenzen lassen sich unter dem Oberbegriff der moralischen Persönlichkeit zusammenfassen. Was eine solche ausmacht, ist von Anfang an ein zentrales Thema der Ethik gewesen. Die griechische Antike spricht diesbezüglich vorrangig vom *sophos*, vom Weisen. Wie insbesondere bei Aristoteles deutlich wird, bezeichnet Weisheit nicht allein und auch nicht primär eine im engen Sinn kognitive Dimension. Vielmehr verbinden, ergänzen und verstärken sich Verstandes- und Charaktertugenden zu einer integralen Gesamtpersönlichkeit, die die Fähigkeit besitzt, die eigenen Antriebe, Bedürfnisse, Wünsche und Interessen einerseits zu erkennen und zu bewerten und andererseits zu gestalten, zu zügeln bzw. zu verfolgen. In gleicher Weise verfährt sie mit gesellschaftlichen Ansprüchen und auch mit sonstigen äußeren Widerfahrnissen. Dabei ist die für die Neuzeit zentrale Unterscheidung zwischen Egoismus und Altruismus nicht einschlägig. Der Tugendhafte betrachtet den sittlich richtigen Umgang mit seinen Mitmenschen als eine Dimension seiner persönlichen Vollkommenheit.

In der gegenwärtigen Ethik, Soziologie und Psychologie wird dieser Komplex unter dem genuin modernen Begriff der Identität verhandelt. Personale Identität ist ein dynamisches Phänomen. Überkommene semantische Konzepte wie „Natur" oder „Wesen" des Menschen sind problematisch, wenn sie eindeutige Zielvorstellungen für die konkrete Lebensführung implizieren.

Identität muss aktiv gestaltet werden, weshalb auch im Alltagsverständnis vermehrt die Rede von Identitäts*arbeit* zu finden ist. Trotz aller Veränderungen im Verständnis der Person kann diesbezüglich durchaus an die antike Konzeption der Selbstsorge angeknüpft werden, die, teilweise auch unter dem Begriff des Aszetik, eingehend darüber nachdenkt, wie der Mensch erkennend, fühlend und handelnd sich vervollkommnet. Zu einer solchen Perfektion gehört auch der moralische Subjektstatus, wenngleich dies ein neuzeitlich-moderner Begriff ist.

Identität ist ein kontextuelles Phänomen. Seinen Selbststand erwirbt der Einzelne nicht solipsistisch „aus sich heraus", sondern in Interaktionen und mithilfe kulturell gegebener Muster. Das Selbst ist immer schon ein soziales. Auch der moderne Grundwert der Autonomie, der insbesondere die Selbstbestimmung von Lebenszielen und Lebensweisen umfasst, unterliegt einer solchen sozialen Einbettung. Daher sind in moralpsychologischer Hinsicht auch die mannigfaltigen soziokulturellen Voraussetzungen von Identität empirisch zu erforschen.

In dieser Hinsicht werden in diesem Kapitel einige wichtige Ansprüche thematisiert, denen sich das moralische Subjekt heute stellen und denen gegenüber es sich bewähren muss. Der erste und grundlegende ist die schon genannte Arbeit am eigenen Selbst. Der Umbruch von der Ersten zur Zweiten Moderne hat gravierende Veränderungen in der individuellen Identitätsarbeit hervorgerufen. Beschleunigung und Verdichtung im Alltag sowie Deregulierung von Rollenmustern verlangen vom Einzelnen ein hohes Maß an eigenverantwortlicher Selbstorganisation, um auch angesichts einer Patchwork-Biographie Lebenskohärenz zu erzeugen. Dass die Bereitstellung der dafür erforderlichen gesellschaftlichen Ressourcen nicht zuletzt auch eine Aufgabe der Sozialpolitik ist, erörtert der Beitrag zur „Identitätsarbeit in spätmodernen Gesellschaften" von Heiner Keupp.

Die eigenverantwortliche Gestaltung von Formen der Zusammenarbeit in ganz unterschiedlichen gesellschaftlichen Handlungsfeldern und Lebensbereichen erfordert vom Einzelnen nicht nur, bestehende Regeln einzuhalten, sondern darüber weit hinaus auch prosoziales Verhalten. Der Begriff des prosozialen Verhaltens, der auch empirisch-psychologisch vom verbotsorientierten Handeln zu unterscheiden ist, bezeichnet freiwillige, absichtliche und zielgerichtete Wohltaten für Dritte. Hans-Werner Bierhoff stellt in seinem Beitrag „Prosoziales Verhalten" die wesentlichen Voraussetzungen eines solchen Verhaltens dar und analysiert diesbezüglich insbesondere die Komponenten moralischer Kompetenz. Dabei arbeitet er zudem heraus, dass prosoziales Verhalten in der Regel zugleich auch glücklich macht.

Zusammenarbeit erfolgt in vielen Fällen in asymmetrischen Beziehungen. Dies gilt insbesondere für den beruflichen Kontext. Kooperation ist daher auch in einem Zusammenhang mit Führung zu sehen. Anders als oftmals behauptet, stehen moralisches und leistungs- oder gewinnorientiertes Verhalten nicht notwendigerweise in einem Widerspruch, so die grundlegende These des Beitrags „Führung und Kooperation in der modernen Arbeitswelt" von Susanne Braun, Katharina Haas und Dieter Frey. Insbesondere Methoden der ethikorientierten Führung, die auf der Maxime „Leistung durch Menschenwürde" basiert, vermögen dieses scheinbare Dilemma zu überwinden. Nach einer Übersicht über verschiedene Ansätze wird mit besonderem Blick auf die praktische Umsetzung das „Prinzipienmodell ethikorientierter Führung" vorgestellt. Darüber hinaus wird die Bedeutung von Werten für die Zusammenarbeit in Arbeitsgruppen und Abteilungen reflektiert und anhand des Konzepts „Center of Excellence Kulturen" anwendungsbezogen konkretisiert.

In Gruppenkonstellationen entstehen zuweilen auch Dynamiken, in denen Einzelne ihrer Verantwortung als moralische Subjekte nicht gerecht werden, sondern ihre Macht dazu nutzen, andere auszuschließen, etwa in Form von Mobbing. Wie Mechthild Schäfer, Michael von Grundherr und Stephan Sellmaier in ihren Ausführungen zu „Mobbing" darlegen, ist dieses Phänomen nicht primär als dyadisches Interaktionsgeschehen, sondern als ein Gruppenprozess zu sehen. Ausschlaggebend sind nicht etwaige besondere moralische Defizite bei den Tätern. Der entscheidende Faktor ist vielmehr im unterstützenden bzw. tolerierenden Verhalten der übrigen Gruppenmitglieder zu sehen. Die Täter selbst verfügen zumeist über (sehr) gute soziokognitive Fähigkeiten. Daher ist es analytisch erhellend, das Dominanzstreben nicht einfach als aggressiv zu klassifizieren, sondern coersive, d. h. mit Zwang verbundene, und prosoziale Strategien zu unterscheiden. Wegen der Bedeutung der Gruppendynamik bei Mobbing müssen Präventions- und Interventionsmaßnahmen bei der Gestaltung der Gruppennormen ansetzen. Dem (potenziellen) Täter muss die Möglichkeit genommen werden, die Definitionshoheit über diese Regeln an sich zu reißen.

Das sittliche Subjekt kann auch gerade darin den Anspruch des Sittlichen verfehlen, dass es sich überschätzt und Ziele, die vielleicht sogar als objektiv richtig anerkannt werden können, in einer Weise verfolgt, die als fanatisch einzustufen ist. Der Fanatismus bezeichnet von seiner Wortherkunft her einen Zustand, in dem jemand vom Geist oder gar Furor eines Tempelgottes ergriffen wird. Verallgemeinert ist ein Fanatiker jemand, der übereifrig, rücksichtslos, ohne Selbstzweifel und unter Einsatz aller Mittel eine Idee verfolgt. Ein solches Eifern nimmt insbesondere drei Formen an, nämlich die des Gerechtigkeits-, des religiös-weltanschaulichen und des Sittlichkeitsfanatismus. Nach einer Übersicht über Typologien und psychiatrische Klassifikationen veranschaulicht Mario Gmür in seinem Beitrag zum „Fanatismus" die so genannte Fanatikerpersönlichkeit anhand historischer Beispiele. Im Ganzen zeigt sich, dass ein grundlegendes Defizit dieser Störung in der Unfähigkeit zu zweifeln und damit in der Unfähigkeit zu staunen liegt.

Prosoziales Verhalten

Hans-Werner Bierhoff

Abstract: In diesem Kapitel wird prosoziales Verhalten im Kontext der Moralpsychologie behandelt. Prosoziales Verhalten wird als intentionales und willentliches Handeln definiert, das potenziell oder tatsächlich zum Wohlergehen eines Empfängers beiträgt, ohne dass der Helfer durch die Erfüllung von Dienstpflichten motiviert wird. Nach einer Begriffsbestimmung von prosozialem Verhalten werden vier Konzepte der Moralpsychologie behandelt, die für das Verstehen prosozialen Verhaltens aus psychologischer Sicht grundlegend sind: moralische Kompetenz, moralisches Urteil, moralische Identität und moralische Erhöhung.

Schlagwörter: Gerechtigkeit, moralische Entwicklung, moralische Erhöhung, moralische Identität, prosoziales Verhalten, moralisches Urteil.

1 Einführung: Prosoziales Verhalten als Thema der Moralpsychologie

Prosoziales Verhalten als Thema, das unter den ethischen Perspektiven der Moralpsychologie betrachtet wird, verweist auf die Bedeutung der moralischen Kompetenz und des moralischen Urteils. Diese stellen wichtige Einflussfaktoren dar, wenn es darum geht, außerhalb der Routine alltäglicher Abläufe zu handeln. Ein Beispiel ist eine plötzliche Notsituation, die durch eine Intervention überwunden werden kann. Eine Intervention stellt für den Hilfeempfänger in der Regel einen großen Vorteil dar, während der Aufwand des Gebers im Allgemeinen relativ gering ist. Weitere Konzepte der Moralpsychologie, die zum Verständnis von prosozialem Verhalten beitragen können, sind die moralische Identität und die moralische Erhöhung, deren Bedeutung für prosoziales Verhalten in einem weiteren Teil analysiert wird.

Prosoziales Verhalten wird als intentionales und willentliches Handeln, das potenziell oder tatsächlich zum Wohlergehen eines Empfängers beiträgt, ohne dass Helfer durch die Erfüllung von Dienstpflichten motiviert werden, definiert (Bierhoff 2010). Der Begriff Altruismus dagegen ist spezieller als prosoziales Verhalten, weil er sich auf diejenigen Aspekte bezieht, die durch die Motivation der helfenden Person, durch Perspektivenübernahme und Mitgefühl, gekennzeichnet sind.

Im Folgenden beziehen wir uns auf den breiteren Begriff des prosozialen Verhaltens. Typische Leitfragen der Forschung lauten:

- Welche Stärken des Menschen liegen prosozialem Verhalten zugrunde?
- Welche psychologischen Prozesse liegen der Ausführung der Hilfeleistung zugrunde?
- Welche Determinanten der Hilfeleistung sind besonders bedeutsam? Wie wirken sich moralische Verpflichtungsgefühle und moralische Identität auf die Hilfeleistung aus?
- Welche Bedeutung haben moralisches Urteil und moralische Kompetenz?

Der Fokus der Darstellung liegt im Folgenden auf dem Zusammenhang zwischen Moralpsychologie und prosozialem Verhalten. Nur am Rande gehen wir auf weitere wichtige Forschungsansätze ein, die die Bedeutung von Empathie und Gerechtigkeit für prosoziales Verhalten hervorheben. Was die Empathie angeht, finden sich gute Einführungen von Eisenberg (1986) und Batson (2011), während die Rolle der Gerechtigkeit für prosoziales Verhalten von Hoffman (2000) unter besonderer Berücksichtigung der kindlichen Entwicklung dargestellt wird.

2 Einflussfaktoren und Verstehenskonzepte für prosoziales Verhalten

2.1 Moralische Kompetenz

Unter moralischer Kompetenz versteht man die Verfügbarkeit von kognitiven Strukturen, emotionalen Reaktionsmustern und motivationalen Dispositionen, die die Lösung zwischenmenschlicher Probleme auf der Basis moralischer Normen und ethischer Begründungen ermöglichen. Bierhoff (2004) hat sich auf der Grundlage der vorliegenden Literatur (Bronson 1974; Connolly und Bruner 1974) mit moralischer Kompetenz ausführlicher beschäftigt und dargestellt, dass die wahrgenommene Kompetenz das übergeordnete Konstrukt darstellt. Verwandte Konstrukte sind Selbstvertrauen und Selbstwert, die teilweise auf der wahrgenommenen Kompetenz basieren. Die wahrgenommene Kompetenz lässt sich nach verschiedenen Bereichen wie kognitiv, physisch und eben auch moralisch differenzieren.

Hilfeleistung gegenüber einem Opfer, das sich in einer Notlage befindet, veranschaulicht moralische Kompetenz. Auf welche Komponente der moralischen Kompetenz lässt sich die Hilfeleistung zurückführen? Bei der Antwort auf diese Frage sind fünf Komponenten zu berücksichtigen, die Motivation, Gefühl, Wissen, Kognition und Volition betreffen:

- Hat die Person den Wunsch, dem Opfer in seiner Notlage zu helfen (motivationale Komponente)?
- Empfindet sie Mitgefühl für das Opfer (affektive Komponente)?
- Verfügt sie über Wissen um angemessene Handlungsstrategien (Wissenskomponente)?
- Hat sie Einsicht in ihre persönliche Verantwortlichkeit (kognitive Komponente)?
- Besitzt sie die Fähigkeit, das als richtig und notwendig Erkannte zu tun (volitionale Komponente)?

Jede dieser Komponenten stellt einen wichtigen Beitrag zur moralischen Kompetenz dar. Daher ist die Wahrscheinlichkeit der Unterlassung von Hilfeleistung hoch, wenn nur eine oder zwei der Komponenten ungünstig ausgeprägt sind.

Dem Konstrukt der wahrgenommenen Kompetenz wird das Konstrukt der Performanz gegenübergestellt. Um anderen in Not zu helfen, reicht es nicht aus, über entsprechende moralische Einsichten zu verfügen, sondern es kommt auch darauf an, ob geeignete Strategien der Handlungsregulation und Handlungskontrolle vorhanden sind. Ein Beispiel, das diese volitionale Komponente veranschaulicht, ist die Fähigkeit zum Belohnungsaufschub (Mischel und Ayduk 2011). Wenn ein Kind sich vornimmt, eine Süßigkeit nicht sofort, sondern zu einem späteren Zeitpunkt zu essen, versagt es, wenn es den Zeitpunkt der Belohnung nicht verschieben kann, sondern stattdessen die Süßigkeit spontan aufisst. Aus einer verallgemeinerten Perspektive kann man von der Impulskontrolle im Sinne der Verhaltenshemmung sprechen, die eine Voraussetzung dafür ist, dass z. B. in Übereinstimmung mit moralischen Überzeugungen nicht gemogelt wird (Asendorpf und Nunner-Winkler 1992).

Der Kontrast zwischen Kompetenz und Performanz verweist auf mögliche Diskrepanzen zwischen Denken und Handeln. Eine Person kann z. B. der Meinung sein, dass Menschen in Notlagen geholfen werden sollte, aber wenn sie konkret mit einem Unfallopfer konfrontiert wird, dem sie helfen könnte, fehlt ihr der Mut einzugreifen. Daher gilt, dass Indifferenz gegenüber dem Leiden anderer eine Diskrepanz zwischen hohem moralischen Anspruch und unzureichender Handlungsregulation zum Ausdruck bringen kann.

2.2 Moralisches Urteil: Warum soll ein Verbot beachtet oder übertreten werden?

Das Komponentenmodell der moralischen Kompetenz beinhaltet die Frage nach der persönlichen Verantwortlichkeit, die durch das moralische Urteil beantwortet wird. Piaget (1932) stellt die Begründung und Beachtung von Regeln einschließlich ihrer gerechten Anwendung in den Mittelpunkt des Moralbegriffs. Eine weitergehende philosophische Analyse von Moral geben Kohlberg und Candee (1984). Eine wichtige Grundlage der Moral stellt der kategorische Imperativ von Kant (1786/1994) bzw. damit verwandte philosophische Ansätze der Gerechtigkeit wie der von Rawls (1971) dar, die sich als eher formale ethische Systeme kennzeichnen lassen.

Immanuel Kant hat mehrere Fassungen des kategorischen Imperativs vorgelegt; die Formel des allgemeinen Gesetzes lautet: „Handle nur nach derjenigen Maxime, durch die du zugleich wollen kannst, dass sie ein allgemeines Gesetz werde" (Kant 1786/1994, S. 67f). Nach Kant werden Handlungen ausgeführt, weil sie als gut und richtig erscheinen. Kant schreibt in diesem Zusammenhang (S. 58):

> „Der kategorische Imperativ würde der sein, welcher eine Handlung als für sich selbst, ohne Beziehung auf einen anderen Zweck, als objektiv notwendig vorstellte. Weil jedes praktische Gesetz eine mögliche Handlung als gut und darum für ein durch Vernunft praktisch bestimmbares Subjekt als notwendig vorstellt, so sind alle Imperative Formeln der Bestimmung der Handlung, die nach dem Prinzip eines in irgend einer Art guten Willens notwendig ist."

Der amerikanische Philosoph John Rawls (1971) baut in seiner Gerechtigkeitstheorie auf Kants kategorischem Imperativ auf. Er postuliert, dass sich ein gerechter Zustand der Gesellschaft daran erkennen lässt, dass man ihm zustimmen kann, auch wenn man nicht weiß, welche Stellung man in der Gesellschaft innehat. Damit wird der Gedanke des kategorischen Imperativs fortgeschrieben, indem er durch diese Methode, die als „veil of ignorance" („Schleier des Nichtwissens") bezeichnet wird, weiter konkretisiert wird. Herstellung von Gerechtigkeit ist durch das Fehlen von persönlicher Privilegierung gekennzeichnet. Denn es wird ein Verfahren zugrunde gelegt, das eine willkürliche Bevorzugung bestimmter Personen oder Personengruppen bei korrekter Handhabung ausschließt. Positive und negative Konsequenzen, die sich aus der Kooperation unter Mitgliedern der Gesellschaft ergeben, sollen nach einem Prinzip verteilt werden, dem jeder guten Gewissens zustimmen kann, weil es einseitige Manipulation ausschließt. Im Idealfall gilt: Erst nachdem sich die Mitglieder einer Gesellschaft auf bestimmte Gerechtigkeitsregeln geeinigt haben, wird der Vorhang hochgezogen und die eigene gesellschaftliche Position wird erkennbar.

Lawrence Kohlberg (1984), dessen Ansatz ebenfalls auf der normativen Logik des kategorischen Imperativs basiert und der wie Rawls die Bedeutung der Gerechtigkeit für das moralische Urteil hervorhebt, stellt außerdem den Schutz der Menschenrechte in den Mittelpunkt seiner Analyse der höchsten moralischen Stufe. Nach dieser Auffassung sind mit der Existenz des Menschen Grundrechte verbunden, die nicht verhandelbar sind und die nicht pragmatisch zur Disposition gestellt werden können. Die Menschenwürde ist unantastbar und kann nicht im Sinne von Mittel-Zweck-Analysen außer Kraft gesetzt werden. Nach dieser Auffassung ist es unangemessen, die Menschenwürde zu verletzen, um einen guten Zweck zu erreichen. Vor diesem Hintergrund beschreibt die höchste Stufe des moralischen Urteils nach Kohlberg, wie es in einer idealen, gerechten Welt ablaufen sollte, ohne dass deshalb alle entsprechend faktisch handeln. Anspruch und Wirklichkeit stimmen häufig nicht überein.

Die Betrachtung des moralischen Urteils kann für die Beantwortung unterschiedlicher Fragestellungen angewandt werden (Blasi 1980). Es geht entweder um die Beachtung von Regeln, die Verbote beinhalten, oder um die Befolgung von Regeln, die prosoziales Verhalten vorschreiben. In verbotsorientierter Hinsicht stellt sich die Frage, wie die Einhaltung oder Verletzung von Verboten gerechtfertigt wird. Aus den Begründungen wird die Stufe des moralischen Urteils abgeleitet. Diese Vorgehensweise liegt dem Interviewverfahren von Kohlberg (1984) und Fragebogenmethoden wie dem Defining Issues Test (DIT; Rest 1979; Thoma 2006) zugrunde, der das am weitesten verbreitete Verfahren zur Messung des moralischen Urteils darstellt.

Die Entwicklung des moralischen Urteils wurde von Jean Piaget (1932) in einer umfangreichen Monographie dargestellt (Lapsley 2006). Er legte den Schwerpunkt auf die Frage, inwieweit das moralische Urteil mit der Entwicklung kooperativer Beziehungen harmoniert, und unterschied zwei Stufen der Moralentwicklung:

- *Moralischer Realismus*, gekennzeichnet durch eine egozentrische Perspektive des Kindes und durch den einseitigen Zwang, der von den Sozialisationsagenten ausgeht. Regeln werden von Autoritäten übernommen und rigide angewandt. Daher wird gut und schlecht durch Heteronomie bestimmt. Gerecht ist das, was dem Gehorsam mit den Regeln entspricht. Fehlverhalten wird nach dem materiellen Ergebnis bewertet, wobei die Größe des Schadens das Urteil über die Schwere des Vergehens bestimmt. Diese Frühphase des moralischen Urteils erstreckt sich vom fünften bis siebten Lebensjahr.
- *Moral der Zusammenarbeit*, bestimmt durch die kooperativen Beziehungen, die das Kind mit Gleichaltrigen aufbaut. Regeln werden durch ein persönliches Urteil begründet und verinnerlicht. Zentral sind die Normen der Gleichheit und der Gegenseitigkeit, die auf den gleichberechtigten Interaktionen mit Gleichaltrigen beruhen. Das Prinzip ausgleichender Gerechtigkeit tritt an die Stelle der Vergeltung, während die Berücksichtigung der Intentionen das Urteil über die Schwere eines Vergehens bestimmt. Nachdem anfänglich der Gleichheitsbehandlung absolute Priorität gegeben wird, beinhaltet die reife-

re Form der Autonomie, dass die spezielle Situation der Person bei der moralischen Urteilsbildung berücksichtigt wird. Diese höhere Stufe des moralischen Urteils wird mit acht bis zwölf Jahren erreicht.

Die Weiterentwicklung des moralischen Urteils basiert nicht zuletzt auf der Anwendung des Prinzips der Gegenseitigkeit, nicht für aggressives Verhalten, wohl aber für prosoziales Verhalten (Piaget 1932). Die Anwendung des Prinzips der Reziprozität und die Überwindung der einseitigen Bevorzugung von sich selbst stellt einen grundlegenden Aspekt der Moral dar (Fry 2006). Die empirischen Ergebnisse zum Zusammenhang zwischen den zwei Stufen der moralischen Entwicklung nach Piaget und prosozialem Verhalten sind uneinheitlich. Das könnte damit zusammenhängen, dass die Messverfahren zur Erfassung des Zweistufenmodells unzureichend sind (Underwood und Moore 1982).

Die Theorie der moralischen Entwicklung von Kohlberg (vgl. Nunner-Winkler, in diesem Band) basiert auf dem Stufenmodell von Piaget, differenziert es aber weiter (Kohlberg 1976; Lapsley 2006). Dabei wird die kognitive Entwicklung und weniger die Kooperation mit Gleichaltrigen berücksichtigt. Kohlberg beschreibt sechs Stufen der moralischen Entwicklung, die sich in drei Niveaus zusammenfassen lassen: vorkonventionelles Niveau, konventionelles Niveau und nachkonventionelles Niveau, wobei jeweils zwei Stufen der moralischen Entwicklung einem Niveau zugeordnet sind.

- Für das *vorkonventionelle Niveau* (Stufen 1 und 2) gilt, dass die Konsequenzen einer Handlung für das moralische Urteil ausschlaggebend sind. Bei positiven Konsequenzen wird gefolgert, dass die Handlung gut ist, bei negativen Konsequenzen, dass sie schlecht ist.
- Das *konventionelle Niveau* (Stufen 3 und 4) beinhaltet eine Orientierung an der Aufrechterhaltung der sozialen Ordnung. Gesellschaftliche Konventionen werden befolgt, ohne sie weiter zu hinterfragen. Die Erfüllung der Vorgaben der Personen und Institutionen, die die soziale Ordnung repräsentieren, wird als gut bewertet, die Nichterfüllung als schlecht.
- Das *nachkonventionelle Niveau* (Stufen 5 und 6) ist dadurch gekennzeichnet, dass an die Stelle der Befolgung von Regeln eine Orientierung an allgemeinen moralischen Prinzipien erfolgt. Konventionen sind nur dann zu befolgen, wenn sie mit moralischen Prinzipien übereinstimmen.

Die Stufen des moralischen Urteils lassen sich im Einzelnen wie folgt charakterisieren (Lapsley 2006): *Stufe 1* beinhaltet eine egozentrische Perspektive. Gut ist, was belohnt wird, während schlecht ist, was bestraft wird. *Stufe 2* betont die Realisierung eigener Interessen und eine pragmatische Austauschorientierung. *Stufe 3* ist durch eine Orientierung an den Rollenerwartungen der Bezugsgruppe gekennzeichnet. Es geht darum, ein guter Ehemann, ein pflichtbewusster Sohn oder ein loyaler Freund zu sein. *Stufe 4* beinhaltet eine Erweiterung der Bezugs-

187

gruppe im Vergleich zu Stufe 3, da nun der Wunsch im Mittelpunkt steht, ein guter Bürger bzw. ein gutes Mitglied der Gesellschaft zu sein, das deren Konventionen (Gesetze und Regeln) befolgt. *Stufe 5* beinhaltet eine Neuorientierung gegenüber den vorherigen beiden Stufen, da das moralische Abwägen der Richtigkeit einer Konvention in den Vordergrund rückt. Die Befolgung von Normen, Regeln und Gesetzen ist nur dann moralisch gerechtfertigt, wenn dadurch allgemeine moralische Prinzipien verwirklicht werden. *Stufe 6* stellt eine formalisierte Anwendung des Vorgehens dar, wie es auf Stufe 5 erstmals entwickelt wurde, indem universelle moralische Prinzipien unter Einbeziehung von Regeln der prozeduralen Gerechtigkeit angewandt werden. Konventionelles Denken wird zugunsten allgemeiner moralischer Vorschriften überwunden, so dass ethische Relativität durch eine allgemeingültige Ethik ersetzt wird.

Die moralische Urteilsbildung erweist sich als positiv mit Intelligenz korreliert (Rest 1979). Das lässt erkennen, dass sie eine allgemeine kognitive Komponente beinhaltet, die von der moralischen Identität unabhängig ist.

Rest (1986, 1994; s.a. Thoma 2006) hat den Ansatz von Kohlberg in seinem 4-Komponenten Modell erweitert. Er spricht von dem Neo-Kohlberg-Ansatz (Rest et al. 1999). Dieser beinhaltet das 4-Komponenten Modell, in dem moralisches Verhalten als Funktion des moralischen Urteils, der moralischen Sensitivität, der moralischen Motivation und des moralischen Charakters interpretiert wird.

Moralisches Urteil im Sinne von Piaget und Kohlberg wurde schon weiter oben erläutert. *Moralische Sensitivität* betrifft die Frage, ob überhaupt moralische Implikationen einer Handlung bedacht werden. *Moralische Motivation* bezieht sich darauf, welche Werte Priorität haben, solche der Selbstverwirklichung oder solche der Selbstüberwindung (Schwartz 1994). Moralischer Charakter schließlich kennzeichnet die Kraft und das Engagement, die eingesetzt werden, um ein moralisches Anliegen durchzusetzen. Somit verweist der moralische Charakter auf die moralische Identität (s. unten).

Die vier Komponenten des Modells stehen in einer wechselseitigen Beziehung zueinander, die die moralische Funktionsweise des Individuums bestimmt. Jede Komponente steht für bestimmte Prozesse, die das moralische Funktionieren beeinflussen. Daher ist das moralische Urteil eine notwendige, aber keine hinreichende Determinante des moralischen Verhaltens.

Empirische Studien belegen, dass das moralische Urteil mit prosozialem Verhalten in einem positiven Zusammenhang steht. Die Ergebnisse einer Metaanalyse (Underwood und Moore 1982) zeigen, dass Merkmale, die eine höhere Stufe moralischer Entwicklung anzeigen, mit größerer Bereitschaft von Kindern und Jugendlichen zusammenhängen, sich prosozial zu verhalten. Prosoziales Verhalten wurde z. B. durch Spenden für andere Kinder erfasst. Die Fähigkeit, die Wahrnehmungsperspektive eines anderen zu übernehmen, hing positiv mit prosozialem Verhalten der Grundschulkinder zusammen (auch wenn das Alter kontrolliert wurde, das seinerseits positiv mit prosozialem Verhalten zusammenhing).

Im Hinblick auf die an die andere Person gerichtete Kommunikation und das Verständnis ihrer Situation (soziale Perspektivenübernahme) fanden sich ebenfalls positive Zusammenhänge mit prosozialem Verhalten bei Grundschulkindern nach der Kontrolle der Altersvariable, die ähnlich hoch waren wie die für die Übernahme der Wahrnehmungsperspektive. Das gleiche Ergebnismuster fand sich bei der direkten Messung des moralischen Urteils: Je höher die Stufe des moralischen Urteils der Kinder, desto mehr prosoziales Verhalten zeigten sie (nachdem Alter als Kontrollvariable einbezogen wurde). Dieselbe Schlussfolgerung wurde von Blasi (1980) gezogen, der allerdings keine quantitative Metaanalyse sondern einen Literaturüberblicks durchführte. Insgesamt lag der durchschnittliche Zusammenhang zwischen sozio-kognitiven Merkmalen und prosozialem Verhalten in dem Korrelationsbereich von .25 bis .30 (Underwood und Moore 1982).

2.3   Prosoziales moralisches Urteil

Gegenüber Kohlbergs Erfassung des moralischen Urteils ist kritisch eingewendet worden, dass eine verbotsorientierte Moral abgefragt wird. Demgegenüber hat Eisenberg (1986) ein Verfahren zur Messung des prosozialen moralischen Urteils entwickelt. Dieses Verfahren beinhaltet hypothetische moralische Dilemmata, in denen die Alternative darin besteht, Hilfe zu leisten oder nicht zu leisten. Ein Beispiel ist ein Kind namens Mary, das zu einer Geburtstagsfeier unterwegs ist und auf ein anderes Kind trifft, das hingefallen ist, sich verletzt hat und darum bittet, seine Mutter zu holen. Mary überlegt, dass sie zu spät zur Party kommt, wenn sie Hilfe leistet. Die Frage ist, was Mary tun sollte und warum. Aus der Begründung der Entscheidung wird die Stufe des prosozialen moralischen Urteils abgeleitet. Offensichtlich steht die prosoziale Moral dem prosozialen Verhalten näher als die verbotsorientierte Moral. In diesem Sinne wird die „prosoziale/moralische Entwicklung" zusammengefasst (Solomon, Watson, Battistich 2001). Außerdem spricht viel dafür, dass prosoziale Dilemmata für moralisches Verhalten im Alltag repräsentativer sind als Dilemmata, die auf den Umgang mit Verboten abzielen.

Nancy Eisenberg (1986) hat aufgrund ihrer umfangreichen empirischen Forschung fünf Entwicklungsstufen des prosozialen Urteils unterschieden, die den Stufen von Kohlberg (1984) teilweise ähnlich sind (nämlich Stufe 1, Stufe 3 und Stufe 5):

1. Hedonistische, selbstzentrierte Orientierung
2. Orientierung an den Bedürfnissen anderer
3. Orientierung an sozialer Billigung und an Stereotypen
4. Empathische Orientierung
5. Internalisierte Orientierung.

Die Stufen 2 und 4 beinhalten spezifische Orientierungen gegenüber prosozialem Verhalten: auf Stufe 2 besteht ein allgemein artikuliertes Interesse an der Notlage anderer, auf Stufe 4 ein durch Rollenübernahme, Mitleid oder Schuldgefühle gekennzeichnetes Sich-Hineinversetzen in die Notlage der anderen Person. Diese Stufen des prosozialen moralischen Urteils werden als Entwicklungssequenz verstanden, die mit relativ einfachen Formen der Urteilsbildung beginnt und sich in elaborierteren Formen fortsetzt.

Vier- bis fünfjährige Kinder verwendeten bevorzugt hedonistische Argumente, die pragmatisch den eigenen Gewinn betonten. Erklärungen, die eine Orientierung an den Bedürfnissen der anderen Person erkennen ließen, wurden schon von Vier- bis Fünfjährigen verwendet, dann zunehmend bis zum Alter von sieben bis acht Jahren und gleichbleibend bis zum Alter von elf bis zwölf Jahren. Viele der Kategorien, die einem höheren moralischen Urteil entsprechen, wurden von den jüngeren Kindern überhaupt nicht benutzt. Sie traten erstmals im Altersbereich von sieben bis zehn Jahren auf oder noch später (Eisenberg et al. 1987). Die Längsschnittstudie ergab, dass die Stufe des prosozialen moralischen Urteils mit dem Alter zunahm. Darüber hinaus fand sich, dass Mädchen höhere Werte erreichten als Jungen (Eisenberg et al. 1995).

In weiteren Untersuchungen (Eisenberg et al. 1991; Miller et al. 1996) wurde festgestellt, dass das prosoziale moralische Urteil mit prosozialem Verhalten in konkreten Situationen zusammenhing (zusammenfassend Eisenberg 2000). Umgekehrt ergab sich, dass das Überwiegen von hedonistischen Argumenten negativ mit prosozialem Verhalten assoziiert war. Diese Ergebnisse stimmen in der Tendenz mit den Resultaten überein, die für die Messung des moralischen Urteils nach Kohlberg (1984) vorliegen (Blasi 1980; Underwood und Moore 1982).

Die Konzeption des prosozialen moralischen Urteils ergänzt den Ansatz von Kohlberg insofern, als eine Opfer-zentrierte Perspektive hinzugefügt wird. Die Stufen der Entwicklung sind zwar nicht unähnlich denen, die für die verbotsorientierte Moral berichtet werden. Aber vor allem die beiden höchsten Stufen (Empathie und internalisierte Orientierung) verweisen auf zentrale Prozesse prosozialen Verhaltens. Damit erweist sich das prosoziale moralische Urteil als Teil der Psychologie prosozialen Verhaltens (Batson 2011; Bierhoff 2002). In diesem Sinne kann man gleichermaßen von prosozialem und moralischem Verhalten sprechen.

2.4 Moralische Identität und moralische Erhöhung

Moralische Themen können für Menschen unterschiedlich bedeutsam sein. Das kommt darin zum Ausdruck, wie stark die moralische Identität individuell ausgeprägt ist (Blasi 1984, 1993). In diesem Zusammenhang hat Augusto Blasi ein Selbst-Modell moralischen Verhaltens entwickelt. Darin sind drei zentrale Postulate enthalten: Moralische Urteilsbildung und moralisches Verhalten werden eher übereinstimmen, wenn persönliche Verantwortlichkeit empfunden wird. Diese ist die Folge der Übernahme der moralischen Identität in das Selbst. Eine starke moralische Identität beinhaltet, dass die eigenen moralischen Ideale zu entsprechenden Handlungen führen.

Die Verpflichtung der Menschen, sich moralisch zu verhalten, variiert von Person zu Person. Eine Illustration für diese Aussage ergibt sich aus den Ergebnissen einer frühen Längsschnittuntersuchung zum moralischen Charakter, die sich mit der Motivation hinter der Befolgung moralischer Standards befasste (Peck und Havighurst 1960). Die Autoren schlugen aufgrund der Daten die Einteilung in fünf Charaktermuster vor, die in unterschiedlichem Ausmaß moralische Identität zum Ausdruck bringen:

- *Niedrige moralische Identität*: Gekennzeichnet durch eine egozentrische Orientierung und sprunghafte Impulsivität. Personen in dieser Gruppe folgen ihren jeweiligen Handlungsimpulsen ohne Rücksicht auf andere. Moralische Gesichtspunkte sind ohne Bedeutung und eine Anpassung an die Gesellschaft ist nicht einmal in Ansätzen zu erkennen.
- *Berechnende Gruppe*: Personen in dieser Gruppe folgen moralischen Standards immer dann, wenn sie sich dadurch taktische Vorteile verschaffen können. Sie sind durch eine egozentrische Orientierung charakterisiert, die mit dem Versuch einhergeht, durch geschicktes Verhalten ein Maximum an Vorteilen zu erreichen. Wenn sie auf andere Personen Rücksicht nehmen, dann hauptsächlich, um auf längere Sicht einen Nutzen daraus zu ziehen (etwa aufgrund einer verbesserten Reputation).
- Die Mitglieder der *konformen Gruppe* zeichnen sich durch Internalisierung eines generellen Prinzips aus, das besagt, die gesellschaftlichen Regeln zu befolgen, die in der Bezugsgruppe gültig sind. Das Motiv der Anpassung ist die Furcht vor der Missbilligung durch die Bezugsgruppe.
- Die Mitglieder der *irrational-gewissenhaften Gruppe* sind ebenfalls durch die Übernahme vorgegebener Regeln gekennzeichnet. Bestimmte abstrakte Prinzipien (wie Ehrlichkeit) werden internalisiert und regelmäßig angewandt. Die Kontrolle moralischen Verhaltens beruht auf Schuldgefühlen bei Verletzung internalisierter Standards. Die Bezeichnung „irrational" bezieht sich auf die nahezu blinde Anwendung der vorgegebenen Regeln.
- *Hohe moralische Identität*: Moralische Prinzipien werden internalisiert, aber in sozialen Situationen flexibel angewandt. Grundlage des interpersonellen Verhaltens ist die Empathie. Im Mittelpunkt dieses Charaktermusters steht das Ziel, andere Personen, die sich in einer Notlage befinden, zu unterstützen, um ihr Wohlergehen zu sichern.

In dieser wie in anderen Längsschnittstudien wurden systematische Zusammenhänge zwischen Familiensozialisation und moralischer/prosozialer Entwicklung gefunden (Solomon et al. 2001): Von einem Elternverhalten, das verwirrend und inkonsistent wirkt, in der amoralischen Gruppe, über konsistent autokratische Familien mit autoritärer Prägung der Eltern-Kind Beziehung in der konformen Gruppe bis hin zu vertrauensvollem, kindzentriertem Elternverhalten in der Gruppe der hohen moralischen Identität (Peck und Havighurst 1960). Somit ist die Sozialisationserfahrung des Kindes in der Familie mit seiner moralischen Entwicklung verbunden. Nähe und Vertrauen zwischen Eltern und Kind, Eltern, die ihrem Kind erklären, warum bestimmte Regeln gelten sollten und die Entscheidungen gemeinsam mit ihrem Kind treffen, schaffen förderliche Bedingungen für die moralische Entwicklung des Kindes. Andererseits führt ein inkonsistentes, willkürliches und sprunghaftes Elternverhalten zu einer Schwächung der moralischen Identität des Kindes genauso wie Gefühlskälte und ärgerliche Feindseligkeit der Eltern.

Moralische Identität lässt sich als abhängig davon sehen, wie stark die Person moralische Anliegen als zentral für ihr Selbstkonzept ansieht. Aquino und Reed (2002) unterschieden zwischen zwei Facetten der moralischen Identität: Internalisierung und Symbolisierung. Jede dieser Facetten wird mit einem Fragebogen erfasst, der mit zehn Items die Wichtigkeit der moralischen Identität für das Selbst erfasst. Den Befragten werden Adjektive vorgegeben, die als moralische Eigenschaften identifiziert wurden (wie ‚fürsorglich‘, ‚anteilnehmend‘, ‚fair‘, ‚freundlich‘ und ‚großzügig‘). Dann werden sie gebeten einzuschätzen, ob sie sich gut fühlen würden, wenn sie eine Person wären, die diese Eigenschaften besitzt (Identifikation) bzw. inwieweit sie nach außen gegenüber anderen zeigen, dass sie eine Person sind, die diese Eigenschaften besitzt (Symbolisierung).

Die beiden Facetten sind erwartungsgemäß positiv korreliert. Sie hängen positiv mit Sympathie gegenüber Menschen in Not und der Höhe des moralischen Urteils (gemessen mit einer Kurzversion des DIT) zusammen, wobei Letzteres nur für Internalisierung gilt. Noch aufschlussreicher sind die positiven Korrelationen mit der selbstberichteten Freiwilligenarbeit und mit Spenden für einen guten Zweck, die unauffällig in der Schule erhoben wurden, wobei auch hier Letzteres nur für Internalisierung gilt. In einer eigenen Untersuchung (Möllers et al. in Vorb.) konnten wir zeigen, dass moralische Identität, die auf Symbolisierung beruht, positiv mit dem Bericht über prosoziales Verhalten zusammenhängt. Internalisierung erwies sich als unkorreliert. Der Zusammenhang beruht auf ca. 9% gemeinsamer Varianz zwischen Symbolisierung und prosozialem Verhalten. Er verändert sich nicht wesentlich, wenn das Alter und die Tendenz, sozial erwünscht zu antworten, kontrolliert werden. Weitere Studien müssen zeigen, unter welchen Kontextbedingungen die Symbolisierung und die Internalisierung als Facetten der moralischen Identität bedeutsam werden. Beide Facetten korrelierten zwar in unserer Untersuchung aufgrund der großen Stichprobe signifikant positiv miteinander, aber die Korrelation war gering (gemeinsame Varianz 2.5%).

Neben der moralischen Identität wurde auch die Bedeutung der moralischen Erhöhung für prosoziales Verhalten untersucht. Es gibt immer wieder Beispiele für ungewöhnliche Opferbereitschaft und Zivilcourage. Solche Handlungen können für Andere, die davon hören oder darüber lesen, ein bewundertes Vorbild sein. Beispiele sind z. B. die Rettung von Juden vor den Nazis durch Oswald Schindler oder der Einsatz von Dominik Brunner, der in München an einem S-Bahnhof bedrängten Schülern zur Hilfe kam und dafür mit dem Leben bezahlte.

Haidt (2001; 2003) schrieb Beobachtern von sogenannten Heldentaten ein besonderes positives Reaktionsmuster zu, das er moralische Erhöhung (moral elevation) nannte. Ähnlich wie ein ästhetisches Erlebnis der Schönheit stellt moralische Erhöhung eine positive Reaktion auf Heldentaten dar. Nach moralischer Erhöhung treten eine größere Beachtung der Bedürfnisse anderer und ein größeres Interesse an ihrer Lage auf. Für moralische Erhöhung wurde nachgewiesen, dass sie positiv mit prosozialen Intentionen und dem Wunsch, ein besserer Mensch zu sein, zusammenhängt (Algoe und Haidt 2009, Studie 2a).

Ein weiterer Schritt besteht darin, die Vorhersage durch eine Kombination von moralischer Identität und moralischer Erhöhung zu verbessern. Die Annahme lautet, dass Menschen, die ihr Selbst stärker mit moralischer Identität gleichsetzen, die Botschaft der moralischen Erhöhung besser verstehen als Menschen, die sich von moralischer Identität entfernen. Die Folgerung aus dieser Annahme besteht darin, dass nur bei hoher moralischer Identität ein positiver Effekt von moralischer Erhöhung auf prosoziales Verhalten ausgeht. Danach reagieren nicht alle Menschen gleichermaßen angerührt auf moralische Heldentaten wie Zivilcourage oder Opferbereitschaft, sondern vor allem diejenigen, die sich eine moralische Identität angeeignet haben.

Diese Schlussfolgerung wurde in einer Untersuchung von Aquino, McFerran und Laven (2011) bestätigt. Moralische Erhöhung wurde durch das Lesen von Zeitungsberichten hervorgerufen, in denen ein Beispiel seltener Güte dargestellt wurde (das Verzeihen Betroffener gegenüber einem Amokläufer, der fünf Kinder getötet hatte, bevor er sich selbst umbrachte). Moralische Erhöhung korrelierte positiv mit dem Geschlecht (Frauen zeigten mehr als Männer), mit positiven Emotionen nach dem Lesen des Zeitungsberichts, sowie mit moralischer Identität.

In einer zweiten repräsentativen Studie in Kanada wurde gezeigt, dass sowohl moralische Erhöhung als auch die beiden Facetten der moralischen Identität positiv mit der Intention, prosozial zu handeln, zusammenhingen. Bei Personen, die angaben, schon einmal ein Beispiel ungewöhnlicher Güte erlebt zu haben, wurde festgestellt, dass der Zusammenhang von Internalisierung und Symbolisierung mit prosozialer Intention vollständig über moralische Erhöhung vermittelt wurde. Diese Ergebnisse veranschaulichen die Wechselwirkung zwischen moralischer Identität und moralischer Erhöhung.

3 Moralpsychologische Perspektiven

Moralisches Urteil, moralische Identität und moralische Erhöhung können prosoziales Verhalten fördern. Trägt prosoziales Verhalten – und damit auch moralisches Verhalten – zum Wohlbefinden der Menschen bei? Umfangreiche Studien, die teilweise mit repräsentativen Stichproben durchgeführt wurden (Aknin et al. 2013; Dunn et al. 2008) zeigen, dass finanzielle Großzügigkeit gegenüber anderen Menschen in der Tendenz glücklich macht. Aknin et al. sprechen von dem „warm glow of prosocial spending". In ihrer kulturvergleichenden Studie zeigte sich, dass in 120 Kulturen ein positiver Zusammenhang zwischen der Höhe der Ausgaben für andere und dem subjektiven Wohlbefinden auftrat, der in 59% der untersuchten Kulturen signifikant ausfiel. Geld für einen guten Zweck auszugeben hatte den gleichen positiven Effekt auf das Wohlbefinden wie er mit einer Verdopplung des Haushaltseinkommens verbunden ist. Der Zusammenhang zwischen prosozialen Ausgaben und Wohlbefinden trat im Übrigen gleichermaßen in armen und reichen Ländern auf.

Die Autoren vermuten, dass die Belohnungserfahrung, die mit der Unterstützung anderer verbunden ist, tief in der menschlichen Natur verwurzelt ist. Prosoziales Geldausgeben stellt nur eine Variante prosozialen Verhaltens dar. Die Auswirkungen von guten Taten müssen weiter untersucht werden. Sind die positiven Auswirkungen größer, wenn Verwandte und nahe Freunde anstelle von Bekannten profitieren? Wie groß sollte die Hilfsbereitschaft sein, um einen optimalen Effekt auf die Zufriedenheit hervorzurufen?

Verschiedene Forschungsansätze bestätigen, dass sich prosoziales Verhalten positiv auf die Helfenden auswirkt. Das gilt für prosoziales Geldausgeben genauso wie für Freiwilligenarbeit oder die Pflege von kranken Familienangehörigen.

Luks und Payne (1998) und Weinstein und Ryan (2010) haben Bedingungen herausgestellt, die dazu beitragen, dass prosoziales Verhalten einen positiven Einfluss auf die Psyche der helfenden Person ausübt, indem ihr Wohlbefinden erhöht wird:

• Der Zeitaufwand für die Freiwilligenarbeit sollte nicht zu groß sein. Für viele Helfer erweist sich eine Tätigkeit von zwei bis fünf Stunden pro Woche als angemessen.

• Das Vorhandensein einer Gruppe von Gleichgesinnten ist förderlich, aus der soziale Anerkennung für die Tätigkeit gegeben wird.

• Die Bedürfnisse der helfenden Person und die Aufgabenstellung der ehrenamtlichen Tätigkeit sollten übereinstimmen. Wenn beispielsweise ein Helfer sozialen Kontakt sucht, sollte seine Tätigkeit nicht aus Aktenbearbeitung im Büro bestehen.

• Zufriedene Helfer schätzen das Ausmaß ihrer persönlichen Verantwortung in einem mittleren Bereich ein.

- Autonomie der Entscheidung und freiwillige Wahl der prosozialen Tätigkeit tragen dazu bei, das Wohlbefinden der Helfer zu erhöhen.

Weitere Anwendungen der Forschungsergebnisse sind in gezielten Lern- und Trainingsprogrammen enthalten:

- *Training der Empathie* kann dazu beitragen, die Moral der Zusammenarbeit unter Kindern zu fördern und eventuell vorhandene aggressive Neigungen unter ihnen abzubauen (Eisenberg et al. 2010).
- *Training der Zivilcourage* auf der Basis von psychologisch-pädagogischen Ansätzen erhöht die Fähigkeit der Teilnehmer, in schwierigen sozialen Situationen angemessen zu reagieren. Das Training schließt erfolgreiche Kommunikation und abgestimmtes Eingreifen, wenn eine Bedrohung vorliegt, ein (Meyer et al. 2004). Auslöser des Eingreifens sind Konfliktsituationen, Gewaltsituationen, Fremdenfeindlichkeit oder Rassismus (Bierhoff und Rohmann 2012).
- *Förderung einer gerechten Gemeinschaft* („Just Community"-Ansatz) in der Schule, indem demokratische Strukturen entwickelt werden, bei denen die Schülerinnen und Schüler gleichberechtigt in den moralischen Diskurs einbezogen werden (Kohlberg 1986).

In der Zukunft wäre es wünschenswert, die neueren Forschungsansätze der Moralpsychologie, die sich auf moralische Identität und moralische Erhöhung beziehen, in der Praxis stärker zu berücksichtigen. Ein Ziel der Moralerziehung kann die Bildung einer moralischen Identität sein. Die moralische Erhöhung wiederum verweist auf die Bedeutung von Vorbildern für die Moralentwicklung. Außerdem erweist es sich als sinnvoll, die Diskrepanz zwischen Denken und Handeln, wie sie in dem 4-Komponenten Modell beschrieben wurde, ernst zu nehmen und nach Wegen zu ihrer Überwindung zu suchen.

4 Literatur

4.1 Referenzliteratur

Aknin, L. B., Barrington-Leigh, C. P., Dunn, E. W., Helliwell, J. F., Burns, J., Biswas-Diener, R., Kemeza, I., Nyende, P., Ashton-James, C. E., Norton, M. I. (2013): „Prosocial spending and well-being: Cross-cultural evidence for a psychological universal". In: Journal of Personality and Social Psychology 104, S. 635–652.
Algoe, S. B., Haidt, J. (2009): „Witnessing excellence in action: The ‚other-praising' emotions of elevation, gratitude, and admiration". In: Journal of Positive Psychology 4, S. 105–127.

Aquino, K., McFerran, B., Laven, M. (2011): „Moral identity and the experience of moral elevation in response to acts of uncommon goodness". In: Journal of Personality and Social Psychology 100, S. 703–718.

Aquino, K., Reed, A. (2002): „The self-importance of moral identity". In: Journal of Personality and Social Psychology 83, S. 1423–1440.

Asendorpf, J. B., Nunner-Winkler, G. (1992): „Children's moral motive strength and temperamental inhibition reduce their immoral behavior in real moral conflicts". In: Child Development 63, S. 1223–1235.

Batson, C. D. (2011): *Altruism in humans*. Oxford: Oxford University Press.

Bierhoff, H. W. (2002): *Prosocial behavior*. Hove: Psychology Press.

Bierhoff, H. W. (2004): „Moralische Kompetenz". In: Sommer, G., Fuchs, A. (Hrsg.): *Krieg und Frieden. Handbuch der Konflikt- und Friedenspsychologie*. Weinheim: Beltz, S. 568–580.

Bierhoff, H. W. (2010): *Psychologie prosozialen Verhaltens. Warum wir anderen helfen*. Stuttgart: Kohlhammer.

Bierhoff, H. W., Rohmann, E. (2012): „Zivilcourage". In: Steinebach, C., Jungo, D., Zihlmann, R. (Hrsg.): *Positive Psychologie in der Praxis*. Weinheim: Beltz, S. 52–59.

Blasi, A. (1980): „Bridging moral cognition and moral action: A critical review of the literature". In: Psychological Bulletin 88, S. 1–45.

Blasi, A. (1984): „Moral identity: Its role in moral functioning". In: Kurtines, W., Gewirtz, J. (Hrsg.): *Morality, moral behavior and moral development*. New York: Wiley, S. 128–139.

Blasi, A. (1993): „Die Entwicklung der Identität und ihre Folgen für moralisches Handeln". In: Edelstein, W., Nunner-Winkler, G., Noam, G. (Hrsg.): *Moral und Person*. Frankfurt a.M.: Suhrkamp, S. 119–147.

Bronson, W. C. (1974): „Competence and the growth of personality". In: Connolly, K., Bruner, J. (Hrsg.): *The growth of competence*. London: Academic Press, S. 241–264.

Connolly, K., Bruner, J. (1974): „Competence: its nature and nurture". In: Connolly, K., Bruner, J. (Hrsg.): *The growth of competence*. London: Academic Press, S. 3–7.

Dunn, E. W., Aknin, L. B., Norton, M. I. (2008): „Spending money on others promotes happiness". In: Science 319, S. 1687–1688.

Eisenberg, N. (1986): *Altruistic emotion, cognition and behavior*. Hillsdale, NJ: Lawrence Erlbaum.

Eisenberg, N., Shell, R., Pasternack, J., Lennon, R., Beller, R., Mathy, R. M. (1987): „Prosocial development in middle childhood: A longitudinal study". In: Developmental Psychology 23, S. 712–718.

Eisenberg, N., Miller P. A., Shell, R., McNalley, S., Shea, C. (1991): „Prosocial development in adolescence: A longitudinal study". In: Developmental Psychology 27, S. 849–857.

Eisenberg, N., Carlo, G., Murphy, B., van Court, P. (1995): „Prosocial development in late adolescence: A longitudinal study". In: Child Development 66, S. 1179–1197.

Eisenberg, N. (2000): „Emotion, regulation, and moral development". In: Annual Review of Psychology 51, S. 665–697.

Eisenberg, N., Eggum, N. D., Di Giunta, L. (2010): „Empathy-related responding: Associations with prosocial behavior, aggression, and intergroup relations". In: Social Issues and Policy Review 4, S. 143–180.

Fry, D. P. (2006): „Reciprocity: The foundation stone of morality". In: Killen, M., Smetana, J. G. (Hrsg.): *Handbook of moral development*. Mahwah, NJ: Lawrence Erlbaum, S. 399–422.

Haidt, J. (2001): „The emotional dog and its rational tail: A social intuitionist approach to moral judgment". In: Psychological Review 108, S. 814–834.

Haidt, J. (2003): „The moral emotions". In: Davidson, R. J., Scherer, K. R., Goldsmith, H. H. (Hrsg.): *Handbook of affective sciences*. New York: Oxford University Press, S. 852–870.

Hoffman, M. L. (2000*)*: *Empathy and moral development. Implications for caring and justice*. Cambridge: Cambridge University Press.

Kant, I. (1994): *Grundlegung der Metaphysik der Sitten* (Erstausgabe 1786). Stuttgart: Reclam.

Kohlberg, L. (1976): „Moral stages and moralization: The cognitive-developmental approach". In: Lickona, T. (Hrsg.): *Moral development and behavior*. New York: Holt, S. 31–53.

Kohlberg, L. (1984): *The psychology of moral development*. San Francisco: Harper.

Kohlberg, L., Candee, D. (1984): „The relationship of moral judgement to moral action". In: Kohlberg, L. (Hrsg.): *The psychology of moral development*. San Francisco: Harper, S. 498–581.

Kohlberg, L. (1986): „Der ‚Just Community'-Ansatz der Moralerziehung in Theorie und Praxis". In: Oser, F., Fatke, R., Höffe, O. (Hrsg.): *Transformation und Entwicklung. Grundlagen der Moralerziehung*. Frankfurt a.M.: Suhrkamp, S. 31–55.

Lapsley, D. K. (2006): „Moral stage theory". In: Killen, M., Smetana, J. G. (Hrsg.): *Handbook of moral development*. Mahwah, NJ: Lawrence Erlbaum, S. 37–66.

Luks, A., Payne, P. (1998): *Der Mehrwert des Guten. Wenn Helfen zur heilenden Kraft wird*. Freiburg: Herder.

Miller, P. A., Eisenberg, N., Fabes, R. A., Shell R. (1996): „Relations of moral reasoning and vicarious emotion to young children's prosocial behavior toward peers and adults". In: Developmental Psychology 32, S. 210–219.

Mischel, W., Ayduk, O. ([2]2011): „Willpower in a cognitive affective processing system: The dynamics of delay of gratification". In: Vohs, D. D., Baumeister, R. F. (Hrsg.): *Handbook of self-regulation*. New York: Guilford, S. 83–105.

Möllers, M., Bierhoff, H. W., Rohmann, E. (in Vorb.): *Moralische Identität und soziale Verantwortung im Kontext von prosozialem Verhalten*. Bochum: Unveröffentlichtes Manuskript.

Peck, R. F., Havighurst, R. J. (1960): *The psychology of character development*. New York: Wiley.

Piaget, J. (1932): *The moral judgement of the child*. London: Routledge.

Rawls, J. (1971): *A theory of justice*. Cambridge, MA: Harvard University Press.

Rest, J. (1979): *Development in judging moral issues.* Minneapolis: University of Minnesota Press.

Rest, J. (1994): „Background: Theory and research". In: Rest, J. R., Narvaez, D. (Hrsg.): *Moral development in the professions: Psychology and applied ethics*. Hillsdale, NJ: Lawrence Erlbaum, S. 1–26.

Rest, J., Narvaez, D., Bebeau, M., Thoma, S. J. (1999): *Post-conventional moral thinking: A Neo-Kohlbergian approach*. Mahwah, NJ: Lawrence Erlbaum.

197

Schwartz, S. H. (1994): „Are there universal aspects in the structure and contents of human values?". In: Journal of Social Issues 50, S. 19–45.

Solomon, D., Watson, M. S., Battistich, V. A. (⁴2001): „Teaching and schooling effects on moral/prosocial development". In: Richardson, V. (Hrsg.): *Handbook of research on teaching*. Washington, DC: American Educational Research Association, S. 566–603.

Thoma, S. J. (2006): „Research on the Defining Issues Test". In: Killen, M., Smetana, J. G. (Hrsg.): *Handbook of moral development*. Mahwah, NJ: Lawrence Erlbaum, S. 67–91.

Underwood, B., Moore, B. (1982): „Perspective-taking and altruism". In: Psychological Bulletin 91, S. 143–173.

Weinstein, N., Ryan, R. M. (2010): „When helping helps: Autonomous motivation for prosocial behavior and its influence on well-being for the helper and recipient". In: Journal of Personality and Social Psychology 98, S. 222–244.

4.2 Literatur zur Einführung

Batson, C. D. (2011): *Altruism in humans*. Oxford: Oxford University Press.

Bierhoff, H. W. (2002): *Prosocial behavior*. Hove: Psychology Press.

Bierhoff, H. W. (2010): *Psychologie prosozialen Verhaltens. Warum wir anderen helfen*. Stuttgart: Kohlhammer.

Luks, A., Payne, P. (1998): *Der Mehrwert des Guten. Wenn Helfen zur heilenden Kraft wird*. Freiburg: Herder.

4.3 Literatur zur Vertiefung

Bischof-Köhler, D. (2011): *Soziale Entwicklung in Kindheit und Jugend – Bindung, Empathie, Theory of Mind*. Stuttgart: Kohlhammer.

Decety, J., Ickes, W. (2009): *The social neuroscience of empathy*. Cambridge, MA: MIT Press.

Hoffman, M. L. (2000): *Empathy and moral development. Implications for caring and justice*. Cambridge: Cambridge University Press.

Oser, F., Fatke, R., Höffe, O. (1986): *Transformation und Entwicklung. Grundlagen der Moralerziehung*. Frankfurt a.M.: Suhrkamp.

Identitätsarbeit in spätmodernen Gesellschaften

Heiner Keupp

Abstract: Die Erste Moderne hat normalbiographische Grundrisse geliefert, die als Vorgaben für individuelle Identitätsentwürfe gedient haben. In der Zweiten Moderne verlieren diese Ordnungsvorgaben an Verbindlichkeit und es stellt sich dann die Frage, wie Identitätskonstruktionen jetzt erfolgen. Wie fertigen die Subjekte ihre patchworkartigen Identitätsmuster? Wie entsteht der Entwurf für eine kreative Verknüpfung? Wie werden Alltagserfahrungen zu Identitätsfragmenten, die Subjekte in ihrem Identitätsmuster bewahren und sichtbar unterbringen wollen? Brauchen wir noch Vorstellungen von Kohärenz und Kontinuität? Auf diese Fragen möchte die Identitätsforschung Antworten finden. Dabei rücken die individuellen und gesellschaftlichen Ressourcen ins Zentrum der Forschung.

Schlagwörter: Autonomie, Fragmentierung, Globalisierung, Identitätsarbeit, Identitätskonstruktion, Pluralisierung, Selbstkonstruktion, soziale Anerkennung, Spätmoderne.

1 Einführung: Der Diskurs über Identitäten in der Gegenwart

Im aktuellen Identitätsdiskurs geht es um den Versuch, auf die klassische Frage der Identitätsforschung eine zeitgerechte Antwort zu geben: Wer bin ich in einer sozialen Welt, deren Grundriss sich unter Bedingungen der Individualisierung, Pluralisierung und Globalisierung verändert? Sich in einer solchen Welt individuell oder kollektiv in einer berechenbaren, geordneten und verlässlichen Weise dauerhaft verorten zu können, erweist sich als unmöglich. Diese Vorstellung war wohl immer illusionär, aber es gibt gesellschaftliche Perioden, in denen sie mehr

Evidenz hat als in anderen. Es geht heute um die Überwindung von „Identitäts-zwängen" und die Anerkennung der Möglichkeit, sich in normativ nicht vorde-finierten Identitätsräumen eine eigene ergebnisoffene und bewegliche authenti-sche Identitätskonstruktion zu schaffen. Aber wir müssen auch das gewachsene Risiko des Scheiterns in dieser Suche nach einer lebbaren Identität in den Blick nehmen. Viele gegenwärtige psychosoziale Problemlagen verweisen auf diese Möglichkeiten zu scheitern.

Wie bei vielen anderen Themen verhält es sich auch mit dem Thema „Identi-tät". Es hat einen gattungsgeschichtlichen Ursprung, aber es wird erst dadurch zum Gegenstand sozialwissenschaftlicher Reflexion, dass es seinen Status als selbstverständlich gegebene Folie menschlicher Selbstkonstruktionen verloren hat. Damit erfährt es eine krisenträchtige Fokussierung und zieht die Aufmerk-samkeit der Menschen auf sich und – im Gefolge davon – auch der sozialwis-senschaftlichen Theoriebildung. Zygmunt Bauman stellt fest:

> „Identität kann nur als *Problem* existieren, sie war von Geburt an ein ‚Problem‘, wurde als Problem *geboren*. […] Man denkt an Identität, wenn man nicht sicher ist, wohin man gehört. […] *,Identität‘ ist ein Name für den gesuchten Fluchtweg aus dieser Unsicherheit"* (Baumann 1997, S. 134).

Aber dieser Weg führt nicht zu einem sicheren Hafen oder einer „festen Burg", darauf zielen regressive Wünsche und fundamentalistische Angebote ab. Der in Israel lebende arabische Sozialwissenschaftler Sami Ma'ari hat aufgezeigt, dass Identität in erster Linie eine Konfliktarena darstellt: „Identitäten sind hochkom-plexe, spannungsgeladene, widersprüchliche symbolische Gebilde – und nur der, der behauptet, er habe eine einfache, eindeutige, klare Identität – der hat ein Identitätsproblem" (zit. nach Baier 1985, S. 19).

Die Debatte über Identität wird in den Sozialwissenschaften seit zwei Jahr-zehnten intensiv und aus der Perspektive einer Krisendiagnose geführt. Dahin gelangen auch PsychotherapeutInnen, die ihre tagtäglichen eigenen und berufli-chen Erfahrungen reflektieren (vgl. Khamneifar 2008).

2 Identität und Identitätskonstruktionen

2.1 Dekonstruktion klassischer Identitätsvorstellungen

Es sind Erfahrungen der Identitätssuche und deren Beobachtungen, die veran-lassen, über veränderte Modelle der Identitätsbildung nachzudenken und neue Modelle zu konstruieren. Bewährte Konzepte wie das klassische epigenetische Modell der Identitätsentwicklung, das Erik Erikson (vgl. Erikson 1966) vorge-legt hat, stehen in der Diskussion. Dieses Modell geht von einem Stufenmodell aus, das für jede einzelne Altersstufe eine Entwicklungsaufgabe formuliert (z. B. „Urvertrauen" für die ersten Monate nach der Geburt, „Autonomie" für die Kleinkindphase oder „Identität" als Aufgabe der Adoleszenz), deren Bewältigung für die weitere positive Identitätsentwicklung bildet.

Als Erik Erikson 1970 in einer autobiographisch angelegten Rückschau die Resonanz seines 1946 eingeführten Identitätsbegriffs kommentierte, stellte er fest,

„dass der Begriff Identität sich recht schnell einen angestammten Platz im Denken, oder jedenfalls im Wortschatz eines breiten Publikums in vielen Ländern gesichert hat – ganz zu schweigen von seinem Auftauchen in Karikaturen, die die jeweilige intellektuelle Mode spiegeln" (Erikson 1982, S. 15).

Dreieinhalb Jahrzehnte später müsste wohl seine Diagnose noch eindeutiger ausfallen: Identität ist ein Begriff, der im Alltag angekommen ist und dessen Nutzung durchaus inflationäre Züge angenommen hat. Er ist von Erikson längst abgekoppelt, aber der Anspruch auf eine fachwissenschaftliche Fortführung der Identitätsforschung sollte sinnvollerweise bei Erikson anknüpfen. Allerdings ist zu fragen, ob seine Antworten auf die Identitätsfrage ausreichen oder ob sie differenziert und weiterentwickelt werden müssen.

Die Frage nach der Identität hat eine universelle und eine kulturell-spezifische Dimensionierung. Es geht bei Identität immer um die Herstellung einer Passung zwischen dem subjektiven „Innen" und dem gesellschaftlichen „Außen", also um die Produktion einer individuellen sozialen Verortung. Aber diese Passungsarbeit ist in „heißen Perioden" der Geschichte für die Subjekte dramatischer als in „kühlen Perioden", denn die kulturellen Prothesen für bewährte Passungen verlieren an Bedeutung. Die aktuellen Identitätsdiskurse sind als Beleg dafür zu nehmen, dass die Suche nach sozialer Verortung zu einem brisanten Thema geworden ist.

Die universelle Notwendigkeit zur individuellen Identitätskonstruktion verweist auf das menschliche Grundbedürfnis nach Anerkennung und Zugehörigkeit. Es soll dem anthropologisch als „Mängelwesen" bestimmbaren Subjekt eine Selbstverortung ermöglichen, liefert eine individuelle Sinnbestimmung und soll den individuellen Bedürfnissen sozial akzeptable Formen der Befriedigung eröffnen. Identität bildet ein selbstreflexives Scharnier zwischen der inneren und der äußeren Welt. Genau in dieser Funktion wird der Doppelcharakter von Identität sichtbar: Sie soll einerseits das unverwechselbar Individuelle, aber auch das sozial Akzeptable darstellbar machen. Insofern stellt sie immer eine Kompromissbildung zwischen „Eigensinn" und Anpassung dar, insofern ist der Identitätsdiskurs immer auch mit Bedeutungsvarianten von Autonomiestreben (z. B. Nunner-Winkler 1983) und Unterwerfung (so Adorno 1967 oder Foucault 1974) assoziiert, aber erst in der dialektischen Verknüpfung von Autonomie bzw. Unterwerfung mit den jeweils verfügbaren Kontexten sozialer Anerkennung entsteht ein konzeptuell ausreichender Rahmen.

Identität im psychologischen Sinne ist die Frage nach den Bedingungen der Möglichkeit für eine lebensgeschichtliche und situationsübergreifende Gleichheit in der Wahrnehmung der eigenen Person und für eine innere Einheitlichkeit trotz äußerer Wandlungen. Damit hat die Psychologie eine philosophische Frage aufgenommen, die Platon in klassischer Weise formuliert hatte. In seinem Dialog *Symposion* lässt er Sokrates in folgender Weise zu Wort kommen:

> „[…] auch jedes einzelne lebende Wesen wird, solange es lebt, als dasselbe angesehen und bezeichnet: z. B. ein Mensch gilt von Kindesbeinen an bis in sein Alter als der gleiche. Aber obgleich er denselben Namen führt, bleibt er doch niemals in sich selbst gleich, sondern einerseits erneuert er sich immer, andererseits verliert er anderes: an Haaren, Fleisch, Knochen, Blut und seinem ganzen körperlichen Organismus. Und das gilt nicht nur vom Leibe, sondern ebenso von der Seele: Charakterzüge, Gewohnheiten, Meinungen, Begierden, Freuden und Leiden, Befürchtungen: alles das bleibt sich in jedem einzelnen niemals gleich, sondern das eine entsteht, das andere vergeht." (Platon 1958, 207d-e).

Dieses Problem der Gleichheit in der Verschiedenheit beherrscht auch die aktuellen Identitätstheorien. Für Erik Erikson, der den durchsetzungsfähigsten Versuch zu einer psychologischen Identitätstheorie unternommen hat, besteht „das Kernproblem der Identität in der Fähigkeit des Ichs, angesichts des wechselnden Schicksals Gleichheit und Kontinuität aufrechtzuerhalten" (Erikson 1964, S. 87). An anderer Stelle definiert er Identität als ein Grundgefühl:

> „Das Gefühl der Ich-Identität ist […] das angesammelte Vertrauen darauf, dass der Einheitlichkeit und Kontinuität, die man in den Augen anderer hat, eine Fähigkeit entspricht, eine innere Einheitlichkeit und Kontinuität (also das Ich im Sinne der Psychologie) aufrechtzuerhalten" (Erikson 1966, S. 107).

Identität wird von Erikson also als ein Konstrukt entworfen, mit dem das subjektive Vertrauen in die eigene Kompetenz zur Wahrung von Kontinuität und Kohärenz formuliert wird. Dieses „Identitätsgefühl" (vgl. Bohleber 1997) oder dieser „sense of identity" (Greenwood 1994) ist die Basis für die Beantwortung der Frage: „Wer bin ich?", die in einfachster Form das Identitätsthema formuliert. So einfach diese Frage klingen mag, sie eröffnet komplexe Fragen der inneren Strukturbildung der Person.

Die Konzeption von Erikson ist in den 1980er Jahren teilweise heftig kritisiert worden. Die Kritik bezog sich vor allem auf seine Vorstellung eines kontinuierlichen Stufenmodells, dessen adäquates Durchlaufen bis zur Adoleszenz eine Identitätsplattform für das weitere Erwachsenenleben sichern würde. Das Subjekt hätte dann einen stabilen Kern ausgebildet, ein „inneres Kapital" (Erikson 1966, S. 107) akkumuliert, das ihm eine erfolgreiche Lebensbewältigung sichern würde. So wird die Frage der Identitätsarbeit ganz wesentlich an die Adoleszenzphase geknüpft. In einem psychosozialen Moratorium wird den Heranwachsenden ein Experimentierstadium zugebilligt, in dem sie die adäquate Passung ihrer inneren mit der äußeren Welt herauszufinden haben. Wenn dies gelingt, dann ist eine tragfähige Basis für die weitere Biographie gelegt. Thematisiert wurde auch die Eriksonsche Unterstellung, als würde eine problemlose Synchronisation von innerer und äußerer Welt gelingen. Die Leiden, der Schmerz und die Unterwerfung, die mit diesem Einpassungspassungsprozess gerade auch dann, wenn er gesellschaftlich als gelungen gilt, verbunden sind, werden nicht aufgezeigt.

Das Konzept von Erikson ist offensichtlich unauflöslich mit dem Projekt der Moderne verbunden. Es überträgt auf die Identitätsthematik ein modernes Ordnungsmodell regelhaft-linearer Entwicklungsverläufe. Es unterstellt eine gesellschaftliche Kontinuität und Berechenbarkeit, in die sich die subjektive Selbstfindung verlässlich einbinden kann. Gesellschaftliche Prozesse, die mit Begriffen wie Individualisierung, Pluralisierung, Globalisierung angesprochen sind, haben das Selbstverständnis der klassischen Moderne grundlegend in Frage gestellt. Der dafür stehende Diskurs der Postmoderne hat auch die Identitätstheorie erreicht. In ihm wird ein radikaler Bruch mit allen Vorstellungen von der Möglichkeit einer stabilen und gesicherten Identität vollzogen. Es wird unterstellt, „dass jede gesicherte oder essentialistische Konzeption der Identität, die seit der Aufklärung den Kern oder das Wesen unseres Seins zu definieren und zu begründen hatte, der Vergangenheit angehört" (Hall 1994, S. 181).

In der Dekonstruktion grundlegender Koordinaten modernen Selbstverständnisses sind vor allem Vorstellungen von Einheit, Kontinuität, Kohärenz, Entwicklungslogik oder Fortschritt zertrümmert worden. Begriffe wie Kontingenz, Diskontinuität, Fragmentierung, Bruch, Zerstreuung, Reflexivität oder Übergänge sollen zentrale Merkmale der Welterfahrung thematisieren. Identitätsbildung unter diesen gesellschaftlichen Signaturen wird von ihnen durch und durch bestimmt. Identität wird deshalb auch nicht mit mehr als Entstehung eines inneren Kerns thematisiert, sondern als ein Prozessgeschehen beständiger „alltäglicher Identitätsarbeit", als permanente Passungsarbeit zwischen inneren und äußeren Welten. Die Vorstellung von Identität als einer fortschreitenden und abschließbaren Kapitalbildung wird zunehmend abgelöst durch die Idee, dass es bei Identität um einen „„Projektentwurf' des eigenen Lebens" (Fend 1991, S. 21) geht oder um die Abfolge von Projekten, wahrscheinlich sogar um die gleichzeitige Verfolgung unterschiedlicher und teilweise widersprüchlicher Projekte über die ganze Lebensspanne hinweg.

2.2 Spätmoderne gesellschaftliche Verhältnisse

Im globalisierten Kapitalismus vollziehen sich dramatische Veränderungen auf allen denkbaren Ebenen und in besonderem Maße auch in unseren Lebens- und Innenwelten. Es sind vor allem folgende Erfahrungskomplexe, die mit diesem gesellschaftlichen Strukturwandel verbunden sind und die eine Mischung von Belastungen, Risiken und auch Chancen beinhalten, aber genau in dieser Mischung eine hohe Ambivalenz implizieren:

Wir erleben, erleiden und erdulden eine *Beschleunigung und Verdichtung* in den Alltagswelten, die zu den Grundgefühlen beitragen, getrieben zu sein, nichts auslassen zu dürfen, immer auf dem Sprung sein zu müssen, keine Zeit zu vergeuden und Umwege als Ressourcenvergeudung zu betrachten (vgl. Rosa 2005). Verkürzte Schulzeiten, Verschulung des Studiums, um den jung-dynamischen „Arbeitskraftunternehmer" (Voß und Pongratz 1998) möglichst schnell in die Berufswelt zu transportieren, oder die Reduktion der Lebensphasen, in denen man als produktives Mitglied der Gesellschaft gelten kann, erhöhen permanent den Beschleunigungsdruck. Wir spüren die Erwartungen, ein *„unternehmerisches Selbst"* (Bröckling 2007) zu werden, das sein Leben als eine Abfolge von Projekten sieht und angeht, die mit klugem Ressourceneinsatz optimal organisiert werden müssen. Auch staatliches Handeln, nicht zuletzt im Bereich der Sozialpolitik, setzt immer stärker auf das individuelle Risikomanagement anstelle kollektiver Daseinsvorsorge. Ich bin für meine Gesundheit, für meine Fitness, für meine Passung in die Anforderungen der Wissensgesellschaft selbst zuständig – auch für mein Scheitern. Nicht selten erlebt sich das angeblich „selbstwirksame" unternehmerische Selbst als „unternommenes Selbst" (Freytag 2008).

Eine *Deregulierung von Rollenschemata*, die einerseits als Gewinn an selbstbestimmter Lebensgestaltung verstanden wird, die aber andererseits in die Alltagswelten eine Unsicherheit hineinträgt, die nicht immer leicht akzeptiert und ertragen werden kann. Die Erfahrung der allenthalben erlebten Enttraditionalisierung ist nicht selten ein Antrieb für die Suche nach Verortung in fundamentalistischen Weltbildern.

Die Arbeit an der eigenen *Identität* wird zu einem *unabschließbaren Projekt* und erfordert *lebenslang Balanceakte*. Fertige soziale Schnittmuster für die alltägliche Lebensführung verlieren ihren Gebrauchswert. Sowohl die individuelle Identitätsarbeit als auch die Herstellung von gemeinschaftlich tragfähigen Lebensmodellen unter Menschen, die in ihrer Lebenswelt aufeinander angewiesen sind, erfordert ein eigenständiges Verknüpfen von Fragmenten. Bewährte kulturelle Modelle gibt es dafür immer weniger. Die roten Fäden für die Stimmigkeit unserer inneren Welten zu spinnen wird ebenso zur Eigenleistung der Subjekte wie die Herstellung lebbarer Alltagswelten. Menschen in der Gegenwart brauchen die dazu erforderlichen Lebenskompetenzen in einem sehr viel höheren Maße als die Generationen vor ihnen.

All die Anstrengungen allzeit fit, flexibel und mobil zu sein, sind nicht nur als Kür zu betrachten, sondern sie werden durch die Angst motiviert, nicht dazuzugehören. Wir führen gegenwärtig eine höchst relevante Fachdiskussion um das Thema *Exklusion und Inklusion*. Vom „abgehängten Prekariat" spricht die Friedrich-Ebert-Stiftung (vgl. Neugebauer 2007), von den „Ausgegrenzten der Moderne" Zygmunt Bauman (Bauman 2005). Die Sorge, nicht mehr gesellschaftlich einbezogen, gefragt und gebraucht zu werden, bestimmt viele Menschen und sie sind deshalb oft bereit, sich an Bedingungen anzupassen, die ihnen nicht gut tun.

Die Suche nach sicheren Bezugspunkten für ein gesichertes Fundament für ihre Alltagsbewältigung wird noch verstärkt durch die Entwicklung hin zu einer *„Sicherheitsgesellschaft"* (Singelnstein und Stolle 2006), die die defensive Variante des Ordnungstraumes der Moderne darstellt: Diese hatte und hat den Anspruch, alles Unberechenbare, Uneindeutige, Ambivalente, Fremde und Störende zu beseitigen und eine berechenbare und eindeutige Welt geschaffen. Auch wenn dieser Traum dieser Moderne nur noch selten in naiver Emphase vorgetragen wird, gibt es ihn noch immer und die Sicherheitsgesellschaft lebt davon. Sie will möglichst Risiken eliminieren und verstärkt dafür ihre Sicherheitssysteme.

Die Landnahme des *Kapitalismus* hat längst in unseren beruflichen Welten stattgefunden. Erich Wulff (1971) hat aufgezeigt, wie die Geldlogik unbemerkt die ärztliche Fachlichkeit und Ethik unterhöhlt. Wir haben uns angewidert abgewendet und wollten für den Bereich der *psychosozialen Versorgung* einen anderen Weg gehen. Inzwischen hat uns die Monetarisierung, die Ökonomisierung oder die „Vertriebswirtschaftlichung" voll erreicht und Qualität scheint nur noch in Geldwert ausgedrückt zu werden. Diese Alltagserfahrungen werden in den sozialwissenschaftlichen Gegenwartsanalysen aufgegriffen und auf ihre strukturellen Ursachen bezogen.

Jürgen Habermas hat einen „Formenwandel sozialer Integration" diagnostiziert, der in Folge einer „postnationalen Konstellation" entsteht: „Die Ausweitung von Netzwerken des Waren-, Geld-, Personen- und Nachrichtenverkehrs fördert eine Mobilität, von der eine sprengende Kraft ausgeht" (Habermas 1998, S. 126). Diese Entwicklung fördert eine „zweideutige Erfahrung":

> „[…] die Desintegration haltgebender, im Rückblick autoritärer Abhängigkeiten, die Freisetzung aus gleichermaßen orientierenden und schützenden wie präjudizierenden und gefangen nehmenden Verhältnissen. Kurzum, die Entbindung aus einer stärker integrierten Lebenswelt entlässt die Einzelnen in die Ambivalenz wachsender Optionsspielräume. Sie öffnet ihnen die Augen und erhöht zugleich das Risiko, Fehler zu machen. Aber es sind dann wenigstens die eigenen Fehler, aus denen sie etwas lernen können" (Habermas 1998, S. 126f.).

Der mächtige neue Kapitalismus, der die Containergestalt des Nationalstaates demontiert hat, greift unmittelbar auch in die Lebensgestaltung der Subjekte ein. Auch die biographischen Ordnungsmuster erfahren eine reale Dekonstruktion. Am deutlichsten wird das in Erfahrungen der Arbeitswelt. Kenneth J. Gergen sieht ohne erkennbare Trauer durch die neue Arbeitswelt den „Tod des Selbst", jedenfalls jenes Selbst, das sich der heute allüberall geforderten „Plastizität" nicht zu fügen vermag.

> „Es gibt wenig Bedarf für das innengeleitete, ‚one-style-for-all‘ Individuum. Solch eine Person ist beschränkt, engstirnig, unflexibel. […] Wie feiern jetzt das proteische Sein […] Man muss in Bewegung sein, das Netzwerk ist riesig, die Verpflichtungen sind viele, Erwartungen sind endlos, Optionen allüberall und die Zeit ist eine knappe Ware" (Gergen 2000, S. 104).

Dagegen liefert Richard Sennett (1998) eine weniger positiv gestimmte Analyse der gegenwärtigen Veränderungen in der Arbeitswelt. Der „Neue Kapitalismus" überschreitet alle Grenzen, demontiert institutionelle Strukturen, in denen sich für die Beschäftigten Berechenbarkeit, Arbeitsplatzsicherheit und Berufserfahrung sedimentieren konnten. An ihre Stelle ist die Erfahrung einer (1) *„Drift"* getreten: von einer „langfristigen Ordnung" zu einem „neuen Regime kurzfristiger Zeit" (Sennett 1998, S. 26). In diesem Zusammenhang stellt sich die Frage, wie dann überhaupt noch Identifikationen, Loyalitäten und Verpflichtungen auf bestimmte Ziele entstehen sollen. Ferner ist eine fortschreitende (2) *Deregulierung* zu beobachten: Anstelle fester institutioneller Muster treten netzwerkartige Strukturen. Der flexible Kapitalismus baut Strukturen ab, die auf Langfristigkeit und Dauer angelegt sind. „Netzwerkartige Strukturen sind weniger schwerfällig". An Bedeutung gewinnt die „Stärke schwacher Bindungen", womit zum einen gemeint ist, „dass flüchtige Formen von Gemeinsamkeit den Menschen nützlicher seien als langfristige Verbindungen, zum anderen, dass starke soziale Bindungen wie Loyalität ihre Bedeutung verloren hätten" (Sennett 1998, S. 28). (3) Die permanent geforderte Flexibilität entzieht „festen Charaktereigenschaften" den Boden und erfordert von den Subjekten die Bereitschaft zum *„Vermeiden langfristiger Bindungen"* und zur *„Hinnahme von Fragmentierung"*. Diesem Prozess geht nach Sennett immer mehr ein begreifbarer Zusammenhang verloren. Die Subjekte erfahren das als (4) *Deutungsverlust*: „Im flexiblen Regime ist das, was zu tun ist, *unlesbar* geworden" (Sennett 1998, S. 81). So entsteht der Menschentyp des (5) *flexiblen Menschen*, der sich permanent fit hält für die Anpassung an neue Marktentwicklungen, der sich nicht zu sehr an Ort und Zeit bindet, um immer neue Gelegenheiten nutzen zu können. Lebenskohärenz ist auf dieser Basis kaum mehr zu gewinnen. Sennett hat erhebliche Zweifel, ob der flexible Mensch menschenmöglich ist. Zumindest kann er sich nicht verorten und binden. Die (6) wachsende *Gemeinschaftssehnsucht* interpretiert er als regressive Bewegung, eine „Mauer gegen eine feindliche Wirtschaftsordnung" hochzuziehen (Sennett 1998, S. 190).

2.3 Wie heute Identitätsarbeit geleistet wird

Mit welchen Bildern oder Metaphern können wir die aktuelle Identitätsarbeit zum Ausdruck bringen? Schon eigene Alltagserfahrungen stützen die Vermutung, dass von den einzelnen Personen eine hohe Eigenleistung bei diesem Prozess der konstruktiven Selbstverortung zu erbringen ist. Sie müssen Erfahrungsfragmente in einen für sie sinnhaften Zusammenhang bringen. Diese individuelle Verknüpfungsarbeit wird als „Identitätsarbeit" bezeichnet, deren Typik mit der Metapher vom „Patchwork" ausgedrückt werden kann (Keupp 1988). Diese Metapher hat den wissenschaftlichen Suchprozess angeleitet und bleibt in Bezug auf das Ergebnis alltäglicher Identitätsarbeit hilfreich (vgl. Keupp et al. [6]2013): In ihren Identitätsmustern fertigen Menschen aus den Erfahrungsmaterialien ihres Alltags patchworkartige Gebilde und diese sind Resultat der schöpferischen Möglichkeiten der Subjekte. Dabei war vor allem der Herstellungsprozess von Interesse: Wie vollzieht sich diese Identitätsarbeit? Oder im Bild gesprochen: Wie fertigen die Subjekte ihre patchworkartigen Identitätsmuster? Wie entsteht der Entwurf für eine kreative Verknüpfung? Wie werden Alltagserfahrungen zu Identitätsfragmenten, die Subjekte in ihrem Identitätsmuster bewahren und sichtbar unterbringen wollen? Woher nehmen sie Nadel und Faden und wie haben sie das Geschick erworben, mit ihnen so umgehen zu können, dass sie ihre Gestaltungswünsche auch umsetzen können? Und schließlich: Woher kommen die Entwürfe für die jeweiligen Identitätsmuster? Gibt es gesellschaftlich vorgefertigte Schnittmuster, nach denen man sein eigenes Produkt fertigen kann? Gibt es Fertigpackungen mit allem erforderlichen Werkzeug und Material, das einem die Last der Selbstschöpfung ersparen kann?

Die Erste Moderne, also die Phase der Entstehung der Grundlagen der modernen Gesellschaft, hat normalbiographische Grundrisse geliefert, die als Vorgaben für individuelle Identitätsentwürfe gedient haben. Innerhalb dieser Grundrisse bildete die berufliche Teilidentität eine zentrale Rolle, die für die Identitätsarbeit der Subjekte Ordnungsvorgaben schuf. In der Zweiten Moderne, in der die Überzeugungen moderner Gesellschaften kritisch reflektiert werden, verlieren diese Ordnungsvorgaben an Verbindlichkeit und es stellt sich dann – jenseits aller normativen Vorannahmen – die Frage, wie Identitätskonstruktionen jetzt erfolgen.

Thesenartig lässt sich gemäß der Studien von Keupp und Kollegen der Prozess der Identitätskonstruktion folgendermaßen beschreiben: Identitätsarbeit hat als Bedingung und als Ziel die Schaffung von Lebenskohärenz. In früheren gesellschaftlichen Epochen war die Bereitschaft zur Übernahme vorgefertigter Identitätspakete das zentrale Kriterium für Lebensbewältigung. Heute kommt es auf die individuelle Passungs- und Identitätsarbeit an, also auf die Fähigkeit zur Selbstorganisation, zum „Selbsttätigwerden" oder zur „Selbsteinbettung". Das Gelingen dieser Identitätsarbeit bemisst sich für das Subjekt von innen am Kriterium der Authentizität und von außen am Kriterium der Anerkennung.

Im Zentrum der Anforderungen für eine gelingende Lebensbewältigung stehen also die Fähigkeiten zur Selbstorganisation, zur Verknüpfung von Ansprüchen auf ein gutes und authentisches Leben mit den gegebenen Ressourcen und letztlich die innere Selbstschöpfung von Lebenssinn. Das alles findet in einem mehr oder weniger förderlichen soziokulturellen Rahmen statt, der aber die individuelle Konstruktion dieser inneren Gestalt nie ganz abnehmen kann. Es gibt gesellschaftliche Phasen, in denen die individuelle Lebensführung in einen stabilen kulturellen Rahmen „eingebettet" wird, der Sicherheit, Klarheit, aber auch hohe soziale Kontrolle vermittelt und es gibt Perioden der „Entbettung" (Giddens 1995, S. 123), in denen die individuelle Lebensführung wenige kulturelle Korsettstangen nutzen kann bzw. von ihnen eingezwängt wird und eigene Optionen und Lösungswege gesucht werden müssen. Gerade in einer Phase gesellschaftlicher Modernisierung, wie wir sie gegenwärtig erleben, ist eine selbstbestimmte „Politik der Lebensführung" unabdingbar.

Neben den Fragen nach den Prozessen der Identitätskonstruktion hat die heutige Identitätsforschung auch die Fragen nach den Ressourcen der Identitätsarbeit zu beantworten. Dies wird im Folgenden in den Perspektiven für Identitätsarbeit erläutert.

3 Perspektiven für Identitätsarbeit – Welche Ressourcen werden benötigt?

Welche Ressourcen werden benötigt, um selbstbestimmt und selbstwirksam eigene Wege in einer so komplex gewordenen Gesellschaft gehen zu können? Ohne Anspruch auf Vollständigkeit lassen sich sieben Ressourcen nennen, die sozialpolitische Bedeutung haben und auch ethisch relevant für die Fragen nach einem guten und gerechten Leben für alle sind:

(1) Für die Gewinnung von Lebenssouveränität ist lebensgeschichtlich in der Startphase des Lebens ein Gefühl des Vertrauens in die Kontinuität des Lebens eine zentrale Voraussetzung, ich nenne es ein *Urvertrauen zum Leben.* Es ist in der Erfahrung begründet, dass man gewünscht ist, dass man sich auf die Personen, auf die man existentiell angewiesen ist, ohne Wenn und Aber verlassen kann. Es ist das, was die Bindungsforschung eine sichere Bindung nennt, die auch durch vorübergehende Abwesenheit von Bezugspersonen und durch Konflikte mit ihnen nicht gefährdet wird.

(2) Eine Bindung, die nicht das Loslassen ermutigt, ist keine sichere Bindung, deswegen hängt eine gesunde Entwicklung an der Erfahrung der *Dialektik von Bezogenheit und Autonomie.* Schon Erikson hat aufgezeigt, dass Autonomie nur auf der Grundlage eines gefestigten Urvertrauens zu gewinnen ist. Die Psychoanalytikerin Jessica Benjamin (1993) hat deutlich gemacht, dass sich gerade im Schatten der Restbestände patriarchaler Lebensformen Frauen und Männer in je geschlechtsspezifischer Vereinseitigung dem Pol Bezogenheit oder Autonomie zuordnen und so die notwendige Dialektik zerstören, was zu misslingenden Beziehungen und wechselseitigem Unverständnis führt.

(3) Lebenskompetenz braucht einen *Vorrat von „Lebenskohärenz".* Aaron Antonovsky (1997) hat in seinem salutogenetischen Modell nicht nur die individuelle identitäts- und gesundheitsbezogene Relevanz des „sense of coherence" aufgezeigt, sondern auch Vorarbeiten zu einem Familienkohärenzgefühl hinterlassen. Werte und Lebenssinn stellen Orientierungsmuster für die individuelle Lebensführung dar. Sie definieren Kriterien für wichtige und unwichtige Ziele,

sie werten Handlungen und Ereignisse nach gut und böse, erlaubt und verboten. Traditionelle Kulturen lassen sich durch einen hohen Grad verbindlicher und gemeinsam geteilter Wertmaßstäbe charakterisieren. Individuelle Wertentscheidungen haben nur einen relativ geringen Spielraum. Der gesellschaftliche Weg in die Gegenwart hat zu einer starken Erosion immer schon feststehender Werte und zu einer Wertepluralisierung geführt. Dies kann als Freiheitsgewinn beschrieben werden und hat dazu geführt, dass die Subjekte der Gegenwart als „Kinder der Freiheit" charakterisiert werden. Die „Kinder der Freiheit" werden meist so dargestellt, als hätten sie das Wertesystem der Moderne endgültig hinter sich gelassen. Es wird als „Wertekorsett" beschrieben, von dem man sich befreit habe und nun könnte sich jede und jeder ihren eigenen Wertecocktail zurechtmixen. Das klingt nach unbegrenzten Chancen der Selbstbestimmung und Selbstverwirklichung. Aber diese Situation beschreibt keine frei wählbare Kür, sondern sie stellt eine Pflicht dar. Diese zu erfüllen, erfordert Fähigkeiten und Kompetenzen, über die längst nicht alle Menschen in der reflexiven Moderne verfügen.

(4) Wenn wir die sozialen BaumeisterInnen unserer eigenen sozialen Lebenswelten und Netze sind, dann ist eine spezifische Beziehungs- und Verknüpfungsfähigkeit erforderlich, die man als *soziale Ressourcen* bezeichnen kann. Der Bestand immer schon vorhandener sozialer Bezüge wird geringer und der Teil unseres sozialen Beziehungsnetzes, den wir uns selbst schaffen und den wir durch Eigenaktivität aufrechterhalten (müssen), wird größer. Nun zeigen die entsprechenden Studien (vgl. Keupp und Röhrle 1987), dass das moderne Subjekt keineswegs ein „Einsiedlerkrebs" geworden ist, sondern im Durchschnitt ein größeres Netz eigeninitiierter sozialer Beziehungen aufweist, als es seine Vorläufergenerationen hatten: Freundeskreise, Interessengemeinschaften, Nachbarschaftsaktivitäten, Vereine, Selbsthilfegruppen, Initiativen. Es zeigt sich jedoch zunehmend auch, dass sozioökonomisch unterprivilegierte und gesellschaftlich marginalisierte Gruppen bei dieser gesellschaftlich zunehmend geforderten eigeninitiativen Beziehungsarbeit offensichtlich besondere Defizite aufweisen. Die sozialen Netzwerke von Arbeiterinnen und Arbeitern z. B. sind in den Nachkriegsjahrzehnten immer kleiner geworden. Von den engmaschigen und solidarischen Netzwerken der Arbeiterfamilien, wie sie noch in den 1950er Jahren in einer Reihe klassischer Studien (vgl. Keupp und Röhrle 1987) aufgezeigt wurden und in der Studentenbewegung teilweise romantisch überhöht wurden, ist nicht mehr viel übrig geblieben. Das „Eremitenklima" ist am ehesten hier zur Realität geworden. Unser „soziales Kapital", die sozialen Ressourcen, sind ganz offensichtlich wesentlich mitbestimmt von unserem Zugang zu „ökonomischem Kapital". Für offene, experimentelle, auf Autonomie zielende Identitätsentwürfe ist die Frage nach sozialen Beziehungsnetzen von allergrößter Bedeutung, in denen Menschen dazu ermutigt werden. Sie brauchen also „*Kontexte sozialer Anerkennung*". Da gerade Menschen aus sozial benachteiligten Schichten nicht nur besonders viele Belastungen zu verarbeiten haben und die

dafür erforderlichen Unterstützungsressourcen in ihren Lebenswelten eher unterentwickelt sind, halte ich die gezielte professionelle und sozialstaatliche Förderung der Netzwerkbildung bei diesen Bevölkerungsgruppen für besonders relevant.

(5) Ein offenes Identitätsprojekt, in dem neue Lebensformen erprobt und eigener Lebenssinn entwickelt werden, bedarf *materieller Ressourcen*. Hier liegt das zentrale und höchst aktuelle sozial- und gesellschaftspolitische Problem. Eine Gesellschaft, die sich ideologisch, politisch und ökonomisch fast ausschließlich auf die Regulationskraft des Marktes verlässt, vertieft die gesellschaftliche Spaltung und führt auch zu einer wachsenden Ungleichheit der Chancen an Lebensgestaltung. Hier holt uns immer wieder die klassische soziale Frage ein. Die Fähigkeit zu und die Erprobung von Projekten der Selbstorganisation sind ohne ausreichende materielle Absicherung nicht möglich. Ohne Teilhabe am gesellschaftlichen Lebensprozess in Form von sinnvoller Tätigkeit und angemessener Bezahlung wird Identitätsbildung zu einem zynischen Schwebezustand, den auch ein „postmodernes Credo" nicht zu einem Reich der Freiheit aufwerten kann. Dieser Punkt ist von besonderer sozialpolitischer Bedeutung. In allen Wohlfahrtsstaaten beginnen starke Kräfte die konsensuellen Grundlagen der Prinzipien der Solidargemeinschaft zu demontieren (vgl. Baumann [2]1998, S. 298).

Wie Zygmunt Bauman aufzeigt, gefährdet gegenwärtig der universalisierte Kapitalismus und seine pure ökonomische Logik das Solidarprinzip:

> „War der Aufbau des Sozialstaates der Versuch, im Dienste der moralischen Verantwortung ökonomisches Interesse zu mobilisieren, so decouvriert die Demontage des Sozialstaates das ökonomische Interesse als Instrument zur Befreiung des politischen Kalküls von moralischen Zwängen" (Bauman [2]1998, S. 298).

Dramatische Worte wählt Bauman für das erkennbare Resultat dieses „Paradigmenwechsels":

> „Die gnadenlose Pulverisierung der kollektiven Solidarität durch Verbannung kommunaler Leistungen hinter die Grenzen des politischen Prozesses, die massive Freigabe der Preisbindung bei lebenswichtigen Gütern und die politisch geförderte Institutionalisierung individueller Egoismen zum letzten Bollwerk sozialer Rationalität zu haben […], [hat] ein veritables ‚soziales München' bewirkt" (Bauman [2]1998, S. 298).

Die intensive Suche nach zukunftsfähigen Modellen „*materieller Grundsicherung*" ist von höchster Wertepriorität. Die Kopplung sozialstaatlicher Leistungen an die Erwerbsarbeit erfüllt dieses Kriterium immer weniger.

(6) Nicht mehr die Bereitschaft zur Übernahme von fertigen Paketen des „richtigen Lebens", sondern die *Fähigkeit zum Aushandeln* ist notwendig: Wenn es in unserer Alltagswelt keine unverrückbaren, allgemein akzeptierten Normen mehr gibt, außer einigen Grundwerten, wenn wir keinen Knigge mehr haben, der uns für alle wichtigen Lebenslagen das angemessene Verhalten vorgeben kann, dann müssen wir die Regeln, Normen, Ziele und Wege beständig neu

aushandeln. Das kann nicht in Gestalt von Kommandosystemen erfolgen, sondern erfordert demokratische Willensbildung, verbindliche Teilhabechancen im Alltag, in den Familien, in der Schule, Universität, in der Arbeitswelt und in Initiativ- und Selbsthilfegruppen. Dazu gehört natürlich auch eine gehörige Portion von Konfliktfähigkeit. Die „demokratische Frage" ist durch die Etablierung des Parlamentarismus noch längst nicht abgehakt, sondern muss im Alltag verankert werden.

(7) Hier hängen Verwirklichungschancen eng mit der Idee der Zivilgesellschaft zusammen. Diese lebt von dem Vertrauen der Menschen in ihre Fähigkeiten, im wohlverstandenen Eigeninteresse gemeinsam mit anderen die Lebensbedingungen für alle zu verbessern. Zivilgesellschaftliche Kompetenz entsteht dadurch,

> dass man sich um sich selbst und für andere sorgt, dass man in die Lage versetzt ist, selber Entscheidungen zu fällen und eine Kontrolle über die eigenen Lebensumstände auszuüben sowie dadurch, dass die Gesellschaft, in der man lebt, Bedingungen herstellt, die allen ihren Bürgerinnen und Bürgern dies ermöglichen (WHO, Ottawa Charta 1986).

4   Literatur

4.1   Referenzliteratur

Adorno, T. W. (1967): *Negative Dialektik*. Frankfurt a.M.: Suhrkamp.
Antonovsky, A. (1997): *Salutogenese. Zur Entmystifizierung der Gesundheit*. Tübingen: dgvt-Verlag.
Baier, L. (1985): *Gleichheitszeichen. Streitschriften über Abweichung und Identität*. Berlin: Wagenbach.
Bauman, Z. (1997): *Flaneure, Spieler und Touristen. Essays zu postmodernen Lebensformen*. Hamburg: Hamburger Edition.
Bauman, Z. (²1998): „Vom Pilger zum Touristen – Postmoderne Identitätsprojekte". In: Keupp, H. (Hrsg.): *Der Mensch als soziales Wesen. Sozialpsychologisches Denken im 20. Jahrhundert. Ein Lesebuch*. München: Piper, S. 295–300.
Bauman, Z. (2005): *Verworfenes Leben. Die Ausgegrenzten der Moderne*. Hamburg: Hamburger Edition.
Bejamin, J. (1993): *Die Fesseln der Liebe. Psychoanalyse, Feminismus und das Problem der Macht*. Frankfurt a.M.: Fischer.
Bohleber, W. (1997): „Zur Bedeutung der neueren Säuglingsforschung für die psychoanalytische Theorie der Identität". In: Keupp, H., Höfer, R. (Hrsg.): *Identitätsarbeit heute*. Frankfurt a.M.: Suhrkamp, S. 93–119.
Bröckling, U. (2007): *Das unternehmerische Selbst. Soziologie einer Subjektivierungsform*. Frankfurt a.M.: Suhrkamp.

Erikson, E. H. (1964): *Einsicht und Verantwortung.* Stuttgart: Klett.

Erikson, E. H. (1966): *Identität und Lebenszyklus.* Frankfurt a.M.: Suhrkamp.

Erikson, E. H. (1982): *Lebensgeschichte und historischer Augenblick.* Frankfurt a.M.: Suhrkamp.

Fend, H. (1991): *Identitätsentwicklung in der Adoleszenz.* Bern: Huber.

Foucault, M. (1974): *Die Ordnung des Diskurses.* München: Hanser.

Freytag, T. (2008): *Der unternommene Mensch. Eindimensionalisierungsprozesse in der gegenwärtigen Gesellschaft.* Weilerswist: Velbrück.

Gergen, K. J. (2000): „The self: death by technology". In: Fee, D. (Hrsg.): *Pathology and the postmodern. Mental illness as discourse and experience.* London: Sage, S. 100–115.

Giddens, A. (1995): *Konsequenzen der Moderne.* Frankfurt a.M.: Suhrkamp.

Greenwood, J. D. (1994): *Realism, identity and emotion. Reclaiming social psychology.* London: Sage.

Habermas, J. (1998): *Die postnationale Konstellation.* Frankfurt a.M.: Suhrkamp.

Hall, S. (1994): *Rassismus und kulturelle Identität.* Hamburg: Argument.

Keupp, H. (1988): „Auf dem Weg zur Patchwork-Identität?". In: Verhaltenstherapie und psychosoziale Praxis 20, S. 425–438.

Keupp, H., Ahbe, T., Gmür, W., Höfer, R., Kraus, W., Mitzscherlich, B., Straus, F. (⁵2013): *Identitätskonstruktionen. Das Patchwork der Identität in der Spätmoderne.* Reinbek: Rowohlt.

Khamneifar, C. (2008): *Wie stellt sich der anhaltende gesellschaftliche Wandel für PsychotherapeutInnen dar? – Theoretische und empirische Positionen vor dem Hintergrund ausgewählter sozialwissenschaftlicher Gesellschaftsanalysen und unter besonderer Berücksichtigung der Psychoanalyse.* Hamburg: Kovac.

Neugebauer, G. (2007): *Politische Milieus in Deutschland. Die Studie der Friedrich-Ebert-Stiftung.* Bonn: Friedrich-Ebert-Stiftung.

Nunner-Winkler, G. (1983): *Das Identitätskonzept. Eine Analyse impliziter begrifflicher und empirischer Annahmen in der Konstruktbildung. Beiträge zur Arbeitsmarkt- und Berufsforschung.* Nürnberg: IAB.

Platon (1958): „Symposium". In: Platon, *Hauptwerke.* Stuttgart: Alfred Kröner.

Rosa, H. (2005): *Beschleunigung. Die Veränderung der Zeitstruktur in der Moderne.* Frankfurt a.M.: Suhrkamp.

Sennett, R. (1998): *Der flexible Mensch. Die Kultur des neuen Kapitalismus.* Berlin: Berlin Verlag.

Singelnstein, T., Stolle, P. (2006): *Die Sicherheitsgesellschaft: Soziale Kontrolle im 21. Jahrhundert.* Wiesbaden: VS Verlag.

Voß, G. G., Pongratz, H. J. (1998): „Der Arbeitskraftunternehmer. Eine neue Grundform der „Ware Arbeitskraft"?". In: Kölner Zeitschrift für Soziologie und Sozialpsychologie 50, S. 131–158.

WHO (1986): Ottawa-Charta zur Gesundheitsförderung, einsehbar unter: http://www.euro.who.int/__data/assets/pdf_file/0006/129534/Ottawa_Charter_G.pdf [zuletzt zugegriffen am 30.08.2014].

Wulff, E. (1971): „Der Arzt und das Geld. Der Einfluss von Bezahlungssystemen auf die Arzt-Patient-Beziehung". In: Das Argument 69, S. 955–970.

4.2 Literatur zur Einführung

Abels, H. (²2010): *Identität. Über die Entstehung des Gedankens, dass der Mensch ein Individuum ist, den nicht leicht zu verwirklichenden Anspruch auf Individualität und die Tatsache, dass Identität in Zeiten der Individualisierung von der Hand in den Mund lebt.* Wiesbaden: VS Verlag für Sozialwissenschaften.

Jörissen, B., Zirfas, J. (Hrsg.) (2010): *Schlüsselwerke der Identitätsforschung.* Wiesbaden: VS-Verlag.

Keupp, H., Ahbe, T., Gmür, W., Höfer, R., Kraus, W., Mitzscherlich, B., Straus, F. (⁵2013): *Identitätskonstruktionen. Das Patchwork der Identität in der Spätmoderne.* Reinbek: Rowohlt.

4.3 Literatur zur Vertiefung

Kaufmann, J.-C. (2004): *Die Erfindung des Ich. Eine Theorie der Identität.* Konstanz: UVK Verlagsgesellschaft.

Keupp, H., Höfer, R. (Hrsg.) (1997): *Identitätsarbeit heute. Klassische und aktuelle Perspektiven der Identitätsforschung.* Frankfurt a.M.: Suhrkamp.

Wetherell, M., Mohanty, C. T. (Hrsg.) (2010): *The Sage Handbook of Identities.* Los Angeles: Sage.

Führung und Kooperation in der modernen Arbeitswelt

Susanne Braun, Katharina Haas, Dieter Frey

Abstract: In diesem Beitrag geht es um die Herausforderungen von Führung und Kooperation in der modernen Arbeitswelt. Im ersten Teil wird die Rolle von Werten in der Mitarbeiterführung beleuchtet. Besonders stehen dabei ethikorientierte Führungsstile (ethische Führung, transformationale Führung, authentische Führung) und das Prinzipienmodell ethikorientierter Führung nach Frey und Kollegen im Vordergrund. Dabei wird auch thematisiert, wie eine an Werten orientierte Führung im Alltag umgesetzt werden kann. Im zweiten Teil wird die Perspektive der Führungsforschung erweitert und die Relevanz von Werten für die Kooperation in Teams behandelt. Erfolgreiche Teams werden dabei anhand ihrer Produktivität, der sozialen Prozesse im Team und der Implementierung von *Center of Excellence Kulturen* des kritischen Rationalismus charakterisiert. Abschließend betrachten wir die möglichen Grenzen ethikorientierter Führung als Ansatzpunkte für zukünftige Forschung und kritische Reflexion.

Schlagwörter: Authentische Führung, Center of Excellence Kulturen, ethische Führung, Ingroup und Outgroup, Kooperation, Phasen der Teamentwicklung, Prinzipienmodell ethikorientierter Führung, transformationale Führung, Team, genuin moralische Werte.

1 Ethik in Organisationen – die Ausgangslage

Eine Reihe von Krisen und Unternehmensskandalen in der nahen Vergangenheit haben gezeigt, welche gravierenden Folgen unethisches Verhalten im organisationalen Kontext haben kann. Beispielsweise wurde im Rahmen des Abgasskandals bei Volkswagen im Jahr 2015 aufgedeckt, dass Maßnahmen zur Manipula-

214

tion von Emissionswerten bei Dieselfahrzeugen eingesetzt wurden. Als Folge des Skandals trat der Vorstandsvorsitzende Martin Winterkorn zurück. Der finanzielle Schaden liegt in zweistelliger Milliardenhöhe. In den USA haben zudem die Bilanzierungsskandale rund um den Telekommunikationsriesen World-Com oder den Energiekonzern Enron zu einer Vertrauenskrise geführt. Die aufgedeckten Bilanzfälschungen gingen auf normwidriges Verhalten von Führungskräften der obersten Führungsetage zurück. In Folge dieser Unternehmensskandale ist die Ethik im Kontext von Organisationen ein zentrales Thema im öffentlichen und wissenschaftlichen Diskurs geworden.

Auch im Bereich der Mitarbeiterführung gibt es gravierende Verfehlungen: Menschen werden instrumentalisiert, rücksichtslos behandelt, klein gemacht. Es ist nicht selbstverständlich, dass sich das Handeln von Führungskräften an ethischen Werten orientiert. Das moralische Dilemma in Organisationen ist geprägt von steigenden Anforderungen und verschärften Wettbewerbsbedingungen. Argumentiert wird, dass gemäß der systemimmanenten Logik für wirtschaftliche Organisationen Profit an erster Stelle stehe und die Einhaltung von ethischen Prinzipien dabei nicht förderlich sei.

Im Unterschied zur grundsätzlichen wirtschaftsethischen und ökonomischen Frage, ob Moral und Erfolg sich gegenseitig ausschließen, werden in diesem Kapitel aus moralpsychologischer Sicht die Leitfragen thematisiert: Welche Rolle spielen Werte in der Mitarbeiterführung? Wie kann ethische Führung im organisationalen Alltag umgesetzt werden? Welche Werte sind für die Kooperation in Teams wichtig?

Entsprechend beschäftigt sich der erste Teil dieses Kapitels vorranging mit dem Prinzipienmodell ethikorientierter Führung (Frey 1996a; 1996b; Frey 1998; Frey und Schmalzried 2013). Der zweite Teil des Kapitels fokussiert die Implementierung von *Center of Excellence Kulturen* (Frey 1996a; 1996b; Frey 1998; Frey, Osswald, Peus, Fischer 2006; Peus und Frey 2009). Abschließend diskutieren wir Grenzen ethikorientierter Führung.

2 Psychologische Zugänge zu Führung und Kooperation

2.1 Führung

2.1.1 Was bedeutet Führung?

Folgende allgemeine Definition von Führung liegt diesem Kapitel zugrunde: „Führung ist die zielbezogene Einflussnahme" auf Menschen (von Rosenstiel 2009, S. 3). Konkreter ausgedrückt dient Führung dazu, „andere Menschen individuell und gezielt zu beeinflussen, zu motivieren und/oder in die Lage zu versetzen, zum Erreichen kollektiver Ziele in Organisationen beizutragen" (Kauffeld, Ianiro, Sauer 2011, S. 68). Es finden sich Führungsaufgaben in ganz unterschiedlichen Lebensbereichen wie Wirtschaft, Politik, Militär, Schule, Universität, Krankenhaus, Familie (Frey, Peter, Dirmeier 2011; Netzel, Haas, Frey 2016). Denn Führung bedeutet in einem generellen Sinne, anderen Menschen Orientierung zu geben und sie beim Definieren und Erreichen von Zielen anzuleiten (Braun, Frey, Nübold, Maier 2017; Frey und Schmalzried 2013).

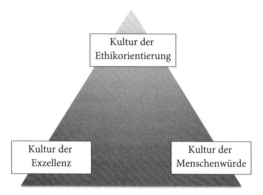

Abb. 1: Das Dreieck guter Führung nach Frey (2013).

Während die ersten Führungstheorien Anfang des letzten Jahrhunderts davon ausgingen, dass man als Führungskraft geboren werde und Führungs*fähigkeiten,* wie beispielsweise Persönlichkeitsfaktoren, primär angeboren seien, verschob sich anschließend der Fokus auf verhaltensorientierte Ansätze, die beobachtbare Führungs*verhaltensweisen* anhand des Konzepts des Führungsstils systematisierten (Kerschreiter, Brodbeck, Frey 2006). Bereits Kurt Lewin, einer der ersten Führungsforscher, betonte die Relevanz unterschiedlicher Führungsstile (Lewin, Lippitt, White 1939). Lewin unterscheidet zwischen demokratisch-kooperativem, autoritärem und laissez-faire Führungsstil. Braun und Frey (2015) geben eine kurze Übersicht der gängigsten Führungstheorien. Alle Theorien und Konzepte verfolgen das Ziel, erfolgreiche Führung zu erklären, vorherzusagen und Einflussmöglichkeiten auf den Führungserfolg abzuleiten. Kriterien des Führungserfolgs gliedern sich in ökonomische (z. B. Leistung, Produktivität) und soziale (z. B. Mitarbeiterzufriedenheit, Vertrauen) Aspekte, die jedoch nicht unabhängig voneinander sind (Hiller, DeChurch, Murase, Doty 2011). Nur selten ging es in dieser Diskussion um ethisch-moralische Ansprüche an das Handeln von Führungskräften. Erst in jüngster Zeit spielen humanistische Grundwerte in der psychologischen Führungsforschung eine Rolle. In diesem Zusammenhang definierte Frey (2013) drei Anforderungen, denen gute Führung genügen muss:

Eine Kultur der Menschenwürde (d.h. fairer Umgang miteinander), eine Kultur der Exzellenz (d.h. durch Effizienz, Qualität und Innovation im Wettbewerb konkurrenzfähig bleiben) und eine Kultur der Ethikorientierung, insbesondere in Form von ethikorientierter Führung. Diese Kulturen sind im Dreieck guter Führung zusammengefasst (s. Abb. 1).

2.1.2   Was bedeutet ethikorientierte Führung?

Unter ethikorientierter Führung wird verstanden, dass Führungskräfte ihre Entscheidungen und Handlungen an moralischen Maßstäben ausrichten. Moralische Werte dienen als Grundlage für das Verhalten der Führungskraft und die Führungskraft fungiert als werteorientiertes Vorbild für ihre Mitarbeiter (Brown und Treviño 2006).

Werte werden allgemein definiert als „eine explizite oder implizite, für ein Individuum oder eine Gruppe charakteristische Konzeption des Wünschenswerten, die die Auswahl unter verfügbaren Handlungsarten, -mitteln und -zielen beeinflusst" (Six 2009, S. 1090). Sie leiten das Verhalten von Menschen, liefern ein Koordinatensystem, einen Kompass zur Orientierung. Sie sind die Basis von Entscheidungen und stellen eine moralische Grundausrichtung im Umgang mit anderen Menschen dar. Auch im Führungskontext werden Entscheidungen und Handlungen von Führungspersonen von ihren Werten geprägt. Frey und Schmalzried (2013) schlagen in diesem Zusammenhang die Unterscheidung zwischen genuin moralischen und nicht-genuin moralischen Werten vor. *Genuin moralische* Werte sind beispielsweise Gerechtigkeit, Fairness, Menschenwürde, Vertrauen, Ehrlichkeit und Wertschätzung. Unter *nicht-genuin moralischen* Werten versteht man Leistungs- und Innovationsstreben oder Gewinn- und Kundenorientierung. Nicht-genuin moralische Werte sind zunächst moralisch neutral. Es sind jedoch viele Situationen denkbar, in denen es moralisch wünschenswert ist, sich auch entsprechend der nicht-genuin moralischen Werte (Gewinne erwirtschaften, Innovationen vorantreiben) zu verhalten. Beispielsweise wenn durch die Umsetzung der nicht-genuin moralischen Werte Arbeitsplätze für Mitarbeiter gesichert oder nachhaltige Produktionsmethoden geschaffen werden. Für die Verbindung von Leistung und Menschenwürde (Peus und Frey 2009) ist erforderlich, dass die Führungskraft ihr Verhalten an beiden Arten von Werten ausrichtet. Das Konzept der ethikorientierten Führung wird mit der Wendung „Leistung durch Menschenwürde" umschrieben. Mit dieser Wendung ist gemeint, dass Führung genuin moralische Werte im Umgang mit Mitarbeitern achtet und auf dieser Basis die Rahmenbedingungen für Leistung und Exzellenz schafft (Frey und Schmalzried 2013).

217

Definition: Ethikorientierte Führung

Ethikorientierte Führung schafft die Rahmenbedingungen für (1) Leistung und Exzellenz, (2) fairen menschlichen Umgang und (3) Persönlichkeits- und Charakterbildung. Ethikorientierte Führungskräfte bieten ihren Mitarbeitern Sinn und fordern gleichzeitig, dass Leistungsspielregeln eingehalten werden. Sie achten darauf, dass im Team Fairplay-Spielregeln gelten. Schließlich arbeiten ethikorientierte Führungskräfte an sich selbst, um als authentische, glaubwürdige und integre Person zu agieren. Gleichermaßen fördern sie die persönliche Weiterentwicklung jedes Mitarbeiters.

Auf dieser Definition baut das Ideal einer *leistungsorientierten, humanistischen Führung* (Frey, Peter, Peus, Weisweiler 2012) auf. Diese Führung zeichnet sich aus durch die Verbindung aus Leistung und der Orientierung an den Interessen, Bedürfnissen und Werten sowie der Menschenwürde jedes einzelnen Mitarbeiters. Diesem Grundverständnis folgend, gelten als Maximen des Handelns ethikorientierter Führungskräfte: *Verantwortung, Vorbild, Verpflichtung.* Verantwortung bedeutet nicht nur, dass die Führungskraft sich um das Wohlergehen ihrer Mitarbeiter kümmert, sondern gleichzeitig die Ziele der Organisation im Blick behält (Peus, Kerschreiter, Frey, Traut-Mattausch 2010). Verantwortungsvolle Führung berücksichtigt die Bedürfnisse und Interessen der verschiedenen Zielgruppen innerhalb und außerhalb einer Organisation, wie Mitarbeiter, Geschäftsführung, Kunden, Partner, aber auch gesellschaftliche Belange. Wenn sich die Bedürfnisse und Interessen der Zielgruppen widersprechen, ist es Führungsaufgabe, faire Entscheidungen zu treffen und die Begründung einer Entscheidung transparent zu kommunizieren. Der Vorbildfunktion der Führungskraft kommt ebenfalls eine hohe Bedeutung zu. Sie sollte moralische Werte zum Kern der eigenen Führungsagenda machen, d. h. Werte und moralische Botschaften offen und transparent kommunizieren und Mitarbeiter zu ethischem Verhalten anleiten. Das Verständnis der Vorbildfunktion beruht auf verschiedenen Lerntheorien. Die Führungskraft ist ein zentrales Modell, anhand dessen die Mitarbeiter Verhalten beobachten und erlernen (Bandura 1991). Bestimmte Eigenschaften der Führungskraft, wie ihre Glaubwürdigkeit oder Ähnlichkeit zum Mitarbeiter, verstärken das Lernen am Modell. Schließlich hat die Führungskraft eine Verpflichtung gegenüber den Mitarbeitern, der Organisation und der (sozialen) Umwelt. Als langfristige Ziele der ethikorientierten Führung kann man daher ökologische, ökonomische und soziale Nachhaltigkeit benennen.

2.1.3 Ethikorientierte Führungsstile

Die moderne Führungsforschung differenziert eine Reihe von Führungsstilen mit einer ethikorientierten Ausrichtung (Yukl 2010). Exemplarisch werden drei

Stile behandelt, die in der aktuellen Forschung im Zentrum des Interesses stehen: Ethische Führung, transformationale Führung und authentische Führung.

Ethische Führung
Ethische Führung nach Brown, Treviño und Harrison (2005) umfasst das normativ angemessene Verhalten der Führungskraft selbst sowie das Verstärken und Anleiten von ethischem Verhalten bei ihren Mitarbeitern. Ethische Führung lässt sich auf zwei Dimensionen abbilden: ethische Mitarbeiterführung und ethisches Rollenmodell (Rowold, Borgmann, Heinitz 2008). Während die Dimension „ethische Mitarbeiterführung" die Beziehung zwischen Führungskraft und Mitarbeiter in den Fokus rückt, beschreibt die Dimension „ethisches Rollenmodell" das Verhalten der Führungskraft, mit dem sie ethische Werte und Standards demonstriert. Empirische Studien zeigen, dass ethische Führung positiv zusammenhängt mit der wahrgenommenen Effektivität der Führungskraft, der Bereitschaft von Mitarbeitern, sich bei der Arbeit anzustrengen sowie eigene Fehler vor dem Management zuzugeben (Brown, Treviño, Harrison 2005).

Transformationale Führung
Burns (1978) postuliert, dass transformational Führende ihre Mitarbeiter über Ideale und Werte motivieren, die die Zusammenarbeit über die eigenen Interessen hinaus beinhalten. Die Hauptmerkmale transformationaler Führung sind eine hohe Mitarbeiter- und Zukunftsorientierung, die die Mitarbeiter zu einer raschen Anpassung an Veränderungen befähigt (Bass 1985). Sie basiert auf vier Dimensionen (Bass, Avolio 1994):

(1) *Idealisierte Einflussnahme*: Die Führungskraft fungiert als charismatisches, werteorientiertes Vorbild.

(2) *Inspirierende Motivation*: Die Führungskraft motiviert ihre Mitarbeiter zu besonderen Anstrengungen und kommuniziert eine attraktive Vision.

(3) *Intellektuelle Stimulierung*: Die Führungskraft ermutigt ihre Mitarbeiter zu kreativem Denken, konstruktiv-kritischer Reflexion und eigenen Lösungen.

(4) *Individuelle Wertschätzung*: Die Führungskraft agiert als Mentor und Coach, gibt gezieltes konstruktives Feedback und zeigt Entwicklungsmöglichkeiten auf.

Eine Vielzahl empirischer Studien hat gezeigt, dass transformationale Führung einen positiven Einfluss sowohl auf die subjektiven Einstellungen der Mitarbeiter gegenüber der Arbeit wie z. B. Arbeitszufriedenheit und Zufriedenheit mit der Führungskraft (Judge und Piccolo 2004), als auch auf objektiv gemessene Leistungskriterien wie Zielerreichung und Verkaufszahlen (Peus, Kerschreiter, Traut-Mattausch, Frey 2010) oder den Publikationsoutput von wissenschaftlichen Teams hat (Braun, Peus, Weisweiler, Frey 2013).

219

Authentische Führung

Die Authentizität hat ihre Wurzeln in der antiken griechischen Philosophie und zielt auf den Grundsatz ab, sich selbst treu zu sein (für eine historische Übersicht siehe Harter 2002). Das Konstrukt der authentischen Führung geht über den Begriff der Authentizität im herkömmlichen Sinne hinaus und berücksichtigt Überlegungen zu Vertrauen und Moral im Führungsalltag (Avolio und Gardner 2005; Haas, Fladerer, Nieberle, 2017; Peus, Wesche, Braun 2015). Das Handeln der Führungskraft orientiert sich dabei an moralischen Prinzipien und zeichnet sich durch Fairness, Transparenz, Ehrlichkeit und Integrität aus. Das Konstrukt der authentischen Führung wird auf folgenden Dimensionen abgebildet:

(1) *Transparente Beziehungsgestaltung*: Die Führungskraft zeigt sich anderen Personen gegenüber offen und authentisch. Sie teilt alle relevanten Informationen mit und bringt die eigenen Gedanken und Gefühle zum Ausdruck.

(2) *Moralische Werthaltung*: Die Führungskraft führt ihre Mitarbeiter nach hohen moralischen Standards aufgrund einer inneren, wertebasierten Überzeugung. Sie zeigt Konsistenz zwischen ihren Werten und ihren Worten und Taten.

(3) *Ausgeglichene Informationsverarbeitung*: Die Führungskraft berücksichtigt alle relevanten Informationen, auch solche, die ihrer ursprünglichen Einschätzung widersprechen, bevor sie wichtige Entscheidungen trifft.

(4) *Selbsterkenntnis*: Die Führungskraft bewertet und reflektiert konstant ihr eigenes Verhalten und holt regelmäßig Feedback von anderen Personen ein.

Aktuelle Forschungsbefunde zeigen die positiven Auswirkungen von authentischer Führung auf die Zusammenarbeit, Zufriedenheit der Mitarbeiter mit der Führungskraft und ihre Verbundenheit mit der Organisation (Peus, Wesche, Streicher et al. 2012). Darüber hinaus beeinflusst authentische Führung zudem, wie gut Mitarbeiter mit Konflikten zwischen den Anforderungen aus ihrem Berufs- und Privatleben umgehen können (Braun und Nieberle 2017).

Zusammenfassend haben wir dargestellt, was ethikorientierte Führung ausmacht (z. B. dass sich die Führungskraft um andere kümmert, die Konsequenzen des eigenen Verhaltens reflektiert, ihre kommunizierten Werte und das gelebte Verhalten übereinstimmen und sie als ethisches Rollenvorbild fungiert) und welche positiven Konsequenzen sie für Organisationen und deren Mitglieder nach sich ziehen kann (z. B. für Arbeitszufriedenheit und Leistung sowie den objektiven Erfolg der Organisation; Braun und Peus 2014).

Über diese forschungsorientierten Theorien hinaus ist die größte Herausforderung die praktische Umsetzung ethischer Führung in Organisationen. Im Folgenden wird ein anwendungsorientiertes Modell vorgestellt, das an unterschiedlichen aktuellen Führungsmodellen und Erkenntnissen aus sozialpsychologischen Theorien ansetzt und diese in der Praxis anwendbar macht: das Prinzipienmodell ethikorientierter Führung (Frey 1996a; 1996b; Frey 1998; Frey und Schmalzried 2013).

2.1.4   Das Prinzipienmodell ethikorientierter Führung

Das Prinzipienmodell ethikorientierter Führung beruht auf dem Menschenbild eines mündigen, verantwortungsbewussten Mitarbeiters. Es stellt die Selbstverwirklichung und Selbstentfaltungswerte der Mitarbeiter in den Fokus. Es lassen sich zwölf Prinzipien effektiver Führung formulieren.

(1) Prinzip der Sinn- und Visionsvermittlung. Bei der Sinnvermittlung geht es einerseits um das „Warum" und „Wozu" der Arbeit. Wenn der Mitarbeiter den Beitrag der eigenen Arbeit nicht als sinnvoll und bedeutsam erlebt, wird er früher oder später in die innere Kündigung gehen. Es gilt: Wer Leistung fordert, muss Sinn bieten! Eine weitere zentrale Führungsaufgabe stellt andererseits die Vermittlung einer übergeordneten Vision dar. Die Vision ist entscheidend für Mitarbeiter, um die eigene Arbeit in ein größeres Ganzes einbetten zu können.

(2) Prinzip der Passung und Eignung. Mitarbeiter, die Tätigkeiten ausführen, die sie wirklich interessieren, engagieren sich verstärkt. Interesse an einer Tätigkeit wird vor allem dann geweckt, wenn eine Passung zwischen Aufgabe und Fähigkeiten bzw. Talenten des Mitarbeiters vorhanden ist. Die Führungskraft hinterfragt, ob die Aufgaben mit den Interessens- und Fähigkeitsstrukturen der Mitarbeiter übereinstimmen.

(3) Prinzip der fachlichen und sozialen Einbindung. Mit diesem Prinzip wird das Bedürfnis der Mitarbeiter nach positiven Sozialbeziehungen angesprochen. Die Führungskraft ist mit dafür verantwortlich, dass jeder Mitarbeiter sozial und fachlich in das Team integriert ist, und steigert damit das subjektive Wohlbefinden am Arbeitsplatz.

(4) Prinzip der Transparenz durch Information und Kommunikation. Führungskräfte sollten ihre Mitarbeiter über ihren Arbeitsbereich hinaus informieren. Es geht darum, gute und schlechte Neuigkeiten transparent zu machen, Gesamtzusammenhänge aufzuzeigen. Es sollte ein intensiver, partnerschaftlicher Austausch auf Augenhöhe stattfinden. Offene Kommunikation führt dazu, dass Unsicherheiten bei den Mitarbeitern reduziert werden und gegenseitiges Vertrauen entsteht.

(5) Prinzip der Autonomie und Partizipation. Es geht um die Frage, inwieweit Mitarbeiter bei wichtigen Entscheidungen und Aufgaben eingebunden werden und mitentscheiden können. Führungskräfte sollten ihren Mitarbeitern viele Freiräume gewähren und sie durch Delegation und Partizipationsmöglichkeiten aktiv bei wichtigen Entscheidungen einbinden.

(6) Prinzip der positiven Wertschätzung. Wertschätzung und Anerkennung stellen zentrale Führungsinstrumente dar. Dieses Prinzip wird der Sehnsucht von Menschen nach Achtung, Respekt und Wertschätzung gerecht. Die Führungskraft sollte jeden einzelnen Mitarbeiter und seine Arbeit mit Wertschätzung und Respekt behandeln, persönliche Stärken loben und individuelle Beiträge zum gemeinsamen Erfolg herausstellen.

(7) Prinzip der konstruktiven Rückmeldung. Mitarbeiter profitieren von einem klaren, ehrlichen und konstruktiven Feedback durch ihre Führungskraft sowie

individuell angepassten Lernchancen. Die Führungskraft soll ihre Kritik klar und konstruktiv äußern, dabei jedoch Fairness und Menschenwürde wahren („Tough on the issue, soft on the person").

(8) *Prinzip der optimalen Stimulation durch Zielvereinbarung.* Ziele sollten am besten gemeinsam mit den Mitarbeitern vereinbart werden und spezifisch, messbar, attraktiv, realisierbar und zeitlich terminiert formuliert sein (das sogenannte „SMART" Prinzip = **S**pecific, **M**easurable, **A**ccepted, **R**ealistic, **T**imely). Die übergeordneten Gesamtziele der Organisation werden dabei in spezifische Unterziele (lang-, mittel- und kurzfristig) für die Mitarbeiter transferiert.

(9) *Prinzip der Fairness.* Im Führungsalltag kann Ergebnisfairness (d. h. gerechte Ressourcenverteilung) häufig nicht hergestellt werden. Wenn ein Ergebnis als unfair wahrgenommen wird, ist es umso wichtiger, prozedurale Fairness (gerechte Abläufe und Verfahren) zu verwirklichen und Mitarbeitern eine Stimme im Entscheidungsprozess zu geben. Als Führungskraft sollte man darauf achten, wichtige Entscheidungen gut zu begründen und die dahinterliegenden Prozesse transparent zu machen (informationale Fairness). Es geht darum, sowohl gute als auch schlechte Nachrichten an Mitarbeiter zu übermitteln. Schließlich gilt es auch, die interaktionale Fairness zu beachten, also Mitarbeiter wertschätzend und mit Respekt zu behandeln.

(10) *Prinzip des persönlichen Wachstums.* Das Prinzip des persönlichen Wachstums bezieht sich auf das fundamentale Bedürfnis von Mitarbeitern, ihre Kompetenzen weiterzuentwickeln. Eine wichtige Führungsaufgabe ist es, berufliche Entwicklungsperspektiven aufzuzeigen und als Mentor und Coach unterstützend zur Seite zu stehen. Dies kann beispielsweise geschehen in Form von Beförderungen, Fortbildungen zu Erweiterungen von Kompetenzen oder neuen Verantwortungsspielräumen.

(11) *Prinzip der situativen und individuellen Führung.* Die Kunst erfolgreicher Führung liegt darin, einerseits das eigene Führungsverhalten an jeden Mitarbeiter anzupassen und andererseits auch die unterschiedlichen Führungssituationen zu berücksichtigen. Insgesamt verlangt ethikorientierte Führung ein hohes Maß an Flexibilität von Führungskräften. Wichtig ist aber, dass jede Entscheidung und Handlung immer von denselben Grundwerten abgeleitet und nicht als willkürlich wahrgenommen wird.

(12) *Prinzip des guten Vorbilds der Führungsperson.* Führungspersonen müssen sich schließlich ihrer Funktion als Vorbild im Sinne hoher fachlicher Kompetenz und menschlicher Integrität bewusst sein. Dazu gehören Aufrichtigkeit, Authentizität sowie Wort und Tat in Übereinstimmung zu bringen. Dabei ist eine kontinuierliche Selbstreflexion wichtig: Welche Werte liegen meinem Verhalten als Führungskraft und Mensch zugrunde? Wie kommuniziere und lebe ich meine Werte?

2.2   Kooperation: Ethik und erfolgreiche Teamarbeit

Teamarbeit hat einen hohen Stellenwert in der heutigen Arbeitswelt. Hochqualifizierte und motivierte Mitarbeiter streben nach Autonomie und Partizipation. Entsprechend werden Hierarchien in Organisationen immer flacher, Entscheidungen werden nicht mehr *„top-down"* sondern *„bottom-up"* getroffen. Gleichzeitig werden die zu bewältigenden Herausforderungen immer komplexer, wenn Organisationen im Wettbewerb bestehen wollen. Es ist kaum mehr möglich, dass eine Person allein über alles Wissen, Fähigkeiten und Fertigkeiten verfügt. Teamarbeit ist zum vorrangigen Prinzip der Arbeit in Organisationen geworden, unter anderem in Managementteams (z. B. in Wirtschaftskonzernen), Projektteams (z. B. in der Forschung), Adhoc-Teams (z. B. in der Notfallmedizin) und virtuellen Teams (z. B. in der IT-Branche).

Mit der Kooperation in Teams gehen für Organisationen Vorteile einher. Man spricht von *Prozessgewinnen* (Hackman und Morris 1975). Zum Beispiel kann Expertenwissen ausgetauscht und für neue Entwicklungen effizient nutzbar gemacht werden, indem interdisziplinäre Projektteams zusammenarbeiten. Virtuelle Teams ermöglichen Kooperation über Kontinente hinweg, ohne dass hohe Reisekosten entstehen. Ad-hoc Teams können kurzfristig nach den Anforderungen der Situation zusammengestellt und wieder aufgelöst werden. Doch Kooperation bringt auch Kosten mit sich. Man spricht von *Prozessverlusten* (Hackman und Morris 1975). Gemeint sind damit beispielsweise Probleme in der Kommunikation (auch technischer Art), Konflikte, soziales Faulenzen oder zeitaufwändige Abstimmungsprozesse. Damit die Prozessgewinne größer sind als die Prozessverluste, spielen Ethik und Werte eine kritische Rolle.

2.2.1   Was ist ein Team?

Teams bestehen aus einer Mehrzahl von Individuen oder Teammitgliedern, die auf gemeinsame Ziele hinarbeiten und zum Zweck der Zielerreichung miteinander interagieren. Teams sind neben dieser Zielorientierung vor allem gekennzeichnet durch drei Charakteristika: (a) Kohäsion, (b) Rollendifferenzierung, (c) Normen und Werte (Braun, Frey, Brodbeck, Hentschel 2015).

(a) *Kohäsion* bezeichnet den Grad der Verbundenheit der Mitglieder mit einer Gruppe, ihr „Wir"-Gefühl. Wenn die Mitgliedschaft attraktiv ist, steigt die Motivation, der Gruppe anzugehören.

(b) *Rollendifferenzierung* bedeutet, dass in einem Team Individuen mit unterschiedlichen Rollen vorhanden sind. Mit den Rollen können ein bestimmter Status und Erwartungen an die Person verbunden sein.

(c) *Normen* sind geteilte Erwartungen an das Verhalten von Teammitgliedern in bestimmten Situationen. *Werte* umfassen die im Team vorhandenen ethischen

Ideale, wie beispielsweise Fairness im Umgang miteinander (d. h. genuin moralische Werte) und Leistung durch Innovation (d. h. nicht-genuin moralische Werte). Normen und Werte sind Handlungsleitlinien für Teammitglieder, erleichtern die Kooperation und müssen sich im Entwicklungszyklus eines Teams herausbilden.

2.2.2 Wie entwickeln sich Teams?

Über die Zeit ihrer Zusammenarbeit hinweg durchlaufen Teams typischerweise fünf Phasen (Tuckman und Jensen 1977): (1) *Forming:* Zu Beginn lernen sich die Mitglieder des Teams kennen, entdecken unterschiedliche Normen und Werte zwischen den Individuen. (2) *Storming:* Die Individualität der Teammitglieder steht der Bildung von stabilen Strukturen im Team entgegen, beispielsweise weil Uneinigkeit über Normen und Werte besteht, die in der Teamarbeit gelebt werden sollten. (3) *Norming:* Damit effektive Formen der Kooperation im Team etabliert werden können, ist eine Annäherung der Normen und Werte erforderlich. Nur wenn ein bestimmtes Maß an Kongruenz besteht, entwickelt sich Kohäsion in der Gruppe und die Individuen empfinden sich als Teil des Teams. (4) *Performing:* Nachdem die sozialen Teamstrukturen durch Normen und Werte gefestigt und persönliche Beziehungen zwischen den Teammitgliedern aufgebaut wurden, kann ein Team auch auf fachlicher Ebene Probleme lösen und Leistungen erbringen. (5) *Adjourning:* Wenn Ziele erreicht worden sind, kann es sein, dass sich Teams wieder auflösen. Im Ablösungsprozess werden Aufgaben abgeschlossen, Rollen aufgelöst und die Kohäsion reduziert.

Die geschilderten Prozesse laufen nicht automatisch ab und die Kooperation in Teams kann scheitern, wenn die Bildung von gemeinsamen Normen und Werten nicht aktiv betrieben wird. Darum ist die Integration von Führungskräfte- und Teamempfehlung unbedingt notwendig (für ein Beispiel siehe: Hörner, Krane, Schelling, Braun, Frey 2013).

2.2.3 Warum kooperieren Menschen?

Menschen haben ein Bedürfnis nach sozialer Integration und befriedigen damit ein grundlegendes soziales Motiv, das Affiliationsmotiv (McClelland 1985). Wenn Menschen Teil einer Gruppe (z. B. eines Projektteams) sind, fühlen sie sich akzeptiert und integriert. Die Theorie der sozialen Identität (Tajfel 1978), eine der am besten etablierten Theorien der Sozialpsychologie, beschreibt, wie die Zugehörigkeit zu einer Gruppe das Denken und Handeln von Menschen beeinflusst.

Aus der Theorie leiten sich die folgenden Vorhersagen ab, die in der empirischen Forschung belegt werden konnten: Individuen identifizieren sich mit einer sozialen Gruppe, der sie angehören (die sogenannte ‚Ingroup') und werten Personen, die dieser Gruppe nicht angehören, ab (die sogenannte ‚Outgroup'). Diese sozialen Bewertungsprozesse führen dazu, dass die Kooperation mit Mitgliedern der Ingroup zunimmt und mit Mitgliedern der Outgroup reduziert wird. Weiterhin sind Menschen bestrebt, eine positive soziale Identität zu entwickeln. Dies geschieht durch (a) Kategorisierung von anderen Individuen in Ingroup- und Outgroup-Mitglieder und (b) soziale Vergleiche zwischen Ingroup und Outgroup, die im Idealfall die positive Distinktheit der Ingroup herausstellen.

2.2.4 Was zeichnet erfolgreiche Teams aus?

Hackman (2002) charakterisiert erfolgreiche Teams anhand ihrer *Produktivität*, d. h. der Qualität, Quantität, Kreativität und Innovation ihrer Arbeitsergebnisse, und gleichzeitig durch *soziale Prozesse* und das Zusammenarbeitsklima, beispielsweise geprägt durch Vertrauen, Kommunikation oder Konfliktaustragung. Diese Differenzierung spiegelt die Unterschiede zwischen genuin moralischen und nicht-genuin moralischen Werten wieder. Einerseits existieren Werte wie Leistung, Innovation und Produktivität, die nicht-genuin moralisch sind; andererseits gibt es in erfolgreichen Teams Werte wie Fairness und Offenheit, die soziale Prozesse im Team betreffen.

Die sozialen Prozesse, die in einem erfolgreichen Team ablaufen, sind vielfältig. Denn erfolgreiche Teams verbinden heterogene Talente, die sich auf homogene Werte und ein gemeinsames Set akzeptierter Fairplay-Spielregeln einigen. Heterogenität bedeutet, dass sich Menschen mit unterschiedlichen Erfahrungen und Persönlichkeiten, aus unterschiedlichen Disziplinen und mit unterschiedlichen Begabungen zusammenfinden. Gemeinsam setzen sie sich hohe Ziele und verfolgen diese mit Nachdruck (Leistungsethos). In dem Prozess der Zielvereinbarung und Ausgestaltung von Spielregeln kommt der Führungskraft eine zentrale Rolle zu. Ein erfolgreiches Team braucht eine Führungskraft, die nach den Prinzipien ethikorientierter Führung agiert. Gleichzeitig spielen die Teammitglieder im Prozess eine zentrale Rolle, da sich idealerweise jeder Einzelne in den Prozess zur Zielerreichung einbringt. Für Exzellenz in der Leistung brauchen Teams die Fähigkeit zur Teamreflexion, sowohl auf Sachebene (Was lief gut bei der Aufgabenbearbeitung? Was können wir beim nächsten Projekt verbessern?) als auch auf Beziehungsebene (Wo arbeiten wir bereits gut zusammen? Wo können wir die Zusammenarbeit verbessern?).

2.2.5 Geteilte Werte in Teams

Zunächst konnte in Dyaden gezeigt werden, dass eine stärkere Übereinstimmung hinsichtlich zentraler Werte im Arbeitsleben (Leistung, Fairness, Ehrlichkeit, Helfen und Fürsorge) eine höhere Arbeitszufriedenheit vorhersagte, insbesondere wenn die Mitarbeiter der Organisation erst seit kurzer Zeit angehörten. Auch auf die Arbeitsleistung der Mitarbeiter hatte die Wertekongruenz einen positiven Einfluss, insbesondere wenn eine hohe gegenseitige Abhängigkeit bei der Aufgabenbearbeitung bestand (Adkins, Ravlin, Meglino 1996). Ähnliche Befunde zeigten sich in Teams des Gesundheitssektors: Je kongruenter die Wertvorstellungen, umso höher das Innovationspotential bei der Generierung neuer Ideen. Dieser Zusammenhang war besonders stark, wenn sich die Mitarbeiter mit ihrem Team identifizierten (Mitchell, Parker, Giles et al. 2012). Zudem konnte in Wirtschaftsunternehmen demonstriert werden, dass die Ähnlichkeit der Wertvorstellungen in Teams positiv mit der Leistung der einzelnen Teammitglieder und ihrer Zufriedenheit mit dem Unternehmen korrelierte. Vermittelt wurden diese Zusammenhänge durch das gegenseitige Vertrauen der Teammitglieder (Chou, Wang, Wang et al. 2008).

Kongruente Werte fördern Kooperation und Leistung in Teams. Doch welche Werte sollten in Teams implementiert werden – und wie? Das Konzept der *Center of Excellence Kulturen* (Frey 1998) gibt Antworten auf diese Frage.

2.2.6 Center of Excellence Kulturen – Kritischer Rationalismus

Die *Center of Excellence Kulturen* (Frey 1998) bauen ebenso wie das Prinzipienmodell der Führung auf dem Grundgedanken der Leistung durch Menschenwürde auf (siehe auch Frey 1996a; 1996b; Frey, Osswald, Peus, Fischer 2006; Peus und Frey 2009). Darüber hinaus differenzieren sie weitere Werte, die, wenn sie im Team gelebt werden, Kooperation und Leistung stärken. Die *Center of Excellence Kulturen* beziehen sich auf das Prinzip des kritischen Rationalismus (nach Popper 1973a; 1973b): (1) Problemlösekultur, (2) Fehlerkultur, (3) Lern- und Zukunftskultur, (4) Streit- und Konfliktkultur, (5) Frage- und Neugierkultur, (6) Phantasie- und Kreativitätskultur (vgl. Peus und Frey 2009). Der kritische Rationalismus fordert, dass Wissenschaft dem Falsifikationsprinzip (Widerlegungsprinzip) und nicht dem Verifikationsprinzip (Bestätigungsprinzip) folgen sollte. Übertragen auf die Kooperation in Teams bedeutet dies, Bestehendes unter Berücksichtigung der vorherrschenden Ausgangsbedingungen kritisch zu reflektieren, anstatt es abzusichern.

(1) *Problemlösekultur:* Jedes Teammitglied versteht sich als Problemlöser. Probleme werden als Chance und Herausforderung zur Weiterentwicklung verstanden. Dazu gehört auch die Verantwortlichkeit jedes Teammitglieds für konstruktive Lösungsvorschläge.

(2) *Fehlerkultur:* Teams mit einer konstruktiven Fehlerkultur ignorieren oder vertuschen Fehler nicht oder weisen gar gegenseitig Schuld zu. Fehler werden als Chance gesehen, Entscheidungen kritisch zu reflektieren und in Zukunft bessere Lösungen zu finden. Dazu gehört auch, dass Kritik von außen selbstkritisch analysiert wird.

(3) *Lern- und Zukunftskultur:* Teams mit einer Lern- und Zukunftskultur orientieren sich permanent an der Auswertung ihrer Erfahrungen und deren Bedeutung für das Wissen und die Kompetenzen im Team. Das Team ist eine lernende Einheit, die sich stetig weiterentwickelt. Erfahrungen und Wissen, die von einem Teammitglied erworben werden, teilt die Person zeitnah und transparent mit allen.

(4) *Streit- und Konfliktkultur:* Damit Konflikte zu Verbesserungen beitragen und die Kooperation nicht behindern, ist eine konstruktive und kooperative Diskussion der unterschiedlichen Perspektiven erforderlich (d. h. weder falsche Harmonie, noch starre Konfrontation). In dieser Kultur schätzen die Teammitglieder Querdenken, Zivilcourage und konstruktiven Eigensinn.

(5) *Frage- und Neugierkultur:* Teams mit einer Frage- und Neugierkultur kennen keine Tabu-Fragen – die gefragte Person entscheidet selbst, wie viel und was sie antwortet. Zentrale Werte in dieser Kultur sind Offenheit, Selbststeuerung und Perspektivenwechsel.

(6) *Phantasie- und Kreativitätskultur:* Teams mit einer Phantasie- und Kreativitätskultur sind flexibel in ihrem Denken und Handeln. Als zentrale Wertvorstellungen lenken Innovation, Phantasie und Kreativität das Verhalten der Teammitglieder. Ebenso geschätzt werden schöpferisches Chaos, Risikobereitschaft und Erfindergeist.

3 Perspektiven für Forschung und Reflexion – Grenzen ethikorientierter Führung

Führungskräfte befinden sich häufig in einem Dilemma: Die Geschäftsführung gibt ambitionierte Ziele vor und es scheint so, dass diese nur erreicht werden können, wenn man genuin moralische Werte ignoriert und den (monetären) Erfolg über die Interessen und Bedürfnisse der beteiligten Mitarbeiter stellt. So erleben Führungskräfte im Alltag einen Loyalitätskonflikt zwischen den Erwartungen der eigenen Vorgesetzten, der Mitarbeiter, der Kunden und der Geschäftsführung. Peus (2012) postuliert, dass ethikorientierte Führung genau der Schlüssel zu diesem Problem sein kann. Besonders in schwierigen und unsicheren Zeiten ist es für Führungskräfte wichtig, die eigenen Mitarbeiter dazu zu befähigen, selbst Problemlöser zu werden, diese als Herausforderung aus unterschiedlichen Blickwinkeln zu betrachten und daran persönlich und fachlich zu wachsen.

Doch wenn dies so ist, warum wird ethikorientierte Führung dann gerade in kritischen Situationen nicht gezeigt? Warum ist in der Praxis häufig eine Verletzung zentraler Führungsprinzipien zu beobachten? Mit diesen Fragen beschäftigt sich der Forschungsstrang zu destruktiver und negativer Führung (Schilling 2009; Tepper 2007). Empirische Studien konnten zeigen, dass die Mitarbeiter als Folge destruktiver Führung häufiger kündigen und eine geringere Arbeits- und Lebenszufriedenheit aufweisen (Tepper 2000). Sie erleben zudem mehr negative Emotionen und Einstellungen am Arbeitsplatz und auch die individuelle Arbeitsleitung leidet (Schilling 2009).

Die möglichen Gründe für unethisches Verhalten von Führungskräften sind vielfältig, jedoch bislang zu wenig empirisch analysiert. Denn Führung bedeutet immer auch, Macht über andere Menschen zu haben. Jedoch kommt es darauf an, wie diese Macht genutzt wird (Netzel, Braun, Frey 2017). Im Raum stehen persönliche Faktoren in der Führungskraft selbst, beispielsweise ein extremes Macht- und Einflussmotiv, ein hoher Grad an Narzissmus, Machiavellismus, Egoismus, wenig Perspektivenwechsel und Mangel an Empathie. Andererseits gibt es auch situationale bzw. organisationale Einflussfaktoren, darunter autoritäre Führungsnormen und -kulturen, erlebte organisationale Unfairness, starker Wettbewerb um knappe Ressourcen und „Druck von oben".

Die Forschung zu den Gründen von unethischer Führung steht noch relativ am Anfang. Die offenen Fragen sollten Gegenstand zukünftiger Forschung und kritischer Reflexion in der Praxis sein. Denn alle Erkenntnis zu positiven Konsequenzen ethikorientierter Führung ist unwirksam, wenn sie in der Praxis nicht umgesetzt werden kann. In diese Richtung weist auch eine verbundene Forschungs- und Reflexionsfrage: Ist ethikorientierte Führung trainierbar? Oder muss man davon ausgehen, dass gerade die genuin moralischen Werte so früh im Leben einer Person geprägt werden, dass ethikorientierte Führung eine automatische (oder unmögliche) Konsequenz dieser grundlegenden Werte im späteren Berufsleben ist?

Ein letzter Aspekt der Grenzen ethischer Führung betrifft die Unterscheidung zwischen Ingroup und Outgroup und die Anwendung genuin moralischer Werte. Wenn beispielsweise zwei Unternehmen im direkten Wettbewerb miteinander stehen, können auch hier ethische Werte für den Umgang miteinander gelten – oder endet ethisches Handeln „am eigenen Gartenzaun"? Auch diese Frage soll zukünftige Forschung und eine kritische Reflexion ethischer Führung in der Praxis inspirieren. Was ist zu tun, wenn sich zwar die Führungskraft eines Unternehmens im Wettbewerb an moralischen Werten orientiert, die Gegenseite jedoch nicht kooperiert? Wichtig ist, dass sich Ethik auch im nationalen und internationalen Wettbewerb „lohnt", das heißt, dass Spielregeln und Institutionen geschaffen werden, die darauf achten, wo unethisches Verhalten herrscht: zum Beispiel Korruption, Kinderarbeit, Ressourcenverschwendung, und alle Arten von Menschenrechtsverletzungen. Das heißt, ähnlich wie im Fairplay des Sports ist es notwendig, dass Unternehmen und Regierungen für internationale Standards der Zusammenarbeit eintreten.

4 Literatur

4.1 Referenzliteratur

Adkins, C. L., Ravlin, E. C., Meglino, B. M. (1996): „Value Congruence between Co-Workers and its Relationship to Work Outcomes". In: Group & Organization Management 21, S. 439–460.

Avolio, B. J.,Gardner, W. L. (2005): „Authentic leadership development: Getting to the root of positive forms of leadership". In: The Leadership Quarterly 16, S. 315–338.

Bandura, A. (1991): „Social cognitive theory of self-regulation". In: Organizational Behavior and Human Decision Processes 50, S. 248–287.

Bass, B. M., Avolio, B. J. (1994): *Improving organizational effectiveness through transformational leadership.* Thousand Oaks, CA: Sage.

Braun, S., Frey, D. (2015): „Führungstheorien". In: M. Galliker & U. Wolfradt (Hrsg.): *Kompendium psychologischer Theorien.* Frankfurt am Main: Suhrkamp, S. 133–136.

Braun, S., Frey, D., Nübold, A., Maier, G. (2017): „Führung." In: H.-W. Bierhoff, D. Frey (Hrsg.): *Kommunikation, Interaktion und soziale Gruppenprozesse, Reihe: Enzyklopädie der Psychologie,* Sozialpsychologie. Göttingen: Hogrefe, S. 543-598.

Braun, S., Nieberle, K. W. A. M. (2017): „Authentic leadership extends beyond work: A multilevel model of work-family conflict and enrichment." In: The Leadership Quarterly. Im Erscheinen.

Braun, S., Peus C. (2014): „Wertschöpfung durch Werte? Vom Nutzen ethikorientierter Führung". In: PERSONALquarterly 1/2014, S. 28–33.

Braun, S., Peus, C., Weisweiler, S., Frey, D. (2013): „Transformational leadership, job satisfaction, and team performance. A multilevel mediation model of trust". In: The Leadership Quarterly 24, S. 270–283.

Braun, S., Frey, D., Brodbeck, F. C., Hentschel, T. (2015): „Group processes in organizations". In: J. D. Wright (Hrsg.): International Encyclopedia of Social and Behavioral Sciences. Oxford, UK: Elsevier , S. 408–415.

Brown, M. E., Treviño, L. K. (2006): „Ethical leadership: A review and future directions". In: The Leadership Quarterly 17, S. 595–616.

Brown, M. E., Treviño, L. K., Harrison, D. A. (2005): „Ethical leadership: A social learning perspective for construct development and testing". In: Organizational Behavior and Human Decision Processes 97, S. 117–134.

Burns, J. M. (1978): *Leadership.* Oxford, England: Harper & Row.

Chou, L.-F., Wang, A.-C., Wang, T.-Y., Huang, M.-P., Cheng, B.-S. (2008): „Shared work values and team member effectiveness: The mediation of trustfulness and trustworthiness". In: Human Relations 61, S. 1713–1742.

Frey, D. (2013): *Warum gute Führung einfach und schwierig zugleich ist: Ethische Grundlagen guter Führung.* München: Roman Herzog Institut.

Frey, D. (1996a): „Psychologisches Know-how für eine Gesellschaft im Umbruch – Spitzenunternehmen der Wirtschaft als Vorbild". In: Honegger, C., Gabriel, J. M., Hirsig, R., Pfaff-Czarnecka, J., Poglia, E. (Hrsg.): *Gesellschaft im Umbau. Identitäten, Konflikte, Differenzen.* Zürich: Seismo-Verlag, S. 75–98.

Frey, D. (1996b): „Notwendige Bedingungen für dauerhafte Spitzenleistungen in der Wirtschaft und im Sport. Parallelen zwischen Mannschaftssport und kommerziellen Unternehmen". In: Conzelmann, A., Gabler, H., Schlicht, W. (Hrsg.): *Soziale Interaktionen und Gruppen im Sport.* Köln: bps-Verlag, S. 3–28.

Frey, D. (1998): „Center of Excellence – ein Weg zu Spitzenleistung". In: Weber, P. (Hrsg.): *Leistungsorientiertes Management: Leistungen steigern statt Kosten senken.* Frankfurt a.M.: Campus, S. 199–233.

Frey, D., Osswald, S., Peus, C., Fischer, P. (2006): „Positives Management, ethikorientierte Führung und Center of Excellence – Wie Unternehmenserfolg und Entfaltung der Mitarbeiter durch neue Unternehmens- und Führungskulturen gefördert werden können". In: Ringlstetter, M., Kaiser, S., Müller-Seitz, G. (Hrsg.): *Positives Management.* Wiesbaden: Gabler: Edition Wissenschaft, S. 237–265.

Frey, D., Peter, T., Dirmeier, G. (2011): „Die Relevanz von Führung in Unternehmen und Familien". In: Althammer, J., Böhmer, M., Frey, D., Hradil, S., Nothelle-Wildfeuer, U., Ott, N., van Schorr, B., Seyda, S. (Hrsg.): *Wieviel Familie verträgt die moderne Gesellschaft?*. München: Roman Herzog Institut, S. 99–120.

Frey, D., Peter, T., Peus, C., Weisweiler, S. (2012): „LMU Center for Leadership and People Management". In: Oerter, R., Frey, D., Mandl, H., von Rosenstiel, L., Schneewind, K. (Hrsg.): *Universitäre Bildung – Fachidiot oder Persönlichkeit.* München: Rainer Hampp, S. 113–125.

Frey, D., Schmalzried, L. (2013): *Philosophie der Führung – Gute Führung lernen von Kant, Aristoteles, Popper & Co.* Berlin: Springer.

Haas, K., Fladerer, M. P., Nieberle, K. (2017): „Authentische Führung – Ein Überblick und aktuelle Entwicklungen." In: Wirtschaftspsychologie. Im Erscheinen.

Harter, S. (2002): „Authenticity". In: Snyder, C. R., Lopez, S. (Hrsg.): *Handbook of positive psychology.* Oxford, UK: Oxford University Press, S. 382–394.

Hackman, J. R. (2002): *Leading teams: Setting the stage for great performances.* Harvard Business Press.

Hackman, J. R., Morris, C. G. (1975): „Group tasks, group interaction process, and group performance effectiveness: a review and proposed integration". In: Berkowitz, L. (Hrsg.): *Advances in Experimental Social Psychology.* New York: Academic Press.

Hiller, N. J., DeChurch, L. A., Murase, T., Doty, D. (2011): „Searching for Outcomes of Leadership: A 25-Year Review". In: Journal of Management 37, S. 1137–1177.

Hörner, K., Krane, S., Schelling, J., Braun, S., Frey, D. (2013): „Eine fächerübergreifende Kooperation zur Führungskräfte- und Teamentwicklung an der LMU München". In: Personal- und Organisationsentwicklung in Einrichtungen der Lehre und Forschung 4, S. 95–101.

Judge, T. A., Piccolo, R. F. (2004): „Transformational and Transactional Leadership: A Meta-Analytic Test of Their Relative Validity". In: Journal of Applied Psychology 89, S. 755–768.

Kauffeld, S., Ianiro, P. M., Sauer, N. C. (2011): „Führung". In: Kauffeld, S. (Hrsg.): *Arbeits-, Organisations- und Personalpsychologie für Bachelor.* Berlin: Springer, S. 67–90.

Kerschreiter, R., Brodbeck, F. C., Frey, D. (2006): „Führungstheorien". In: Bierhoff, H.-W., Frey, D. (Hrsg.): *Handbuch der Sozialpsychologie und Kommunikationspsychologie.* Göttingen: Hogrefe, S. 619–628.

Lewin, K., Lippitt, R., White, R. K. (1939): „Patterns of aggressive behavior in experimentally created social climates". In: The Journal of Social Psychology, S. I. S. S. I. Bulletin 10, S. 271–299.

McClelland, D. C. (1985): „How motives, skills, and values determine what people do". In: American Psychologist 40, S. 812–825.

Mitchell, R., Parker, V., Giles, M., Joyce, P., Chiang, V. (2012): „Perceived value congruence and team innovation". In: Journal of Occupational and Organizational Psychology 85, S. 626–648.

Netzel, J., Braun, S., Frey, D. (2017): „Macht: Grundlagen, Folgen und Prozesse eines komplexen Phänomens." In: H.-W. Bierhoff, D. Frey (Hrsg.): *Kommunikation, Interaktion und soziale Gruppenprozesse, Reihe: Enzyklopädie der Psychologie, Sozialpsychologie.* Göttingen: Hogrefe, S. 493–542.

Netzel, J., Haas, K. & Frey, D. (2016): „Ethische Führung an Schulen. Leistung, Wertschätzung und Persönlichkeitsentwicklung verbinden." In: H. Buchen, L. Horster & H.G. Rolff (Hrsg.): *Schulleitung und Schulentwicklung 78.* Stuttgart: Raabe, S. 1–22.

Peus, C., Wesche, J. S., Braun, S. (2015): „Authentische Führung". In: J. Felfe (Hrsg.): *Trends der psychologischen Führungsforschung.* Göttingen: Hogrefe, S. 15–26.

Peus, C. (2012): „Giving wings to your leadership style". In: IESE Insight 13, S. 20–27.

Peus, C., Frey, D. (2009): „Humanism at work: Crucial organizational cultures and leadership principles". In: Spitzeck, H., Pirson, M., Amann, W., Khan, S., von Kimakowitz, E. (Hrsg.): *Humanism in Business- perspectives on responsible business in society.* Cambridge: Cambridge University Press, S. 260–277.

Peus, C., Kerschreiter, R., Frey, D., Traut-Mattausch, E. (2010): „What is the value? Economic effects of ethically-oriented leadership". In: Zeitschrift für Psychologie/ Journal of Psychology 218, S. 198–212.

Peus, C., Wesche, J. S., Streicher, B., Braun, S., Frey, D. (2012): „Authentic Leadership: An Empirical Test of Its Antecedents, Consequences, and Mediating Mechanisms". In: Journal of Business Ethics 107, S. 331–348.

Popper, K. (1973a): *Objektive Erkenntnis: Ein evolutionärer Entwurf.* Hamburg: Hoffmann & Campe.

Popper, K. (1973b): *Die offene Gesellschaft und ihre Feinde.* 2 Bde. Bern: Francke.

Rosenstiel, L. von (2009): „Grundlagen der Führung". In: von Rosenstiel, L., Domsch, M., Regnet, E. (Hrsg.): *Führung von Mitarbeitern.* Stuttgart: Schäffer-Poeschel, S. 3–27.

Rowold, J., Borgmann, L.,Heinitz, K. (2009): „Ethische Führung – Gütekriterien einer deutschen adaptation der Ethical Leadership Scale (ELS-D) von Brown et al. (2005)". In: Zeitschrift für Arbeits- und Organisationspsychologie 53, S. 57–69.

Schilling, J. (2009): „From ineffectiveness to destruction: A qualitative study on the meaning of negative leadership". In: Leadership 5, S. 102–128.

Six, B. (2009): Art. „Werte". In: Häcker, H. O., Stapf, K. H. (Hrsg.): *Dorsch Psychologisches Wörterbuch.* Bern: Huber, S. 1090–1091.

Tajfel, H. (1978): *Differentiation between social groups.* London: Academic Press.

Tuckman, B. W., Jensen, M. A. (1977): „Stages of small-group development revisited". In: Group & Organization Management 2, S. 419–427.

Tepper, B. J. (2000): „Consequences of Abusive Supervision". In: Academy of Management Journal 43, S. 178–190.

231

Tepper, B. J. (2007): „Abusive Supervision in Work Organizations: Review, Synthesis, and Research Agenda". In: Journal of Management 33, S. 89–261.

Yukl, G. (2010): *Leadership In Organizations*. Thousand Oaks, CA: Prentice Hall International.

4.2 Literatur zur Einführung

Braun, S., Frey, D. (2015): „Führungstheorien". In: M. Galliker & U. Wolfradt (Hrsg.): *Kompendium psychologischer Theorien*. Frankfurt am Main: Suhrkamp, S. 133–136.

Braun, S., Peus C. (2014): „Wertschöpfung durch Werte? Vom Nutzen ethikorientierter Führung". In: PERSONALquarterly 1/2014, S. 28–33.

Frey, D., Nikitopoulos, A., Peus, C., Weisweiler, S., Kastenmüller, A. (2010): „Unternehmungserfolg durch ethikorientierte Unternehmens- und Mitarbeiterführung". In: Meier, U., Sill, B. (Hrsg.): *Führung. Macht. Sinn*. Regensburg: Friedrich Pustet, S. 637–656.

Peus, C., Frey, D. (2009): „Humanism at work: Crucial organizational cultures and leadership principles". In: Spitzeck, H., Pirson, M., Amann, W., Khan, S., von Kimakowitz, E. (Hrsg.): *Humanism in Business- perspectives on responsible business in society*. Cambridge: Cambridge University Press, S. 260–277.

4.3 Literatur zur Vertiefung

Frey, D., Schmalzried, L. (2013): *Philosophie der Führung – Gute Führung lernen von Kant, Aristoteles*. Popper *& Co.* Berlin: Springer.

Peus, C., Kerschreiter, R., Traut-Mattausch, E., Frey, D. (2010): „Ethics and economic success: Do they contradict each other or belong together?". In: Zeitschrift für Psychologie/Journal of Psychology 218, S. 195–197.

Yukl, G. (2010): *Leadership In Organizations*. Thousand Oaks, CA: Prentice Hall International.

Mobbing

Mechthild Schäfer, Michael von Grundherr, Stephan Sellmaier

Abstract: Mobbing ist ein Gruppenphänomen, bei dem der Täter mit sukzessiver Unterstützung der anderen Gruppenmitglieder (am Beispiel des schulischen Kontexts: Mitschüler) ein Opfer wiederholt, systematisch und über einen längeren Zeitraum attackiert, bloßstellt und letztendlich sozial isoliert. Der Täter strebt nach Dominanz und versucht diese zu erlangen, indem er eine vulnerable, aber beliebige Person für seine Zwecke instrumentalisiert. Damit dem Täter eine dominante Position durch die Gruppenmitglieder zugestanden wird, muss es ihm gelingen, die Deutungsmacht über die akzeptierten sozialen Normen zu erlangen. Nur so ist es möglich, dass die Aggression des Täters sozial akzeptiert wird und die Reaktion des Opfers als Normenverstoß gedeutet wird. Da das entwicklungspsychologisch saliente Streben nach einer stabilen Positionierung im Gruppengefüge offenkundig eine moralisch angemessene Deutung der Situation überlagert, gelingt es dem Einzelnen nicht, sich so angemessen zu verhalten, wie es ihm aufgrund seiner moralischen Kompetenz außerhalb des Klassenverbandes gelingt. Aus diesem Grund schlagen wir als unabdingbaren Teil von Präventions- und Interventionskonzepten vor, soziale Normen so in der Gruppe zu verankern, dass sie nicht durch Einzelne umgedeutet und missbraucht werden können.

Schlagwörter: Mobbing, moralische Kompetenz, Dominanz, Instrumentalisierung, Intervention, Gruppendynamik, Verantwortung, Aggression, Prävention.

1 Mobbing als moralisches Problem – Herausforderung für das Subjekt

Mobbing, der systematische und wiederholte Missbrauch sozialer Macht in hierarchisch strukturierten Systemen, ist eine proaktive Form der Aggression, die eingesetzt wird, um z. B. in einer Schulklasse Dominanz zu erlangen oder zu bewahren. Dabei teilen das Streben nach Dominanz als evolutionsbiologisches Erbe in etwa 30% einer Population (Hawley 1999), wobei die einen hierzu rein prosoziale Strategien, andere rein coersive (zwingende) Strategien und in etwa ein Drittel der Individuen als Bistrategen oder Machiavellisten beide Strategien zur Erreichung von Ressourcenkontrolle und Status in der Gruppe nutzen.

Beim Mobbing sind Täter- und Opferrolle stark voneinander abhängig, das heißt: Empirisch lässt sich durch Erfassung des Einen (Opfer oder Täter) ein essentieller Anteil des jeweils Anderen vorhersagen. Das hat lange Zeit zu der irrigen Annahme einer direkten Verwobenheit im Sinne eines Konflikts geführt. Inzwischen mehrt sich aber die Evidenz, dass Mobbing funktionales Verhalten ist, d. h. dass Täter durch die geschickte Auswahl eines leicht zu instrumentalisierenden Opfers die Gruppe manipulieren, um sich eine zentrale Rolle in der Aufmerksamkeitshierarchie der Klasse zu sichern. Dagegen leidet das Opfer; es wird in einem perfiden Spiel attackiert und vorgeführt und hat ohne Hilfe von außen selten eine Chance, sich gegenüber dem Täter oder in den Augen der Klasse erfolgreich zu wehren und der Opferrolle zu entkommen. Denn je länger Mobbing andauert, umso mehr gewinnt der Täter auch die Interpretationshoheit über das Verhalten des Opfers, bis alle sozialen Beziehungen des Opfers zerstört sind und sein Selbstwert am Boden ist. Erst wenn das Opfer die Klasse verlassen hat – weil Kindeswohl oberstes Prinzip sein muss – stellt man fest, dass Täter sich schnell ein neues Opfer suchen, was zumindest als indirekter Beleg für die Austauschbarkeit der Opfer und gegen die Hypothese von selbstverschuldetem Mobbing gelten darf. Und es wird damit zum starken Beleg für die fortschreitende Instrumentalisierung eines Gruppenmitglieds, wo sich erheblicher Schaden kurzfristig wie langfristig nachweisen lässt.

Das aber bedeutet, dass durch Mobbing jemand psychosozialen und psychoemotionalen Schaden nimmt, weil ein System Schulpflicht einfordert und den Schutz des Individuums in solchen Fällen nicht so gut wie möglich garantiert. „Mobbing wäre nämlich vermeidbar – nicht immer in den Anfängen, aber ohne Frage im fortschreitenden Prozess systematischer Degradierung, an dem sich immer mehr Schüler beteiligen. Vermeidbar wäre damit insbesondere das Leid der Opfer, die nicht selten von Selbstmordgedanken berichten (Schäfer, Korn, Smith et al. 2004)."

Mobbing ist moralisch falsch, weil Täter und ihre Unterstützer das Opfer aus rein eigennützigen Motiven instrumentalisieren und ihm dabei Leid zufügen. Da durch Mobbing konkrete im deutschen Grundgesetz verankerte Rechte wie das Recht auf freie körperliche und seelische Entfaltung (GG Art. 2) verletzt werden, besteht auch ein dringendes politisches und rechtliches Problem.

2 Wie kommt es zu Mobbing? Welche Faktoren spielen eine Rolle?

Die meisten Schüler bewerten Mobbing als negativ, als gemein und können kein Verständnis dafür aufbringen, dass so etwas in einer Klasse passieren kann (Whitney und Smith 1993). Und immerhin 50% der Schüler bis zum Alter von ungefähr 14 Jahren gaben in dieser Studie an, sie würden helfen, wenn sie sehen, dass jemand schikaniert wird – unter älteren Schülern war das nur noch ein Drittel. Von denjenigen, die nichts gegen Mobbing unternehmen wollten, meinte ein Teil, er müsste eigentlich helfen, der andere Teil, es ginge ihn nichts an. Die meisten Schüler erklärten, nicht beim Mobbing mitzumachen, wohingegen etwa 20% berichten, dass sie bei Mobbing mitmachen würden.

Wie kann man diese Daten bewerten? Zum einen gibt es wenig Grund, an dem Wahrheitsgehalt der Aussagen zu zweifeln: Praktiker wissen um die ehrliche Empörung von Schülern, wenn sie von Mobbing hören oder man sie mit Beispielfällen konfrontiert. Zu dieser Erfahrung gehört aber auch die ernüchternde Erkenntnis, dass die gleichen Schüler sich bei Mobbing in der eigenen Klasse komplett entgegen dieser vorgetragenen Überzeugung verhalten – ja, den Zusammenhang nicht einmal zu sehen scheinen. Und die Aussagen spiegeln mit zunehmendem Alter das, was messbar ist: Zwischen 25 und 30% Verteidiger in einer Klasse, die in den meisten Studien ohne maßgebliche Abhängigkeit vom Alter auf Basis von Mitschülernominierungen identifiziert werden, entsprechen zumindest in der weiterführenden Schule („ein Drittel würde helfen") der Empirie (vgl. Salmivalli und Voeten 2004; Schäfer 2012). Und auch dass 20% der Schüler beim Mobbing mitmachen würden, ist nicht weit von dem entfernt, was Studien im internationalen Vergleich messen (Smith und Brain 2000). Der Anteil derer, die aggressiv als Täter, Assistent oder Verstärker des Täters die Attacken gegen das Opfer vordergründig vorantreiben, liegt bei ungefähr 30%.

Um aber Mobbing in dem Spannungsfeld zwischen Individualverhalten und Kontexteffekten zu verstehen, braucht es eine differenzierte Betrachtung, die auch Ansätze für die Aufklärung der vorhandenen Diskrepanzen zwischen vorgetragenen Einstellungen und beobachtbarem Schülerhandeln in Mobbingsituationen anbieten soll, um im dann folgenden Schritt für Prävention und Intervention leitend sein zu können.

2.1 Dominanzstreben des Täters als Voraussetzung für Mobbing

Unter der Annahme, dass Täter nach Dominanz streben, drängt sich das alltagspsychologische Bild des bösartigen Individuums auf, das ohne moralische Hemmungen zur Erreichung seines Ziels bereit sein könnte, „über Leichen zu gehen".

235

Allerdings würden die meisten Psychologen auf Grundlage der Lerntheorie behaupten, dass sich Täterverhalten nach den Gesetzen des Lernens am Erfolg auch ohne die Annahme von Bösartigkeit entwickeln kann.

Da es aber um die Erklärung des Phänomens Mobbing als Ganzes geht, steht zuallererst die Frage, ob eine notwendige Bedingung (sine qua non) identifiziert werden kann, die das Kriterium „jemand in der Klasse wird viktimisiert, ist Opfer" vorhersagbar macht. Die Aggressionsforschung bejaht dies; hierzu muss aggressives Verhalten in der Klasse vorliegen und dies lässt sich als proaktive Aggression spezifizieren (Dodge und Coie 1987). Neuere Studien differenzieren weiter, dass Tätern mit guten oder überdurchschnittlichen soziokognitiven Fähigkeiten die Manipulation der Peers gelingt und ihnen mehr relationale als physische Aggression das „Verschwinden hinter der Gruppe" zur Vermeidung von Sanktionen erleichtert (Garandeau und Cillessen 2006). Die Peers hingegen haben ein klares Wissen darüber, wer die Fäden zieht und sich immer Neues einfallen lässt, um das geschickt ausgewählte Opfer systematisch vorzuführen, was ihnen Status und Popularität in der Klasse garantiert und das Opfer in der Beliebtheit der Klasse sukzessive, und oft bis zur vollständigen Isolation, einbrechen lässt.

Jüngere Studien auf Basis der Ressourcenkontrollstrategie (Hawley 1999) liefern ein nochmals verfeinertes Bild der notwendigen Bedingung, indem sie – statt Aggression, zwischen coersiven (zwingenden) und prosozialen Strategien differenzierend – das Motiv des Verhaltens direkt mit dem erstrebten Ziel Dominanz verbinden. Hier lässt sich ein starker Zusammenhang nachweisen, da das Ausmaß coersiver *und* prosozialer Strategien in einer Klasse 50% des Auftretens von Viktimisierung vorhersagen lässt. Olweus' erste Mobbingdefinition, die Täterverhalten und Opferverhalten als zwei Seiten einer Medaille, also als originär zusammengehörig, beschreibt, wird auch unter spezifizierten Bedingungen empirisch bestätigt (Olweus 1989).

Dominanzstreben ist aber ambivalent, d. h. während coersive Strategien schon ab dem Kindergartenalter zum Verhaltensrepertoire bestimmter Kinder gehören, oft durch Erfolg verstärkt werden und ungefähr mit Eintritt in die Schule bei den Peers auch zu vermehrter Ablehnung führen, ermöglicht der kognitive Entwicklungsstand erst ab dem Alter von etwa acht Jahren prosoziales Verhalten strategisch einzusetzen (Hawley 1999). Und die Reaktion des Kontexts trägt – neben Individualfaktoren – substanziell dazu bei, ob sich diejenigen, die nach Dominanz streben, als coersive Strategen, prosoziale Strategen oder aber als Bistrategen weiterentwickeln (Hawley 1999).

Aus einer lerntheoretischen Perspektive gibt es ausreichend Anlass anzunehmen, dass, was immer an moralischer Kompetenz beim einzelnen Schüler vorhanden ist, hier in den Verstärkungsmechanismen des Kontextes einen starken Antagonisten hat. Mit Blick auf Prävention und Intervention bedeutet das konkret eine pädagogische und potenziell ethische Einflussnahme. Damit wird ferner auch das Verhalten und Handeln der Lehrer zum Element der moralischen Herausforderung bei Mobbing. Prägnant gesagt: In einer Gruppe passiert, was eine

Gruppe zulässt; auch wenn es kein Mobbing ohne Dominanzstreben gibt, führt Dominanzstreben nicht automatisch zu Mobbing.

2.2 Dynamik bei der Entstehung von Mobbing

Wenn Mobbing stattfindet, sind neun von zehn Schülern beteiligt (Salmivalli, Lagerspetz, Björkqvist et al. 1996; Schäfer und Korn 2004), d. h. auf Basis von Mitschülerbefragungen lassen sich der Mehrheit aller Schüler Rollen zuordnen, die in unterschiedlicher Weise auf den Verlauf von Mobbing verstärkend oder hemmend wirken: Die Täter (10%) mit ihrem aktiven und Initiative übernehmenden, führungsorientierten Mobbingverhalten, die Assistenten (10%), die aktiv, aber am Täter orientiert, unterstützen, während die Verstärker durch Beifall und Anstacheln der Täter zum Mobbing beitragen. Auf der Seite nicht aggressiver Verhaltensweisen zeigen die Verteidiger (20–30%) folgende Verhaltensweisen: unterstützen, Hilfe holen oder das Opfer trösten, während die Außenstehenden (20–30%) nichts tun bzw. sich raushalten, was jede Art von Aggression aber positiv verstärkt, weil keine klare Gegenposition eingenommen wird.[1]

Anders als noch in der Grundschule, lässt sich in der weiterführenden Schule auf Basis der reziproken Freundschaftsnennungen eine überraschend klare Klassifikation zwischen den der Aggression zugeneigten und den nicht-aggressiven Schülern vornehmen – eine weitere Quelle für Verstärkung und vor allem Stabilisierung insbesondere aggressiven Verhaltens. Ein dritter Verstärkungsfaktor ergibt sich auf Basis von Status und wahrgenommener Popularität. Sind es in der Grundschule vor allem die Täter, deren Beliebtheit („Wen magst du am liebsten?") deutlich geringer ist als ihre Popularität („Wer, denkst du, hat die meisten Freunde?"), lässt sich das unter den Schülern der weiterführenden Schule für alle drei aggressiven Rollen nachweisen: eine Diskrepanz bzw. Überschätzung der Schüler in aggressiven Rollen, die ebenfalls nicht ohne Einfluss auf Mobbing bleibt. Wer Popularität besitzt, scheint etwas richtig zu machen, steht im Fokus der Aufmerksamkeit und fungiert damit als Maßstab für akzeptiertes Verhalten in der Gruppe.

Grundsätzlich gelten in der Überzahl der Peergroups ähnliche Standards für akzeptables Verhalten. Auf die Verletzung der geltenden Gruppennormen durch Einzelne reagieren Mitschüler mit Antipathie, Ablehnung und in frühen Phasen der Schulzeit sogar mit direkten Sanktionen (Krappmann und Oswald 1995). So kann auch ein neuer, noch kaum integrierter Schüler, der versucht, durch aktive Mitarbeit einen „guten Start" zu bekommen, als „leichtes" Opfer erscheinen und

---

[1] Die verbleibenden Kinder, die die Gruppe auf 100% ergänzen würden, sind die, die der Kategorie „ohne Rolle" zugeteilt werden. Die Kategorie „ohne Rolle" ist eine Restkategorie, die Kindern zugesprochen wird, die auf zwei Subskalen vergleichbar hoch scoren (z-Wertdifferenz <.01) oder die auf keiner Subskala einen Wert oberhalb des Klassenmittelwerts ihrer Klasse erreichen (Salmivalli, Lagerspetz, Björkqvist et al. 1996).

dieses faktisch werden, wenn es einem Täter z. B. durch verbale Attacken gelingt, ihn als „Streber" darzustellen. Gruppendynamische Prozesse würden z. B. einen Wandel der vorherrschenden sozialen Norm mit wachsender Definitionsmacht der Täter („Wer im Unterricht mitarbeitet, ist sowieso doof!") einleiten: Denn aggressive Attacken gegen ein noch nicht integriertes oder von den Mitschülern bereits abgelehntes Kind werden weniger Ablehnung der Täter durch die Mitschüler provozieren. Darüber hinaus begünstigen Klassenkonstellation und stabile Klassenzugehörigkeit bei den einzelnen Mitschülern eine Anpassung ihrer Einstellung und ihres Verhaltens in Richtung der vorherrschenden sozialen Norm (DeRosier, Cillessen, Dodge, et al. 1994). Das Opfer wird in Erwartung der Gegenreaktion vorgeführt. Durch dessen – zu erwartende – inadäquate Reaktion auf die aggressiven Attacken können Täter eine negative Einstellung der Mitschüler gegenüber dem Opfer forcieren. Strategisch verlangt das z. B. die Gegenaggression des Opfers zu provozieren, damit diese den Mitschülern als Normverstoß erscheint. Alternativ ist denkbar, dass das Opfer auf die aggressiven Attacken des Täters keine Reaktion zur Wiederherstellung der sozialen Norm („sich wehren") zeigt. Beides fördert die Ablehnung des Opfers durch die Mitschüler. Begabten Strategen ermöglicht die präzise Antizipation von Reaktionsmustern und gruppendynamischer Verstärkung (Sutton, Smith, Swettenham 1999) die soziale Manipulation zum Schaden der Opfer. Und bei den Mitschülern, die voller Überzeugung behaupten, dass sie Mobbing gemein und asozial finden, wirken Verantwortungsdiffusion („die Anderen machen ja auch nichts") und pluralistische Ignoranz („die Anderen machen auch nichts, wird schon nicht so schlimm sein"), wenn es in ihrem direkten sozialen Kontext (der Schulklasse) stattfindet. Und die vielen kleinen Nadelstiche zur Herabsetzung des Opfers, die als Einzelakt jedem, der mitmacht, moralisch kaum fragwürdig erscheinen, lassen sich in der akkumulierten Wirkung auf das Opfer leicht verdrängen, wenn dem Täter eine Definition der sozialen Normen gelingt, die das Opfer und seine Reaktionen immer weiter außerhalb des Geltungsbereichs dieser Normen platziert.

2.3   Moralische Kompetenz als Einflussfaktor

Die beschriebene soziale Dynamik führt zu moralisch schlechten Einzelhandlungen wie Beleidigung oder Zufügen von psychischem und physischem Schaden. Auf den ersten Blick könnte man meinen, dass dieser Prozess durch moralische Kompetenzen und Einstellungen der Beteiligten moderiert werden kann. Allerdings ist bemerkenswert, dass das Verhalten der Beteiligten auch nach den sozialen Standards falsch ist, die der überwiegende Teil von ihnen im Allgemeinen akzeptiert. Folglich stellt sich also die Frage, ob bestimmte Defizite in der moralischen Selbstregulierung der Tätergruppen notwendige Bedingungen dafür sind, dass die Mobbing-Dynamik entsteht, sich in der Klasse ausbreitet oder – aus der Perspektive des Opfers – eskaliert?

In einer Reihe von Studien wurde untersucht, ob die verschiedenen Gruppen Auffälligkeiten in ihrer moralischen Urteils-Kompetenz zeigen, ob sie also allgemeine moralische Einstellungen in spezifischen Situationen anwenden können und ob sie auffällig stark oder schwach moralisch motiviert sind.

Die Ergebnisse der Studien stärken die These, dass Unterschiede im abstrakten moralischen Wissen und in der Fähigkeit, dieses auf Situationen anzuwenden, eine Teilerklärung für das unterschiedliche Verhalten liefern. Gini (2006) legt Kindern zwischen acht und elf Jahren Bildergeschichten vor, deren Protagonist moralisch falsch handelt. Während Täter nicht signifikant anders als die anderen Gruppen auf die Frage, ob sich der Protagonist schlecht fühlen sollte, antworteten, korreliert Verteidigerverhalten (nach Rollenscore) schwach mit der richtigen Bewertung dieser Geschichten. Auch Gasser und Keller (2009) finden einen leichten Effekt. Sie zeigen in einer Studie mit Sieben- und Achtjährigen, dass Täter einfaches moralisches Fehlverhalten seltener richtig beurteilen als prosoziale Kinder; aber nur bei der älteren Hälfte der Stichprobe sind die Täter signifikant schlechter als alle anderen Gruppen. Neueste Studien mit Jugendlichen im Gymnasialalter weisen deutlicher auf ein spezifisches Defizit der Schülerinnen und Schüler in aggressiven Rollen hin. Diese zeigen im Schnitt eine signifikant niedrigere moralische Argumentationskompetenz als ihre Mitschülerinnen und -schüler (von Grundherr, Geisler, Stoiber und Schäfer 2016).

Gini und Kollegen berichten allerdings für Neun- bis Dreizehnjährige, dass Täter die moralische Unterscheidung zwischen absichtlichem und versehentlichem Schaden genauso gut wie Verteidiger treffen können (Gini, Pozzoli, Hauser 2011). Viele Studien bestätigen darüber hinaus die guten soziokognitiven Fähigkeiten der Täter, die sie deutlich von den Assistenten und Verstärkern unterscheiden (u. a. Gini 2006).

Deutliche Effekte zeigen auch Studien, die moralische Motivation untersuchen und zumeist über die Zuschreibung von moralischen Emotionen messen. Gasser und Keller (2009) zeigen Kindern in einem Interview Bildergeschichten, in denen sich der Protagonist moralisch falsch verhält. Die Kinder werden gebeten, anzugeben, wie sie sich in dessen Rolle fühlen würden (schuldig, schlecht, zufrieden, stolz etc.) und warum sie sich so fühlen würden. Emotionen, die unmoralisches Verhalten sanktionieren (sich schlecht oder schuldig fühlen), gelten dann als Indikatoren für moralische Motivation. Die Begründung gibt zudem einen Hinweis darauf, ob der oder die Befragte dazu neigt, unmoralisches Handeln durch pseudomoralische Rationalisierungen zu rechtfertigen (etwa „Das Opfer hat die Tat provoziert und ist selbst schuld."). Diese Tendenz wird als „moral disengagement" (moralische Distanzierung oder Loslösung) bezeichnet. Wer in dieser Weise moralisch distanziert ist, kann internalisierte moralische Reaktionsmuster und interne Sanktionen unterdrücken (Bandura, Barbaranelli, Caprara, Pastorelli 1996).

Gasser und Keller (2009) berichten, dass sowohl Täter als auch Opfer signifikant schwächer moralisch motiviert sind als prosoziale Kinder (vgl. auch Menesini, Sanchez, Fonzi et al. 2003). Bemerkenswert ist dabei, dass bei den etwas älteren Tätern (Achtjährigen) die Diskrepanz zwischen relativ hohem moralischem Wissen und niedriger moralischer Motivation besonders ausgeprägt ist. In vielen Studien zeigt sich ein robuster Zusammenhang zwischen Mobbing-Rolle und „moral disengagement". Perren, Gutzwiller-Helfenfinger, Malti, Hymel (2012) berichten einen schwachen aber signifikanten Zusammenhang zwischen „moral disengagement" und der Täter-Rolle. Gini (2006) berichtet, dass Täter, Verstärker und Assistenten jeweils signifikant mehr „moral disengagement" zeigen als Opfer, Außenseiter und Verteidiger. Täter und Verteidiger unterscheiden sich sehr stark auf der Skala. Hymel, Rocke-Henderson, Bonanno (2005) bestätigen diese Ergebnisse mit Hilfe einer Skala, die auf Mobbing-Situationen zugeschnitten ist.

Zusammenfassend ergibt sich folgendes Bild: Täter (Initiatoren) haben vermutlich Schwachstellen bei abstraktem moralischen Wissen und dessen Anwendung auf konkrete Situationen. In einigen der relevanten Teilkompetenzen weisen sie allerdings überdurchschnittliche Werte auf.

Auffällig sind Täter und die anderen aggressiven Rollen bei der motivationalen Bindung an moralische Normen. Moral disengagement ist ein wichtiger Faktor. Überbewerten darf man dies jedoch nicht. Denn Gini (2006) berichtet zwar eine signifikante Korrelation zwischen Mobbing-Rollen und moral disengagement, aber die Effekte sind nicht stark.

Das Auftreten von Mobbing hängt zudem ganz wesentlich von der Gruppenzusammensetzung, aber auch von der spezifischen Gruppensituation ab. Insgesamt bleibt zu diskutieren, welche Art von Absichtlichkeit bei den Tätern vorliegt und wie viel psychologisch subtiles Wissen die Täter (begabten Strategen) aktiv haben müssen, um derart zielgerichtet Handeln zu können.

3 Moralpsychologische Perspektiven: Präventions- und Interventionsmöglichkeiten

Da es sich bei Mobbing um ein offensichtlich moralisch falsches Gruppenverhalten[2] handelt, gibt es überzeugende moralische Gründe, vorzubeugen und in konkreten Situationen zu intervenieren. Weil die Zusammensetzung der Gruppen immer ähnlich ist – d. h. 30% der Mitglieder streben nach Dominanz – stellt

---

[2] Im Folgenden geht es uns nicht um die Frage der moralischen Bewertung individuellen Fehlverhaltens der einzelnen Gruppenmitglieder. Die empirischen Daten legen nahe, dass eine individuelle Schuldzuweisung ohne damit einhergehende Präventionsmaßnahmen für das Opfer kontraproduktiv ist (Hörmann und Schäfer 2012).

diese keinen Einflussfaktor dar. Genauso wenig kann man den formalen Kontext, etwa die feste Klassenstruktur, verändern. Da aber nicht in jeder Klasse Mobbing auftritt, liegt es nahe, dass die sozialen Beziehungen innerhalb der Gruppe ein entscheidender und beeinflussbarer Faktor sind.

Der hier vorgeschlagene Ansatzpunkt ist es, nicht nur die individuelle moralische Kompetenz des Täters zu stärken, sondern die großen anderen Teilgruppen in die Lage zu versetzen, ihre allgemeine moralische Überzeugung auf den konkreten Mobbing-Fall anzuwenden und in eine allgemein akzeptierte Gruppennorm umzusetzen. Damit verliert der Täter den Handlungsspielraum für effektives Mobbing und dessen pseudomoralische Rechtfertigung. Die empirischen Daten legen nahe, dass sich das Dominanzstreben der potenziellen Mobbingtäter auf diese Weise in prosozial strategisches Verhalten umlenken lässt, was eine Instrumentalisierung bestimmter Kinder in der Gruppe obsolet macht.

Dem liegt die Überlegung zu Grunde, dass individuelle moralische Kompetenz und Motivation jedes einzelnen Gruppenmitglieds zwar keine starke Vorhersage über individuelle Mobbing-Rollen machen. Sie können aber, wenn sie in der Gruppe verbreitet sind und gefördert werden, die soziale Dynamik, die zu Mobbing führt, bremsen. Es gibt nämlich starke Wechselwirkungseffekte zwischen Umfeld und individuellen Dispositionen: Der Initiator von Mobbing bringt ein bestimmtes Profil mit, nämlich Präferenz für Dominanz und Aggression, gute soziale Kognition, relativ geringe moralische Motivation und gute Kontrolle über interne Sanktionen. Aber nur in einem bestimmten Umfeld kann er diese Kompetenzen ausspielen. Das Umfeld macht dem Täter die Umdeutung sozialer Regeln leicht, so dass ihm selbst und dann auch seinen Assistenten und Verstärkern die Distanzierung von einer zunächst klaren moralischen Bewertung von Mobbing gut gelingt. Zudem haben viele der Schüler eine relativ geringe relevante soziale Handlungskompetenz („Wie verteidige ich das Opfer geschickt, ohne mir selbst zu schaden?") und sind auch nicht in der Lage zu bemerken, dass sie die Beliebtheit der Täter falsch einschätzen. Sie geraten so in einen wahrgenommenen Wertkonflikt (moralische Standards vs. eigene Position in der Peergruppe), in dem bereits eine leichte Präferenz für moralische Distanzierung („moral disengagement") oder auch eine etwas unterdurchschnittliche abstrakte Urteilsfähigkeit den Ausschlag dafür geben können, den Täter zu unterstützen. Die Anerkennung, die Assistenten von einem Bistrategen-Täter bekommen, verstärkt die Bereitschaft zu weiterer moralischer Distanzierung.

Man sollte also durch Prävention ein soziales Umfeld schaffen, das interventiv nutzbar wird, bevor die Dynamik in Gang kommt. In einem Umfeld, in dem erst einmal viele Deutungs- und Wertkonflikte geschaffen sind, ist es systematisch nicht möglich, eine starke soziale Situation herzustellen, also eine Situation, in der das Verhalten der Beteiligten mit geringer Varianz beim wünschenswerten Verhalten liegt (vgl. zur Logik starker Situationen: Krueger 2009). Also steht an erster Stelle eine Klärung der Situation in der Hinsicht, dass jedem Gruppenmitglied klar ist, welche konkreten Handlungen moralisch legitim und allgemein in der Gruppe akzeptiert sind. Das führt zu einer Auflösung der individuellen Konflikte zwischen dem eigenen Interesse und moralischen Werten. Es gilt, in der Klasse und Schule eine Kultur zu etablieren, in der es sehr klare soziale Regeln gegen Mobbing-Verhalten gibt: Bestimmte Verhaltensweisen sind etabliert, bestimmtes Verhalten wird sanktioniert, man bekommt Anerkennung für bestimmtes Verhalten. Die Umdeutung von Regeln wird so schwieriger, aber nicht unmöglich.

Zugleich muss den Einzelnen klar werden, wie sie im Rahmen dieser Kultur erfolgreich ihre soziale Rolle finden und ihren Status erhalten können. Auch Jugendliche mit einem typischen Täterprofil (s.o.) können als rein prosoziale Strategen erfolgreich sein. So überfordern die Lasten moralischen Handelns die Einzelnen nicht.

Die oben dargestellte Kultur fordert und fördert das Ausspielen moralischer Kompetenz. In diesem Rahmen (und erst dort) ist es angebracht und effektiv, jeden für einzelne Mobbing-Handlungen verantwortlich zu machen. Im Rahmen klarer Regeln und ohne dass zentrale Werte wie Status auf dem Spiel stehen, ist das zumutbar und schafft Lernmöglichkeiten, moralische Kompetenz und moralische Motivation auszubauen. Wenn die Gruppe in konkreten Situationen aktiv Verantwortung zuschreibt, greifen typische „moral disengagement"-Strategien nicht mehr. Rationalisierungen wie „Das Opfer verdient es nicht anders." oder „Für Gruppenhandlungen sind Einzelne nicht verantwortlich." überzeugen dann nicht mehr, weil auch Mitmachen eindeutig als Regelverstoß gilt.

Mit der Etablierung konkreter sozialer Regeln und der Einübung ihrer Anwendung, löst man auch das Interventionsdilemma, vor dem Lehrerinnen und Lehrer oft stehen. In akuten Mobbingsituationen stützt sowohl das Eingreifen als auch das Dulden von Mobbing die Interpretationshoheit des Täters. In einer solchen Situation versprechen individuelle täterspezifische Interventionen keinen Erfolg. Da ein Täter die Interpretationshoheit über die wichtigen sozialen Normen hat, gilt die Intervention für seine Unterstützer als Affront, als Bruch der von ihm gesetzten Regeln; sie schreiben die Verantwortung oft dem Opfer zu, das in der Folge unter noch größeren Schikanen zu leiden hat. Dieses Vorgehen ist folglich dem Opfer gegenüber moralisch nicht vertretbar. Das gilt vor allem dann, wenn es Alternativen gibt.

Eine sinnvolle Intervention sollte den Umweg über präventive Maßnahmen gehen, die soziale Bindung stärken und verhindern, dass einzelne die Deutungshoheit über moralische Normen gewinnen.

4 Literatur

4.1 Referenzliteratur

Bandura, A., Barbaranelli, C., Caprara, G. V., Pastorelli, C. (1996): „Mechanisms of moral disengagement in the exercise of moral agency". In: Journal of Personality and Social Psychology 71, S. 364–374.

DeRosier, M. E., Cillessen, A. H. N., Coie, J. D., Dodge, K. A. (1994): „Group social context and children's aggressive behaviour". In: Child Development 65, S. 1068–1079.

Dodge, K. A., Coie, J. D. (1987): „Social-information-processing factors in reactive and proactive aggression in children's peer groups". In: Journal of Personality and Social Psychology 53, S. 1146–1158.

Garandeau, C. F., Cillessen, A. H. N. (2006): „From indirect aggression to invisible aggression: A conceptual view on bullying and peer group manipulation". In: Aggression and Violent Behavior 11, S. 612–625.

Gasser, L., Keller, M. (2009): „Are the Competent the Morally Good? Perspective Taking and Moral Motivation of Children Involved in Bullying". In: Social Development 18, S. 798–816.

Gini, G. (2006): „Social cognition and moral cognition in bullying: what's wrong?". In: Aggressive Behavior 32, S. 528–539.

Gini, G., Pozzoli, T., Hauser, M. (2011): „Bullies have enhanced moral competence to judge relative to victims, but lack moral compassion". In: Personality and Individual Differences 50, S. 603–608.

von Grundherr, M., Geisler, A., Stoiber, M., Schäfer, M. (2016): „School bullying and moral reasoning competence". In: Social Development, online verfügbare Vorabversion.

Hawley, P. H. (1999): „The ontogenesis of social dominance: A strategy-based evolutionary perspective". In: Developmental Review 19, S. 97–132.

Hörmann, C., Schäfer, M. (2012): „Mobbingprävention". In: Fingerle, M., Grumm, M. (Hrsg.): *Prävention von Verhaltensauffälligkeiten bei Kindern und Jugendlichen*. München, Basel: Ernst Reinhardt, S. 83–104.

Hymel, S., Rocke-Henderson, N., Bonanno, R. A. (2005): „Moral disengagement: A framework for understanding bullying among adolescents". In: Journal of Social Sciences 8, S. 33–43.

Krappmann, L., Oswald, H. (1995): *Alltag der Schulkinder: Beobachtungen und Analysen von Interaktionen und Sozialbeziehungen*. München: Juventa.

Krueger, J. I. (2009): „A componential model of situation effects, person effects, and situation-by-person interaction effects on social behavior". In: Journal of Research in Personality 43, S. 127–136.

Menesini, E., Sanchez, V., Fonzi, A., Ortega, R., Costabile, A., Lo Feudo, G. (2003): „Moral emotions and bullying: A cross-national comparison of differences between bullies, victims and outsiders". In: Aggressive Behavior 29, S. 515–530.

Olweus, D. (1989): „Prevalence and Incidence in the Study of Antisocial Behavior: Definitions and Measurements". In: Klein, M. W. (Hrsg.): *Cross-National Research in Self-Reported Crime and Delinquency*. Dordrecht: Springer Netherlands, S. 187–201.

Perren, S., Gutzwiller-Helfenfinger, E., Malti, T., Hymel, S. (2012): „Moral reasoning and emotion attributions of adolescent bullies, victims, and bully-victims". In: British Journal of Developmental Psychology 30, S. 511–530.

Salmivalli, C., Lagerspetz, K. M. J., Björkqvist, K., Österman, K., Kaukiainen, A. (1996). „Bullying as a group process: Participant roles and their relations to social status within the group". In: Aggressive Behavior 22, S. 1–15.

Salmivalli, C., Voeten, M. (2004): „Connections between attitudes, group norms, and behaviors associated with bullying in schools". In: International Journal of Behavioral Development 28, S. 246–258.

Schäfer, M. (^{7}2012). „Mobbing im Schulkontext". In: Schneider, W., Lindenberger, U. (Hrsg.): *Entwicklungspsychologie*. Weinheim: Beltz, S. 691–704.

Schäfer, M., Korn, S. (2004): „Bullying als Gruppenphänomen". In: Zeitschrift für Entwicklungspsychologie und Pädagogische Psychologie 36, S. 19–29.

Schäfer, M., Korn, S., Smith, P. K., Hunter, S. C., Mora-Merchán, J. A., Singer, M. M., van der Meulen, K. (2004): „Lonely in the Crowd: Recollections of Bullying". In: British Journal of Developmental Psychology 22, S. 379–394.

Smith, P. K., Brain, P. (2000): „Bullying in schools: Lessons from two decades of research". In: Aggressive Behavior 26, S. 1–9.

Sutton, J., Smith, P. K., Swettenham, J. (1999): „Bullying and 'Theory of Mind': A Critique of the 'Social Skills Deficit' View of Anti-Social Behaviour". In: Social Development 8, S. 117–127.

Whitney, I., Smith, P. K. (1993): „A survey of the nature and extent of bullying in junior/ middle and secondary schools". In: Educational Research 35, S. 3–25.

4.2 Literatur zur Einführung

Garandeau, C. F., Cillessen, A. H. N. (2006): „From indirect aggression to invisible aggression: A conceptual view on bullying and peer group manipulation". In: Aggression and Violent Behavior 11, S. 612–625.

Schäfer, M., Herpell. G. (2010): *Du Opfer – Wenn Kinder Kinder fertig machen*. Reinbeck: Rowohlt.

4.3 Literatur zur Vertiefung

Cross, D., Barnes, A. (2014): „Cybermobbing: Charakteristika und Präventionsstrategien". In: Melzer, W., Hermann, D., Sandfuchs, U., Schäfer, M., Schubarth, W., Daschner, P. (Hrsg.): *Handbuch Aggression, Gewalt und Kriminalität bei Kindern und Jugendlichen*. Bad Heilbrunn: Klinkhardt, S. 415–421.

Cross, D., Campbell, M., Slee, P., Spears, B., Barnes A. (2013): „Australian research to encourage school students' positive use of technology to reduce cyberbullying". In: Smith, P. K., Steffgen, G. (Hrsg.): *Cyberbullying through the new media. Findings from an international network*. Hove, New York: Psychology Press, S. 222–243.

Hawley, P. H. (1999): „The ontogenesis of social dominance: A strategy-based evolutionary perspective". In: Developmental Review 19, S. 97–132.

Hörmann, C., Schäfer, M. (2012): „Entwicklungsoptimierte Mobbingprävention". In: Fingerle, M., Grumm, M. (Hrsg.): *Prävention von Verhaltensauffälligkeiten bei Kindern und Jugendlichen*. München, Basel: Ernst Reinhardt, S. 83–104.

Fanatismus

Mario Gmür

Abstract: Wie der Fundamentalismus und Dogmatismus steht auch der Fanatismus im Gegensatz zum Pluralismus. Der Ursprung des Fanatismus wird in der Religion vermutet, sprachlich abgeleitet von *fas* oder *fes*, was „religiöse Handlung" bedeutet. Der Dämon des Tempelgottes offenbart sich in der fanatischen Handlung. Die hauptsächlichen Merkmale des Fanatismus sind die übersteigerte Intensität der Durchsetzung einer Idee, der Mangel an Selbstkritik und die Ausblendung aller Gegenargumente. Die drei wichtigsten Formen sind der Gerechtigkeitsfanatismus, der Sittlichkeitsfanatismus und der religiös-weltanschauliche Fanatismus. Die Typologie der Fanatikerpersönlichkeit stellt den aktiv-expansiven dem stillen Fanatiker gegenüber. Die ältere psychiatrische Wissenschaft brachte den Fanatiker in Zusammenhang mit der schizothymen Persönlichkeit, der Gemütsarmut (Weitbrecht) und der paranoiden Persönlichkeit (Petrilowitsch), die neuere psychiatrische Diagnostik ICD und DSM mit der paranoiden Persönlichkeitsstörung und der wahnhaften Störung. Die psychodynamische Betrachtungsweise sieht in der Kompensation von persönlichen Mängeln und biografischen Traumata die Ursache.

Schlagwörter: Gerechtigkeitsfanatismus, Wahrheitsfanatismus, Sittlichkeitsfanatismus, Fundamentalismus, Dogmatismus, wahnhafte Störung, paranoide Persönlichkeitsstörung, Querulantenwahn, Hitler, Michael Kohlhaas, Rudolf Höss, Ulrike Meinhof.

1 Einführung: Was ist Fanatismus?

Der Fanatismus hat Ähnlichkeiten mit dem *Fundamentalismus* und *Dogmatismus* und ist von diesen abzugrenzen. Allen drei Ismen stehen im Gegensatz zum Pluralismus, der eine Meinungsvielfalt befürwortet. Ihre Anhänger vertreten ihre Überzeugungen, ihre Ziele und ihren Glauben in unbeugsamer Weise, so dass sie keine anderen Ansichten neben ihren eigenen dulden können. Die drei Ismen betreffen also verschiedene psychologische Kategorien. Der *Fundamentalismus* ist darauf angelegt, eine Grundidee gegen jegliche Abweichungen zu verteidigen. Jede Aufweichung würde einen inakzeptablen Werteverlust bedeuten, der kompromisslos verhindert werden muss. Der Fundamentalist will die ursprünglichen Ideen eines Weltbildes als unantastbares Fundament verankern und als klar identifizierbar erhalten (Conzen 2005, S. 33). Der Ursprung des Fundamentalismus liegt in der 1910 bis 1915 veröffentlichten Schriftenreihe bibeltreuer Christen „*The Fundamentals*", mit welcher moderne naturwissenschaftliche Erkenntnisse und libertinistische Strömungen bekämpft werden sollten (Hole 2004, S. 36).

Der Ausdruck Fanatismus hat seinen Ursprung im Bereich der Religion. Er leitet sich her vom Stamm *fas* oder *fes*, was eine „religiöse Handlung" bedeutet (Hole 1988, S. 64). Mit Fanatiker ist in dieser Definition ein Mensch gemeint, der in der Nähe eines Tempels plötzlich vom *furor* des Tempelgottes ergriffen und zu dessen Werkzeug wird. Der göttliche Dämon offenbart sich in ihm im Antrieb, mit allen Kräften dessen Auftrag zu erfüllen (Hole 1988, S. 64). Der Fanatismus ist eine übertriebene blindwütige Verfolgung einer Idee, wobei bei gutem Gewissen rücksichtslos verwerfliche Kampfmittel verwendet werden (Gmür 2006, S. 220). Beim Fanatismus steht die Idealität der Zielsetzung der Bosheit der Methode gegenüber. Die übersteigerte Intensität der Durchsetzung der Idee, die fehlende Selbstkritik und die Ausblendung aller widersprechenden Argumente sind die hauptsächlichen Merkmale.

Vier typische Elemente werden der fanatischen Dynamik zugeordnet:

1. das Bedürfnis nach Selbstbestätigung,
2. das Bedürfnis nach absoluter Gültigkeit der vertretenen Anschauung,
3. das Bedürfnis nach uneingeschränkter Durchsetzung mit Elimination Andersdenkender,
4. das Bedürfnis nach Konsequenz und Verweigerung jeglichen Entgegenkommens (Hole 2004, S. 53).

Fanatismus kann nicht schlicht mit exzessiver Gewalt gleichgesetzt werden, die sich aus einer Aggressionsstauung entladen kann. Der klassische Fanatiker ist vielmehr von einer nachhaltigen Überzeugung geleitet, selber gut und rein zu sein, während er das Unreine und Böse auf die Gegenseite projiziert (Hole 2004, S. 98).

2 Psychologische Zugänge zum Fanatismus und zur Fanatikerpersönlichkeit

2.1 Formen des Fanatismus

Es können drei Formen des Fanatismus unterschieden werden: (a) der Gerechtigkeitsfanatismus, (b) der religiös-weltanschauliche Wahrheitsfanatismus, (c) der Sittlichkeitsfanatismus (Bolterauer 1974, S. 290).

(a) Beim *Gerechtigkeitsfanatismus* ist das auslösende Moment oft eine Kränkung oder Demütigung. Diese löst Wut und Rachegefühle aus, die maskiert werden durch ein Vokabular, das eine tugendhafte Haltung zum Ausdruck bringen soll (in der Literatur auch als maskierende Idealisierung bezeichnet [Gmür 2006, S. 221]). Es wird ein verbissener Kampf nicht nur für die Reparation des selbst erlittenen Schadens, sondern für das hehre Ziel der Gerechtigkeit geführt. Ein Vertreter dieser Form ist *Michael Kohlhaas*, der wegen eines Konfliktes um zwei Pferde im Namen des Rechts das Land mit Mord und Brandschatzung überzieht.

(b) Beim *religiös-weltanschaulichen Fanatismus* steht die Suche nach der einzig richtigen Wahrheit im Mittelpunkt. An dieser wird umso unnachgiebiger festgehalten, je mehr die eigene Stellungnahme mit dem Selbstwertgefühl verbunden ist und das Eingeständnis des eigenen Irrtums einen Einbruch der Selbstachtung bewirken könnte (*Fichte:* „Wenn der Gegner Recht hätte, wäre ich ja ein armseliger Mensch" [Fichte o.J.]).

(c) Beim *Sittlichkeitsfanatismus* dreht sich der Kampf um das Thema *Geschlechtsmoral*. Der Sittlichkeitsfanatiker stellt strenge Ansprüche an das sexualmoralische Verhalten. Prüderie und übersteigerte Tabuisierung der Sexualität stehen im Dienste einer Unterdrückung sexueller Wünsche und der Gefahr eigener Triebdurchbrüche. Der inneren Gefahr versucht der Fanatiker Herr zu werden, indem er sie nach außen projiziert und dort bekämpft (projektive Abwehr). Er fühlt sich von verführerischen Situationen bedroht. Während der Asket sich diszipliniert und so seine verwerfliche Begehrlichkeit in die Schranken weist oder der Phobiker mit Rückzug reagiert, führt der Sittlichkeitsfanatiker einen Krieg gegen das Übel. Der unermüdliche Kampf gegen die sexuellen Verfehlungen und Ausschweifungen Anderer erlaubt ihm eine moralisch verdeckte Triebbefriedigung getreu der Sentenz von Wilhelm Busch: „*Wir verbergen unser Gelüsten hinter sittlichem Entrüsten*".

Nimmt man den Inhalt zum Kriterium für die Klassifikation des Fanatismus, lässt sich die Liste verschiedener Formen des Fanatismus erheblich erweitern: religiöser F., politischer F., Wahrheits-F., ethischer F., pädagogischer F., Kunst-F., Sport F., Gesundheits-F. u. a. m. (Hole 2004, S. 50).

2.2 Allgemeine Typologie der Fanatikerpersönlichkeit

Auf der Persönlichkeitsebene kann man typologisch allgemein zwischen (a) *aktiven* oder *expansiven Fanatikern* und (b) *stillen* oder *matten Fanatikern* unterscheiden (Hole 1988, S. 68).

Der *aktive* oder *expansive Fanatiker* ist gekennzeichnet durch einen starken Antrieb, ein ausgeprägtes Geltungsbedürfnis und geringe menschliche Bindungsfähigkeit. *Kohlhaas,* Meinhof, *Hitler, Calvin, Savonarola* oder *Robespierre* können diesem Typ zugeordnet werden.

Der *stille* oder *matte Fanatiker* erregt weniger oder kein Aufsehen und ist für die Umgebung keine Belastung. Er ist zwar unerschütterlich in seiner Überzeugung, der er aber in einer privaten Weise nachlebt, ohne auf die Umgebung Druck auszuüben oder gar Schaden anzurichten, z. B. als Mitglied einer Glaubensgemeinschaft, als Vegetarier oder als Abstinenzler.

Dieser Gegenüberstellung ähnlich ist die phänomenologische Unterscheidung von *heißem* und *kaltem* Fanatismus. Der heiße Fanatiker neigt zu gesteigerter motorischer Erregung mit hitzigem körperlichem Ausdruck wie heftige Gestikulation und glühender Blick und Zornausbrüchen (Conzen 2005, S. 35). Der kalte Fanatiker verbirgt sich hinter einer Fassade von kühl-rationaler und kontrollierter Attitüde.

2.3 Psychiatrische Klassifikation der Fanatikerpersönlichkeit

Die psychiatrische Diagnostik kommt zum Zug, wenn das fanatische Verhalten als ein Krankheitsbild von klinischer Relevanz gewertet werden soll. Da die Krankheitslehre über Jahrzehnte immer wieder neu definiert und eingeteilt worden ist, kann die Zuordnung des Phänomens Fanatismus zu einem psychiatrischen Krankheitsbild bzw. zu einer psychischen Störung in vielfältiger Weise erfolgen. Eine wichtige Frage ist die Abgrenzung des Fanatismus vom Wahn; eine andere die Verbindung des fanatischen Merkmals mit solchen der psychiatrisch definierten Auffälligkeiten der Persönlichkeit. Diese wurden in der traditionellen Psychiatrie im Begriff *Psychopathie* festgemacht und klassifiziert. Seit den 1990er Jahren ist dieser Begriff im ICD-10, der von der Weltgesundheitsorganisation (WHO) herausgegebenen Internationalen statistischen Klassifikation der Krankheiten und verwandter Gesundheitsprobleme, und im DSM-IV, dem von der American Psychiatric Association herausgegebenen Diagnostischen und statistischen Manual psychischer Störungen, durch den Ausdruck *Persönlichkeitsstörung* ersetzt worden.

Unter *Wahn* wird in der psychiatrischen Wissenschaft eine objektiv falsche, aus krankhafter Ursache entstehende Überzeugung verstanden, die ohne entsprechende Anregung von außen entsteht und trotz vernünftiger Gegengründe aufrecht erhalten wird. Am Wahn wird im Gegensatz zum Irrtum, der bei ausreichender Information korrigierbar ist, unbeirrt festgehalten (Peters 1990, S. 572). Beim Wahn, der sich vom Fanatismus abgrenzt, ist also eine biologische oder zerebrale strukturelle Veränderung die Ursache, die als solche Überzeugungsbemühungen nicht zugänglich ist.

In der psychiatrischen Literatur wurden vor allem Charaktereigenschaften wie Rigidität und Misstrauen in Beziehung zum Merkmal Fanatismus gesetzt. *Kretschmer* beschrieb den Fanatismus im Rahmen seiner Konstitutionstypologie (pyknisch/leptosom/athletisch/dysplastisch). Dabei stellte er den Gegensatz des cyclothymen und des schizothymen Persönlichkeitstypus in den Vordergrund. Er ordnete den fanatischen Zug dem schizothymen Typus zu, der im Gegensatz zum gefällig-heiteren cyclothymen zu abstrakten Vorstellungen mit Verdrängung der Gefühlswelt neige. Er prägte den Begriff *schizothyme Trias*, gekennzeichnet durch „Idealismus, Fanatismus, Despotismus" (Kretschmer 1951, S. 329).

Weitbrecht erwähnte die *Gemütsarmut* (Weitbrecht 1948), Rudin die *psychische Starre im Denk- und Vorstellungsablauf* und *Affektsteifigkeit* bei den schizoiden Persönlichkeitsstrukturen (Rudin 1975), Petrilowitsch die *paranoide* Persönlichkeit (Petrilowitsch 1964). Gelegentlich wird auch die *zwanghafte* Persönlichkeit als Nährboden für fanatisches Urteilen und Handeln betrachtet aufgrund ihrer Fixierung in starren Vorstellungen, ihrer Neigung zur Buchstabentreue und zum Festhalten an ein geschlossenes Lehrgebäude, das ein dogmatisches Denken begünstigt (Hole 1988, S. 70). Ferner wurden *hysterische* Wesenszüge dem Fanatismus wegen des eindrucksvollen Auftritts von Fanatikern zugeschrieben, die ihre Anhängerschaft mit zündender Rhetorik und theatralischer Gestik in den Bann ziehen.

Im Bereich der universitären Psychiatrie, die sich seit Beginn der 1990er Jahre an den diagnostischen Manualen psychischer Störungen DSM-IV und an der internationalen Klassifikation psychischer Störungen ICD-10 orientiert, wird das Merkmal fanatisch als Symptom bzw. Verhaltensauffälligkeit verschiedenen Krankheitsbildern bzw. Krankheitsdiagnosen zugeordnet. Die *paranoide Persönlichkeitsstörung* – im ICD-10-GM (2014) unter der Nummer F 60.0 klassifiziert – ist gekennzeichnet durch ein tiefgreifendes Misstrauen und einen Argwohn gegenüber anderen Menschen. Eine Neigung zu schnellen und anhaltenden Verdächtigungen, unüberwindbare Zweifel an der Loyalität und Vertrauenswürdigkeit von Freunden, ein zögerliches Sich-Anvertrauen an Andere aus Angst, diese würden böswillig Informationen gegen einen verwenden, ein nachträgerisches Verhalten, eine Neigung zu schnellen Gegenangriffen und ungerechtfertigte Verdächtigungen der Untreue des Lebenspartners charakterisieren dieses Krankheitsbild.

Bei der *wahnhaften Störung* – im ICD-10-GM (2014) unter der Nummer F 22.0 klassifiziert – handelt es sich um eine Krankheit, bei der ein *isolierter* Wahn ohne andere Symptome der Schizophrenie auftritt. Dieser ist im Gegensatz zum Wahn bei der Schizophrenie nie von bizarrer Natur, sondern bezieht sich auf ein mögliches reales Geschehen. Er tritt in Form von Liebeswahn, Größenwahn, Eifersuchtswahn oder Verfolgungswahn in Erscheinung. Der beharrliche, über Jahre und Jahrzehnte dauernde wahnhafte Aktivismus ist das, was als fanatisch imponiert. Eine besondere Variante ist der sogenannte Querulantenwahn, bei dem wider bessere Einsicht Streitigkeiten vom Zaun gebrochen und Prozesse geführt werden (sog. Kraepelin-Hitzigsche These; s. Kraepelin 1893).

2.4   Die Psychodynamik des Fanatismus

Die psychodynamische Betrachtungsweise leitet das Merkmal Fanatismus vom psychischen Kräftespiel im Triebhaushalt und in der Selbstwertorganisation wie auch aus der Verarbeitung biographischer Traumata ab. Dabei sind *Kompensation* und *Projektion* die beiden wichtigsten Mechanismen. Rudin z. B. erklärte den Fanatismus mit der Kompensation eines persönlichen Mangels (Hole 1988, S. 72; Rudin 1975). Er sah diesen einerseits in erfahrenen Kränkungen, die, besonders wenn es sich um strukturelle Lädierungen des Selbstwertgefühls handle, nicht beseitigt werden können. Andererseits liege das Ungenügen, gegen das der Fanatiker ankämpfe, im Zweifel an der Richtigkeit seiner Wertvorstellungen (Rudin 1975). C. G. Jung brachte diesen Zusammenhang mit der Charakterisierung des Fanatismus als „Bruder des Zweifels" zum Ausdruck (Jung 1986, S. 183). Auch E. Fromm fasste den Fanatismus als Versuch auf, entgegengesetzte Impulse zu verdecken (Fromm 1976). Gmür interpretierte den rasenden Fanatismus, die ideologische Verstiegenheit, als kompensatorische Bewältigung von biographischen Traumata, von Leid und Not, von Verlusten, Schädigungen, Zurücksetzungen und Entwürdigungen (Gmür 2006, S. 246). Er sieht darin die *Verwandlung von Leiden in Bosheit, Überzeugung und Fanatismus* (Gmür 2006, S. 219).

In entwicklungspsychologischer Perspektive sah Melanie Klein die Wurzeln des Fanatismus in der paranoid-schizoiden Position des Säuglings zwischen dem sechsten und zwölften Monat, wobei er Unlust und Hassgefühle auf die böse frustrierende Mutter und die lustvolle angenehme Erfahrung auf die gute befriedigende Mutter projiziert (Klein 1962). Die radikale Aufspaltung der Welt in Gut und Böse ist ein grundlegendes Merkmal religiöser Extremismen und totalitärer Ideologien (Conzen 2005, S. 21). Heinz Kohut betrachtete fanatische Rachefeldzüge als Ausdruck der narzisstischen Wut, ausgelöst durch Verletzungen des unreif-narzisstischen Bedürfnisses nach Zugehörigkeit zu hehren Gemeinschaften und Verschmelzen mit dem Ideal (Kohut 1973).

Die Komplexität der Psychodynamik des Fanatismus sei im Folgenden anhand historischer Persönlichkeiten verdeutlicht.

2.5   Historische Fanatikerpersönlichkeiten

Die historischen Fanatikerpersönlichkeiten werden hier unter dem Aspekt der biografischen Verletzungen und deren Auswirkungen dargestellt.

Michael Kohlhaas

Michael Kohlhaas war der Sohn eines Schulmeisters. Er lebte in der ersten Hälfte des 16. Jahrhunderts in einem Dorf in Brandenburg, war Besitzer eines Meierhofes und einer Pferdezucht. Wegen seines Gerechtigkeitssinnes und seiner Hilfsbereitschaft war er in seiner Umgebung besonders geschätzt. Eine Wende in seiner Persönlichkeit trat in seinem 30. Lebensjahr ein. Er wandelte sich von einem rechtschaffenen Menschen zu einem entsetzlichen Verbrecher. Der Anlass war geringfügig: Der Herr von der Tronkenburg, der Junker Wenzel, verlangte von ihm an der Grenze ins benachbarte Sachsen widerrechtlich zwei Pferde als Pfand, da er keinen Passierschein vorweisen konnte. Diese wurden erbarmungslos ausgeschunden und sein Knecht wurde verprügelt und verletzt. Kohlhaas versuchte nun zunächst, auf gerichtlichem Weg sein Recht zu fordern. Er wurde aber das Opfer einer korrupten Amtsjustiz. Nun nahm er den Kampf um sein Recht mit gewaltsamen Mitteln auf. Eine große Anhängerschaft schloss sich ihm aus Gerechtigkeitsgefühl oder aus Kampf- und Raublust an. Kohlhaas fühlte sich immer mehr als ein auserwähltes Werkzeug der plötzlichen Vorsehung. Nach einer Begegnung mit Martin Luther stellte sich Kohlhaas freiwillig den Gerichten, die eine ordnungsgemäße Verhandlung durchführten. Kohlhaas erhielt zwar Recht gegen den Junker, wurde aber wegen Verletzung der Landesfriedensordnung zum Tode verurteilt.

Der Fanatiker Kohlhaas reagierte unmittelbar nach der Kränkung nicht mit einem offenen heftigen Durchbruch seiner Wut- und Hassaffekte, sondern hielt seine Erregung in eiserner Selbstkontrolle. Er führte einen gerechten Krieg für das Allgemeinwohl im Sinne einer maskierenden Idealisierung und machte dadurch für sich unsichtbar, dass er auch seinen persönlichen überstarken Rachedurst mitbefriedigte (Bolterauer 1974, S. 300). Er konnte so von seiner narzisstischen persönlichen Verletzbarkeit ablenken.

Adolf Hitler

Die Herkunft von Hitler weist Merkmale auf, die nicht zu seinem an bürgerlichen Wert- und Normkriterien orientierten Weltbild passten und die er deshalb geheim halten und verdrängen wollte. Sein Vater stammte aus einer unehelichen Beziehung und war in ärmlichen Verhältnissen aufgewachsen; er wurde von seiner Mutter bereits im Alter von 5 Jahren getrennt und es bestanden Anzeichen für eine mögliche jüdische Herkunft väterlicherseits (Müller-Braunschweig 1985, S. 313). Die Mutter von Hitler war eine einfache Dienstmagd und hatte vor der Geburt von Adolf in kurzen Abständen drei Kinder verloren. In der Schule erbrachte Hitler schlechte Leistungen und wurde daher von seinem Vater regelmäßig brutal verprügelt. Der Vater, der mit allen Mitteln verhindern wollte, dass Hitler seinen Berufswunsch „Kunstmaler" verwirklichen könnte, starb, als dieser 13 Jahre alt war. Vier Jahre später starb die Mutter an einer Krebserkrankung. Vom behandelnden Arzt ist nach deren Ableben die Aussage überliefert: *„Ich habe in meiner beinahe 40-jährigen ärztlichen Tätigkeit nie einen jungen Men-*

schen so schmerzgebrochen und leiderfüllt gesehen, wie der junge Adolf Hitler gewesen ist" (Stierlin 1975, S. 28). Nach dem Tod des Vaters scheiterte Hitlers Bewerbung um die Aufnahme in die Kunsthochschule zweimal. Im 1. Weltkrieg zeichnete er sich als Meldegänger zwar durch tapferes Verhalten aus, wurde aber wegen ungenügender Führungsqualitäten nicht befördert (Müller-Braunschweig 1985, S. 315). Durch die Nachricht der Kapitulation, die er durch eine Ansprache des Pfarrers im Lazarett im Alter von 30 Jahren erfuhr, war er zutiefst erschüttert (Müller-Braunschweig 1985, S. 315; Mendel 1972, S. 212)

Rudolf Höss

Rudolf Höss (1900–1947) wird oft als Beispiel für jene Art von Durchschnittsbürgern erwähnt, die unter den Bedingungen eines despotischen Regimes sich zu den grausamsten Taten hinreißen lassen. Er betrachtete sich selbst als mitverantwortlich für den Tod von 2 ½ Millionen Menschen und wurde 1947 in Auschwitz hingerichtet. Er hinterließ eine detaillierte Autobiographie, die er während seiner Haftzeit in Krakau verfasst hatte. Weitere Informationen zu seiner Persönlichkeit liefert das *Nürnberger Tagebuch* von Gustave M. Gilbert, Gerichtspsychologe im Nürnberger Kriegsverbrecherprozess (Gilbert 1987). Der Vater, ein streng katholischer Geschäftsmann, erzog Höss mit militärischen Methoden. Er faszinierte ihn mit seinen Berichten über seine Kämpfe während seiner Dienstzeit in Ostafrika. Das Verhältnis zwischen den Eltern soll zwar harmonisch gewesen sein, jedoch ohne herzliche Gefühle. Der Vater legte ein religiöses Gelübde ab, dass der Sohn Priester werden und den Beruf eines Missionars ergreifen sollte. Zwar wurde Höss nie geschlagen, musste aber wegen kleineren Verfehlungen Bussgebete verrichten. Seinen eigenen Angaben zufolge sei er dadurch eigensinnig und verschlossen geworden. Er war in der Schulzeit ein Einzelgänger, hatte nie warmherzige Beziehungen innerhalb und außerhalb der Familie und setzte sich gegen seine Klassenkameraden mit Unerbittlichkeit durch. Als Ministrant legte er einen großen Eifer an den Tag (vgl. Höss 1998, S. 34). Nach einem Verrat des Beichtvaters bei seinem Vater verlor er sein Vertrauen zum Priesteramt, ein Jahr vor dessen Tod, kurz vor dem 1. Weltkrieg. Gegen den Widerstand der Mutter meldete Höss sich zum Kriegsdienst und leistete in jenem Regiment Dienst, in dem bereits sein Vater und Grossvater gedient hatten. Kurz darauf starb seine Mutter, die ihn brieflich ermahnt hatte, entsprechend dem Gelübde des Vaters sich dem Priesteramt zu weihen. Er war von einer prägenden Faszination ergriffen, als er seinen „Soldatenvater" „mit eiserner Ruhe schiessen" sah. Und nachdem ein gegnerischer Soldat von ihm niedergestreckt wurde, machte das auf ihn einen unauslöschlichen Eindruck: „Mein erster Toter! – der Bann war gebrochen" (Höss 1998, S. 42). 1922 trat er aus der Kirche aus und in die NSDAP ein. Im Parchimer Schemmer Mordprozess wurde er zu 10 Jahren Zuchthaus verurteilt, 1928 aber vorzeitig entlassen. 1929 heiratete Höss und trat dann 1933 in die SS ein. Von 1934 bis 1938 war er Block- und Rapportführer im Konzentrationslager Dachau, von 1938 bis 1940 Adjutant im Konzentrationslager Sachsenhausen, von 1940 bis 1943 Kommandant in Auschwitz, von 1943 bis Mai 1945 Amtschef bei der Inspektion der Konzentrationslager (s.a. Tenenbaum 1953).

Im mörderischen Verhalten von Höss ist im Sinne einer perversen Symbolbildung die Verarbeitung besonderer Merkmale von Lebensgeschichte und Persönlichkeit zu erkennen. Als Kommandant von Auschwitz realisierte Höss ein Horrorszenario als Wiederholung eigener Erlebnisse. Er wehrte die passive Schmerzerfahrung durch aktive Leidenszufügung ab, verwandelte den *erlittenen Tod* in einen *zugefügten Tod*. In diesem lebte er eine Angstlust aus, eine Libidinisierung des Grauens, das dem typischen Nebeneinander von Gut und Böse im sadistischen Akt entspricht.

Ulrike Meinhof

Die Kindheit von Ulrike Meinhof war geprägt von Krieg und vom Tod beider Eltern. Sie verlor ihren Vater im Alter vom fünfeinhalb Jahren (Prinz 2003, S. 35). Im Alter von zehn Jahren erlebte sie den Zusammenbruch des Dritten Reichs. Im Gegensatz zu ihrer Schwester, die ernst und zurückhaltend gewesen sein soll, war sie ein unternehmungslustiges und kontaktfreudiges fröhliches Mädchen (Prinz 2003, S. 34). Sie fühlte sich aber zu Schwachen und Hilfsbedürftigen hingezogen. Die Schwestern in der katholischen Mädchenschule waren für sie ein Vorbild. Mit ihrer Offenheit und Ehrlichkeit war sie bei ihren Klassenkameradinnen beliebt, für die sie auch Sprecherin war. Wissbegierig beschäftigte sie sich auch schon mit Philosophie; mit zwölf Jahren hat sie das Gefühl gehabt, Kant verstanden zu haben. Kurz vor ihrer Konfirmation starb ihre Mutter an einem Asthmaanfall. Sie wurde hierauf von der bekannten Historikerin Renate Riemeck aufgezogen, einer engagierten Antifaschistin, die Rudolf Steiner und Johann Heinrich Pestalozzi verehrte. Später besuche Ulrike die Rudolf Steiner Schule. Sie identifizierte sich mit ihrer Pflegemutter, war aber im Unterschied zu ihr wenig politisch. Sie war stattdessen getrieben von der Frage nach dem richtigen und falschen Leben. Ihre politische Radikalisierung begann mit der Auflehnung gegen die atomare Aufrüstung und den Vietnamkrieg etwa ab dem Jahre 1957. Ein starker Radikalisierungsschub wurde bei ihr ausgelöst nach der Erschießung des Studenten Benno Ohnesorg 1967 und dem darauf folgenden Freispruch des Polizeimeisters, der die Schüsse abgegeben hatte.

„Vor dem Hintergrund der Biographie erscheint ihre Radikalisierung und Fanatisierung als eine Verdrängung des Krebselends, das sie mit dem Tod ihrer beiden Eltern in der Kindheit erlebt hatte. Hitler, die atomare Aufrüstung, die Napalmbomben in Vietnam, der Tod von Benno Ohnesorg waren für sie Symbole von Zerstörung und Tod, die sie bei ihren Eltern ohnmächtig und hilflos erlebt hatte. Sie wurde nicht ernstgenommen in ihrem Bemühen um das Gute, mit dem sie das Böse zu verdrängen versuchte. Und dieses Nicht-ernst-genommen-Werden löste bei ihr die *panische Wende* aus, die Inszenierung der kindlichen Not" (Miller 1980, S. 272).

3 Moralpsychologischer Ausblick: Zur Bedeutung des Zweifel(n)s

Fanatismus lässt sich in seinem Erscheinungsbild und in seiner psychologischen Durchdringung u. a. auch als Fehlen selbstreflexiven Infragestellens, als Unfähigkeit zu zweifeln, umschreiben (vgl. Gmür 2006). Wenngleich zu zweifeln mit Unsicherheitsgefühlen einhergehen kann und daher mit bestimmten Vorstellungen und Selbstbildern von (vermeintlicher) Selbstsicherheit und (scheinbarem) Selbstbewusstsein unvereinbar ist, hat zweifeln zu können eine wichtige Bedeutung für den unabschließbaren Prozess der Identitätsbildung. Die Fähigkeit zu zweifeln erlaubt es, die Überzeugungen, die Meinungen, von denen man sicher zu sein glaubt, zu hinterfragen. Nicht zuletzt beinhalten Wendungen wie „ich meine, dass" ein Maß an Bescheidenheit, weil die Wahrheitssuche offen gehalten und die Option einer höheren bzw. anderen Wahrheit dadurch zugelassen wird. Ermöglicht wird so eine Übereinstimmung von Subjektivität und Objektivität – von der eigenen subjektiven Meinung und der objektiven Wahrheit. So wird der Zweifel nicht nur biografisch, sondern auch sozial und politisch zu einem verunsichernden und kritischen Element, das den psychischen und machtpolitischen Interessenrealismus hinterfragt und bedroht. Durch den Vorgang des Zweifelns werden Selbstverständlichkeiten und festgefahrene Meinungen in Frage gestellt, vorherrschende Normokratien werden unterminiert. So kann ein bedächtiger Zweifel durchaus blind wütende Überzeugungen bändigen und ein stetiges Nachdenken über Überzeugungen in einer Ethik der Lebenskunst des Zweifelns münden.

Überhaupt benötigt eine reflektierte Überzeugung die Methode des Zweifelns, um Kritik zuzulassen, um (vorläufige) Wahrheiten zu hinterfragen. Dem Zweifel zugrunde liegt die ursprüngliche Fähigkeit zu staunen – die Fähigkeit einer unbefangenen Wahrnehmung, was die Tatsache einschließt, Fragen ganz selbstverständlich stellen zu dürfen. Vor allem im Kindesalter drückt sich das Staunen durch eine originelle Denkart aus: die Neugierde als Durst nach Erkenntnis, das Staunen an der Welt. Dabei ist die Doppelstruktur des Staunens zu beachten: Es ist sowohl Sehnsucht als auch Erfüllung, Verwunderung und Bewunderung, Frage und Antwort zugleich. Eine Sache zu bestaunen, impliziert die Erfahrung eines Mangels, eines noch nicht Bekannten und zugleich die Ahnung einer Vollkommenheit. Im Kindesalter geschieht also, aufbauend auf der Grundlage des Staunens, das Zweifeln noch sehr viel radikaler, weil hier die Welt noch nicht aus einer Selbstverständlichkeit heraus betrachtet wird. Unvoreingenommenes Fragen hat lediglich das Ziel, zu einer Erkenntnis zu kommen, nicht die Absicht einer Bestätigung. Im Laufe des Lebens bieten sich uns allerdings immer mehr Möglichkeiten, Meinungen, Absichten oder Überzeugungen kritisch zu hinterfragen – an ihnen zu zweifeln. Doch ist es gerade der Prozess des Zweifelns, der uns die Möglichkeit eines offenen Weltumgangs bietet, der Zeit erfordert und daher quer steht zu Leichtgläubigkeit und vorschnellen Gewissheitsbestrebungen. Es soll daher nicht die Forderung nach der Rückkehr eines fragenden Zweifels gestellt werden, da Gefühle – es sei an die Neugierde im Kindesalter erinnert – nicht durch eine solche Forderung hervorgerufen, sondern nur spontan evoziert werden können. Gefordert wird hingegen ein *reflektiertes Zweifeln*, das kritisches Denken und Ehrfurcht vor dem Leben ausdrückt – eine Grundhaltung des Respekts und des Wohlwollens allem Lebendigen gegenüber mit Empathie, Toleranz und Solidarität. In solch einer Grundhaltung ist es uns möglich, uns als Teil der Schöpfung zu verstehen, als Menschen, die zum Staunen fähig sind – ein Staunen im Sinne eines Erkenntnisgewinns und aus Achtung heraus.

4 Literatur

4.1 Referenzliteratur

Bolterauer, L. (1974): „Der Fanatismus. Eine tiefenpsychologische Studie". In: Psyche 29, S. 287–315.

Conzen, P. (2005): *Fanatismus, Psychoanalyse eines unheimlichen Phänomens.* Stuttgart: Kohlhammer.

DSM-IV-TR (2003): *Diagnostisches und statistisches Manual psychischer Störungen IV: Textrevision.* Hrsg. v. H. Sass, H.-U. Wittchen, M. Zaudig, I. Houben, Göttingen: Hogrefe.

Fichte, J. G. (o.J.): *Werke,* hrsg. und eingeleitet von Friedrich Medicus, Auswahl in sechs Bändern, zweite Vorlesung. Leipzig: Felix Meiner.

Fromm, E. (1976): *Haben oder Sein. Die seelischen Grundlagen einer neuen Gesellschaft.* [37]2010. München: dtv.

Gilbert, D. M. (1987): *Nürnberger Tagebuch.* Frankfurt am Main: Fischer.

Gmür, M. (2006): *Die Unfähigkeit zu zweifeln. Welche Überzeugungen wir haben und wann sie pathologisch werden.* Stuttgart: Klett-Cotta.

Hole, G. (1988): „Fundamentalismus, Dogmatismus, Fanatismus. Der Konsequenzzwang in der Persönlichkeitsstruktur und die Chance der Toleranz". In: Zulehner, P. M. (Hrsg.): *Pluralismus in Gesellschaft und Kirche – Ängste, Hoffnungen, Chancen.* München, Zürich: Schnell & Steiner, S. 56–85.

Hole, G. (2004): *Fanatismus. Der Drang zum Extrem und seine psychischen Wurzeln.* Gießen: Psychosozial-Verlag.

Höss, Rudolf ([16]1998): *Kommandant in Auschwitz. Autobiographische Aufzeichnungen.* Hrsg. von Martin Broszat. München: dtv.

ICD-10 (2014): *Internationale statistische Klassifikation der Krankheiten und verwandter Gesundheitsphänomene.* Für Deutschland: Deutsches Institut für Medizinische Dokumentation und Information ICD-10-GM. Version 2014 (abrufbar unter: http://www.dimdi.de/static/de/index.html).

Jung, C. G. (1986): Gesammelte Werke Bd. 10: *Zivilisation im Übergang*. Olten: Walter.

Klein, M. (1962): *Das Seelenleben des Kleinkindes. Beiträge zur Psychoanalyse*. Stuttgart: Klett.

Kohut, H. (1973): „Überlegungen zum Narzissmus und zur narzisstischen Wut". In: Psyche 27, S. 513–554.

Kraeplin, E. ([4]1893): *Psychiatrie – Ein Lehrbuch für Studirende und Aerzte*. Leipzig: Barth.

Kretschmer, E. ([20]1951): *Körperbau und Charakter: Untersuchungen zum Konstitutionsproblem und zur Lehre von den Temperamenten*. Berlin: Springer.

Mendel, G. (1972): *Die Revolte gegen den Vater*. Frankfurt a.M.: Suhrkamp.

Miller, A. (1980): *Am Anfang war Erziehung*. Frankfurt a.M.: Suhrkamp.

Müller-Braunschweig, H. (1985): „Hitler und seine Gefolgschaft". In: Psyche 39, S. 301–329.

Peters, U. H. ([4]1990): *Wörterbuch der Psychiatrie und medizinische Psychologie*. München: Urban und Schwarzenberg.

Petrilowitsch, M. ([2]1964): *Abnorme Persönlichkeiten*. Basel, New York: S. Karger.

Prinz, A. (2003): *Lieber wütend als traurig. Die Lebensgeschichte der Ulrike Marie Meinhof*. Weinheim, Basel: Beltz.

Stierlin, H. (1975): *Adolf Hitler. Familienperspektiven*. Frankfurt a.M.: Suhrkamp.

Tenenbaum, J. (1953): „Ausschwitz". In: „Retrospect. The Self-Portrait of Rudolf Höss, Commander of Ausschwitz". In: Jewish Social Studies 15, S. 203–236.

Weitbrecht, H.-J. (1948): *Beiträge zur Religionspsychopathologie*. Heidelberg: Scherer.

4.2 Literatur zur Einführung

Gmür, M. (2006): *Die Unfähigkeit zu zweifeln. Welche Überzeugungen wir haben und wann sie pathologisch werden*. Stuttgart: Klett-Cotta.

4.3 Literatur zur Vertiefung

Broszat, M. (1985): „Plädoyer für eine Historisierung des Nationalsozialismus". In: Merkur 39, S. 373–385.

Fest, J. C. (1980): *Das Gesicht des Dritten Reiches: Profil einer totalitären Herrschaft*. München: Piper.

Funke, D. (1991): „Das halbierte Selbst. Psychische Aspekte des Fundamentalismus". In: Kochanek, H. (Hrsg.): *Die verdrängte Freiheit. Fundamentalismus in den Kirchen*. Freiburg, Basel, Wien: Herder, S. 83–93.

Leuzinger-Bohleber, M., Klumbies, P.-G. (2010) (Hrsg.): *Religion und Fanatismus. Psychoanalytische und theologische Zugänge*. Göttingen: Vandenhoeck & Ruprecht.

Teil IV:
Ethische Grundbegriffe aus moralpsychologischer Perspektive

Einführung

Viktoria Lenz

Das vierte Kapitel widmet sich der transdisziplinären Einbettung ausgewählter ethischer Grundbegriffe, indem diese aus einer humanwissenschaftlichen Perspektive betrachtet werden.

Siegfried Preiser und Constanze Beierlein beschäftigen sich in ihrem Beitrag mit dem „Gerechtigkeitsempfinden". Die Autoren stellen zunächst unterschiedliche Gerechtigkeitskonzepte dar. Dabei wird zwischen Verteilungsgerechtigkeit (distributive Gerechtigkeit) und ihren unterschiedlichen Prinzipien (Bedürfnisprinzip, Gleichheitsprinzip, Leistungsprinzip), nach denen gehandelt werden kann, und der Gerechtigkeit von Sanktionen (retributive Gerechtigkeit) unterschieden, die letztendlich – unbedingt zusammen mit der Beurteilung der Angemessenheit des Strafmaßes – verletzte Gerechtigkeit wieder heilen sollen. Eine zentrale Einsicht ist, dass in den meisten sozialen Interaktionen das Gleichheitsprinzip bevorzugt wird, zugleich jedoch der Status des Gegenübers eine Rolle spielt (Ausnahmen sind der persönliche Nahbereich der Familie und bedürftige Menschen). Empirische Studien zeigen, dass die aus dem Gerechtigkeitsmotiv des Menschen abgeleiteten Gerechtigkeitsüberzeugungen als Persönlichkeitsvariablen von individuellen Sozialisationserfahrungen abhängig sind. Moralisches Hilfehandeln, um eine Ungerechtigkeit zu eliminieren, kann durch ein bestimmtes Gerechtigkeitsmotiv in Gang gesetzt werden. In der psychologischen Gerechtigkeitsforschung werden unter dem Merkmal der Ungerechtigkeitssensibilität vier verschiedene Arten erfasst (Opfersensibilität, Tätersensibilität, Nutznießersensibilität, Beobachtersensibilität), die alle eine gewisse Sorge um Gerechtigkeit enthalten. Je nach Ausprägung dieses Merkmals lassen sich Rückschlüsse auf die Ausprägung prosozialen Verhaltens ziehen.

Mit dem Begriff des Glücks aus moralpsychologischer Sicht beschäftigt sich der Beitrag von Anton A. Bucher. Er zeigt auf, dass „Glück" altruistisches und moralisches Verhalten begünstigt und klärt zunächst die Frage, wodurch Glück psychologisch definiert ist. So verschieden psychologische Glücksbestimmungen auch sind, ist anscheinend das physiologische Glückserleben bzw. der Ausdruck von Glück universal. Glück meint ein subjektives Phänomen, das von bestimmten Variablen abhängt. Es hängt insofern mit moralischem bzw. altruis-

259

tischem Handeln zusammen, als dieses durch verschiedene glücksförderliche Motivationen beeinflusst wird (z. B. Aufrechterhaltung der guten Stimmung durch prosoziales Handeln, reziproker Altruismus).

Gerald Hüther geht in seinem Beitrag auf die empirischen Grundlagen der „Liebe" ein. Dies wird am Beispiel der Partner- und Elternliebe verdeutlicht. Die Kraft der Liebe ist eine stabilisierende vereinigende Kraft sowohl innerhalb der Familie als auch innerhalb einer Partnerschaft. So verstanden kann Liebe als Bedingung der Möglichkeit für eine stabile Entwicklung angesehen werden.

Der Beitrag „Empathie" von Heribert Wahl thematisiert den Zusammenhang zwischen Empathie und Altruismus. Ein begriffsgeschichtlicher Zugang weist darauf hin, dass die Moralphilosophie im englischsprachigen Raum statt *empathy* meist *sympathy* verwendet. In Auseinandersetzung mit der Psychoanalyse und der Selbstpsychologie wird die Entwicklung zu der von Intersubjektivität geprägten psychoanalytischen Sichtweise auf Empathie skizziert. Auf dieser Grundlage sowie mittels zentraler neurobiologischer Befunde zu Empathie wird die Verbindung von Empathie und Moral reflektiert. Dabei ist Empathie nicht per se moralisch. Sie führt nicht automatisch zu prosozialem Denken und Handeln, sondern kann als verstärkendes Potential wirken. Empathie verbindet jedoch im Prozess der Entscheidungsfindung die rationalen Abwägungen mit einer emotionalen Komponente des Nachfühlens bzw. Einfühlens. Es werden Gedanken und Gefühle im Sinne eines Mehr-Wissens erkannt, wobei zunächst einmal nichts über deren Bewertung und die daraus resultierende Reaktion ausgesagt ist. Moralische Einschätzungen und Urteile sowie die moralische Motivation können durch Empathie beeinflusst werden.

Ähnlich wie ein gelingendes „Erlernen" von Empathie idealerweise in der frühen Kindheit und im Umfeld der Familie stattfinden sollte, zeigt Karl Heinz Brisch in seinem Beitrag „Vertrauen", dass die Befähigung zu einem Gefühl des Vertrauens als notwendiges Fundament für die weitere erfolgreiche Lebensführung gilt. Dies resultiert aus einer sicheren emotionalen früheren Bindungsentwicklung in den ersten beiden Lebensjahren eines Säuglings. Nach einer Erläuterung der Bindungstheorie, die in den 1950er Jahren begründet wurde, werden verschiedene Konzepte (Feinfühligkeit der Bezugsperson, Bindungsqualität des Kindes, Bindungshaltung der Bezugsperson, Bindungskontinuität in der Gesellschaft allgemein) zur Validierung der Bindungstheorie dargestellt. Dabei werden auch ausgewählte Zusammenhänge mit anderen psychopathologischen Störungen behandelt. Die Befunde verdeutlichen, dass die Ausbildung von Vertrauen Einfluss auf die spätere Gestaltung zwischenmenschlicher Beziehung hat – und damit auch darauf, wie sich das Individuum später an moralischen Werten, gesellschaftlichen Normen und Strukturen orientieren kann.

Der Beitrag „Scham, Schuld und Schuldgefühle" von Micha Hilgers qualifiziert Scham und Schuldgefühle als moralische Affekte. Diese sind maßgeblich für soziales Miteinander, für das Selbstwertgefühl des Individuums und für sich genommen nicht pathologisch. Eine wichtige Unterscheidung zwischen beiden

Affekten ist die Transitivität bzw. Intransitivität. Schuld geht von einer grundsätzlichen Kontrolle des Individuums aus, das sich hadernd fragt, warum es so und nicht anders handelte. Dagegen ist das Individuum handlungsunfähig der Scham gegenübergestellt, die plötzlich erlitten wird. Relevant ist zudem die Unterscheidung zwischen Schuld und Schulgefühlen: Reale Schuld hat Sanktionen zur Folge, weil sie einen konkreten Verstoß gegen das geltende gesellschaftliche Normsystem markiert, im Gegensatz zu Schuldgefühlen als die damit verbundenen Emotionen schuldhaften Erlebens. Da soziale Regeln und Konventionen meist nicht legislativ erfasst sind, spricht Hilgers in diesem Zusammenhang von einer subjektiven Moral. Die Vielfalt von (sozialen) Bezugssystemen und die damit auch verbundene Normenvielfalt fordern vom Individuum oft persönliche Entscheidungen, die auch das Gewissen als subjektive Kontrollinstanz betreffen.

Gerechtigkeitsempfinden

Siegfried Preiser, Constanze Beierlein

Abstract: Gerechtigkeit als persönliches und gesellschaftliches Ziel ist ein universelles Anliegen der Menschheit, das als Wunschdenken zu einem unreflektierten Glauben an eine gerechte Welt führen kann. Nach welchen Kriterien Gerechtigkeit bemessen wird, weist jedoch große Unterschiede auf, beispielsweise nach dem Leistungs-, Gleichheits- oder Bedürfnisprinzip. Menschen unterscheiden sich auch nach ihrer Sensibilität für beobachtete oder selbst erlittene oder gar selbst verursachte Ungerechtigkeit. Besonders problematisch erscheint eine Tendenz, aufgrund der Überzeugung, dass es in der Welt gerecht zugehen müsse, beobachtete Ungerechtigkeiten zu ignorieren, zu bagatellisieren oder gar die Ungerechtigkeitsopfer abzuwerten und ihnen selbst die Schuld an ihrem Schicksal zuzuschreiben.

Schlagwörter: Gerechtigkeit, Ungerechtigkeitssensibilität, Rechtfertigung von Ungleichheit.

1 Einführung: Gerechtigkeit als universelles Anliegen

Gerechtigkeit ist ein zentrales Thema religiöser Vorschriften, philosophischer Diskurse und politischer Programme. In Handlungszusammenhängen dagegen sind Gerechtigkeitsfragen aber vor allem eine Quelle von subjektiven Wahrnehmungen, Urteilen, Motiven und Emotionen. Die Gerechtigkeitsthematik zieht sich durch die ganze Kulturgeschichte der Menschheit hindurch. Beispielsweise wird in den Psalmen der Bibel von der dankbaren Freude über als gerecht erlebte Wohltaten Gottes oder über die gerechte Strafe für den Übeltäter gesprochen, etwa „Ich danke dem Herrn um seiner Gerechtigkeit willen." (Psalm 7,18). Aber man findet auch zweifelnde und verzweifelte Klagen über Ungerechtigkeit, z. B.

„Erwecke dich und wache auf zu meinem Recht und zu meiner Sache, mein Gott und Herr!" (Psalm 35,23).

Wenn Fragen der Gerechtigkeit durch die Jahrtausende hindurch und über die verschiedensten Kulturen hinweg die heiligen und profanen Schriften der Weltliteratur beherrschen, dann muss es sich um eine menschen- und menschheitsbewegende Angelegenheit handeln. Deshalb ist die Annahme naheliegend, dass Gerechtigkeit ein universelles gedankliches Konzept, eine weltumspannende Idee ist und auf ein universelles menschliches Bedürfnis zurückgeht. Und wie bei Gesundheit, Wohlbefinden, Geld und anderen Werten, so ist es auch bei der Gerechtigkeit: Erst ein Mangel aktiviert Gefühle und Motive. Gerechte Zustände werden gerne hingenommen, aber Ungerechtigkeit lässt die emotionalen Wogen hochgehen. In Homers Ilias zieht sich Achilles im Lager der griechischen Belagerer Trojas grollend zurück, weil ihm in ungerechter Weise seine „Beute", eine Sklavin, weggenommen wird (Homer o.J.). Der Bibel zufolge provozierte Jesus das Gerechtigkeitsempfinden seiner Zuhörerinnen und Zuhörer u. a. mit einer Geschichte, in der Tagelöhner ihren vereinbarten Lohn erhalten, den viel später mit der Arbeit beginnenden Kollegen aber aus freiwilliger Freundlichkeit der gleiche Lohn ausgezahlt wird (Matthäusevangelium 20,1–16). Heinrich Kleists *Michael Kohlhaas* wird wegen einer eklatanten Ungerechtigkeit zum Anführer einer Brandschatz- und Mordbande; er nimmt die Todesstrafe gerne in Kauf, nachdem ihm nachträglich – kurz vor seiner Hinrichtung – ausgleichende Gerechtigkeit gewährt wird (Kleist 2012 [1810]).

Auch heute gehen die Emotionen hoch, wenn extrem ungleiche Einkommens- und Vermögensverhältnisse existieren, wenn Willkürjustiz, Justizirrtümer oder buchstabengetreue, aber als ungerecht empfundene Rechtsprechungen bekannt werden, wenn im schulischen oder beruflichen Alltag Ungerechtigkeiten erlebt werden. Fragen der sozialen Gerechtigkeit erfahren in den letzten Jahren eine wachsende gesellschaftliche Aufmerksamkeit. Dies zeigt sich zum Beispiel an den Reaktionen auf die Finanzkrise 2008, deren Auswirkungen unter dem Gesichtspunkt der sozialen Gerechtigkeit diskutiert werden (Noll und Weick 2012). Gemäß Presseberichten und Debattenbeiträgen im Deutschen Bundestag sah sich die Bundesregierung offenbar veranlasst, Hinweise auf gesellschaftliche Ungerechtigkeiten, die in der zugrundeliegenden wissenschaftlichen Expertise klar ausgesprochen wurden, nachträglich im Armutsbericht 2013 zu marginalisieren und zu bagatellisieren (Scholz 2013). Gerechtigkeit und Ungerechtigkeit sind – wie diese Beispiele zeigen – hochbrisante und hochemotionale Angelegenheiten. Nahezu gleichzeitig hatte eine im Februar 2013 publizierte Allensbach-Umfrage festgestellt, dass zwei Drittel der Deutschen glauben, die soziale Gerechtigkeit habe in den vergangenen Jahren abgenommen. Fast 70% sind überzeugt, dass die wirtschaftlichen Verhältnisse in Deutschland nicht gerecht seien (Sommersberg 2013).[1]

---

[1] Siehe auch http://www.presseportal.de/pm/39474/2415984/studie-des-instituts-fuer-demoskopie-ifd-allensbach-was-ist-gerecht-chancen-sind-der-entscheidende [zuletzt zugegriffen am 02.05.2017].

Ungerechtigkeiten in dieser Welt entstehen durch Zufälle und Schicksalsschläge, durch Naturkatastrophen und ungleich verteilte Ressourcen, aber auch – was vor allem moralisch relevant ist – durch menschliche Willkür. Dies ist allerdings nur bei ungleichen Machtverhältnissen möglich, ansonsten würden die Beteiligten Kompromisse und gerechte Lösungen aushandeln. Gegen illegitime, undemokratische Macht und Machtmissbrauch bleiben Trauer und resignativer Rückzug, ohnmächtige Wut und Protest und unter günstigen Bedingungen die kollektive Veränderung der Machtverhältnisse.

Warum erweist sich Gerechtigkeit als ein so zentrales Thema? Handelt es sich tatsächlich um ein angeborenes oder zumindest kulturübergreifendes Prinzip? Müsste dann nicht auf der Welt viel mehr Gerechtigkeit herrschen? Gerechtigkeit ist zwar ein weltweit relevantes Thema, aber die Vorstellungen über Prinzipien der Gerechtigkeit unterscheiden und verändern sich mit der individuellen Entwicklung, mit dem jeweiligen sozialen Kontext und mit dem sich historisch wandelnden kulturellen Umfeld. Gerechtigkeitsvorstellungen und die daraus abgeleiteten Urteile und Emotionen werden also offenbar durch Erfahrung gewonnen und verändert; sie sind subjektiven Einflüssen unterworfen.

Die folgenden Ausführungen behandeln daher ausgewählte subjektive Aspekte der Gerechtigkeit: unterschiedliche Gerechtigkeitskonzepte, das Bedürfnis nach Gerechtigkeit, den Glauben an eine gerechte Welt und den Glauben an die Möglichkeit von Gerechtigkeit als reale Utopie sowie die Sensibilität für Ungerechtigkeit. Die individuellen Entwicklungsschritte bei der Entstehung einer moralischen Urteilskompetenz, die für Gerechtigkeitserwägungen ebenfalls relevant sind, werden in einem eigenen Kapitel über das moralische Urteil behandelt (s. hierzu den Beitrag von G. Nunner-Winkler in diesem Band).

2 Gerechtigkeitsempfinden in der psychologischen Forschung

2.1 Unterschiedliche Gerechtigkeitskonzepte

Bezüglich der Frage, was gerecht sei, gibt es nicht nur unterschiedliche Urteilsniveaus im Entwicklungsverlauf (s. hierzu den Beitrag von Nunner-Winkler in diesem Band). Es werden auch ganz unterschiedliche Kriterien für gerechte Entscheidungen oder Handlungen herangezogen. Gerechtigkeitsprinzipien spielen eine Rolle bei der Verteilung begrenzter Ressourcen: Wie werden beispielsweise Studienplätze, Stipendien, Arbeitsplätze und Privilegien verteilt? Wer wird bei Organtransplantationen bevorzugt berücksichtigt? Welche Ressorts erhalten welche Mittel im Bundes- oder im Universitätshaushalt? Bei der Verteilungsgerechtigkeit (distributive Gerechtigkeit) werden in unterschiedlichen Kontexten und je nach subjektiven Gerechtigkeitsvorstellungen unterschiedliche Prinzipien bevorzugt (Perelman 1967; Schwinger 1980; Schmitt 1993): Innerhalb der Familie wird im Verhältnis zu den Kindern meist das *Bedürfnisprinzip* angewandt: Wer mehr braucht, bekommt mehr. Ältere Geschwister bestehen in der Regel bereits auf dem *Gleichheitsprinzip*: Alle bekommen das Gleiche. Im Ausbildungs- und Arbeitsleben wird meist das *Leistungsprinzip* genutzt: Wer sich mehr anstrengt oder wer mehr leistet, bekommt mehr. Aus Angst vor ungerechten Maßnahmen oder bei der Unmöglichkeit von rational gerechtfertigten Präferenz-Entscheidungen wird bisweilen auch das Zufallsprinzip genutzt: Das Los entscheidet über Lottogewinne, Studienplätze oder Einwanderungslizenzen. Trotz bester Absichten können Ungerechtigkeitsgefühle entstehen, wenn verschiedene Beteiligte in einer Verteilungssituation unterschiedliche Verteilungsprinzipien erwarten.

Unterschiedliche Gerechtigkeitsvorstellungen spielen auch eine Rolle bei der Beurteilung der Angemessenheit von Strafen oder anderen Handlungskonsequenzen (retributive Gerechtigkeit). Soweit diese nicht der Erziehung, der Resozialisierung, der Abschreckung oder dem Schutz potenzieller Opfer dienen, geht es auch dabei um die Herstellung verletzter Gerechtigkeit. Das wird am deutlichsten bei der Wiedergutmachung von materiellen oder körperlichen Schäden, beim Täter-Opfer-Ausgleich, aber auch bei anderen Strafen, die in der Öffentlichkeit und bei den Opfern das Gefühl vermitteln sollen, dass der (ausgleichenden) Gerechtigkeit Genüge getan wird. Unterschiedlich im Entwicklungsverlauf, aber auch zwischen erwachsenen Menschen, sind Vorstellungen darüber, inwieweit bei Strafen Schadenshöhe, Absichten und mildernde Umstände berücksichtigt werden sollen.

Das Handeln in sozialen Interaktionen wird dann als angemessen und gerecht empfunden, wenn Geben und Nehmen im Einklang stehen und alle Beteiligten gleichermaßen von der Beziehung profitieren. Dies ist der wesentliche Kern der von Homans (1968) begründeten Austauschtheorien und deren Konkretisierung in der Equity-Theorie (Adams 1965). Für soziale Interaktionen wird also das Gleichheitsprinzip bevorzugt – mit den schon genannten Ausnahmen im familiären Kontext und gegenüber anderen Bedürftigen und Hilflosen, bei denen der gerechte Austausch durch Erfahrungen der emotionalen Zuwendung, der Dankbarkeit oder der Befriedigung der persönlichen Helfermotivation erreicht wird.

2.2 Der Wunsch nach Gerechtigkeit und der Gerechte-Welt-Glaube

Viele Menschen sind überzeugt, dass es auf der Welt grundsätzlich gerecht zugeht und dass jeder letzten Endes das bekommt, was er verdient. Dies ist eine tröstliche und optimistisch stimmende Überzeugung. Deshalb ist es nachvollziehbar, dass sich Menschen an diesen Glauben halten wollen. Der Psychologe Melvin J. Lerner (1980) bezeichnete diese Überzeugung als Glauben an eine gerechte Welt (siehe auch Dalbert 1996). Da wir jedoch ständig mit Erfahrungen der Ungerechtigkeit in dieser Welt konfrontiert werden, hilft religiösen Menschen der Glaube, dass es wenigstens im Jenseits Gerechtigkeit geben werde (ultimative Gerechtigkeit im Kontrast zur immanenten Gerechtigkeit; vgl. Maes 1995).

Lerner postulierte als Quelle für den Gerechte-Welt-Glauben einen starken Wunsch nach Gerechtigkeit. Dieses Gerechtigkeitsmotiv soll sich wiederum aus dem Bedürfnis nach Sicherheit und Kontrolle über das eigene Leben ableiten. In einer als gerecht erlebten Welt kann man getrost Bedürfnisbefriedigungen und verdiente Belohnungen aufschieben, weil man sich eines angemessenen Ausgleichs sicher sein kann. In dieser Welt erscheinen die „Spielregeln" klar, durchschaubar und antizipierbar. Insofern lässt sich das Gerechtigkeitsmotiv auch auf das Bedürfnis nach Geborgenheit mit den Aspekten Vertrautheit, Verlässlichkeit und Orientierung zurückführen (Preiser 1993). Eine ungerechte Welt erscheint dagegen als bedrohlich und unkontrollierbar, da man befürchten muss, dass Bestrafungen und Rückschläge nicht durch ein gerechtes Schicksal oder durch eigenes Wohlverhalten vermieden oder kompensiert werden können. Sowohl das Gerechtigkeitsmotiv als auch die daraus abgeleiteten Gerechtigkeitsüberzeugungen können als Persönlichkeitsvariablen aufgefasst werden, die sich aufgrund der jeweiligen Sozialisationserfahrungen interindividuell unterschiedlich ausprägen.

Allerdings gab es in eigenen Untersuchungen keinerlei Hinweise darauf, dass im Erwachsenenalter der Glaube an eine gerechte Welt durch den – getrennt erfassten – Wunsch nach Gerechtigkeit motiviert sein könnte (Wermuth, Beierlein, Preiser 2008). Die Aufrechterhaltung dieses naiven Glaubens ist möglicherweise nur noch dem Wunsch nach Überschaubarkeit, Verlässlichkeit und Geborgenheit geschuldet.

Der Gerechte-Welt-Glaube scheint auf den ersten Blick eine optimistische, menschen- und weltfreundliche Grundhaltung zu sein. Er beinhaltet jedoch fatale Risiken, dann nämlich, wenn Menschen unausweichlich als Beobachter oder als Opfer mit Ungerechtigkeiten konfrontiert werden. In Laborexperimenten von Lerner und Simmons (1966) mussten Untersuchungsteilnehmer unter drei verschiedenen Versuchsbedingungen mit ansehen, wie andere Menschen in ungerechter Weise „bestraft" wurden. Eine beträchtliche Zahl der Beobachter richtete dabei Selbstverschuldungsvorwürfe an die Opfer, obwohl deren Unschuld eigentlich offensichtlich war. Diese Vorwürfe sowie die Tendenz, das Opfer abzuwerten, waren dann verstärkt zu beobachten, wenn die Teilnehmer über das weitere Schicksal des Opfers in Ungewissheit gelassen wurden oder wenn ihnen keinerlei Einflussmöglichkeiten auf den Verlauf des Experiments blieben. In einer Versuchsbedingung konnten die Teilnehmer jedoch in das Geschehen eingreifen und zeigten dabei eine Tendenz zur Wiedergutmachung in Form von Maßnahmen, um das Opfer für dessen ungerechtes Schicksal zu entschädigen.

Auch in Deutschland ergab eine Studie von Mohiyeddini und Montada (1998), dass bei einem stark ausgeprägten Glauben an eine gerechte Welt und gleichzeitig gering ausgeprägter Erwartung, Gerechtigkeit durch eigenes Handeln fördern zu können, eine Tendenz zur Abwertung von Opfern besteht. Personen, die glaubten, einen eigenen Beitrag zur Gerechtigkeit leisten zu können, tendierten dagegen eher dazu, sich aktiv für Gerechtigkeit einzusetzen und die Opfer nicht abzuwerten.

Werden also Handlungsmöglichkeiten gesehen, um helfend in das Geschehen einzugreifen, so stellt das Gerechtigkeitsmotiv eine Triebfeder prosozialen Handelns dar. Durch Hilfeleistung oder Kompensation der Ungerechtigkeit wird Gerechtigkeit zumindest ansatzweise wieder hergestellt, und der Wunsch nach Gerechtigkeit und der Gerechte-Welt-Glaube bleiben unangetastet. Werden keine erfolgversprechenden Handlungsmöglichkeiten gesehen oder bleiben die ergriffenen Maßnahmen erfolglos, so kann das Gerechtigkeitsmotiv dagegen eine Abwertung der Opfer und Selbstverschuldungsvorwürfe hervorrufen. So wird das schlimme Schicksal kognitiv gerechtfertigt, um die kognitive Dissonanz zwischen Gerechtigkeitsüberzeugungen und wahrgenommener Ungerechtigkeit zu reduzieren und so eine emotionale Verunsicherung zu vermeiden. „Unschuldige Kinder" als Opfer einer HIV-Ansteckung durch Bluttransfusionen oder unschuldige Zivilisten als „Kollateralschaden" kriegerischer Auseinandersetzungen stören das Gerechtigkeitsempfinden in besonders eklatanter Weise; in anderen Fällen fällt es leichter, den Opfern eine gewisse Mitschuld zuzuschreiben, beispielsweise bei den Opfern eines Bandenkriegs im kriminellen Milieu oder bei Unfallopfern einer besonders riskanten Sportart. Schuldzuweisung und moralische Abwertung mit besonders perfiden Wirkungen für die Opfer sind die weit verbreiteten „Vergewaltigungsmythen", die unzutreffende Entschuldigungen für die Vergewaltiger und Schuldzuweisungen an die Opfer sind; damit wird die Ungerechtigkeit des Geschehens kognitiv geleugnet, verharmlost, umgedeutet und gerade dadurch das Schicksal der Opfer verschlimmert (vgl. Bohner 1998; Weber 2010).

2.3 Rechte Ideologien und Rechtfertigung von Ungleichheit

In einer zunächst spekulativen Hypothese war die Vermutung geäußert worden, Anhänger der „Neuen Rechten" (Schweer 2003) könnten Opfer ihres Glaubens an eine gerechte Welt geworden sein. Indem sie offensichtliche Ungleichheiten in unserer Gesellschaft als Folge von Ungleichwertigkeiten oder als unvermeidliche Gegebenheiten interpretierten, könnten sie ihren Glauben an Gerechtigkeit aufrechterhalten und von Maßnahmen zur Beseitigung der Ungleichheit absehen (Preiser 2003). Ausgangspunkt dieser Hypothese war die drängende Frage, warum rechte Ideologien auch unter gebildeten Personen Resonanz finden. Hauptkennzeichen der alten und der neuen Rechten ist eine Ideologie der Ungleichheit, verbunden mit einer undifferenzierten Kategorisierung in wertvolle und weniger wertvolle Menschen: Leistungsfähige und Behinderte, Beschäftigte und Arbeitslose, Einheimische und Fremde. Was könnte kognitiv differenzierte Menschen dazu bringen, offensichtliche Ungerechtigkeiten zu leugnen oder gar moralisch zu legitimieren? Derartige Tendenzen, die in der Vergangenheit eher für rechte Ideologien charakteristisch waren, machen sich seit einiger Zeit zunehmend in der ideologischen Mitte der deutschen Gesellschaft breit (Bundschuh 2012; Decker, Brähler, Geißler 2006; Frindte und Preiser 2007).

„Rechtfertigung von Ungleichheit" lässt sich als ein Merkmal auffassen, das interindividuelle Unterschiede zwischen verschiedenen Personen aufweist (Preiser und Wermuth 2003). Dieses Merkmal beinhaltet die Tendenz, offensichtliche gesellschaftliche Ungleichheiten als unvermeidbar oder sogar legitimiert zu betrachten. Ungleichheiten werden dann nicht mehr als ungerecht – und somit nicht mehr als Störung des Glaubens an eine gerechte Welt – erlebt. Derartige Rechtfertigungsargumente sind in allen Schichten der Bevölkerung und im gesamten politischen Spektrum zu finden. Sie können als Indikator subtiler oder latenter rechter Ideologietendenzen betrachtet werden (Preiser 2004). Als Risikofaktor für diese Tendenz hat sich in mehreren Studien der Gerechte-Welt-Glaube erwiesen. Wer überzeugt ist, dass es auf der Welt insgesamt gerecht zugeht, wird offensichtliche Ungleichheiten eher ignorieren, bagatellisieren oder sogar als gerechtfertigt ansehen.

Gibt es Bedingungen, die verhindern, dass der unkritisch-illusionäre Gerechte-Welt-Glaube zur Legitimierung von Ungleichheit führt? Ja, bei einer Stichprobe von Studierenden hat sich die kollektive Selbstwirksamkeit als ein Schutzfaktor herausgestellt: Wer überzeugt ist, dass gesellschaftliche Ziele durch gemeinschaftliches politisches Handeln erreicht werden können, ist vor Rechtfertigungstendenzen eher geschützt. Vor allem dort, wo ein ausgeprägter Gerechte-Welt-Glaube die Rechtfertigung von Ungleichheit besonders fördern könnte, bietet die kollektive Selbstwirksamkeit ein gewisses Gegengewicht (Beierlein, Werner, Preiser, Wermuth 2011).

Einen noch deutlicheren Schutzeffekt hat der „Glaube an die Möglichkeit von Gerechtigkeit". Dieses Einstellungsmerkmal konnte mit Erfolg als Ergänzung zum Glauben an eine gerechte Welt konzipiert werden. Zwar korreliert der Glaube an die Möglichkeit von Gerechtigkeit positiv mit dem Gerechte-Welt-Glauben. Wer die Welt für gerecht hält, bejaht natürlich auch die Möglichkeit zukünftiger Gerechtigkeit. Der Glaube an Gerechtigkeit als eine realistische Utopie zeigt aber einen entgegengesetzten Effekt auf die Rechtfertigung von Ungleichheit: Wer glaubt, eine gerechte Welt wäre im Prinzip möglich, tendiert weniger zur Rechtfertigung von Ungleichheit als eine Person, die eine gerechte Welt für unmöglich hält (Wermuth, Beierlein, Preiser 2008).

Zusammenfassend kann man festhalten, dass der Glauben an eine gerechte Welt möglicherweise zum aktiven Einsatz für Gerechtigkeit motiviert, wenn entsprechende erfolgversprechende Handlungsmöglichkeiten gesehen werden. Er stellt jedoch auch einen Risikofaktor dar, der die Abwertung von Opfern und die Rechtfertigung von existierenden Ungleichheiten in der Gesellschaft begünstigt. Demgegenüber lässt sich neben der kollektiven Selbstwirksamkeit vor allem die optimistische Überzeugung, dass mehr Gerechtigkeit möglich wäre, als Schutzfaktor betrachten, der Rechtfertigungstendenzen abmildert. Daraus ergeben sich möglicherweise Ansatzpunkte für emanzipatorische Bildungsmaßnahmen. Wenn es gelänge, im Rahmen der politischen Bildung den unkritisch-illusionären Glauben an eine bereits existierende gerechte Welt durch den hoffnungsvoll-optimistischen Glauben an die Möglichkeit von Gerechtigkeit zu ersetzen, könnten die fatalen Nebenwirkungen des Gerechte-Welt-Glaubens, die Rechtfertigung von Ungleichheit und die damit verbundene Abwertung der Opfer, abgefedert werden.

2.4   Ungerechtigkeitssensibilität

Menschen nehmen Ungerechtigkeiten unterschiedlich wahr und reagieren in verschiedener Weise darauf. Aufbauend auf dieser Erkenntnis hat sich in der psychologischen Gerechtigkeitsforschung das Persönlichkeitsmerkmal der Ungerechtigkeitssensibilität etabliert (Schmitt, Neumann, Montada 1995). Das Persönlichkeitsmerkmal beschreibt Unterschiede in der Wahrnehmung sowie der emotionalen Reaktion auf widerfahrene und beobachtete Ungerechtigkeit (Schmitt, Baumert, Fetchenhauer et al. 2009). Die Persönlichkeitsunterschiede in der Ungerechtigkeitssensibilität lassen sich dabei über Situationen, Kontexte und Zeitpunkte hinweg beobachten (Schmitt 1996; Schmitt, Gollwitzer, Maes, Arbach 2005).

Empirische Studien haben gezeigt, dass die Ausprägung der Ungerechtigkeitssensibilität nicht nur zwischen Menschen variieren kann, sondern dass es auch innerhalb von Menschen unterschiedliche Facetten gibt (Schmitt, Baumert, Gollwitzer, Maes 2010); Ungerechtigkeiten können aus unterschiedlichen Perspektiven heraus erlebt werden: Menschen können Opfer, Beobachter, Täter oder Nutznießer einer Ungerechtigkeit sein (Schmitt, Baumert, Fetchenhauer et al. 2009). Entsprechend kann zwischen der Opfer-, der Beobachter-, der Nutznießer- und der Tätersensibilität differenziert werden. *Opfersensibilität* zeigt sich darin, dass die betroffenen Personen besonders empfänglich für Ungerechtigkeiten sind, welche der eigenen Person widerfahren und welche die Person aus der Rolle des Opfers heraus erlebt. *Nutznießersensibilität* zeigt sich in starken kognitiven und emotionalen Reaktionen, wenn Personen selbst von einer Ungerechtigkeit profitieren. Montada, Dalbert, Reichle und Schmitt (1985) erklären dies unter Verweis auf das Erleben „existenzieller Schuldgefühle": Die Benachteiligung anderer Personen und die (vermeintliche) Bevorzugung der eigenen Person können sie vor sich selbst schwer rechtfertigen. *Beobachtersensibilität* bedeutet die verschärfte Wahrnehmung von Ungerechtigkeiten, wenn Menschen Zeuge bzw. Zeugin von Ungerechtigkeiten werden. *Tätersensibilität* zeigt sich in einer besonderen Empfindlichkeit für Situationen, in denen Personen selbst eine Ungerechtigkeit begehen.

In allen vier Ungerechtigkeitssensibilitäten spiegelt sich eine Sorge um Gerechtigkeit wider, allerdings weisen die vier Perspektiven auch bedeutende Unterschiede auf: „Bei der Beobachter-, der Nutznießer- und der Tätersensibilität kommt der Wunsch nach Gerechtigkeit für andere und das Gefühl sozialer Verantwortung zum Ausdruck" (Beierlein, Baumert, Schmitt et al. 2013, S. 279). Nutznießer- und tätersensible Personen erleben vor allem Schuldgefühle. Bei Beobachtersensiblen zeigt sich insbesondere Empörung angesichts der erlebten Ungerechtigkeit. Opfersensible reagieren dagegen auf die ihnen widerfahrene Ungerechtigkeit mit Ärger. Neben der emotionalen Ebene unterscheiden sich die vier Perspektiven auch auf der Handlungsebene (Schmitt, Baumert, Fetchenhauer et al. 2009): Zur Wiederherstellung der Gerechtigkeit setzen die Opfersensiblen auf Vergeltung bzw. Bestrafung des Täters. Die Beobachtersensiblen setzen sich (ebenfalls) für die Bestrafung des Täters oder aber für den Ausgleich der Ungerechtigkeit ein. Die Nutznießersensiblen verzichten auf eigene Vorteile und unterstützen Benachteiligte, um Ungerechtigkeiten auszugleichen. Die Tätersensiblen streben danach, die verübte Ungerechtigkeit wieder gut zu machen, bestrafen sich selbst und/oder unterstützen das Opfer ihrer Handlungen.

Studienergebnisse zeigen, dass die Beobachter-, die Nutznießer- und die Tätersensibilität mit prosozialem Verhalten in Beziehung stehen (z. B. Solidarität mit Benachteiligten, kooperatives Verhalten; Gollwitzer, Rothmund, Pfeiffer, Ensenbach 2009). Demgegenüber hegen Opfersensible eher negative Gefühle gegenüber Anderen (z. B. geringeres zwischenmenschliches Vertrauen, stärkere Eifersuchtsgefühle). Opfersensible nehmen die Welt als gefährlichen Ort wahr, an dem sie selbst ausgebeutet oder übervorteilt werden können. Die (vermeintliche) Ungerechtigkeit, die sie selbst erleben, steht im Mittelpunkt ihrer Ungerechtigkeitswahrnehmung und ihres Handelns. Das zeigt sich auch darin, dass sie stärker zu ihren eigenen Gunsten handeln, als sich für Gerechtigkeit zu Gunsten anderer einzusetzen (Fetchenhauer und Huang 2003). Beierlein und Kollegen (2013) konnten zudem zeigen, dass Opfersensible eher dazu neigen, rechtliche Grenzen zu überschreiten und gegen Gesetze zu verstoßen, die das Zusammenleben regeln. Sie tun dies, um einen eigenen Vorteil zu erhalten.

Menschen können sehr unterschiedliche Ausprägungen in den vier Sensibilitäten aufweisen; eine Person muss nicht zwangsläufig hoch opfersensibel und gleichzeitig niedrig tätersensibel sein. Stattdessen haben sich die vier Perspektiven in Studien als hinreichend unabhängig voneinander erwiesen (Beierlein, Baumert, Schmitt et al. 2013; Schmitt, Baumert, Gollwitzer, Rothmund 2010). Allerdings weisen sie einige charakteristische Zusammenhänge untereinander und mit pro- bzw. antisozialem Verhalten auf. Im Hinblick auf das moralische Verhalten lässt sich schlussfolgern, dass insbesondere Opfersensible stärker dazu bereit sind, moralische Maßstäbe als Leitlinien für das eigene Verhalten über Bord zu werfen, wenn sie sich selbst als benachteiligt ansehen.

3 Resümee und moralpsychologische Perspektiven: Entwicklungs- und Erziehungsziele

Gerechtigkeit ist ein universelles, kulturübergreifendes Anliegen der Menschheit. Die Bedrohung oder Verletzung der Gerechtigkeit löst kompensatorische Handlungen, Ängste, Wut oder Bestrafungswünsche aus. Sorgen um die Gerechtigkeit erscheinen berechtigt, denn die Welt ist voller unübersehbarer ungerechtfertigter Ungleichheiten bezüglich der Lebensbedingungen und Entwicklungschancen. Der weit verbreitete illusionäre Glaube, die Welt wäre gerecht, erscheint einerseits tröstlich, beinhaltet andererseits die fatale Tendenz, die Augen vor Ungerechtigkeiten zu verschließen oder diese gar zu rechtfertigen und die Opfer für ihr Schicksal mitverantwortlich zu machen. Schutzfaktoren gegen die Tendenz, Ungerechtigkeit zu bagatellisieren oder zu rechtfertigen, sind einerseits der Glaube an die realistische Möglichkeit einer gerechten Gesellschaft, andererseits die Erfahrung bzw. Überzeugung, selbst etwas – entweder persönlich oder im Kollektiv gemeinsam mit anderen – für Gerechtigkeit bewirken zu können. Die Sensibilität für erlebte oder beobachtete Ungerechtigkeit ist individuell unterschiedlich ausgeprägt; dabei wird noch unterschieden, inwiefern man als benachteiligtes Opfer, als neutraler Beobachter, als ungerechtfertigt bevorzugter Nutznießer oder gar als sich selbst bevorzugender Täter sensibel für die jeweiligen Ungerechtigkeiten ist. Die wissenschaftlichen Forschungsergebnisse zum Gerechtigkeitsempfinden lassen sich in gesellschaftliche und pädagogische Entwicklungs- und Erziehungsziele transformieren: Gerechtigkeit als universelles Menschen- und Gesellschaftsrecht zu würdigen; unterschiedliche Gerechtigkeitskonzepte zu reflektieren; sensibel zu werden für erfahrene, beobachtete und selbst verursachte Ungerechtigkeit; den illusionären Glauben an eine gerechte Welt zu ersetzen durch den real-utopischen Glauben an die Möglichkeit einer gerechten Gesellschaftsordnung; die eigene Wirksamkeit bei der Verwirklichung von Gerechtigkeit zu erleben.

Wie lässt sich die Sensibilität und Urteilsfähigkeit für Fragen der Gerechtigkeit und Ungerechtigkeit im pädagogischen Kontext fördern? Bewährt haben sich Diskussionen zu moralischen Dilemmata, beispielsweise Situationen mit widerstreitenden Gerechtigkeitsprinzipen. Diese Beispiele können literarischen Klassikern und aktuellen Medien entnommen werden oder als Fallbeispiele für den Unterricht konstruiert werden. Es können Gerichtsverfahren simuliert oder Schüler im Rollenspiel mit dem systematischen Wechsel von Täter-, Beobachter- und Opferrolle konfrontiert werden. Besonders wirksam erscheint es, Schülern tatsächliche Verantwortung für gerechte Entscheidungen zu übertragen, wie es der Moralforscher Kohlberg (Kohlberg, Wasserman, Richardson 1978; vgl. Lind 2009) mit seiner „Gerechten Gemeinschaft-Schule" konzipiert hat.

4 Literatur

4.1 Referenzliteratur

Adams, J. C. (1965): „Inequity in social exchange". In: Berkowitz, L. (Hrsg.): *Advances in Experimental Social Psychology*, Vol. 2. New York: Academic Press, S. 267–300.

Beierlein, C., Baumert, A., Schmitt, M., Kemper, C. J., Rammstedt, B. (2013): „Vier Kurzskalen zur Messung des Persönlichkeitsmerkmals ‚Sensibilität für Ungerechtigkeit'". In: Methoden, Daten, Analysen 7, S. 277–307.

Beierlein, C., Werner, C. S., Preiser, S., Wermuth, S. (2011): „Are Just-World Beliefs compatible with justifying inequality? Collective political efficacy as a moderator". In: Social Justice Research 24, S. 278–296.

Bohner, G. (1998): *Vergewaltigungsmythen: Sozialpsychologische Untersuchungen über täterentlastende und opferfeindliche Überzeugungen im Bereich sexueller Gewalt.* Landau: Verlag empirische Pädagogik.

Bundschuh, S. (2012): „Die braune Seite der Zivilgesellschaft". In: Aus Politik und Zeitgeschichte 62, S. 28–33.

Dalbert, C. (1996): *Über den Umgang mit Ungerechtigkeit: Eine psychologische Analyse.* Bern: Huber.

Decker, O., Brähler, E., Geißler, N. (2006): *Vom Rand zur Mitte. Rechtsextreme Einstellungen und ihre Einflussfaktoren in Deutschland.* Friedrich-Ebert-Stiftung. Quelle: http://www.fes.de/rechtsextremismus/pdf/Vom_Rand_zur_Mitte.pdf [zuletzt zugegriffen am 02.05.2017].

Fetchenhauer, D., Huang, X. (2004): „Justice Sensitivity and distributive decisions in experimental games". In: Personality and Individual Differences 36, S. 1015–1029.

Frindte, W., Preiser, S. (2007): „Präventionsansätze gegen Rechtextremismus". In: Aus Politik und Zeitgeschichte 11, S. 32–38.

Gollwitzer, M., Rothmund, T., Pfeiffer, A., Ensenbach, C. (2009): „Why and when Justice Sensitivity leads to pro- and antisocial behavior". In: Journal of Research in Personality 43, S. 999–1005.

Homans, G. C. (1968): *Elementarformen sozialen Verhaltens.* Opladen: Westdeutscher Verlag.

Homer (o.J.): *Ilias. Odyssee (Übersetzung von Wolfgang Schadewaldt, 2008). Reinbek: Rowohlt.*

Kleist, H. v. (2012): *Michael Kohlhaas. Aus einer alten Chronik.* Stuttgart: Reclam [Erstausgabe 1810].

Kohlberg, L., Wasserman, E., Richardson, N. (1978). „Die Gerechte Schul-Kooperative. Ihre Theorie und das Experiment der Cambridge Cluster School." In: Portele, G. (Hrsg.): *Sozialisation und Moral.* Weinheim: Beltz, S. 1215–259.

Lerner, M. J. (1980): *The belief in a just world. A fundamental delusion.* New York: Springer.

Lerner, M. J., Simmons, C. H. (1966): „The observer's reaction to the 'innocent victim': Compassion or rejection?". In: Journal of Personality and Social Psychology 4, S. 203–210.

Lind, G. (²2009). *Moral ist lehrbar. Handbuch zur Theorie und Praxis moralischer und demokratischer Bildung.* München: Oldenburg.

Maes, J. (1995): *Befunde zur Unterscheidung von immanenter und ultimativer Gerechtigkeit. Erste Ergebnisse aus einer Untersuchung zur Wahrnehmung von Krebskrankheiten und Krebskranken (GiP-Bericht Nr. 4).* Trier: Universität Trier, Fachbereich I – Psychologie.

Mohiyeddini, C., Montada, L. (1998): „Belief in a just world and self-efficacy in coping with observed victimization: Results from a study about unemployment". In: Montada, L., Lerner, M. J. (Hrsg.): *Responses to victimization and belief in a just world.* New York: Plenum Press, S. 41–54.

Montada, L., Dalbert, C., Reichle, B., Schmitt, M. (1985): „Urteile über Gerechtigkeit, ,existenzielle Schuld' und Strategien der Schuldabwehr". In: Oser, F., Althoff, W., Garz, D. (Hrsg.): *Moralische Zugänge zum Menschen – Zugänge zum moralischen Menschen.* München: Kindt, S. 205–225.

Noll, H.-H., Weick, S. (2012): „Nicht einmal jeder Dritte empfindet soziale Unterschiede in Deutschland als gerecht". In: Informationsdienst Soziale Indikatoren (ISI) 48, S. 6–11.

Perelman, C. (1967). *Über die Gerechtigkeit.* Beck: München.

Preiser, S. (1993): „Kontrolle, Geborgenheit und Gewalt. Motivationale und gesellschaftliche Bedingungen von Gewaltbereitschaft und Gewaltakzeptanz". In: Kempf, W., Frindte, W., Sommer, G., Spreiter, M. (Hrsg.): *Gewaltfreie Konfliktlösungen. Interdisziplinäre Beiträge zu Theorie und Praxis friedlicher Konfliktbearbeitung.* Heidelberg: Asanger, S. 121–132.

Preiser, S. (2003): „Politikverdrossenheit, Misstrauen und politisches Engagement". In: Schweer, M. K. W. (Hrsg.): *Die Neue Rechte: Eine Herausforderung für Forschung und Praxis.* Frankfurt a.M.: Lang, S. 19–34.

Preiser, S. (2004): „Moralische Rechtfertigung von Ungleichheit – Psychische Mechanismen im Prozess der Entsolidarisierung". In: Zeitschrift für Politische Psychologie 12, S. 3–23.

Preiser, S., Wermuth, S. (2003): „Gerechte-Welt-Glaube, Rechtfertigung von Ungleichheit und politisches Engagement: Ideologien der Ungleichheit und der Glaube an eine gerechte Welt". In: Schweer, M. K. W. (Hrsg.): *Vertrauen im Spannungsfeld politischen Handelns: Herausforderungen und Perspektiven für eine Politische Psychologie. Psychologie und Gesellschaft,* Bd. 2. Frankfurt a.M.: Lang, S. 79–89.

Schmitt, M. (1993): „Abriß der Gerechtigkeitspsychologie". In: Berichte aus der Arbeitsgruppe „Verantwortung, Gerechtigkeit, Moral" 70. Quelle: http://www.gerechtigkeitsforschung.de/berichte/beri070.pdf [zuletzt zugegriffen am 02.05.2017].

Schmitt, M. (1996): „Individual differences in sensitivity to befallen injustice". In: Personality and Individual Differences 21, S. 3–20.

Schmitt, M., Baumert, A., Fetchenhauer, D., Gollwitzer, M., Rothmund, T., Schlösser, T. (2009): „Sensibilität für Ungerechtigkeit". In: Psychologische Rundschau 60, S. 8–22.

Schmitt, M., Baumert, A., Gollwitzer, M., Maes, J. (2010): „The Justice Sensitivity Inventory: Factorial validity, location in the personality facet space, demographic pattern, and normative data". In: Social Justice Research 23, S. 211–238.

Schmitt, M., Gollwitzer, M., Maes, J., Arbach, D. (2005): „Justice Sensitivity: Assessment and location in the personality space". In: European Journal of Psychological Assessment 21, S. 202–211.

Schmitt, M., Neumann, R., Montada, L. (1995): „Dispositional sensitivity to befallen injustice". In: Social Justice Research 8, S. 385–407.

Scholz, K.-A. (2013): Kritik an Armuts- und Reichtumsbericht. Deutsche Welle (06.03.2014). Quelle: http://www.dw.de/kritik-an-armuts-und-reichtumsbericht/a-16652412 [zuletzt zugegriffen am 02.05.2017]

Schweer, M. K. W. (Hrsg.) (2003): *Die Neue Rechte: Eine Herausforderung für Forschung und Praxis.* Frankfurt a.M.: Lang.

Schwinger, T. (1980): „Gerechte Güter-Verteilungen: Entscheidungen zwischen drei Prinzipien". In Mikula, G. (Hrsg.): *Gerechtigkeit und soziale Interaktion.* Bern: Huber, S. 107–140.

Sommersberg, A. (2013): „Vermisst: Soziale Gerechtigkeit". In: Frankfurter Rundschau, 15. Februar 2013. Quelle: http://www.fr.de/politik/umfrage-deutsche-vermissen-soziale-gerechtigkeit-a-760191 [zuletzt zugegriffen am 02.05.2017]

Weber, B. (2010): *Die soziale Wirklichkeitskonstruktion von Vergewaltigungsmythen und der Realitätsbezug.* Frankfurt a.M.: Verlag für Polizeiwissenschaft.

Wermuth, S., Beierlein, C., Preiser, S. (2008): „Gerechtigkeitsvorstellungen, Selbstwirksamkeit und gesellschaftliches Engagement". In: Genkova, P., Abele, A. E. (Hrsg.): *Lernen und Entwicklung im globalen Kontext: „Heimliche Lehrpläne" und Basiskompetenzen.* Lengerich: Pabst-Science, S. 156–176.

4.2 Literatur zur Einführung

Dalbert, C. (1996): *Über den Umgang mit Ungerechtigkeit: Eine psychologische Analyse.* Bern: Huber.

Gollwitzer, M., Lotz, S., Schlösser, T., Streicher, B. (Hrsg.) (2013): *Soziale Gerechtigkeit. Was unsere Gesellschaft aus den Erkenntnissen der Gerechtigkeitspsychologie lernen kann.* Göttingen: Hogrefe.

Schmitt, M., Baumert, A., Fetchenhauer, D., Gollwitzer, M., Rothmund, T., Schlösser, T. (2009): „Sensibilität für Ungerechtigkeit". In: Psychologische Rundschau 60, S. 8–22.

4.3 Literatur zur Vertiefung

Beierlein, C., Werner, C. S., Preiser, S., Wermuth, S. (2011): „Are Just-World Beliefs compatible with justifying inequality? Collective political efficacy as a moderator". In: Social Justice Research 24, S. 278–296.

Bohner, G. (1998): *Vergewaltigungsmythen: Sozialpsychologische Untersuchungen über täterentlastende und opferfeindliche Überzeugungen im Bereich sexueller Gewalt.* Landau: Verlag empirische Pädagogik.

Lerner, M. J. (1980): *The belief in a just world. A fundamental delusion.* New York: Springer.

Glück

Anton A. Bucher

Abstract: Glück, ursprünglich das Thema der philosophischen Ethik, wurde in der Psychologie des 20. Jahrhunderts vernachlässigt. Die florierende Positive Psychologie rückte es jedoch in die Mitte und untersucht vielfältig, wie Menschen Glück konzeptualisieren, aber auch, was sie in dieses bringt, Arbeit und soziale Nahbeziehungen nachhaltiger als materielle Faktoren. Erwiesenermaßen begünstigt Glück altruistisches und moralisches Verhalten, insbesondere aber utilitaristische Lösungen ethischer Dilemmas.

Schlagwörter: Glück, Eudaimonismus, Utilitarismus, Positive Psychologie, Moralpsychologie.

1   Einführung

„Du bist nicht auf Erden, um glücklich zu sein, sondern um deine Pflicht zu tun!" meißelten noch zu Beginn des 20. Jahrhunderts Steinmetzen über die Portale deutscher Gymnasien, damit die Schüler Tag für Tag sehen konnten, was von ihnen im Kaiserreich erwartet wurde. Pädagogen hätten sich dafür auf Kant berufen können, der Glück als moralische Maxime nicht gelten ließ, sondern anmahnte, die oft „saure Pflicht" zu erfüllen, worauf sich „ein Zustand von Seelenruhe und Vollkommenheit" einstellen könne, „den man gar wohl Glückseligkeit nennen kann." (Kant 1977b, S. 550) Anders konzeptualisiert wurde das Verhältnis von Moral und Glück an der Wiege der abendländischen Ethik, insbesondere in der Nikomachischen Ethik (Aristoteles 1998, abgekürzt: NE). Mag sein, dass Aristoteles, von dem Martin Heidegger zu sagen pflegte, er wurde geboren, arbeitete, starb, diesen Klassiker für seinen Sohn Nikomachos schrieb, damit dieser eine Anleitung zu einem gelingenden, glücklichen Leben habe (Winterswyl 1995, S. 89). Gewiss aber ist, dass Ethik und Glück noch nicht separiert waren. Vielmehr sei Glück das summum bonum, das höchste Gut, „Ziel des Handelns, das wir um seiner selbst wollen" (NE 1094a 18), eine Tätigkeit der Seele, intrinsisch motiviert, vernunftgelenkt, tugendhaft (NE 1102a 5). Kein geringerer als der renommierte Glückspsychologe Csikszentmihalyi, der „flow" untersuchte und populär machte, räumte ein: „Was Glück ist, begreifen wir nicht besser als Aristoteles" (Csikszentmihalyi 1998, S. 13). Glück und Moral sind alles andere als Gegensätze.

In der philosophischen Ethik erfuhr Glück in den letzten Jahren eine massive Aufwertung (Höffe 2010). Ebenfalls innerhalb der Psychologie, die im 20. Jahrhundert knapp 87.000 wissenschaftliche Artikel zu Depression herausbrachte, aber nicht einmal 4.000 zu Glück, und gerade einmal 1.161 zu Freude (Bucher 2009, S. IX). Doch seit dem Aufschwung der Positiven Psychologie (Snyder und Lopez 2005) explodiert die psychologische Glücksforschung (Eid und Larsen 2008; Lyubomirsky 2008; Bormans 2012), die im Folgenden nur anskizziert werden kann, und zwar in drei Brennpunkten:

1. Was ist Glück in psychologischer Sicht?
2. Was macht Menschen glücklich?
3. Welches sind Effekte positiver Emotionen, speziell Glück, auf die Moral?

2 Glück als Gegenstand der psychologischen Forschung

2.1 Was ist Glück psychologisch?

Eine sehr weit verbreitete Auffassung ist, dass Glück enorm subjektiv sei. Das weltanschauliche Korrelat dieser empirischen Sicht ist der liberale Individualismus, dessen „Heiliger Text" die amerikanische Unabhängigkeitserklärung ist, die das Recht auf „the individual pursuit of happiness" beschwor. Diese Sicht hat methodische Konsequenzen: Es wird nicht normativ festgesetzt, was Glück ist, sondern Subjekte werden danach gefragt, was Glück *für sie* ist. Diesen Standpunkt vertrat etwa der Analytische Philosoph Henrik von Wright, der Glück als ein „first person judgment" definierte, das nicht wahr und nicht falsch sei: „Ultimately, a man himself is judge of his own happiness" (von Wright 1963, S. 99).

Entsprechende Studien, oft qualitativ angegangen, sind nicht mehr zu überschauen. Eine der frühesten führte die bekannte Entwicklungspsychologin Charlotte Bühler durch, indem sie Frauen unterschiedlichen Alters fragte, was sie glücklich mache (Bühler 1961). Die vielfältigen Antworten ordnete sie vier Kategorien zu:

1. Glück aufgrund der Befriedigung von Bedürfnissen und der Erfüllung von Wünschen, was der bekannte Glücksforscher Ed Diener in einem der am häufigsten zitierten Artikel als eine „teleologische Glückstheorie" bezeichnete (Diener 1984). Eine solche vertrat auch Sigmund Freud, für den Glück nur als „episodisches Phänomen" möglich ist, das „der plötzlichen Befriedigung hoch aufgestauter Bedürfnisse entspringt" (Freud 1974, S. 208).

2. Glück aufgrund sozialer Integration und Anerkennung. Bereits Aristoteles hielt dafür, ohne Freunde könne der Mensch nicht glücklich sein. Der Selbstwert, wie aufgrund von Anerkennung gestärkt, stellte sich als eines der markantesten Korrelate von Glück heraus (Argyle 2004, S. 154).

3. Glück durch persönliches Schaffen und Wirken, ganz im Sinne einer bekannten Formulierung des französischen Feuilletonisten Alain: „Nichts ist beglückender, als über ein Pflaster zu laufen, das man selber gelegt hat." (Alain 1982, S. 123). Als ersten Aktivitätstheoretiker des Glücks kann man Aristoteles würdigen, der momentan populärste ist Cszikszentmihalyi mit seinem „flow".

4. Glück als innere Harmonie und Ordnung.

Spätere Studien förderten weit mehr Glückskategorien zu Tage, so die Münchener Psychologin Hoffmann, die mehr als tausend Glücksepisoden zunächst auf 109 Kategorien reduzierte und diese in einem zweiten Schritt auf 12 (Hoffmann 1981). Sie beschrieb Glück in guten Beziehungen als schöpferische Kraft, Öffnung der Sinne, Ruhe und Entspannung oder als Ekstase, in der Beziehung zu Transzendenz. Es gibt mannigfaltige Formen des Glückserlebens, erregte oder ruhige, alleinige und gemeinsame etc.

Wie subjektiv die Glücksauslöser auch sein können, wesentlich intersubjektiver ist das physiologische Glückserleben selbst, ja es scheint sogar universal. Schon Charles Darwin hielt dafür, Glück sei eine angeborene Basisemotion, die sich im Gesichtsausdruck zeige: als seitwärts gehobene Mundwinkel, erweiterte und strahlende Pupillen, Duchenne-Falten, die von den Augen in Richtung Ohren führen, und gehobene Augenbrauen. In den sechziger Jahren des 20. Jahrhunderts wollte Paul Ekman Darwins Theorie der Emotionen widerlegen, weil er meinte, diese seien kulturell kontingent und ansozialisiert. Er legte Angehörigen einfacher Kulturen, auch Vierjährigen, Gesichter mit Emotionen vor und fand, dass Glück überall richtig identifiziert wurde, ebenfalls Trauer, wenn die Mundwinkel seitwärts runterhängen und sich die Lider über die Pupille senken (Ekman 2010). Ein bedeutsamer Hinweis für Glück als angeborene Emotion sind Blindgeborene, bei denen sich die Augenbrauen ebenfalls heben, wenn sie glücklich sind.

Gut gesichert sind die neuropsychologischen Korrelate des Glückserlebens (Esch 2011; Klein 2012). In diesem sind, weil das Gehirn hochgradig vernetzt ist, zahlreiche Areale aktiver, insbesondere der Nucleus accumbens, ein Nervenknoten im Bereich des Vorderhirns, der Dopamin ausschüttet, was Menschen als angenehme Vorfreude erleben und ihre Energien steigert (Berridge 2002). Am

Glückserleben ist auch der linke präfrontale Cortex beteiligt, wohingegen bei stärkerer Aktivierung des rechten unangenehme Gefühle erlebt werden: Ekel, Betrübnis etc. Glücksfördernd ist Serotonin, ein Neurotransmitter, der auch aus der Aminosäure Tryptophan gebildet wird, welche in Bananen reichlich vorkommt. Serotoninmangel kann zu melancholischen Verstimmungen führen, was für die These von Erich Fromm spricht, das Gegenteil von Glück sei nicht Trauer, sondern Depression – weil im Zustand einer solchen der Mensch auch nicht mehr weinen könne (Fromm 1999, S. 143).

Psychologen versuchen Glück auch zu konturieren, indem es von nahestehenden Konstrukten abgegrenzt wird, speziell Zufriedenheit. Vielfach werden darin Synonyme gesehen, so auch von 60 Prozent in einer repräsentativen bundesdeutschen Stichprobe (Institut für Demoskopie Allensbach 2003). Dennoch gibt es Gründe zu differenzieren. Zufriedenheit ist stärker kognitiv gewichtet und kann länger anhalten, wohingegen Glück – ohnehin eine Kontrasterfahrung – episodischer und emotional intensiver ist. Vor Zufriedenheit weint man nicht, hingegen sehr wohl in tiefstem Glück.

Kurz zusammenfassend: Psychologie sieht im Glück ein *subjektives Phänomen*, was dazu führte, zahlreiche Selbsteinschätzungsfragebögen zu entwickeln (Bucher 2009, S. 18–35). Zusätzlich untersucht sie intensiv, welche Variablen Glück begünstigen.

2.2   Was macht Menschen glücklich?

Sind Männer glücklicher als Frauen? Jugendliche glücklicher als Pensionisten? Die vierhundert reichsten Amerikaner glücklicher als Massaikrieger? – was sich übrigens nicht bestätigen ließ (Biswas-Diener, Vittersø, Diener 2005). Fragen wie diese wurden mittlerweile tausendfach untersucht, und dies mit *einem* wirklich konsensuellen Ergebnis: Soziodemographische Variablen (Alter, Geschlecht, Wohnort, Bildung, Lebensform etc.) erklären allenfalls zu 15 Prozent, warum Menschen glücklicher sind und andere weniger.

Die amerikanische Glücksforscherin Sonja Lyubomirksy hat eine mittlerweile breit rezipierte Glücksformel entwickelt (Lyubomirksy 2008, S. 30f.). Wie glücklich Menschen sind,

- ist zu 50 Prozent genetisch festgelegt und korreliert mit stabilen Persönlichkeitseigenschaften (positiv mit Extraversion, negativ mit Neurotizismus) (Argyle 2004),
- hängt zu (bloß) zehn Prozent von den äußeren Lebensumständen ab,
- kann aber zu 40 Prozent durch unser Verhalten, unsere Aktivitäten beeinflusst werden.

Gemäß zahlreichen Studien sind Männer und Frauen gleich glücklich, obschon Frauen ab der Adoleszenz häufiger in depressive Verstimmungen geraten. Auch sank in den USA die Quote der sehr glücklichen Frauen zwischen 1955 und 2005 deutlich – wahrscheinlich aufgrund der Doppelbelastung Beruf und Haushalt (Stevenson und Wolfers 2009). Während Kinder mehrheitlich glücklich bis sehr glücklich sind (Bucher 2008), sinkt die Glückskurve in der Pubertät deutlich ab, um im jungen Erwachsenenalter einen neuen Gipfel zu erreichen. Gegen die Lebensmitte flaut sie, U-förmig, wieder ab, steigt aber im Alter wieder an – möglicherweise weil glücklichere Menschen älter werden (Blanchflower und Oswald 2008).

Aristoteles hielt dafür, der Mensch sei umso glücklicher, je gebildeter er sei – aber es gibt auch das Glück des einfachen Tischlers. Auch wenn die meisten Menschen glauben, sie wären glücklicher, wenn sie mehr Geld besäßen – viel davon macht nicht glücklicher. Brickmann und Kollegen (1978) zeigten dies in einer der bekanntesten Glücksstudien: Lotteriegewinner waren nach zwei Jahren genauso glücklich wie Unfallopfer, die fortan an den Rollstuhl gefesselt waren, aber intensivstes Glück erlebten, wenn sie beispielsweise in der Rehabilitation lernten, sich wieder selbst die Zähne zu putzen. Kontinuierlich durchgeführt werden auch World Happiness-Studies (Veenhoven 2009): Regelmäßig als besonders glücklich erweisen sich Nationen im Norden – wahrscheinlich aufgrund der stärkeren Freiheitstradition –, ebenso in Lateinamerika, aber auch in Mitteleuropa. Deutlich weniger glücklicher sind die postkommunistischen Staaten (keine Freiheitstraditionen) sowie die oft von Bürgerkrieg, Dürre und Hunger geschüttelten afrikanischen Nationen.

Glücksrelevanter als soziokulturelle Faktoren sind die sozialen Nahbeziehungen, am intensivsten und verletzlichsten in der Phase der Verliebtheit, wenn im limbischen System nachgewiesenermaßen ähnliche Prozesse ablaufen wie beim Kokainkonsum (Fisher, Aron, Brown 2006). Männer und Frauen in festen Beziehungen sind im Durchschnitt glücklicher als Singles, Verwitwete und Geschiedene – so Inglehart auf der Basis einer Stichprobe von 163.000 Personen (Inglehart 1990). Kontrovers ist, ob Menschen durch ihre Partner glücklicher werden, oder ob sie eher solche finden, weil sie zuvor schon glücklicher wirkten, was die Chancen auf eine stabile Partnerschaft erhöht. Die Geburt eines Kindes wird in aller Regel zu den glücklichsten Lebensereignissen gezählt. Wie in mehreren Längsschnittstudien gezeigt, sinkt faktisch aber das subjektiv eingeschätzte Glück von Eltern ab, und zwar besonders markant, wenn die Kinder in die Adoleszenz kommen. Es steigt aber wieder an, wenn die Kinder in die Selbstständigkeit eintreten (Gilbert 2006, S. 359f.).

Glücksrelevant ist auch die Arbeit, weil sie wohl wahrscheinlicher als die Freizeit ermöglicht, in Flow zu geraten (Cszikszentmmihalyi 1998). Dieser ist zwar mit Glück nicht identisch, aber zieht dieses als Beiprodukt nach. Im Flow erfährt der Mensch ein Gleichgewicht zwischen Wollen und Können, das etwa auch Rousseau als Glück definiert hatte (Rousseau 1981, S. 57).

Ethisch besonders relevant ist das von der Psychologin Ryff entwickelte und empirisch überprüfte Konstrukt „eudaimonistisches Glück", das sie von hedonistischen Konzepten abgrenzte (Ryff 1989). Dieses Glück trete ein, wenn Menschen:

1. autonom zu handeln vermögen, beispielsweise zu ihren Ansichten stehen, auch wenn diese wenig konform sind,
2. ihre äußeren Lebensumstände bewältigen,
3. persönlich wachsen, etwa neue Erfahrungen machen, ihre Lebensumstände ändern,
4. positive Sozialbeziehungen pflegen,
5. Lebenssinn und ein Ziel haben,
6. sich selbst akzeptieren können.

Zahlreiche Studien belegten hohe Korrelationen dieser sechs Komponenten mit anderen Glücksskalen, aber auch mit hedonistischem Glück (Keyes, Shmotkin, Ryff 2002). Eudaimonistisches Glück wurde auch als tugendhaftes Glück bezeichnet, und in den letzten Jahren intensivierten sich die Anstrengungen, glücksfördernde Effekte von Tugenden auch empirisch zu bestätigen (Peterson und Seligman 2004).

2.3   Effekte von Glück auf Moral

Menschen sind eher bereit, moralisch und altruistisch zu handeln, wenn sie sich glücklich fühlen. Dieses „feeling good, doing good" gilt innerhalb der Erforschung positiver Affekte als eines der robustesten Ergebnisse (Lyubomirsky, King, Diener 2005). Karras und Walden experimentierten mit zwei Gruppen von Kindergartenkindern. Eine erste wurde von Erzieherinnen nett empfangen, gelobt, freundlich angeschaut und überraschend mit Süßigkeiten beschenkt, worauf sie in einen Raum gebracht wurden, wo sie sich unbeachtet wähnten, aber durch Einwegspiegel ins Auge gefasst wurden (Karras und Walden 2005). Eine zweite Gruppe wurde unwirsch empfangen, ebenfalls in einen Raum gebracht und beobachtet. Während letztere verschlossener und gehässiger waren, seltener teilten, häufiger stritten, verhielten sich die ersteren altruistischer, teilten sich Spielsachen und Essen und lachten öfter. Das Ergebnis bestätigt sich auch bei Erwachsenen (Bucher 2009, S. 151f.): Glückliche Männer und Frauen sind eher bereit, Blut zu spenden, sie spenden bereitwilliger und mehr für caritative Zwecke, machen dem Finanzamt seltener falsche Angaben, lösen Konflikte empathischer und kooperativer und würden – wenn sie Richter wären – mildere Urteile fällen (Helliwell 2003, S. 341).

Aber warum handeln Glückliche moralischer und altruistischer? Eine erste mögliche Erklärung besagt, dass es ihnen ein Anliegen ist, ihre gute Stimmung aufrecht zu erhalten bzw. zu verhindern, von Gewissensbissen geplagt zu werden, weil sie eine gute Tat unterlassen (Schmidt-Atzert 1996, S. 207). Darüber hinaus hat die von Barbara Fredrickson entwickelte Erweiterungs- und Aufbau-theorie positiver Emotionen gezeigt, dass glückliche Stimmungen das Aufmerk-samkeitsspektrum erweitern, während negative Befindlichkeiten den Menschen auf sich selbst fixieren, am unzugänglichsten für andere in der Depression (Fredrickson und Losada 2005). Glück macht demnach offener, freier, empathi-scher und erhöht die Wahrscheinlichkeit, von anderen als liebenswürdig wahr-genommen zu werden und soziale Unterstützung zu erhalten. Reziproker Altru-ismus erwies sich in der Evolution als wirksamste Strategie und kann gar „Lust" bereiten (Dehner 1998).

Hinreichend erwiesen ist auch, dass gute Werke den Glückslevel heben kön-nen. Die japanischen Psychologen Otake, Shimai, Tanaka-Matsumi und Kolle-gen (2006) erhoben bei 71 Studentinnen und Studenten subjektiv eingeschätztes Glück, ebenfalls bei einer Kontrollgruppe, und baten erstere, eine Woche lang jeden Abend nur zu zählen, wie viele gute Taten sie verrichtet hatten. Der Glücks-mittelwert stieg in der Nachbefragung deutlich an, in der Kontrollgruppe blieb er konstant: „Happy people become happier through kindness." Wenig erstaun-lich, dass Personen, die sich ehrenamtlich engagieren, speziell zu sozialen Zwe-cken, überdurchschnittlich glücklich sind, nicht nur aufgrund der Aktivität selbst, sondern wegen der vielen, oft zutiefst dankbaren Rückmeldungen (Borgonovi 2008).

Im Zusammenhang mit der psychologischen Glücksforschung haben auch die Tugenden neue Aufmerksamkeit erhalten. Einer der am besten gesicherten Be-funde: Dankbarkeit, die sowohl als angenehme Emotion als auch als Haltung aufgefasst werden kann – für Cicero „die Mutter aller Tugenden" (Cicero 2012) –, korreliert hochsignifikant mit allgemeiner Lebenszufriedenheit wie mit „hap-piness" (McCullough, Emmons, Tsang 2002). Korrelation ist jedoch nicht Kau-salität. Danken Menschen leichter, weil sie glücklich sind? Oder werden sie dies, weil sie danken? Mittlerweile ist letzteres hinreichend erwiesen. Studenten etwa, die sich angewöhnten, jeden Abend den Tag Revue passieren zu lassen und die Vorkommnisse zu zählen, die zu verdanken sind, waren zwei Wochen später signifikant glücklicher als solche, die abendlich zählten, wie oft sie sich geärgert hatten (Emmons und McCullough 2003). Glückliche Stimmungen erleichtern auch weitere Tugenden, deren Vollzug stärkend auf erstere zurückwirkt, beispiel-haft Vergeben und Verzeihen, deren psychologischen Effekte in den USA inten-siv untersucht wurden (Worthington, Davis, Hook et al. 2012). Oft ist Verzeihen das einzige Mittel, eine Beziehung zu retten. Menschen mit häufigeren positiven Emotionen tun sich damit viel leichter.

Die Moralpsychologie der letzten Jahrzehnte war vom kognitiven Paradigma dominiert, nachdem Kohlberg mit seinen Urteilsstufen Moral und Ethik wieder psychologiefähig gemacht hatte. Dies steht in einer langen philosophisch-ethi-schen Tradition, die den Affekten misstraute, etwa Spinoza, für den der emotio-nal affizierte Mensch unfrei war (Spinoza 2012). In den letzten Jahren erfolgte aber nicht nur innerhalb der allgemeinen Psychologie eine emotionale Wende, sondern auch in der Moralpsychologie. In einer bahnbrechenden Publikation in der „Psychological Review" verglich Jonathan Haidt (2001) die moralischen Intuitionen (Emotionen wie moralischer Ekel bei Schandtaten oder erhebende Bewunderung angesichts eines Nelson Mandela) mit einem „emotional dog", wohingegen die Rationalität bloß der Schwanz sei. Moralische Urteile würden in aller Regel intuitiv gefällt und erst *im Nachhinein* rational gerechtfertigt. Auch verweist er auf das Faktum, dass moralisches Handeln stärker von moralischen Emotionen als von ethischer Rationalität abhängt (Tangney, Stuewig, Mashek 2007). Dass ein höheres moralisches Urteil nach Kohlberg nur schwache Prognosen auf das angemessene Handeln ermöglichte, war und ist ein Problem dieses Paradigmas (Althof, Garz, Oser 1999) – vermittelnde Emotionsvariablen dürften hier weiterführen.

Wie wirken sich positive Emotionen auf moralische Urteile aus? Eine vielbeachtete Studie führten Valdesolo und Steno (2006) zum Fußgängerbrücken-Dilemma durch. Soll ein fremder sehr dicker Mann von dieser auf eine Straße heruntergestoßen werden, damit eine Straßenbahn gestoppt wird, die unkontrolliert auf eine größere Gruppe zurast, die sich nicht mehr in Sicherheit bringen kann? Wenn Personen zuvor durch erheiternde Videoclips gute Laune induziert worden war, wählten sie eher die utilitaristische Lösung, die zu *einem* Todesopfer führt, und nicht zu mehreren. Ähnlich die Moralpsychologen Strohminger, Lewis und Meyer (2011): Sie versetzten eine erste Gruppe von Probanden, die anschließend moralische Dilemmata zu beurteilen hatten, in eine ausgelassen fröhliche Stimmung, und eine zweite in eine feierlich gehobene Gemütslage (elevation). Erstere waren häufiger bereit, deontologische Verletzungen zuzulassen, und zogen utilitarische Lösungen vor; bei der zweiten Gruppe zeigte sich der genau gegenteilige Effekt. Solche empirisch-moralpsychologischen Befunde werfen interessante Perspektiven auf die Geschichte der systematischen Ethik, innerhalb derer Utilitaristen wie John Stuart Mill dem Glück so viel mehr gewogen waren als Deontologen, speziell Kant, der die „Glückseligkeitslehre von der Sittenlehre" klar unterschieden wissen wollte (Kant 1977a, S. 216). Auch neokonservative Pädagogen misstrauten Glücksansprüchen, beispielsweise Brezinka (1976), dessen Meinung nach Aggressionspotentiale gegen die Gesellschaft schüre, wer „das Recht auf individuelles Glück" einfordere. Bernhard Bueb (2006) forderte: Nicht Glück, sondern „mehr Disziplin". Solche kann aber – so die Glücksforschung – gerade dadurch begünstigt werden, wenn Menschen glücklich sind.

3   Resümee und Perspektiven

Fördert Glück Moral? In diesem Beitrag wurden zahlreiche empirische Befunde zusammengetragen, die eine vorsichtige Antwort erlauben: zumindest zu einem erheblichen Teil. Glückliche Menschen sind im statistischen Durchschnitt altruistischer, eher sozial-karitativ engagiert und tendieren dazu, in moralischen Dilemma-Situationen nicht nur ‚richtig‘ zu urteilen, sondern auch ‚richtig‘ zu handeln. Eines der spannendsten Ergebnisse war, dass Glück vor allem jene ethische Position begünstigt, die diesem besonders gewogen ist: den Utilitarismus (Nasher 2009). Ebenso deutlich geworden ist, wie wichtig die Emotionen im ethischen Urteilsprozess sind, nicht nur die von der Psychologie vor allem untersuchten negativen Emotionen – etwa moralischer Ekel (Rozin, Haidt, McCauley 2008) –, sondern auch die positiven, speziell das Glück, das mit der Eudaimonia, dem guten, gelingenden, glücklichen Leben verbunden ist, das das ursprüngliche Kernthema der Ethik war und wieder eines zu werden scheint (Seel 1999). Wie wichtig positive Emotionen für ein gutes, moralisches Leben sind, wusste auch jener Philosoph, der oft zu Unrecht als „Glücksverächter" etikettiert wird: Kant (Marcuse 1996, S. 294). „Das fröhliche Herz allein ist fähig, Wohlgefallen am Guten zu empfinden. Eine Religion, die den Menschen finster macht, ist falsch" (Kant 1977c, S. 745), sagte er gegen Ende seiner Pädagogikvorlesung.

4   Literatur

4.1   Referenzliteratur

Alain (1982): *Die Pflicht, glücklich zu sein.* Frankfurt a.M.: Suhrkamp.

Althof, W., Garz, D., Oser, F. (Hrsg.) (1999): *Moralisches Urteil und Handeln.* Frankfurt a.M.: Suhrkamp.

Argyle, M. (2004): *The psychology of happiness.* London: Methuen.

Aristoteles (1998): *Nikomachische Ethik.* Übersetzt von Olof Gigon. München: Artemis und Winkler.

Berridge, K. C. (2003): „Pleasures of the brain". In: Brain and Cognition 52, S. 106–128.

Biswas-Diener, R., Vitterso, J., Diener, E. (2005): „Most people are pretty happy, but there is cultural variation: The Inughiti, the Amish, and the Massai". In: Journal of Happiness Studies 6, S. 205–226.

Blanchflower, D. G., Oswald, A. K. (2008): „Is well-being U-shaped over the life cycle?". In: Social Science and Medicine 66, S. 1733–1749.

Borgonovi, F. (2008): „Doing well by doing good. The relationship between formal volunteering and self-reported health and happiness". In: Social Science and Medicine 66, S. 2321–2334.

Bormans, L. (Hrsg.) (2012): *Glück. The world book of happiness*. Köln: DuMont.

Brezinka, W. (1976): *Erziehung und Kulturrevolution. Die Pädagogik der Neuen Linken*. München, Basel: Reinhardt.

Brickmann, P., Coates, D., Janoff-Bulman, R. (1978): „Lottery winners and accident victims: Is happiness relative?". In: Journal of Personality and Social Psychology 36, S. 917–927.

Bucher, A. (2008): *Was Kinder glücklich macht. Ein Ratgeber für Eltern*. München: Hugendubel.

Bucher, A. (2009): *Psychologie des Glücks. Ein Handbuch*. Weinheim: Beltz.

Bueb, B. (2006): *Lob der Disziplin. Eine Streitschrift*. Berlin: List.

Bühler, C. (1961): „Glück und Unglück im Bewusstsein moderner Menschen". In: Psychologische Rundschau 12, S. 159–167.

Cicero (2012): *Rede für Plancius*. South Plainfield: Ulan Press.

Csikszentmihalyi, M. ([6]1998): *Flow. Das Geheimnis des Glücks*. Stuttgart: Klett-Cotta.

Dehner, K. (1998): *Lust an Moral. Die natürliche Sehnsucht nach Werten*. Darmstadt: WBG.

Diener, E. (1984): „Subjective well-being". In: Psychological Bulletin 95, S. 542–575.

Eid, M., Larsen, R. J. (Hrsg.) (2008): *The science of subjective well-being*. New York: Springer.

Ekman, P. (2010): *Gefühle lesen. Wie Sie Emotionen erkennen und richtig interpretieren*. Heidelberg: Spektrum Akademie Verlag.

Emmons, R. A., McCullough, M. E. (2003): „Counting blessings versus burdens: An experimental investigation of gratitude and subjective well-being in daily life". In: Journal of Personality and Social Psychology 84, S. 377–389.

Esch, T. (2011): *Die Neurobiologie des Glücks. Wie die Positive Psychologie die Medizin verändert*. Stuttgart: Thieme.

Fisher, H., Aron, A., Brown, L. L. (2006): „Romantic love: A mammalian brain system for mate choice". In: Philosophical Transactions of the Royal Society: Biological Science 361, S. 2173–2186.

Fredrickson, B., Losada, M. F. (2005): „Positive affect and the complex dynamics of human flourishing". In: American Psychologist 60, S. 678–686.

Freud, S. (1974): *Kulturtheoretische Schriften*. Studienausgabe IX. Frankfurt a.M.: Fischer.

Fromm, E. (1999): *Wege aus einer kranken Gesellschaft* (= Gesamtausgabe IV, S. 1–254). München: Deutsche Verlagsanstalt.

Gilbert, D. (2006): *Ins Glück stolpern*. München: Goldmann.

Haidt, J. (2001): „The emotional dog and its rational tail: A social intuitionist approach to moral judgment". In: Psychological Review 108, S. 814–834.

Helliwell, J. F. (2003): „How's life? Combining individual and national variables to explain subjective well-being". In: Economic Modeling 20, S. 331–360.

Höffe, O. (2010): *Lebenskunst und Moral. Oder macht Tugend glücklich?*. München: Beck.

Hoffmann, R. (1981): „Erleben von Glück. Eine empirische Untersuchung". In: Psychologische Beiträge 26, S. 516–532.

Inglehart, R. (1990): *Culture shift in advanced industrial society*. Princeton: University Press.

Institut für Demoskopie Allensbach (2003): *Glücksdefinitionen und -erfahrungen der Bevölkerung. Ergebnisse einer qualitativen und quantitativen Befragung* (= Schriftenreihe der Identity Foundation Bd. 5). Düsseldorf: Identity Foundation (abrufbar unter: http://www.ifd-allensbach.de/uploads/tx_studies/6453-Gluecksdefinitionen.pdf).

Kant, I. (1977a): *Die Kritik der praktischen Vernunft* (in: Sämtliche Werke VII). Hrsg. von W. Weischedel. Frankfurt a.M.: Suhrkamp.

Kant, I. (1977b): *Die Metaphysik der Sitten* (in: Sämtliche Werke VIII). Hrsg. von W. Weischedel. Frankfurt a.M.: Suhrkamp.

Kant, I. (1977c): *Über Pädagogik* (in: Sämtliche Werke XII). Hrsg. von W. Weischedel. Frankfurt a.M.: Suhrkamp.

Karras, J., Walden, T. A. (2005): „Effects of nurturing and non-nurturing caregiving on child social initatives: An experimental investigation of emotion as mediator of social behavior". In: Social Development 14, S. 685–700.

Keyes, C. L., Shmotkin, D., Ryff, C. D. (2002): „Optimizing well-being: The empirical encounter oft two traditions". In: Journal of Personality and Social Psychology 82, S. 1007–1022.

Klein, S. (2012): *Die Glücksformel. Oder wie die guten Gefühle entstehen.* Frankfurt a.M.: rororo.

Lyubomirsky, S., King, L., Diener, E. (2005): „The benefits of frequent positive affect: Does happiness lead to success". In: Psychological Bulletin 131, S. 803–855.

Lyubomirsky, S. (2008): *Glücklich sein. Warum Sie es in der Hand haben, zufrieden zu leben?.* Frankfurt a.M.: Campus Verlag.

Marcuse, L. (1996): *Philosophie des Glücks. Von Hiob bis Freud*, Zürich: Diogenes.

McCullough, M. E., Emmons, R. A., Tsang, J.-A. (2002): „The grateful disposition: A conceptual and empirical topography". In: Journal of Personality and Social Psychology 82, S. 112–127.

Nasher, J. (2009): *Die Moral des Glücks. Eine Einführung in den Utilitarismus.* Berlin: Duncker & Humblot.

Otake, K., Shimai, S., Tanaka-Matsumi, J., Otsui, K., Fredrickson, B. L. (2006): „Happy people become happier through kindness". In: Journal of Happiness Studies 7, S. 361–375.

Peterson, C., Seligman, M. E. (2004): *Character strengths and virtues. A handbook of classification.* New York, Oxford: Oxford University Press.

Rousseau, J. J. (1981): *Emil oder über die Erziehung.* Paderborn: Schöningh.

Rozin, P., Haidt, J., McCauley, C. J. ([3]2008): *Disgust.* In: Lewis, J. M: Haviland-Jones, L. F. Barrett (Hrsg.): *Handbook of emotions.* New York: Guilford Press, S. 757–776.

Ryff, C. (1989): „Happiness is everything, or is it? Explorations on the meaning of psychological well-being". In: Journal of Personality and Social Psychology 57, S. 1069–1081.

Schmidt-Atzert, L. (1996): *Lehrbuch der Emotionspsychologie.* Stuttgart: Kohlhammer.

Seel, M. (1999): *Versuch über die Form des Glücks. Studien zur Ethik.* Frankfurt a.M.: Suhrkamp.

Snyder, C. R., Lopez, S. J. (Hrsg.) (2005): *Handbook of positive psychology.* Oxford: University Press.

Spinoza, B. (2012): *Ethik.* Wiesbaden: Marixverlag.

Stevenson, B., Wolfers, J. (2009): *The paradox of declining female happiness* (= NBER Working Paper Nr. w14969), Cambridge, MA: National Bureau of Economic Research (abrufbar unter: http://www.nber.org/papers/w14969).

Strohminger, N., Lewis, L. R., Meyer, D. E. (2011): „Divergent effects of different positive emotions on moral judgment". In: Cognition 119, S. 295–300.

Tangney, J. P., Stuewig, J., Mashek, D. J. (2007): „Moral emotions and moral behavior". In: Annuals Review of Psychology 58, S. 345–372.

Valdesolo, P., DeSteno, D. (2006): „Manipulations of emotional context shape moral judgment". In: Psychological Science 17, S. 476–477.

Veenhoven, R. (2009): „Well-being in nations and well-being of nations". In: Social Indicators Research 91, S. 5–21.

Winterswyl, R. (1995): *Glück. Eine Spurensuche.* München: C. H. Beck.

Worthington, E. jr., Davis, D. E., Hook, J. N., Gartner, A. L., Webb, J., Toussaint, L., Sandage, S. J. (2012): „Forgiveness". In: T. G. Plante (Hrsg.): *Religion. Spirituality, and positive psychology.* Santa Barbara: Praeger Frederick, S. 63–78.

Wright, G. H. von (1963): *The varieties of goodness.* London: Routledge. (Reprint 1996, Bristol).

4.2 Literatur zur Einführung

Bucher, A. (2009): *Psychologie des Glücks. Ein Handbuch.* Weinheim: Beltz.

4.3 Literatur zur Vertiefung

Esch, T. (2011): *Die Neurobiologie des Glücks. Wie die Positive Psychologie die Medizin verändert.* Stuttgart: Thieme.

Haidt, J. (2007): *Die Glücks-Hypothese. Was uns wirklich glücklich macht. Die Quintessenz aus altem Wissen und moderner Glücksforschung.* Kirchzarten: VAK-Verlag.

Liebe

Gerald Hüther

Abstract: Die Liebe wird in diesem Beitrag als eine zusammenführende, verbindende, integrative Kraft dargestellt, die der dissipativen, eine Spezialisierung und Individualisierung vorantreibenden, durch Wettbewerb, Angst und Leistungsdruck wirksamen Kraft, entgegenwirkt. Die evolutionären Hintergründe und Entwicklungslinien der Herausbildung des Phänomens der Liebe und der damit einhergehenden biologischen, physiologischen und sozialen Prozesse werden beschrieben und es werden die Grenzen naturwissenschaftlicher Erkenntnismöglichkeiten für das Verständnis dieses grundlegenden Prinzips verdeutlicht, das wir Liebe nennen.

Schlagwörter: Bindung, Elternliebe, Erotik, Partnerliebe, Partnerwahl, Sexualität.

1   Einführung

Die Befähigung des Menschen zur Liebe ist nicht vom Himmel gefallen, sondern hat – wie alle anderen Begabungen, Leistungen und Fertigkeiten – eine Geschichte. Die Liebe ist damit Ausdruck einer evolutionären Entwicklung und muss mit naturwissenschaftlichen Verfahren ebenso erforschbar sein, wie der Hass, das Bewusstsein oder die Trauer. Dennoch gab es bis in die achtziger Jahre des 20. Jahrhunderts kaum ernsthafte Versuche von Naturwissenschaftlern, dem Phänomen der Liebe mit objektiven Verfahren auf die Spur zu kommen. Ein Grund dafür mag die prinzipielle Schwierigkeit sein, das, was wir als Liebe bezeichnen, wissenschaftlich fassbar, also objektivierbar zu machen.

Bis heute gibt es keine Definition der Liebe, bestenfalls ließe sich beschreiben, was Liebe nicht ist: nicht bloß Zärtlichkeit, nicht bloß Erotik, nicht bloß Fürsorge, nicht einfach nur Bindung, auch nicht nur Sympathie. Was sich allerdings durchaus beobachten, beschreiben und damit auch untersuchen lässt, sind die

Auswirkungen von Liebe: die Verwicklungen und Entwicklungen menschlicher Beziehungen, die vielfältigen vegetativen, neuroendokrinen, kardiovaskulären und sonstigen Veränderungen im Körper eines Menschen, der liebt, und natürlich auch die mit funktioneller Computertomographie nachweisbaren Veränderungen der Durchblutung, des Sauerstoffverbrauchs oder der Glukoseutilisation, also der neuronalen Aktivität in einzelnen Regionen des Gehirns eines Menschen, der Liebe empfindet. Aber bei all diesen messbaren Veränderungen einzelner Parameter handelt es sich letztlich nur um Begleiterscheinungen, also bestenfalls um physiologische, psychologische oder neurobiologische Korrelate dieses Zustandes, Gefühls oder dieser inneren Einstellung, die wir Liebe nennen (Bartels und Zeki 2004; Krüger 2011; Hüther 2012).

Es ist aber nicht nur die schwierige wissenschaftliche Fassbarkeit oder vielleicht auch eine durchaus berechtigte Scheu vor der Entzauberung der Liebe, die die wissenschaftliche Untersuchung dieses Phänomens so erschwert hat. Es ist auch berechtigte Vorsicht. Gerade bei einem so komplexen Gegenstand wie der Liebe ist die Gefahr besonders groß, dass das, was mit objektiven naturwissenschaftlichen Verfahren untersucht wird, gar nicht das beschreibt und abbildet, was Liebe ist. Weil empirische Forschung eben nur die Oberfläche des Phänomens, die Begleiterscheinungen und Korrelate von Liebe sichtbar machen kann, läuft eine solche Forschung ständig Gefahr, in ihren Befunden etwas zu sehen, was nicht das ist, wofür es gehalten wird.

Vielleicht ist die Liebe in Wirklichkeit eine Suche, vielleicht sind Liebende einander Suchende, die etwas von der Suche des Anderen, von seinem Ringen nach Ganzheit erahnen. Vielleicht ist Liebe eine Suche nach der Offenheit für das in uns, was größer ist als wir selbst, von dem wir abgeschnitten sind durch unser Begehren, unsere Angst und unsere von anderen übernommenen Vorstellungen und Wünsche. Vielleicht ist Liebe eine Suche nach sich selbst, nach einer in uns selbst verborgenen Kraft oder nach dem Anderen und einer in ihm verborgenen Kraft. Wenn Liebe als eine solche Suche verstanden wird – so verschwommen unsere Vorstellung von dieser Suche auch sein mag – geht es in der Liebe nicht um die Befriedigung definierter, objektivierbarer und messbarer Bedürfnisse. Liebe ist dann vielmehr ein Prozess des Werdens, ein Prozess der Entfaltung und der Entwicklung von Menschen in der Wechselwirkung ihrer Beziehung. Dann wäre Liebe so etwas wie ein Motor für die Koevolution des Menschen, ein Prozess in dem sich Menschen wechselseitig die Erfüllung und Verwirklichung ihrer tiefsten Sehnsüchte in Aussicht stellen (Duncker 2000) und (Maturana und Zöllner 2008; Hüther und Hosang 2012).

2   Stand der Forschung

Aus einer solchen prozessural-ganzheitlichen Perspektive betrachtet kann jeder Versuch, sich dem Phänomen der Liebe mit empirischen, wissenschaftlich-objektiven Forschungen zu nähern, nur in einer Bagatellisierung enden.

Auf der Suche nach der Vorstufe dessen, was wir Liebe nennen, lassen sich aus biologischer Sicht zwei Wurzeln ausmachen: Erstens die sexuelle Anziehung, die sich aus dem Paarungsverhalten und der Partnerwahl zu einer mehr oder weniger ausgeprägten Bindung der Sexualpartner entwickelt hat und damit zum Ausgangspunkt der Liebe zwischen Mann und Frau geworden ist. Und die zweite Wurzel ist das Brutpflegeverhalten aus dem sich beim Menschen die Elternliebe entwickelt hat. Für beide Phänomene hat sich die biologische Forschung über lange Zeit hinweg kaum interessiert.

Aus Gründen, die an anderer Stelle näher untersucht worden sind (Hüther 1999), war ihr Blick in erster Linie auf ein Phänomen gerichtet, das der Liebe wenig zuträglich ist: auf den Wettbewerb. In ihrer Begeisterung über die Entdeckung der „natürlichen Selektion" als „Triebfeder der Evolution" ist den meisten der Biologen unter einer konkurrenzorientierten Perspektive, die soziokulturell geprägt ist, der Blick für all das abhanden gekommen, was die individuellen Lebensformen immer wieder verbindet, was die Individuen einer Art zusammenführt, was damit der isolierenden, trennenden und auseinandertreibenden Kraft des Wettbewerbs entgegenwirkt, ja was auf diese Weise den Wettbewerb überhaupt erst ermöglicht. Im Nachhinein ist es daher umso erstaunlicher, dass der Entdecker des Prinzips der natürlichen Selektion, Charles Darwin, bereits selbst schon darauf hingewiesen hatte, dass es offenbar noch einen zweiten Selektionsmechanismus gibt, der vor allem in der Evolution der sog. höheren Tiere bis hin zum Menschen eine zunehmend wichtige Rolle gespielt hat: die sexuelle Selektion, also die Partnerwahl. Ausführlich beschrieben hat er diesen Selektionsmechanismus in seinem zweiten Hauptwerk, das nur wenige Jahre nach der Veröffentlichung von *On the Origin of Species by Means of Natural Selection* unter dem Titel *The Descent of Man, and Selection in Relation to Sex* erschienen ist (Darwin 1871).

2.1   Partnerliebe

Die sexuelle Fortpflanzung, bei der sich ein männliches und ein weibliches Wesen derselben Art vereinigen müssen (um ihre Gene auszutauschen), hat etwas sehr Bemerkenswertes als „Nebenprodukt" hervorgezaubert, nämlich die Fähigkeit, auch solche Dinge in der Welt wahrzunehmen, die man für den „Kampf ums nackte Dasein" gar nicht braucht. Jedes körperliche Merkmal, jede Entäußerung von Tönen oder Düften, jede Verhaltensweise, also im Grunde jede Leis-

289

tung und jede Eigenschaft, die durch zufällige Veränderungen der genetischen Anlagen, durch Mutation oder Rekombination entstanden war, konnte prinzipiell zu einem Signal für die Partnerwahl werden.

Durch die sexuelle Selektion wurde es möglich, aus der natürlichen Variabilität der Ausprägung dieser betreffenden Leistungen und Eigenschaften innerhalb einer Population die entsprechenden Merkmale und Leistungen gezielt und innerhalb relativ kurzer Zeiträume „herauszuzüchten". Das erfolgte zwangsläufig immer Hand-in-Hand mit den zur Wahrnehmung, Erkennung und Bewertung dieser betreffenden Merkmale erforderlichen rezeptiven und assoziativen Fähigkeiten des jeweils anderen Geschlechtspartners. In diesem ständig vorwärts schreitenden und sich immer wieder neu aufeinander abstimmenden koevolutiven Prozess konnten so nicht nur eine Vielzahl hochspezifischer Leistungen und ein vielfältiges Spektrum an geschlechtsspezifischen Merkmalen, sondern auch die diesen Leistungen und Merkmalen zugrunde liegenden genetischen Anlagen und Genkombinationen im Genpool der jeweiligen Arten verankert werden. So bekam das eine Geschlecht immer wachere Sinne für die Signale der Liebe des anderen, und Letzteres produzierte immer mehr und immer Betörenderes von dem, was Ersteres so anzog und verlockte (Hüther 1999).

Die chemischen Signalstoffe, die von den Einzellern noch benutzt wurden, um einander anzulocken, sich aneinander zu lagern und sich auszutauschen, sind bei den aus den Einzellern später entstandenen Vielzellern, also bei Pilzen, Pflanzen, Tieren und auch beim Menschen weiter genutzt worden, um die im Inneren dieser vielzelligen Organismen ablaufenden zellulären Wechselbeziehungen zu lenken, zu steuern und zu koordinieren, um das Überleben und die Reproduktion dieser zunehmend komplexer gewordenen Lebewesen zu sichern. Auf diese Weise sind aus den ursprünglich äußeren Signalen zum Zusammenfinden frei lebender Zellen innere Signale im Dienst des Zusammenwirkens der Zellen von vielzelligen Organismen geworden: Hormone, Transmitter, Mediatoren der interzellulären Kommunikation. Manche dieser Signalstoffe sind noch immer in besonderer Weise an der Steuerung der Reproduktion beteiligt. Diese Substanzen selbst, aber auch synthetische Agonisten oder Antagonisten ihrer Rezeptorwirkung, können benutzt werden, um einzelne an der Reproduktion beteiligte Prozesse, angefangen von der Libido bis hin zur Schwangerschaft, gezielt zu verstärken oder zu unterdrücken. Zu diesen inneren Signalstoffen im Dienst der Steuerung von Reproduktion, Sexualität, Partnersuche und Partnerbindung gehören die Sexualsteroide (Dehydroepiandiosteron, Testosteron, Östrogen, Progesteron), bestimmte biogene Amine (vor allem Phenylethylamin und Dopamin) und Peptidhormone (Prolaktin, Oxytocin und Vasopression) sowie die als Regulatoren der Produktion und Sekretion gonodaler Hormone wirksamen Release-Faktoren (Carter 1998; Esch und Stefano 2005; Hüther 2012).

Wenn in populärwissenschaftlichen Darstellungen bisweilen der Eindruck erweckt wird, wir Menschen seien von diesen Hormon- und Signalstoffen gesteuert, so macht das nur deutlich, wie sehr unser Denken noch immer von einfachen, aus der Funktionsweise von Maschinen abgeleiteten, monokausalen Vorstellungen geprägt ist. Bei all diesen Substanzen und ihren Wirkungen handelt es sich um Komponenten eines komplizierten Netzwerkes von Signalstoffen und deren Wirkungen, das in einem evolutionären Prozess entstanden und optimiert worden ist. Sie sind nicht die Erzeuger des Phänomens, sondern sie stehen im Dienst dieses komplexen Phänomens, das wir Liebe nennen.

Die mit der Partnerwahl einhergehende sexuelle Selektion hat im Verlauf der Evolution nicht nur vielfältige Leistungen, wie die Absonderung von bestimmten Duftstoffen (vor allem bei den Insekten) die Ausbildung von bestimmten Gesangsleistungen und Gefiederfärbungen (vor allem bei den Singvögeln) oder von bestimmten Verhaltensweisen und Balzritualen (vor allem bei den Säugetieren) in den jeweiligen artspezifischen Anlagen verankert. Sie hat gleichzeitig auch zu einer gezielten Auszucht der zur Erkennung, Bewertung und Beantwortung dieser „Signale der Liebe" und der dazu erforderlichen Sinnesleistungen zentralnervösen Verarbeitungsmechanismen bzw. der diesen Leistungen zugrunde liegenden genetischen Anlagen geführt.

Die mit der Wahrnehmung eines solchen Signals einhergehende Aktivierung spezifischer Sinnesrezeptoren, die Weiterleitung dieser Erregung über sensorische Nervenbahnen und die Verarbeitung dieser Eingänge in den jeweiligen sensorischen Bereichen des Gehirns – das sind beim Menschen die sensorischen und multimodalen assoziativen Areale der Großhirnrinde – sind relativ gut untersuchbar. Das Gleiche gilt für die Aktivierung der prämotorischen Rinde im Zusammenhang mit der Vorbereitung – und der verschiedenen motorischen Areale bei der Initiation – einer Handlung oder einer Reaktion, die als Antwort auf das betreffende sensorische Signal in Gang gesetzt wird.

Schwieriger untersuchbar und erst seit einigen Jahren näher in den Fokus neurobiologischer Forschungen gerückt sind all jene Prozesse, die an der Bewertung der wahrgenommenen Signale und an der Entscheidung über die Antwort auf dieses Signal beteiligt sind. Hier spielt die Aktivierung älterer, vor allem limbischer Bereiche des Gehirns und die mit dieser Aktivierung einhergehende Generierung eines bestimmten Gefühls eine besondere Rolle. Die Wahrnehmung eines anderen Menschen kann ein Gefühl von Lust, Anziehung oder Verbundenheit, aber auch von Irritation, Angst oder Ablehnung erzeugen, je nachdem, welche Erfahrungen ein Mensch in der Begegnung mit einem solchen oder anderen, ähnlichen Menschen im Lauf seiner bisherigen Lebensgeschichte bereits gemacht hat. Diese Erfahrungen sind in Form entsprechender Vorstellungen und innerer Einstellungen in den assoziativen Bereichen des Großhirns verankert. Wenn diese Prägungen sehr früh und mit stärker emotionaler Beteiligung erfolgen, werden diese assoziativen Netzwerke immer auch mit den dabei aktivierten emotionalen Netzwerken in einzelnen Bereichen des limbischen Systems verbunden. Da die verschiedenen Bereiche des limbischen Systems ihrerseits wieder eng mit vegetativen Regelkreisen zur Steuerung einzelner Körperfunktionen verbunden sind, führt die Wahrnehmung eines bestimmten Signals, das von einem anderen Menschen ausgeht, oft zu einem intensiven körperlichen Gefühl. So bekommt man bei der Begegnung mit einem attraktiven Partner Herzklopfen, Schmetterlinge im Bauch oder eine kribbelnde Gänsehaut. Ein abstoßender Partner, der eher mit unerfreulichen Erfahrungen assoziiert wird, löst entsprechend andere körperliche Reaktionen aus. Anhand dieser meist völlig unbewusst generierten und wahrgenommenen „somatischen Marker" trifft der betreffende Mensch dann normalerweise seine Entscheidung. Erst dann kommt es zur Aktivierung eines entsprechenden handlungsleitenden Erregungsmusters – und im einen Fall zu Annäherungs-, im anderen Fall zu Abgrenzungsversuchen (Porges 1998; Komisaruk et al 1998; Acevedo et al 2011).

Aber auch für die im Verlauf dieser Wahrnehmungs-, Entscheidungs- und Beantwortungsprozesse stattfindenden und inzwischen mit funktioneller Computertomographie darstellbaren und messbaren Aktivierungen einzelner Bereiche des Gehirns gilt das Gleiche wie für die hormonellen Veränderungen: Sie sind nicht die Erzeuger des Phänomens, sondern sie stehen im Dienst dieses wunderbaren Phänomens, das wir Liebe nennen.

2.2   Elternliebe

Die Herausbildung immer feinerer und immer komplexerer Signale, Wahrnehmungsorgane und Verarbeitungsmechanismen zum Zweck der Zusammenführung der Sexualpartner hat die Voraussetzungen dafür geschaffen, dass sich die Paarbildung als Voraussetzung für die Entwicklung der Familie und damit der Bindung zwischen Eltern und ihren Kindern herausbilden konnte. Hand in Hand mit dieser Eltern-Kind-Bindung vollzog sich eine atemberaubende Zunahme der geistigen, emotionalen und sozialen Potenzen derjenigen Lebewesen, bei denen diese Bindung am weitesten entwickelt werden konnte. Als diese Entwicklungsstufe erreicht wurde, war bereits eine bisher nie da gewesene Stufe der Komplexität der Lebenswelt entstanden. Sie war gekennzeichnet durch eine enorme Vielfalt verschiedenartigster Veränderungen, Herausforderungen und Bedrohungen und einer immer bedeutungsvolleren wechselseitigen Abhängigkeit der vielfältigen, bis dahin entstandenen Lebensformen. Den Herausforderungen und Bedrohungen dieser komplexen Lebenswelt konnten die noch nicht in einer festen Nische gelandeten Arten nur durch die Fortentwicklung ihres sinnlichen Wahrnehmungs- und Verarbeitungssystems begegnen. Dieser gerichtete Evolutionsdruck führt zur Selektion genetischer Programme, die dafür sorgten, dass im Gehirn der diesem Druck am stärksten ausgesetzten Lebensformen (das waren offenbar die Vorfahren der heutigen Vögel und Säugetiere) immer komplexere Verschaltungen der Nervenzellen entstanden, die bei ihrer Geburt noch nicht endgültig festgelegt waren. Der dabei offen gehaltene, noch nicht festgelegte Anteil von Nervenverbindungen wurde erst nach der Geburt endgültig „verschaltet". Wie diese Verbindungen tatsächlich miteinander und mit den älteren, bereits fest verdrahteten Nervennetzen des Gehirns verknüpft wurden, hing nun auf einmal von den Eindrücken und „Erfahrungen" ab, die das Neugeborene bei der Bewältigung von Herausforderungen und Bedrohungen in seiner realen Lebenswelt machte. Ein immer größer werdender Teil der im Gehirn angelegten Verschaltungen konnte aber nur bei solchen Arten offen gehalten werden, die imstande waren, ihren Nachkommen hinreichend Schutz vor äußeren Bedrohungen zu bieten. Und das gelang nur denen, die eine enge Bindung des Elternpaares und eine hinreichend enge Bindung zwischen den anderen Mitgliedern der Familie, der Großfamilie, der Horde entwickelt hatten. War die Bindung zwischen den erwachsenen Mitgliedern der Horde stark genug, um die Gefahren und Bedrohungen abzuwenden, denen ihre Nachkommen mit ihrem noch nicht ausgereiften Gehirn ausgesetzt waren, so konnten sich über Generationen hinweg solche genetischen Anlagen durchsetzen, die ein immer lernfähigeres Gehirn hervorbrachten. Wurden die egoistischen Selbstbehauptungsinteressen oder auch der äußere Druck auf die Gemeinschaft der Erwachsenen zu groß, um ihren Nachkommen den erforderlichen Schutz zu bieten, konnten nur diejenigen Nachkommen überleben, deren Hirnentwicklung strenger genetisch und deren Verhalten stärker von angeborenen Instinkten gelenkt wurden (Hüther und Hosang 2012).

Da wir ein zeitlebens lernfähiges Gehirn besitzen, muss es unseren frühen Vorfahren immer wieder gelungen sein, das Band, das sich als erotische Beziehung zwischen Mann und Frau spannte, zu erhalten und zu festigen. Ebenso müssen sie es verstanden haben, das zweite, noch viel wichtigere Band immer fester und haltbarer zu machen. Es muss ihnen gelungen sein, das Gefühl einer engen Bindung zwischen den Mitgliedern ihrer Familie, ihrer Großfamilie, ihres Stammes und ihrer immer größer werdenden Gemeinschaft in die Gehirne ihrer Nachkommen einzugraben. Nur so konnten wir werden, was wir bis heute noch immer sind: zur Liebe befähigte Menschen (Hüther und Hosang 2012).

3 Perspektiven und Impulse für Moralpsychologie und Ethik

Wie diese Spurensuche nach den biologischen Grundlagen der Liebe deutlich macht, ist es prinzipiell unmöglich, ein solch komplexes Phänomen wie die Liebe mit den theoretischen Ansätzen und den methodischen Mitteln einer einzelnen wissenschaftlichen Disziplin auch nur annähernd zu erfassen. Der Biologe, Anthropologe und Mediziner Hans-Rainer Duncker hat das in sehr differenzierter Weise zum Ausdruck gebracht:

„Bemerkenswerterweise tun sich alle wissenschaftlichen Disziplinen mit der Behandlung des Phänomens ‚Liebe' schwer. In ihrer Beziehung kommen zwei hochdifferenzierte Personen, die sich in einem langen sozio-kulturellen Entwicklungsprozess ausgebildet haben, erst nach einem in der Regel sehr langzeitigen Prozess der Annäherung und des Vertrautwerdens schließlich dazu, alle sozialen Tabus zu durchbrechen und, wie es biblisch so klar heißt, sich zu erkennen. Dieses Erkennen in der Paarbeziehung umfasst die ganze Vielschichtigkeit unserer Organsysteme von ihren zellulären und hormonellen Steuerungen bis zu den speziellen Funktionen der verschiedenen Organe bei Kontakt und Vereinigung, gesteuert von der visuellen Erscheinung des Körpers, dem Geruchssinn und dem Einsatz der gesamten Hautoberfläche als intimes Kontaktorgan, über die Körpersprache und die spezifische sprachliche Kommunikation. Sie umfasst den Austausch über die sehr differenzierten körperlichen und geistigen Fähigkeiten, über spezifische Vorlieben und Abneigungen, über Emotionen, Phantasien und Gedanken, über die angesammelten Kenntnisse und Vorstellungen bis zu den beruflichen Fähigkeiten und Positionen. Und nicht zuletzt wird diese Beziehung dann durch die Herkunft aus der gleichen ethnischen Gruppe, durch die gemeinsame Verpflichtung auf bestimmte kulturelle Verhaltensweisen und Traditionen und durch die Zugehörigkeit zu einer bestimmten religiösen Glaubensrichtung gefestigt. Erst das Zusammenspiel aller dieser Elemente bildet die Grundlage der menschlichen Paarbeziehung und -bindung, die auf diese Weise sämtliche Schichten der körperlichen und kulturellen Struktur der beiden Personen umfasst." (Duncker 2000, S. 22–37).

Die Maßstäbe anhand derer wir Menschen – im Gegensatz zu allen nicht durch eigene Erfahrungen geprägten Tieren – unseren Fortpflanzungspartner auswählen, sind nicht angeboren, sondern beruhen auf Erfahrungen. So macht jeder Mensch bereits sehr früh die Erfahrung, dass er entweder weiblichen Geschlechts oder aber männlichen Geschlechts ist. Je nach Selbstwahrnehmung und Selbsterleben (und das muss nicht immer das sein, was er biologisch ist) wird er sich im Laufe seiner weiteren Entwicklung mit den Mitgliedern des einen Geschlechts stärker identifizieren als mit denen des anderen Geschlechtes. Er wird sich die Denk- und Verhaltensweisen der einen stärker, die der anderen weniger stark zu eigen machen, bis er schließlich die von ihm eingenommene Geschlechterrolle ebenso gut spielen kann, wie all die Männer oder all die Frauen, von denen er seine Rolle gelernt hat. Wenn dieser Prozess der Geschlechtsidentitätsbildung abgeschlossen ist, ist sein geschlechtliches Rollenverständnis von der Kultur, der Region und der Zeit geprägt, in der dieser Mensch seine Erfahrungen machen konnte. Wäre er nicht in Europa, sondern in Tibet geboren und unter den dortigen Verhältnissen aufgewachsen, hätte er andere Vorstellungen davon entwickelt, was einen Mann oder eine Frau ausmacht, welche Bestimmung ein Mann, welche eine Frau zu erfüllen hat, und wie die Beziehung zwischen den beiden zu gestalten ist (Duncker 2000; Beier 2006; Hüther 2009).

Wie unterschiedlich die konkreten Erfahrungen auch sein mögen, die ein Kind auf seinem Weg der Identitätssuche als Mann oder als Frau zu allen Zeiten und an allen Orten dieser Erde zu machen Gelegenheit hatte, eines war und ist immer gleich geblieben: Jeder heranwachsende Mensch fühlt, ahnt oder weiß ganz genau, dass es noch andere Erfahrungen gibt, Erfahrungen die er nur hätte machen können, wenn er einer des anderen Geschlechts geworden wäre. So spürt jeder Junge, wenn er zum Mann geworden ist, dass die männliche Erfahrungswelt, in die er nun einmal hineinwachsen ist eigentlich nur die halbe Welt ist. Und Gleiches gilt für jedes Mädchen, wenn es zur Frau wird. Beide Geschlechter haben also eine Ahnung davon, dass sie nur dann die ganze Welt in sich tragen können, indem sie sich vereinigen. Nur so kann es ihnen gelingen, die in zwei unterschiedlichen Welten gemachten, komplementären Erfahrungen, von denen jeder von ihnen nur die eine Hälfte in sich trägt und die doch sein gesamtes Fühlen, Denken und Handeln bestimmt, zu einer ganzheitlichen, gemeinsamen Erfahrung zusammenzuführen.

Das Denken, Fühlen und Handeln von Menschen wird von den Verhältnissen geprägt, unter denen sie aufgewachsen sind und ihr bisheriges Leben verbracht haben. Eine Lebenswelt wie unsere, die ganz wesentlich vom Wettbewerb bestimmt wird, hinterlässt vielfältige Spuren in den Einstellungen, Haltungen und Erklärungsversuchen der betreffenden, wettbewerbsorientierten Menschen. Das gilt auch für Wissenschaftler, auch für all jene, die sich scheinbar wertfrei und objektiv mit der Erforschung der biologischen Grundlagen unsers (Zusammen-) Lebens befassen. Von ihnen ist die Frage nach den Ursachen der Konkurrenz und der Bedeutung des Wettbewerbs in der Vergangenheit besonders häufig gestellt und intensiv erforscht worden. Dabei wurde lange Zeit übersehen, dass es neben der dissipativen, die Spezialisierung und Individualisierung vorantreibenden Kraft der Konkurrenz noch eine zweite, zusammenführende, zusammenhaltende, integrative Kraft geben muss, und dass es langfristig nur dann zu stabilen Entwicklungen kommen kann, wenn die auseinandertreibende Kraft der Konkurrenz durch diese andere zusammenführende Kraft der Liebe ausbalanciert wird. Über diese andere, vereinigende und kreative Entwicklungen ermöglichende Kraft wissen wir aber bisher leider noch viel zu wenig (Hüther und Spannbauer 2012).

4 Literatur

4.1 Referenzliteratur

Acevedo B. P., Aron, A., Fisher H. E., Brown L. L. (2011): „Neural correlates of longterm intense romantic love, Social Cognitive and Affective Neuroscience". In: Advance Access published January 5, doi: 10.1093/scan/nsp092.

Bartels, A., Zeki S. (2004): „The neural correlates of maternal and romantic love". In: NeuroImage 21/3, S. 1155–1166.

Beier, K. M. (2006): „Das Verhältnis des Menschen aus seiner Geschlechtlichkeit – ein Ansatz von Wilhelm von Humboldts". In: Sexuologie 13/2–4, S. 166–177.

Carter, C. S. (1998): „Neuroendocrine perspective on social attachment and love". In: Psychoneuroendocrinology 23/8, S. 779–818.

Darwin, C. (1871): *Die Abstammung des Menschen und die geschlechtliche Zuchtwahl.* Stuttgart: Schweizerbart.

Duncker, H.-C. (2000): „Die Kulturfähigkeit des Menschen. Vorstellungen einer evolutionsbiologischen Anthropologie". In: Spiegel der Forschung. Wissenschaftsmagazin der Justus-Liebig-Universität Gießen 17/2, S. 22–37.

Esch, T., Stefano, G. (2005): „The Neurobiology of Love". In: Neuroendocrinology Letters 26/3, S. 175–192.

Hüther, G. (1999): *Die Evolution der Liebe.* Göttingen: Vandenhoeck & Ruprecht.

Hüther, G. (2009): *Männer – Das schwache Geschlecht und sein Gehirn.* Göttingen: Vandenhoeck & Ruprecht.

Hüther, G. (2012): „Sexuelle Anziehung – Verliebtheit – Liebe. Neurobiologische Hintergründe der Paarbindung". In: Ärztliche Psychotherapie und Psychosomatische Medizin 1/12, S. 5–10.

Hüther, G., Hosang, M. (2012): *Die Freiheit ist ein Kind der Liebe. Die Liebe ist ein Kind der Freiheit.* Freiburg: Kreuz Verlag.

Hüther, G., Spannbauer, Ch. (2012): *Connectedness.* Bern: Verlag Hans Huber.

Komisaru, B. R. et al (1998): „Love is sensory stimulation: physiological consequences of its deprivation". In: Psychoneuroendocrinology 23/8, S. 927–944.

Krüger, T. H. C. (2011): „Hormonelle und zentrale Regulation von sexueller Lust und Bindung". In: Journal für Reproduktionsmedizin und Endokrinologie 8, Sonderheft 2, S. 25–29.

Maturana, R., Verden-Zöller, G. (2008): *The Origin of Humanness in the Biology of Love.* Charlottesville: Imprint Academic, Philosophy Documentation Center.

Porges, S. W. (1998): „Love: an emergent property of the mammalian autonomic nervous system". In: Psychoneuroendocrinology 23/8, S. 837–61.

4.2 Literatur zur Einführung

Beier, K. M. (2006): „Das Verhältnis des Menschen aus seiner Geschlechtlichkeit – ein Ansatz von Wilhelm von Humboldts". In: Sexuologie 13/2–4, S. 166–177.

Hüther, G. (1999): *Die Evolution der Liebe.* Göttingen: Vandenhoeck & Ruprecht.

Maturana, R., Verden-Zöller, G. (2008): *The Origin of Humanness in the Biology of Love.* Charlottesville: Imprint Academic, Philosophy Documentation Center.

4.3 Literatur zur Vertiefung

Esch, T., Stefano, G. (2005): „The Neurobiology of Love". In: Neuroendocrinology Letters 26/3, S. 175–192.

Empathie

Heribert Wahl

Abstract: Empathie bezeichnet das Vermögen, sich in die Lage einer anderen Person hineinzuversetzen. Als ein facettenreiches Phänomen wird sie von zahlreichen wissenschaftlichen Disziplinen untersucht und umfasst ein breites Spektrum an emotionalen und kognitiven Interaktionen (von neurophysiologischer Imitation bis zu hoch differenzierten Formen gegenseitigen emotionalen Verstehens). Nach einer kurzen Darstellung der Geschichte des Konzepts und seiner Rolle in der klassischen Psychoanalyse werden wichtige Weiterentwicklungen dieser menschlichen Fähigkeit aufgezeigt: vom hermeneutisch einseitigen Gebrauch (sich in ein „Objekt" einfühlen) zur intersubjektiven Perspektive, die der „relationalen Wende" in der modernen Psychoanalyse und den Gesellschafts- und Geisteswissenschaften insgesamt folgt. Abschließend werden einige Fragen diskutiert, die sich mit der Rolle von Empathie im Bereich der Moralpsychologie befassen, da die Fähigkeit zur empathischen Einfühlung nicht nur für therapeutische und soziale Berufe von Bedeutung ist, sondern auch für die Qualität von Beziehungen in unseren Kulturen und Gesellschaften im Allgemeinen.

Schlagwörter: Altruismus; Einfühlung; Empathie; Intersubjektivität; Introspektion; Psychoanalyse; Spiegelneurone; Spiegeln; Sympathie.

1 Einführung

1.1 Was versteht man unter Empathie?

Empathie als Fähigkeit, sich in die Situation eines anderen zu versetzen, um ihn (besser) zu verstehen, ist ein pluridimensionales Phänomen, mit dessen Erforschung zahlreiche Wissenschaftszweige befasst sind (philosophische Hermeneutik, Ästhetik, Ethik, Moralpsychologie, Kognitions- und Neurowissenschaften, Entwicklungspsychologie, Psychoanalyse, Sozial- und Kulturwissenschaften

u. a.). Der Begriff umfasst ein breites Interaktionsfeld, das von unreflektierter „emotionaler Ansteckung" über frühkindliche Affekt-Abstimmung bis zu komplexen, kognitiv-emotionalen Prozessen wechselseitiger Responsivität und reflektierter Einfühlung (in Personen wie auch kulturelle Phänomene, z. B. Kunstwerke) reicht. Das empathische Geschehen, wie es heute grundlegend relational verstanden wird, weist unterschiedliche Organisationsniveaus und eine Fülle lebensweltlicher und kultureller Ausprägungen auf; hier können nur einige exemplarisch thematisiert werden.

1.2 Zur Geschichte des Empathie-Begriffs

Empathie ist kein Wort der klassischen Gräzität.[1] Es taucht als Kunstwort im Deutschen als (Rück-)Übersetzung des englischen Begriffs „empathy" auf, mit dem der philosophisch-ästhetische und psychologische Terminus „Einfühlung" übersetzt wurde. Zur terminologischen Verwirrung trug bei, dass die englischen Moralphilosophen im 18. Jahrhundert (Adam Smith; David Hume) mit dem Wort „sympathy" das umschrieben, was heute unter Empathie verstanden und zu Recht von Sympathie unterschieden wird.

Um 1900 fordert die Hermeneutik im philologischen und theologischen Feld, *„sich in die Welt und Denkweise des Autors zu versetzen".* (s. Einzelnachweise zum Folgenden Pigman 1995, S. 238). Herder ruft den Historiker auf: „Fühle dich in alles hinein". Es geht dabei um bewusste, intentionale Akte, sich imaginativ in Belebtes wie Unbelebtes in Natur und Kunst zu versetzen. Für die ästhetische Diskussion prägt Robert Vischer 1863 den Begriff „Einfühlung", um die Projektion menschlichen Fühlens in die Natur zu bezeichnen. Von hier wandert die „innere Imitation" in das allgemeinpsychologische Verstehen von Fremdseelischem ein. Der von Freud geschätzte Theodor Lipps behandelt die Einfühlung in seiner *Ästhetik* (1903) wie im *Leitfaden der Psychologie* (1903) und sieht in ihr das künftige Grundkonzept auch der Soziologie, da allein sie erlaube, Andere zu verstehen. Nach Lipps gewahren wir das Dasein Anderer und unserer selbst, weil wir einen Antrieb zur Nachahmung und einen Antrieb, unsere seelischen Erfahrungen auszudrücken, besitzen. Wenn wir einen fremden Gesichtsausdruck sehen, fangen wir an, ihn zu imitieren; dadurch erfahren wir die entsprechende Emotion. Dann empfinden wir diese Erfahrung zurück in die Erfahrung des Anderen und verstehen dadurch, was er gerade erfährt (vgl. Pigman 1995, S. 241 f.; S. 251).

---

[1] Erst im nachklassischen Griechisch findet sich das Adjektiv „empathés" = leidenschaftlich, erregt (durch, über etwas), von pathos abgeleitet. Ein Substantiv oder Verb ist nicht bekannt – im Unterschied zum klassischen „sympáschein" = mitleiden, Gleiches leiden; (Schmerzen) mitempfinden. Hierzu gibt es spätgriechisch „sympátheia" und „sympathés".

2 Empathie im Spiegel zentraler Konzepte und Theorien

2.1 Empathie in der klassischen Psychoanalyse

Sigmund Freud verwendet den Begriff „Einfühlung", wohl von Lipps beeinflusst, von seiner Studie *Der Witz und seine Beziehung zum Unbewussten* (1905) bis hinein ins Spätwerk (z. B. *Massenpsychologie und Ich-Analyse*, 1921), ohne allerdings das bewusste oder unbewusste „Sichhineinversetzen" in fremde seelische Zustände zu präzisieren (detaillierte Belege bei Pigman 1995, S. 244–251). Eine empathische Einstellung ist Voraussetzung dafür, dass sich eine positive Übertragung entwickeln kann und Deutungen angenommen werden. Sie schließt echtes Interesse ein, schafft Bindung und schließt moralisches Urteilen aus – das empathisch ermöglichte „Attachment" lässt die Parallele zu guten frühkindlichen Bindungserfahrungen aufleuchten.

Generell sah Freud im empathischen Bemühen die Gefahr, statt rational und intellektuell das dynamische Geschehen abzuwägen, eigene Gefühle auf Andere zu projizieren, so in *Totem und Tabu* (Freud 1913) im Blick auf „Primitive" wie auf Kinder. In *Massenpsychologie und Ich-Analyse* (1921) wie in *Hemmung, Symptom und Angst* (1926) unterrichtet jedoch allein Einfühlung uns von der Existenz „ichfremden Seelenlebens". Es bleibt bei Andeutungen, was die Nähe zu Prozessen wie Identifizierung angeht: „Von der Identifizierung führt ein Weg über die Nachahmung zur Einfühlung, das heißt zum Verständnis des Mechanismus, durch den uns überhaupt eine Stellungnahme zu einem anderen Seelenleben ermöglicht wird" (Freud 1921/[10]1998, S. 121, Fußnote 2).

Überzeugend zeigt Pigman (1995, S. 250f.), dass Freud in der Frage des Zugangs zu „Fremdseelischem" nie den Wechsel von der Subjekt-Objekt-Trennung zu einer intersubjektiven Sicht vollzogen hat – obwohl Max Scheler von phänomenologischer Warte (Husserl, Stein) und Ludwig Binswanger aus daseinsanalytischer Sicht (Heidegger) die alte Einfühlungshermeneutik mit ihrer naiven Unterscheidung von Selbst- und Fremd-Wahrnehmung vernichtend kritisiert hatten. Ein entscheidender Schritt hin zu einer intersubjektiven Perspektive erfolgte erst in der Selbstpsychologie.

2.2 Empathie in der Selbstpsychologie – und darüber hinaus

Von seiner frühen Arbeit *Introspektion, Empathie und Psychoanalyse* von 1959 (Kohut 1977, S. 9–35) bis zu seinem letzten Vortrag (1981) und dem postum erschienenen Buch *Wie heilt die Psychoanalyse?* (Kohut 1984) definiert der Begründer der Selbstpsychologie Empathie als kontrolliertes, geschultes und lang anhaltendes Eintauchen in Fremdseelisches als dem psychischen Erleben einzig angemessene Beobachtungsmethode. Via *„stellvertretende Introspektion"* soll sie die begrenzte Selbst-Introspektion mit Hilfe des Gegenübers ergänzen. Im Fall der Psychotherapie ist das der sich stellvertretend auf das Innenleben seines Patienten einlassende Therapeut, und zwar so „passend" (fitting) und „abgestimmt" (tuned), dass er weder selber verschmelzend darin untergeht noch den Anderen innerlich „besetzt", statt ihn seinen eigenen Freiraum entfalten zu lassen, in dem er sich empathisch verstanden und angenommen weiß.

Mit sentimentalem Sympathisieren, wie es Kohut oft unterstellt wird, mit Mitleid, Alles-Verstehen-und-Billigen usw. hat sein streng epistemologisches Konzept nichts zu tun: Empathie *definiert* das Untersuchungsfeld der Psychoanalyse: die komplexen psychischen Prozesse und Zustände des menschlichen Innenlebens; sie *informiert* über angemessenes Handeln, was durchaus ambivalente Züge trägt: Das so erworbene Wissen kann eingesetzt werden in freundlicher Absicht, um jemandem zu helfen, aber auch für feindliche Zwecke, um ihn destruktiv an seiner schwächsten Stelle zu treffen. Im Kontext einer Therapie wird Empathie zu einer förderlichen Handlung, indem sie ein „empathisches Milieu" bereitstellt, also optimale Bedingungen für die gemeinsame Forschungs-, Verstehens- und Veränderungsarbeit schafft.

Gegenüber dem klassischen Wissenschaftsideal (Objekt-Beobachtung mit *extrospektiven* Methoden) kommt mit der Empathie als „vicarious introspection" eine besondere Beziehungsstruktur ins Spiel, die mit dem Subjekt-Objekt-Schema nicht zu fassen ist. Psychogenetisch gesehen ist sie mit der Empathie eines mütterlichen *Selbstobjekts*[2] für das (noch unentfaltete) Selbst des Kindes aufs Engste verknüpft und somit von weitreichender Bedeutung für eine intersubjektive Perspektive.

Die Ähnlichkeit mit anderen Auffassungen – etwa in der Humanistischen Psychologie (Rogers 2012) – liegt auf der Hand: authentische emotionale Grundhaltung und annehmende Einstellung; Bemühen, den Partner (Klienten) selbst mit seinen Anliegen, Problemen und Potenzen probe-identifikatorisch von innen heraus zu verstehen und vorbehaltlos zu akzeptieren. Was auf diesem Weg empathisch aufgenommen und dem Klienten durch angemessenes „Spiegeln" (wieder) zur Verfügung gestellt wird, dient seiner fortschreitenden Selbsterkundung und so letztlich dem Ziel seiner (zuvor blockierten) Selbstverwirklichung.

Der entscheidende Unterschied resultiert aus dem Bezugssystem der Psychoanalyse, das auch die Empathie als spezifische Wahrnehmungseinstellung steuert: Erst und nur im Rahmen von Übertragung/Gegenübertragung gewinnt das

---

[2] „Selbstobjekt" (Kohut) meint (einfach ausgedrückt) jenes empathisch-responsive Gegenüber, auf dessen Erfahrung der Mensch von Anfang an und lebenslang für seine Selbstwerdung angewiesen bleibt. Prototyp einer Selbst-Selbstobjekt-Beziehung ist das Mutter-Kind-Paar, vgl. ausführlich Wahl 1994. Als Übersetzungsmöglichkeit für „Selbstobjekt" schlage ich, in Anlehnung an N. Symingtons Ausdruck „lifegiver", vor: der/diejenige, die Leben schenkt, fördert und stimuliert.

empathisch handelnde Subjekt seine volle Tragweite – nicht nur therapeutisch, sondern grundsätzlich beziehungshermeneutisch. Nicht Empathie per se heilt; erst das empathische Sich-Einlassen auf Übertragung/Gegenübertragung lässt die emotional entscheidenden Beziehungs-Figuren überhaupt entdecken, die sich dem nachvollziehenden Verstehen als Wiederbelebung unabgegoltener, schwerer Empathiedefizite herausstellen; sie können nun erst verstanden, therapeutisch erklärt, gedeutet (und mehrfach durchgearbeitet) werden.

Nimmt man mit einer psychoanalytischen Kerneinsicht an, dass es ständig „normale", nicht-pathologische Übertragungs-/Gegenübertragungs-Prozesse gibt, diese also ein alltägliches Phänomen sind, so wird die außertherapeutische Bedeutung des Empathie-Konzepts für jede Beziehungsgestaltung deutlich: Empathie ist kein subjektiv-emotionales Verschmelzen oder intuitives Eintauchen, sondern setzt immer eine innere Differenzierungsmöglichkeit (zwischen Selbst und Anderem) voraus. Sie ist Voraussetzung für jede gelingende (bzw. wiederherstellbare) lebensmehrende Interaktion – auf allen biographischen und kulturellen Transformations-Ebenen der Selbstobjekt-Beziehungsform und mit allen möglichen „Partnern": konkreten Personen, wertgeschätzten Dingen, kulturellen Idealen, künstlerischen Werken, religiösen Vorstellungen, Glaubenshaltungen und -gehalten (vgl. Wahl 1994).

Empathie kann, wie erwähnt, auch destruktiv-feindselig eingesetzt werden. Dieser Gebrauch bzw. Missbrauch ist dort unmöglich, wo sie (z. B. pädagogisch, therapeutisch oder pastoral) in eine Selbstobjekt-Beziehung eingebettet ist, die ihrerseits – intersubjektiv – vom empathisch erfahrenen Verbundensein (connectedness) und affektiven Zusammenpassen (fitting together) lebt, wie das die moderne Kleinkindforschung (z. B. Dornes 1993; Stern 2000; Stern 2003) empirisch bestätigt hat. Beide Bestimmungsgrößen – empathisch-responsive Einstellung und Selbstobjekt-Verbundenheit – fallen nicht zusammen, sondern sind dialektisch aufeinander bezogene Momente gelingender Selbstobjekt-Erfahrung: Empathie ohne (d. h. nicht eingebettet in eine) lebensmehrende Interaktion bleibt zwiespältig; denn sie kann Beziehungen instrumentalisieren und funktionalisieren. Und Selbstobjekt-Bedürfnisse müssen ohne Empathie verkümmern; sie werden missbraucht und pathogen verarbeitet in Übertragungen, Symptomen, suchtförmigen Pseudo-Befriedigungen, politischen und religiösen Ideologien usw. Daher ist es kein Pleonasmus, von *empathischer Selbstobjekt-Verbundenheit* zu sprechen und darin ein zentrales Kriterium interpersonaler und gesellschaftlich-kultureller Beziehungsqualität auf allen Ebenen zu sehen, gerade auch in ethischer Hinsicht.[3]

---

[3] Zur Rolle der Empathie in einer Pastoralethik vgl. Wahl (2011).

2.3 Empathie in der intersubjektiven Psychoanalyse

Damit ist eine konsequent *intersubjektive* Wendung nicht nur in der Selbstpsychologie, sondern auch für das Empathie-Konzept erreicht, hinter die nicht zurückgegangen werden kann.[4] Von dieser Perspektive aus können wichtige Bausteine aus anderen psychoanalytischen Schulen einbezogen werden, etwa Wilfred R. Bions breit rezipiertes Modell von *container-contained*. Containment (z. B. durch Mutter bzw. Therapeut) meint: „[…] one person receives and understands the emotional communication of another without being overwhelmed by it, processes it and then communicates understanding and recognition back to the other person" (Douglas 2007, S. 33). Wird diese Erfahrung der emotional „aufnehmend-haltenden" Mutter oder Therapeutin verinnerlicht, entwickelt sich beim Kind oder Patienten die Fähigkeit, nun als „innerer container" zunächst selbst unerträgliche Gefühle auszuhalten und zu bearbeiten. Damit ist Empathie von vornherein in einen intersubjektiven und reziproken Prozess einbezogen: In seiner träumerischen Offenheit (rêverie) nimmt das container-Subjekt nicht nur die vorübergehend deponierten Gefühle (z. B. Angst) verständnisvoll auf; es bearbeitet sie auch und gibt sie transformiert zurück. Die Ein-Subjekt-Perspektive ist damit überschritten, denn auch das empathische Selbst versteht nur, indem es in dieser wechselseitigen Beziehung gebraucht wird.

Im Rückgriff auf Gadamers Kritik der klassischen Hermeneutik (Verstehen als vorurteilsfreies Sichversetzen in die subjektive Vorstellungswelt des Anderen) insistieren die Intersubjektivitätstheoretiker (Atwood, Orange, Stolorow 2001) darauf, dass jede empathische Beobachtung vom persönlichen Vorverständnis ausgeht. Co-Übertragung[5], an der beide Teilnehmer konstitutiv beteiligt sind, ist geradezu Bedingung der Möglichkeit, empathisch zu verstehen: Empathie muss intersubjektiv eingebettet sein, weil Verstehen weder objektivierendes Sichversetzen noch „geheimnisvolle Kommunikation der Seelen" bedeutet, sondern „Teilhabe am gemeinsamen Sinn" und „Einverständnis in der Sache" (Gadamer 1960, S. 276); diese „Sache" aber besteht in einem gemeinsam geteilten Raum subjektiv organisierter Erfahrungen der beiden Interaktionspartner (ausführlich dazu Schipflinger 2009).

---

[4]   Vgl. zur Dialektik von Empathie und Intersubjektivität: Agosta 1984, S. 43–61. Zum „relational turn" in der Psychoanalyse insgesamt vgl. Altmeyer 2000.

[5]   Dieser Begriff ersetzt in intersubjektiver Perspektive die zu stark re-aktiv gedachte „Gegen"-Übertragung.

2.4 Empathie in der Neurobiologie

Man kann hier einerseits eine Brücke schlagen von der philosophisch informierten Beziehungshermeneutik der intersubjektiven Psychoanalyse zur modernen Gestalttherapie[6], andererseits zur Neurobiologie: *„Spiegelneurone"*[7] stellen eine wichtige biologisch-evolutionäre Basis-Voraussetzung dar, um physiologisch ein Gespür für die Gefühle eines anderen zu entwickeln; sie tragen dazu bei, „a shared emotion" zu erfahren (vgl. Douglas 2007, S. 31f.; S. 42f.). Doch was sich in einem wirklich empathischen containment emotional und kognitiv abspielt, ist damit nicht abschließend „erklärt". Wir befinden uns noch auf der Ebene quasi-automatischer Prozesse:

> „Die Fähigkeit, Mitgefühl und Empathie zu empfinden, beruht darauf, dass unsere eigenen neuronalen Systeme in den verschiedenen Emotionszentren des Gehirns *spontan und unwillkürlich* in uns jene Gefühle rekonstruieren, die wir bei einem Mitmenschen wahrnehmen" (Bauer 2006, S. 51; Herv. HW).

Entscheidend ist freilich: Die Spiegelneurone brauchen für die Entwicklung, Ausbildung und Aufrechterhaltung ihrer Funktion von Anfang an „echte ‚Mitspieler', die selbst spiegeln können" (Bauer 2006, S. 59), die somit schon biologisch das intersubjektive Feld mitkonstituieren und die Empathie endgültig aus ihrer rein subjekttheoretischen Verengung herauslösen. „Die angeborenen Spiegelsysteme des Säuglings können sich nur dann entfalten und weiterentwickeln, wenn es zu einem geeigneten und für ihn passenden Beziehungsangebot kommt" (Bauer 2006, S. 59).

Gegenüber der „Spiegelneuronen"-Reaktion als emotionaler Imitation ist zu beachten: Ein volles „als-ob"-Bewusstsein ist erst möglich, wenn sich ein klares Selbstgefühl herausdifferenziert hat. Und eine volle, emotional-kognitive empathische Resonanz antwortet nie einfach imitativ, sondern kreativ auf einem anderen modalen „Kanal", z. B. auf Weinen mit Gesten oder Worten.[8]

---

[6] Vgl. z. B. Staemmler (2009, S. 226), der die traditionelle Empathie erweitert zum intersubjektiven, gegenseitigen Vorgang, der nicht nur mental, sondern auch leiblich und im Rahmen einer gemeinsamen, überindividuellen Situation stattfindet.

[7] Es gibt, auch bei Primaten, im Emotionszentrum bestimmte Neuronengruppen, die beim bloßen Beobachten, dass einem anderen Schmerz zugefügt wird, „feuern", als ob man es selbst erlebt (vgl. Bauer 2006, S. 46f.). Weit zurückhaltender gegenüber der Erklärungskraft von „Spiegelneuronen" äußern sich französische Fachleute wie Jean Decety (vgl. Hochmann 2012, S. 166).

[8] Dem entspricht bei Bion das Umwandeln der im Container aufgenommenen Emotionen in tragbare Gedanken.

3 Moralische und moralpsychologische Dimensionen

In den letzten Jahren stößt die „Empathy-Morality Connection" (J. Oxley) auf verstärktes Interesse in der ethisch-moralpsychologischen Diskussion, v. a. im angelsächsischen Raum (vgl. Batson und Ahmad 2001; Davis 1994; Decety und Jackson 2004; Dovidio, Allen und Schroeder 1990; Hoffman 1987; Stephan und Finlay 1999). Das Bild ist allerdings bunt. Einer Überdehnung des mit „Empathie" Gemeinten stehen sorgfältige Studien gegenüber, die sich nicht in der Zurückweisung modisch-populärpsychologischer Empathie-Rezepte erschöpfen, sondern Erkenntnisse aus unterschiedlichen Disziplinen ernst nehmen. Tatsächlich erweist sich Empathie als „nomadisches Konzept", das von der Ethik zur Ästhetik, Naturgeschichte, Psychologie, Philosophie, Theologie und zurück wandert, nicht diachron, sondern synchron.[9]

Einen weiten Horizont spannt Jeremy Rifkin in „The Empathic Civilization" (2009) auf. Im Durchblick durch die Evolutions-, Kultur- und Wirtschaftsgeschichte sieht er hoffnungsvoll Empathie letztlich als den „sozialen Kitt", der globalisierte Gesellschaften zusammenhalten kann. Er greift die aktuelle Forschung auf, neurowissenschaftlich – „Unser Gehirn ist auf Empathie geschaltet" (Rifkin 2009, S. 71) – und psychologisch, indem er M. Hoffmans Fünf-Stufen-Modell zur – weitgehend vom elterlichen Erziehungsstil abhängigen – Entwicklung von Empathie aufnimmt (S. 95–100): von der präverbalen motorischen Mimikry des Säuglings bis zur Höchststufe einer „universalen Empathie, die ganze Gruppen und Lebensformen umfasst" (S. 100). Erkenntniskritisch sieht er den entscheidenden Wandel von Descartes' *cogito ergo sum* zum „Homo empathicus": „ich nehme teil, also bin ich": „Das Maß unserer empathischen Teilnahme bestimmt das Maß, in dem wir die Wirklichkeit begreifen" (S. 117).

Nüchterner als Rifkins Optimismus arbeitet Juliana Oxley (2011) Chancen wie auch Grenzen des Empathiekonzepts für die Ethik differenziert heraus und spricht von unterschiedlichen „moralischen Dimensionen" von Empathie. Vor dem Hintergrund sozialpolitischer Mega-Thesen und gegenüber entwicklungspsychologischen Studien, die Empathie mit Prosozialität/Altruismus identifizieren, ist Empathie nicht an sich moralisch. Sie führt nicht automatisch zu moralischem Denken und Handeln, trägt jedoch das Potential in sich, es zu bereichern und zu stärken. Neurobiologische Studien zeigen: Hirnareale, die für moralische Entscheidungen wichtig sind, decken sich fast vollständig mit denjenigen, welche für das Nachvollziehen entweder von Gedanken anderer („theory of mind") oder von Emotionen anderer Menschen (Empathie) entscheidend sind (s.o.

---

[9] Vgl. Jorland (2004, S. 19f). Der Sammelband aus dem Collège de France situiert sein Interesse am Thema Empathie in der „constitution d'une philosophie de l'intersubjectivité transcendantale" (15).

„Spiegelneurone"). Moralisches Denken scheint demnach v. a. ein rationaler Prozess zu sein, der aber über das empathische Mitfühlen von Emotionen ins alltägliche zwischenmenschliche Leben eingebunden wird (vgl. Bzdok, Schilbach, Vogeley et al. 2012). Oxley betont daher die epistemische und normative Rolle von Empathie für moralisches Denken/Handeln sowie die ethisch-pädagogische Vermittlung/Lehrbarkeit: „Empathy enables us to more accurately perceive and appreciate others' emotions, feelings, and situations, and such experiences facilitate our understanding of others and their needs" (Oxley 2011, S. 14).

Auf dem Hintergrund der Rolle von „sympathy" bei David Hume und Adam Smith geht Oxley im Gespräch mit modernen Auffassungen von einer funktionalen Arbeitsdefinition für Empathie aus: „feeling a congruent emotion with another person, in virtue of perceiving her emotion with some mental process such as imitation, simulation, projection, or imagination" (Oxley 2011, S. 32). Mit ihrem Entschluss, klinische (also auch psychoanalytische) Zugänge nicht zu beachten, verzichtet die Autorin – wie die aufgelisteten, gerade nicht einschlägigen Konzepte (z. B. Projektion) zeigen – mit vielen Moralphilosophen ohne Not auf Klärungen durch die intersubjektiven (ethisch relevanten) Prozesse im empathischen Beziehungsgeschehen (s.o. zur Selbstpsychologie).

Empathie allein reicht nicht aus, um moralisch zu denken oder zu handeln (Oxley 2011, S. 35); der empathische Zugang vermittelt Kenntnisse über die Gefühle und Gedanken des Anderen, impliziert aber nicht deren Billigung oder Bestätigung (s.o. Kohut). Empathie, verstanden als „perspective taking", stellt kein moralisches Urteil über Andere dar; es ist allenfalls eine „prima facie"-Billigung nötig, damit Emotionen und Situationen Anderer kognitiv zugänglich werden (Oxley 2011. S. 36). Im therapeutischen Kontext ist damit die grundsätzliche (nach Carl Rogers allerdings „bedingungslose") Annahme des Anderen gemeint, die ebenfalls kein moralisches Gutheißen empathisch erhobener Gefühle, Einstellungen, Gedanken oder Bedürfnisse einschließt. Das entspräche einem normativen Fehlverständnis, nach dem irreführenden Diktum Heinrich Heines „tout comprendre, c'est tout pardonner" (aus Lutetia Kap. 34: http://gutenberg.spiegel.de/buch/lutetia/370/34). Nach der anderen Seite hin ist Empathie immer wieder abzugrenzen von einer angeblich eingeschlossenen moralischen Verpflichtung zu konkreter Sorge („concern") um das zu verstehende Gegenüber. Angesichts der oft konfusen moralpsychologischen Diskussion ist es von daher unerlässlich, von „empathic concern" zu sprechen, wenn z. B. eine therapeutische oder pädagogische Zielsetzung im Blick ist.

Die enge, vorgeblich empirisch klar gestützte Verbindung von Empathie und *Altruismus*[10] beruht auf überdehnten Empathie-Konzepten bzw. auf Design-Artefakten, die Hilfehandeln als Konsequenz von induzierten, künstlichen Empathie-Situationen erscheinen lassen (vgl. Oxley 2011, S. 62f.). Keineswegs

---

[10] Vgl. zahlreiche Studien von C. D. Batson, die von Prinz (2011) in Frage gestellt werden.

kann altruistische Einstellung ethisch damit begründet werden, dass Empathie per se als „crucial source and sustainer of altruistic concern or caring about (the well-being of) others" gilt und zu einem moralischen Kriterium wird, das empathisches Handeln normativ einfordert; danach wüchse mit höherer Empathie für jemanden die moralische Verpflichtung ihm gegenüber (und umgekehrt!) (vgl. Oxley 2011, S. 66f.).

Neuere Studien untersuchen (z. B. mit Dilemma-Geschichten) die Auswirkung von „compassion and concern for other people – a key aspect of empathy" auf moralische Entscheidungen: „Diminished emotional responses, specifically, reduced empathic concern, appear to be critical in facilitating utilitarian responses to moral dilemmas of high emotional salience" (Gleichgerrcht und Young 2013). So beeinflussen Emotionen und kontrollierte kognitive Vorgänge im Verbund das moralische Urteil; z. B. wenn Probanden wählen müssen, ob sie einer Einzelperson schaden, um viele Leben zu retten: Gefühle von Wärme und Mitleid (compassion) stützen eher nicht-utilitaristisches Urteilen, schützen also das Individuum, während kontrollierte Prozesse utilitaristisch reagieren, also möglichst viele retten wollen. Neben der verstärkten kognitiven Kontrolle spielt hier verringerte Gefühlsverarbeitung und reduzierte Empathie herein; der Zusammenhang zwischen moralischem Urteil und „empathic concern" erscheint gesichert.

Generell vermag Empathie vom Typ „perspective-taking" unsere moralischen Einschätzungen und Urteile sowie unsere Motivationen zu beeinflussen (vgl. Oxley 2011, S. 74), aber nur als „empathy used in tandem with moral principles, and informed by moral concerns, so that empathy can motivate the achievement of a variety of ethical ends" (Oxley 2011, S. 77). Gegenüber immer drohenden Voreingenommenheiten (biases) sieht die Autorin Korrekturmöglichkeiten in einer „reifen"[11], d. h. *normativ-idealen* Empathie: Man muss die komplexen psychischen und sozialen Zustände des Anderen als Person und autonomes Wesen wahrhaben. In selbstpsychologischer Sicht entspricht das exakt dem Ziel einer gelingenden Selbst-Entwicklung: Ein bisher nur in seiner empathischen Selbstobjekt-Rolle wahrgenommener Partner (z. B. die Mutter) wird als eigenständiges Subjekt mit eigenen Zielen und Bedürfnissen anerkannt. Damit ist umgekehrt der bislang einseitig auf Empathie Angewiesene (z. B. das Kind) selbst erst empathiefähig geworden. Und wenn Oxley feststellt, Empathie sei „one of the few ways that we have to *connect* with others' emotions and points of view" (Oxley 2011, S. 77; Herv. HW), stellt dies eine implizite Verbindung zur Selbstobjektpsychologie her: *Empathie erscheint exemplarisch als Topos, an dem die relational-intersubjektive Grundstruktur der menschlichen Selbstwerdung, Identitätsbildung und Kommunikationsfähigkeit im Kern aufzuzeigen ist.* Nicht jede(r) wird die Fähigkeit zu reifer (bzw. differenzierter; HW) Empathie entwickeln

---

[11] Im Blick auf „Reife" teile ich Kohuts seit langem geäußerte Bedenken gegen die moralisierende Last dieses Begriffs in der abendländischen Moralgeschichte.

(können), da sie intellektuelle wie emotionale Offenheit gegenüber anderen erfordert, gerade wenn sie uns nicht ähnlich sind (Ähnlichsein erleichtert Empathie), sondern radikal verschieden. „Reife" Empathie erschwert jedenfalls, Menschen das Menschsein abzusprechen, mit denen empathisch umzugehen man ermutigt wurde (vgl. Oxley 2011, S. 96f).

Die Frage „can empathy be taught?" bejaht die Autorin: je früher, desto besser.[12] Lehrbare Typen sind fremd- wie selbst-fokussierte Empathie, wobei bloß vorgestellte, alltagsferne Empathie-Übungen ohne reale Handlungsmöglichkeit wenig bewirken (Oxley 2011, S. 132).[13] Am wirksamsten ist Empathie-Erziehung in live-Kontexten von Fürsorge und Engagement (care and concern), von compassion und multikultureller Vielfalt (Vgl. Oxley 2011, S. 143–145).[14] Im Blick auf Empathieversagen ist Rifkin konkreter: Eine „induktive Erziehung" (Hoffman 1984), die weder auf Machtausübung noch Liebesentzug basiert, schließt alles Strafen aus, da dies nachweislich nur zu verminderter Empathiefähigkeit führt: „Die Eltern sind die ersten Therapeuten des Kindes, indem sie es befähigen, die emotionalen Verbindungen herzustellen, die für ein angemessenes Sozialverhalten notwendig sind" (Rifkin 2009, S. 98).

Streng genommen, können wir Empathie Anderen nicht didaktisch-methodisch beibringen. Wir können aber, im pädagogischen, therapeutischen oder seelsorglichen Raum, empathisch lehren, indem wir mit Kindern, Jugendlichen, Partnern, Gruppen etc. empathisch so umgehen, dass sie es auf genau diesem Weg, in einer Matrix intersubjektiver, emotional-responsiver Verbundenheit, selber lernen (können). Freilich: Ohne „empathy with oneself" (Kohut 1984, S. 220), Einfühlung auch sich selbst gegenüber, wird das nicht möglich sein.

4 Literatur

4.1 Referenzliteratur

Agosta, L. (1984): „Empathy and Intersubjectivity". In: Lichtenberg, J., Bornstein, M., Silver, D. (Hrsg.): *Empathy I*. Hillsdale, New Jersey, London: The Analytic Press, S. 43–61.

---

[12] Es gibt eine Vielfalt von Curricula; seit 2006 wird Empathie sogar im Manual der U.S. Army für das Führungspersonal empfohlen: „The ability to see something from another person's point of view, to identify with and enter into another person's feelings and emotions, enables the Army leader to better care" (Oxley 2011, S. 131). Allerdings funktioniert das – wie erwähnt – auch in manipulativer Weise!.
[13] Zu Methoden wie „induktive Disziplin", „rationale, direkte Erziehung" oder „Modellieren" durch Live-Beobachtung eines Babys und seiner Pflegeperson vgl. Oxley (2011, S. 138–143).
[14] S. auch das Schlusskapitel „Implications for Feminist Ethics" (Oxley 2011, S. 151–161), das vor tradierten gender-Zuweisungen (z. B.: Frauen sind per se empathischer) warnt.

Altmeyer, M. (2000): *Narzissmus und Objekt. Ein intersubjektives Verständnis der Selbstbezogenheit.* Göttingen: Vandenhoeck & Ruprecht.

Atwood, G. A, Orange, D. M. Orange, Stolorow, R. D. (2001): *Intersubjektivität in der Psychoanalyse. Kontextualismus in der psychoanalytischen Praxis.* Frankfurt a.M.: Brandes und Apsel.

Batson, C. D. und Ahmad, N. (2001): „Empathy-induced altruism in a prisoner's dilemma II: what if the target of empathy has defected?". In: European Journal of Social psychology 31, S. 25–36.

Bauer, J. (2006): *Warum ich fühle, was Du fühlst. Intuitive Kommunikation und das Geheimnis der Spiegelneurone.* München: Heyne.

Bzdok, D., Schilbach, L., Vogeley, K., Laird, A. R., Langner, R. et al. (2012): „Parsing the neural correlates of moral cognition: ALE meta-analysis on morality, theory of mind, and empathy". In: Brain Structure & Function 217/4, S. 783–796.

Davis, M. H. (1994): *Empathy. A social psychological approach.* Madison: Brown & Benchmark Publishers.

Decety, J. und Jackson, P. L. (2004): „The functional architecture of human empathy". In: Behavioral and Cognitive Neuroscience Reviews 3/2, S. 71–100.

Dornes, M. (1993): *Der kompetente Säugling. Die präverbale Entwicklung des Menschen.* Frankfurt a.M.: S. Fischer.

Douglas, H. (2007): *Containment and Reciprocity. Integrating psychoanalytic theory and child development research for work with children.* London, New York: Routledge.

Dovidio, J. F., Allen, J. L., Schroeder, D. A. (1990): „Specificity of empathy-induced helping: Evidence for altruistic motivation". In: Journal of Personality and Social Psychology 59/2, S. 249–260.

Freud, S. (1913/[8]1996): *Totem und Tabu* (= Gesammelte Werke IX), Frankfurt a.M.: S. Fischer.

Freud, S. (1921/[10]1998): *Massenpsychologie und Ich-Analyse* (= Gesammelte Werke XIII). Frankfurt a.M.: S. Fischer, S. 71–161.

Freud, S. (1926/[7]1993): *Hemmung, Symptom und Angst* (= Gesammelte Werke XIV). Frankfurt a.M.: S. Fischer, S. 111–205.

Gadamer, H.-G. (1960): *Wahrheit und Methode.* Tübingen: Mohr.

Gleichgerrcht, E., Young, L. (2013): „Low Levels of Empathic Concern Predict Utilitarian Moral Judgment". In: PLoS One 8/4: e60418 [online veröffentlicht am 04.04.2013].

Hochmann, J. (2012): *Une histoire de l'empathie. Connaissance d'autrui, souci du prochain.* Paris: Odile Jacob.

Hoffman, M. L. (1984): „Empathy, its limitations, and its role in a comprehensive moral theory". In: Gewirtz, J., Kurtines, W. (Hrsg.): *Morality, moral development, and moral behavior.* New York : Wiley, S. 283–302.

Hoffman, M. L. (1987): *The Contribution of Empathy to Justice and Moral Judgment. Empathy and its Development.* Cambridge: Cambridge University Press;

Jorland, G. (2004): „L'empathie, histoire d'un concept". In: Berthoz, A., Jorland G. (Hrsg.): *L'Empathie.* Paris: Editions Odile Jacob, S. 19–49.

Kohut, H. (1977): *Introspektion, Empathie und Psychoanalyse. Aufsätze zur psychoanalytischen Theorie, zu Pädagogik und Forschung und zur Psychologie der Kunst.* Frankfurt a.M.: Suhrkamp.

Kohut, H. (1984): *How does analysis cure?*. Chicago, London: The University of Chicago Press [dt. (1989): *Wie heilt die Psychoanalyse?*. Frankfurt a.M.: Suhrkamp].

Oxley, J. C. (2011): *The moral dimensions of empathy. Limits and applications in ethical theory and practice*. Hampshire: Palgrave Macmillan.

Pigman, G. W. (1995): Freud and the history of empathy. In: International Journal of Psychoanalysis 76, S. 237–256.

Prinz, J. J. (2011): „Is Empathy Necessary for Morality?". In: Goldie, P., Coplan, A. (Hrsg.): *Empathy: Philosophical and Psychological Perspectives*. Oxford: Oxford University Press, S. 211–230.

Rifkin, J. (2010): *Die empathische Zivilisation. Wege zu einem globalen Bewusstsein*. Frankfurt a.M.: Campus.

Rogers, Carl R. (2012): *Der neue Mensch*. Stuttgart: Cotta.

Schipflinger, S. (2009): *Psychoanalytische Intersubjektivität: 2-Personen-Kommunikation?* (Diplomarbeit Universität Wien: *othes.univie.ac.at/5751/*).

Staemmler, F. M. (2009): *Das Geheimnis des Anderen – Empathie in der Psychotherapie*. Stuttgart: Klett-Cotta.

Stephan, W. G. und Finlay, K. (1999): „The role of empathy in improving intergroup relations". In: Journal of Social Issues 55/4, S. 729–743.

Stern, D. (2000): *Mutter und Kind. Die erste Beziehung*. Stuttgart: Klett-Cotta.

Stern, D. (2003): *Die Lebenserfahrung des Säuglings*. Stuttgart: Klett-Cotta.

Wahl, H. (1994): *Glaube und symbolische Erfahrung*. Freiburg: Herder.

Wahl, H. (2011): „Pastorale Grundhaltungen als Beziehungsethik im Geist Jesu Christi. Skizzen zu einer Pastoralethik". In: Graulich, M., Seidnader, M. (Hrsg.): *Unterwegs zu einer Ethik pastoralen Handelns*. Würzburg: Echter, S. 54–80.

4.2 Literatur zur Einführung

Bauer, J. (2006): *Warum ich fühle, was Du fühlst. Intuitive Kommunikation und das Geheimnis der Spiegelneurone*. München: Heyne.

Breithaupt, F. (2009): *Kulturen der Empathie*. Frankfurt a.M.: Suhrkamp.

Ornstein, A., Ornstein, P. H. (2001): *Empathie und therapeutischer Dialog*. Gießen: Psychosozial.

Rizzolatti, G., Sinigaglia, C. (2008): *Empathie und Spiegelneurone. Die biologische Basis des Mitgefühls*. Frankfurt a.M.: Suhrkamp.

4.3 Literatur zur Vertiefung

Bartosch, E. (Hrsg.) (2003): *Der „Andere" in der Selbstpsychologie*. Wien: Verlag Neue Psychoanalyse.

Dornes, M. (1993): *Der kompetente Säugling. Die präverbale Entwicklung des Menschen*. Frankfurt a.M.: S. Fischer.

Klosinski, G. (Hrsg.) (2004): *Empathie und Beziehung*. Tübingen: Attempto.

Lichtenberg, J., Bornstein, M., Silver, D. (Hrsg.) (1984): *Empathy I; II*. Hillsdale, New Jersey, London: The Analytic Press.

Oxley, J. C. (2011): *The moral dimensions of empathy. Limits and applications in ethical theory and practice*. Hampshire: Palgrave Macmillan.

Prinz, J. J. (2011): „Is Empathy Necessary for Morality?". In: Goldie, P., Coplan, A. (Hrsg.): *Empathy: Philosophical and Psychological Perspectives*. Oxford: Oxford University Press.

Wahl, H. (³2016): Tiefenpsychologische Aspekte des seelsorglichen Gesprächs (5.2.1: Empathie und lebensmehrende Selbstobjekt-Funktion). In: Engemann, W. (Hrsg.): Handbuch der Seelsorge. Grundlagen und Profile, Leipzig: EVA, S. 303–329.

Vertrauen

Karl Heinz Brisch

Abstract: Die Bindungstheorie kann sehr schlüssig auf Grund von Längsschnittstudien erklären, wie in der frühen Kindheit ein Gefühl von „Ur-Vertrauen" im Kontext der sicheren Bindungsentwicklung psychisch schon beim Säugling angelegt wird. Weiterhin wird es möglich zu verstehen, wie Menschen, die dieses Gefühl nicht kennen, in ihrer Bindungsentwicklung schwierige bis traumatische Erfahrungen in ihrer Kindheit gemacht haben, mit langfristigen Auswirkungen bis ins Erwachsenenalter. Durch Psychotherapie ist auch später im Leben noch eine Veränderung möglich. Durch Präventionsprogramme können werdende Eltern ab der Schwangerschaft unterstützt werden, dass sie ihren Kindern sichere Bindungserfahrungen, im Sinne von Ur-Vertrauen, mit auf den Lebensweg geben können.

Schlagwörter: Bindung, Ur-Vertrauen, Trauma, Bindungsstörung, Therapie, Entwicklung, Moral, Prävention.

1 Einführung: Zur Bedeutung von Vertrauen für die Lebensführung

Vertrauen ist das notwendige Fundament für ein gesundes körperliches, soziales und seelisches Wachstum eines Kindes und wirkt über die gesamte Lebensspanne in fast allen Bereichen unseres Lebens, bis zum Sterben, und den Vorstellungen über eine Transzendenz und ein Leben nach dem Tode (Grossmann und Grossmann 2004/2012).

Vertrauen ist ganz eng mit dem frühen, emotional sicheren Bindungssystem eines Menschen verknüpft. Es entsteht aus einer sicheren emotionalen frühen Bindungsentwicklung während der ersten zwei Lebensjahre eines Säuglings.

Die Konzepte der Bindungstheorie werden durch die Ergebnisse der Längsschnittstudien zur Bindungsentwicklung und Entwicklungspsychopathologie sowie durch die neurobiologischen Forschungsergebnisse über den Einfluss von traumatischen Erfahrungen auf die Entstehung von Bindungsstörungen erklärt (Brisch 1999, 2011). Traumatisierungen schon von Säuglingen durch ihre Bindungspersonen, Trennungs- und Verlusttraumata, schwerwiegende emotionale Deprivation sowie Misshandlungs- und Missbrauchserfahrungen haben einen entwicklungshemmenden Einfluss auf zerebrale Reifungsprozesse und sind eine bedeutende Ursache für die Entstehung von desorganisierten Bindungsmustern sowie von Bindungsstörungen (Brisch 1999). Alle diese negativen Erfahrungen haben zur Folge, dass Menschen im späteren Leben nicht wirklich vertrauen können, sondern vielmehr grundsätzlich in Partnerschaften, Freundschaften und Arbeitsbeziehungen misstrauisch sind. Sie haben nie ein Gefühl von „Ur-Vertrauen" entwickelt, dass es ihnen überhaupt erst ermöglicht, in Beziehungen zu „vertrauen". Dies bedeutet, wie selbstverständlich anzunehmen, dass es ein Gegenüber gut mit einem meint, wohlwollend ist, einem in der Not helfen wird und man sich auf dessen Unterstützung verlassen kann. Kinder vertrauen ihren Bindungspersonen „blind", d. h. sie brauchen keinen Beweis. Bestenfalls erleben sie tagtäglich in unendlich vielen kleinen Interaktionen, wie feinfühlig liebevoll ihre Eltern und andere Bindungspersonen mit ihnen und ihren überlebenswichtigen Bedürfnissen umgehen, ohne dass sie sich darum bemühen müssen. Vielmehr können sie sich darauf blind verlassen, eben vertrauen; andernfalls könnten sie nicht überleben, denn sie haben keine Möglichkeit, diese Personen, von denen sie abhängig sind, auf ihre Vertrauenswürdigkeit zu testen. Diese Erfahrungen sind die Grundlage für eine sichere Bindungsentwicklung und die Verankerung eines Gefühls von Ur-Vertrauen im innersten Selbstkern des Kindes. Ist dieses Gefühl einmal angelegt, wirkt es wie unerschütterlich, selbst dann, wenn später das Vertrauen missbraucht, enttäuscht oder hintergangen wird. Dennoch wird es möglich, sogar Menschen wieder zu vertrauen, die unser Vertrauen missbraucht haben. Und durch einen Vertrauensbruch sind wir zwar enttäuscht, aber die grundlegende Fähigkeit des Ur-Vertrauens nicht wirklich erschüttert oder gar ausgelöscht. Menschen, die eine solche Ausbildung des Ur-Vertrauens nicht erlebt haben, sind erstaunt und fragen dann in einer solchen Situation: Wie kannst du nur immer wieder vertrauen, und gerade einem solchen Menschen, den du nicht kennst und der dir gar keinen Anlass gibt, ihm zu vertrauen? Und das, obwohl du schon so oft enttäuscht worden bist?

2 Vertrauen aus der Perspektive von Bindungstheorie und Bindungsforschung

2.1 Die Bindungstheorie

Der englische Psychiater und Psychoanalytiker John Bowlby (Brisch 2016) begründete in den 1950er Jahren die Bindungstheorie (Bowlby 1958; Bowlby 1975). Diese besagt, dass der Säugling im Laufe des ersten Lebensjahres auf der Grundlage eines biologisch angelegten Verhaltenssystems eine starke emotionale Bindung zu einer Hauptbindungsperson entwickelt. Erlebt der Säugling oder das Kleinkind Angst, wie etwa bei Trennung von der Hauptbindungsperson, bei Schmerz oder äußerer oder innerer Bedrohung, wird sein „Bindungssystem" als innere Verhaltensbereitschaft aktiviert. Je nach Bindungsmuster zeigt der Säugling hieraufhin verschiedene Bindungsverhaltensweisen: Diese sind dadurch gekennzeichnet, dass der Säugling nach der Bindungsperson sucht, ihr nachläuft und sich an ihr festklammert. Durch Weinen und ärgerlichen Protest bringt er zum Ausdruck, dass er die Trennung von der Bindungsperson verhindern möchte oder dass er deren Nähe dringend benötigt. Ist die primäre Bindungsperson nicht erreichbar, so können auch andere sekundäre Bindungspersonen anstelle dieser ersatzweise aufgesucht werden, wie etwa der Vater, die Großmutter oder die Tagesmutter. Das Bindungsverhalten hat sich evolutionsbiologisch zur Arterhaltung entwickelt. Diejenigen Säuglinge, die durch Bindungsverhalten Nähe und Schutz sicherstellen konnten, hatten vermutlich eine höhere Überlebenswahrscheinlichkeit, sodass sich dieses Verhalten in der Phylogenese durchsetzte. Für das unselbstständige menschliche Neugeborene und Kleinkind ist der Schutz durch eine Bindungsperson von absolut lebenserhaltender Bedeutung. Ohne diese Schutzfunktion wäre der Säugling verloren (Bowlby 1975, 1983; Bowlby 1986). Das Bindungssystem, das sich im ersten Lebensjahr entwickelt, bleibt während des gesamten Lebens aktiv. Auch Erwachsene suchen in Gefahrensituationen die Nähe zu anderen Personen auf, von denen sie sich Hilfe und Unterstützung erwarten und sie vertrauen darauf, dass ihnen geholfen wird (Ainsworth 1991). Werden diese Bedürfnisse nach Bindungssicherheit, Hilfe und Vertrauen befriedigt, so wird das Bindungssystem beruhigt und es kann als Ergänzung zum Bindungssystem das System der „Exploration" aktiviert werden. Ohne sichere emotionale Bindung ist keine offene uneingeschränkte Exploration möglich (Ainsworth und Bell 1970). Werden die Bindungsbedürfnisse oder auch die Explorationswünsche nicht befriedigt, missachtet oder nur in sehr unzuverlässiger und unvorhersehbarer Weise beantwortet, so führt dies zu ambivalenten Gefühlen gegenüber der Bindungsperson, aber auch zu Wut und Enttäuschung sowie aggressiven Verhaltensweisen, Misstrauen und auch zu Projektionen von diesen negativen Gefühlen auf andere Menschen in ganz anderen Situationen (Parens 1993; Parens et al. 1995).

2.2 Konzepte der Bindungsforschung

Durch intensive entwicklungspsychologische Forschungsarbeiten und Längsschnittstudien konnten verschiedene Konzepte der Bindungstheorie empirisch validiert werden (Grossmann und Grossmann 2004/2012).

2.2.1 Konzept der Feinfühligkeit

Als Mitarbeiterin von John Bowlby untersuchte Mary Ainsworth die Bedeutung des feinfühligen Pflegeverhaltens der Bindungsperson (Ainsworth 1977). Sie fand heraus, dass Säuglinge sich an diejenige Pflegeperson binden, die ihre Bedürfnisse in einer feinfühligen Weise beantwortet. Dies bedeutet, dass die Pflegeperson die Signale des Säuglings richtig wahrnimmt und sie ohne Verzerrungen durch eigene Bedürfnisse und Wünsche auch richtig interpretiert. Weiterhin muss die Pflegeperson die Bedürfnisse angemessen und prompt – entsprechend dem jeweiligen Alter des Säuglings – beantworten. Je älter der Säugling wird, umso länger können auch die Zeiten sein, die ihm bis zur Bedürfnisbefriedigung zugemutet werden. Der Säugling beginnt allmählich, das Vertrauen in die Verfügbarkeit der Bindungsperson zu internalisieren und darauf zu vertrauen, dass sie früher oder später auf jeden Fall seine Bedürfnisse befriedigen wird. Im weiteren Verlauf der Entwicklung entwickelt der Säugling auch ein Selbst-Vertrauen in seine Selbstwirksamkeit und Kompetenz, dass er auch Dinge und Aktionen schon selbst bewirken kann, z. B. seinen Hunger schon selbst stillen kann, indem er seine Flasche hält.

Der Sensibilität der Bindungsperson für die Signale ihres Säuglings sowie ihrer emotionalen Verfügbarkeit entspricht eine intrapsychische Repräsentation, die von Solomon und George (George und Solomon 1993; Solomon und George 1999) auch als „internal model of caregiving" bezeichnet wird. Wenn Mütter in Interviews über ihr potenzielles Verhalten in bindungsrelevanten Situationen befragt werden, so schildern sie abhängig von ihrer eigenen Bindungshaltung, wie sie in solchen Situationen voraussichtlich gegenüber ihrem Kind reagieren würden. In der täglichen Pflege- und Spielerfahrung einer Mutter mit ihrem Kind werden aber auch Erinnerungen und Gefühle aus der eigenen mütterlichen Kindheit und den Bindungserfahrungen mit den eigenen Eltern wachgerufen. Die damit verbundenen angenehmen oder auch emotional belastenden Gefühle und Bilder können durch Projektionen die Feinfühligkeit und das Verhalten gegenüber dem eigenen Kind bereichern oder auch erheblich behindern. Haben die Bindungspersonen selbst nie eine sichere Bindung erfahren und auch kein Gefühl von Ur-Vertrauen verinnerlicht, werden im schlimmsten Fall wiedererlebte Erinnerungen – etwa eine Missbrauchs- oder eine Verlassenheitserfahrung – mit dem eigenen Kind wiederholt (Brisch 2014a; Silverman und Lieberman 1999).

Forschungen aus jüngerer Zeit haben das Konzept der elterlichen Feinfühligkeit in der Interaktion mit dem Säugling um die Bedeutung der Sprache ergänzt und auch auf den Einfluss des Rhythmus und der Zeit in der Interaktion hingewiesen.

Die Ergebnisse von Jaffe et al. (Meins 2013; Jaffe et al. 2001) weisen darauf hin, dass ein mittleres Maß an rhythmischer Koordination in der zeitlichen Abfolge von Interaktionen zwischen Mutter und Säugling besonders förderlich für die sichere Bindungsentwicklung ist. Bemerkenswert ist, dass das Ziel nicht eine perfekt synchrone Kommunikation ist, die offensichtlich nicht so förderlich für die emotionale Entwicklung ist. Ganz im Gegenteil: Wahrgenommene und korrigierte Missverständnisse können sich geradezu beziehungsfördernd auswirken, sofern sie nicht so ausgeprägt sind, dass die Interaktion vollständig abbricht oder auseinanderdriftet. Analysen der sprachlichen Interaktion zwischen Mutter und Säugling konnten eine sichere Bindungsentwicklung des Kindes vorhersagen, wenn die Mutter aufgrund ihrer Empathie in der Lage war, die affektiven Zustände ihres Säuglings angemessen zu verbalisieren (Meins 2013). Diese Ergebnisse sind bemerkenswert, weil sie darauf hinweisen, wie die Säuglinge nicht nur auf einer Verhaltensebene in der konkreten Pflege die Feinfühligkeit ihrer Bezugspersonen wahrnehmen und sich an diese sicher binden, sondern sich auch durch die empathische Verbalisierung von Affektzuständen verstanden fühlen, auch wenn sie entwicklungsbedingt den deklarativen Inhalt der Worte der Mutter noch gar nicht verstehen können. Es muss also mehr um die Aufnahme von prosodischen Inhalten (etwa Tonfall, Melodie, Rhythmus, Lautstärke) in der mütterlichen Sprache gehen, die den inneren und äußeren Zustand des Säuglings erfassen und diesen widerspiegeln, sodass sich der Säugling feinfühlig verstanden fühlt. In diesem Zusammenhang weisen Forschungsergebnisse darauf hin, dass eine sichere Bindungsentwicklung auch die Fähigkeit des Säuglings zu einer selbstreflexiven mentalen Funktion fördert (Fonagy et al. 1991; Steele und Steele, 2008). Diese Fähigkeit ermöglicht dem Kind in zunehmendem Ausmaß, über sich, andere und die Welt in einer empathischen Weise nachzudenken und nachzuspüren. Darin könnte nach Fonagy ein wesentlicher Vorteil einer sicheren Bindung liegen.

2.2.2   Bindungsqualität des Kindes

Werden die Bedürfnisse des Säuglings in dieser von Ainsworth geforderten feinfühligen Art und Weise von einer Pflegeperson beantwortet, so besteht eine relativ große Wahrscheinlichkeit, dass der Säugling zu dieser Person im Laufe des ersten Lebensjahres eine *sichere Bindung* (Typ B) entwickelt. Dies bedeutet, dass er diese spezifische Person bei Bedrohung und Gefahr als „sicheren Hort" und mit der Erwartung von Schutz und Geborgenheit aufsuchen wird. Mit der sicheren emotionalen Bindung wird auch ein Gefühl von „Ur-Vertrauen" verinnerlicht.

Reagiert die Pflegeperson eher mit Zurückweisung auf seine Bindungsbedürfnisse, so besteht eine höhere Wahrscheinlichkeit, dass der Säugling sich an diese

Pflegeperson mit einer *unsicher-vermeidenden* Bindungshaltung (Typ A) bindet. Ein *unsicher-vermeidend* gebundenes Kind wird etwa nach einer Trennungserfahrung die Bindungsperson eher meiden oder nur wenig von seinen Bindungsbedürfnissen äußern. Es hat eine Anpassung an die Verhaltensbereitschaften seiner Bindungsperson gefunden. Nähewünsche werden vom Säugling erst gar nicht so intensiv geäußert, da er weiß, dass diese von seiner Bindungsperson auch nicht so intensiv mit Bindungsverhalten im Sinne einer Gewährung von Nähe, Schutz und Geborgenheit beantwortet werden. Dies führt aber zu einer erhöhten inneren Stressbelastung des Säuglings, die an erhöhten Kortisolwerten gemessen werden kann (Ahnert et al. 2004; Spangler 1998). Allerdings reagieren diese unsicher-vermeidend gebundenen Kinder bei extremer Aktivierung ihres Bindungssystems, wie etwa durch einen schweren Unfall, indem sie ihre Bindungsvermeidung aufgeben und sich hilfe- und schutzsuchend an ihre Bindungspersonen wenden. Auch die Mütter können in diesen Situationen großer Bedrohung und Angst ihre Säuglinge schützen. Das Beispiel soll verdeutlichen, dass bei diesen „vermeidenden" Mutter-Kind-Paaren die „Schwelle" für Bindungsverhalten sowohl bei den Kindern als auch bei ihren Müttern höher liegt als bei Mutter-Kind-Paaren, die auf einer sicheren Bindungsbasis interagieren. Im Hinblick auf „Vertrauen" wird eher eine Grunderfahrung gemacht, die davon ausgeht, dass Bindungsbedürfnisse eher zurückgewiesen werden. Daher gehen diese Menschen auch im späteren Leben davon aus, dass sie sich nicht auf die Hilfe und Unterstützung von anderen verlassen können, sondern vertrauen eher auf ihre eigenen Kompetenzen.

Werden die Signale manchmal zuverlässig und feinfühlig, ein anderes Mal aber eher mit Zurückweisung und Ablehnung beantwortet, so entwickelt sich eine *unsicher-ambivalente* Bindungsqualität (Typ C) zur Bindungsperson, zum Beispiel zur Mutter. Säuglinge mit einer *unsicher-ambivalenten* Bindung reagieren auf Trennungen von ihrer Hauptbindungsperson mit einer intensiven Aktivierung ihres Bindungssystems, indem sie lautstark weinen und sich intensiv an die Bindungsperson klammern. Über lange Zeit sind sie kaum zu beruhigen und können nicht mehr zum Spiel in einer ausgeglichenen emotionalen Verfassung zurückkehren. Während sie sich einerseits an die Mutter klammern, zeigen sie andererseits aber auch aggressives Verhalten. Wenn sie etwa bei der Mutter auf dem Arm sind, strampeln sie und treten mit den Füßchen nach der Mutter, während sie gleichzeitig mit ihren Ärmchen klammern und Nähe suchen. Dieses Verhalten wird als Ausdruck ihrer Bindungsambivalenz interpretiert. Im Hinblick auf die Entwicklung eines Gefühls von Vertrauen sind diese Menschen später oft sehr unsicher, ob sie anderen vertrauen sollen oder nicht. Sie fühlen sich hin- und hergerissen zwischen Vertrauen und Kontrolle. Werden sie in ihrem Vertrauen enttäuscht, fällt es ihnen schwer, sich wieder auf eine vertrauensvolle Beziehung einzulassen, weil sie ständig eine erneute Enttäuschung erwarten und sie daher in einer gewissen Grundanspannung und Angst bleiben, die sie durch Kontrolle zu kompensieren suchen, z. B. durch große Eifersucht und Kontrolle in partnerschaftlichen Beziehungen.

Erst später wurde noch ein weiteres Bindungsmuster gefunden, das als *desorganisiertes und desorientiertes* Muster (Typ D) bezeichnet wurde (Main 1986; Main und Morgan 1996; Schuengel et al. 1999; van IJzendoorn et al. 1999b). Diese desorganisierten Bindungsverhaltensweisen, wie sie bereits bei zwölf Monate alten Säuglingen beobachtet werden können (Main 1986), sind insbesondere durch motorische Sequenzen von stereotypen Verhaltensweisen gekennzeichnet, oder die Kinder halten im Ablauf ihrer Bewegungen inne und erstarren für die Dauer von einigen Sekunden, was auch als „Einfrieren" bezeichnet wird. Diese tranceartigen Zustände erinnern an dissoziative Phänomene. Nach einer Trennung von der Mutter laufen manche desorganisierten Kinder bei der Wiederbegegnung mit der Mutter auf diese zu, halten auf halbem Weg inne, drehen sich plötzlich um, laufen von der Mutter weg und oszillieren so in ihrem motorischen Verhalten „vor und zurück". Wieder andere bringen vorwiegend nonverbal deutliche Zeichen von Angst und Erregung zum Ausdruck, wenn sie mit ihrer Bindungsperson wieder zusammen kommen (Main und Morgan 1996; Schuengel et al. 1999; van Ijzendoorn et al. 1999).

Emotional widersprüchliche Bindungserfahrungen können sich in den desorientierten Bindungsverhaltensweisen des Kindes widerspiegeln und Ausdruck eines desorganisierten „inneren Arbeitsmodells" der Bindung zur spezifischen Bindungsperson sein. Die Mutter wurde etwa für diese Kinder nicht nur zu einem sicheren emotionalen Hafen, sondern auch manchmal zu einer Quelle der Angst und Bedrohung, weil sie sich etwa den Kindern gegenüber in Bindungssituationen aggressiv und damit ängstigend oder auch selbst sehr ängstlich gegenüber ihren Kindern verhielt. Ein solches ängstliches Verhalten der Mutter kommt in ihrer Gestik und Mimik zum Ausdruck. Es kann von den Kindern in der Interaktion registriert werden und wiederum deren Verhalten gegenüber der Mutter beeinflussen.

Das sich entwickelnde Grundgefühl ist nicht Vertrauen, sondern grundlegendes Misstrauen gegenüber anderen Menschen. Daher reagieren diese Menschen später auch in Beziehungen auf freundliche Gesten, Vertrauensangebote mit Skepsis bis Ablehnung, weil sie dahinter eine bösartige Absicht vermuten, die für sie wieder mit großem Stress, Enttäuschung bis Gewalt und Bedrohung enden wird. Haben sie doch schon in der Kindheit Erfahrungen gemacht, dass sie selbst ihren engsten Bindungspersonen nicht vertrauen dürfen, weil die Bindungspersonen – ganz unberechenbar – auch sehr gefährlich und bedrohlich werden konnten. Misstrauen und eine Hab-Acht-Stellung waren daher zum Überleben sehr notwendig. In Situationen, in denen sich später eine vertrauensvolle Beziehung entwickeln könnte und notwendig wäre, „vergiften" sie selbst die Beziehung, weil sie in einem Modus des „Misstrauens" haften bleiben müssen, erwarten sie doch, dass jede Beziehung auch von hier auf jetzt in eine Bedrohung umschlagen kann.

Aus vielen Längsschnittstudien ist bekannt, dass ein sicheres Bindungsmuster ein Schutzfaktor für die weitere kindliche Entwicklung ist (Grossmann et al.

2005; Werner 2007). Diese Kinder reagieren mit einer größeren psychischen Widerstandskraft („resilience") auf emotionale Belastungen, wie etwa eine Scheidung der Eltern. Eine unsichere Bindungsentwicklung dagegen ist ein Risikofaktor, sodass bei Belastungen häufiger eine psychische Dekompensation droht oder Konflikte in einer Beziehung weniger sozial kompetent geklärt werden. So zeigen etwa Kinder mit unsicheren Bindungsmustern schon im Kindergartenalter in Konfliktsituationen weniger prosoziale Verhaltensweisen und eher aggressive Interpretationen des Verhaltens ihrer Spielkameraden (Suess et al. 1992). Im Jugendalter sind sie eher isoliert, haben weniger Freundschaftsbeziehungen und schätzen Beziehungen insgesamt weniger bedeutungsvoll für ihr Leben ein.

2.2.3 Bindungsrepräsentation (Bindungshaltung) der Bezugsperson

Durch ein spezifisches, halbstrukturiertes Erwachsenen-Bindungs-Interview (Main et al. 2008) gelang es, auch Aufschluss über die Bindungshaltung der Erwachsenen zu gewinnen. Es fanden sich ähnliche Bindungsstile wie bei den Kindern.

Erwachsene mit einer *sicheren* Bindungshaltung (Typ „free-autonomous") können im Interview frei und in einem kohärenten Sprachfluss über ihre Erfahrungen von Bindung, Verlust und Trauer sprechen, die sie mit ihren Eltern und wichtigen Bezugspersonen erlebt haben.

Erwachsene mit einer *unsicher-distanzierten* Bindungshaltung (Typ „dismissive") weisen zwischenmenschlichen Beziehungen und emotionalen Bindungen wenig Bedeutung zu. Erwachsene mit einer *unsicher-verstrickten* Bindungshaltung (Typ „preoccupied") zeigen im Interview durch eine langatmige, oft inkohärente Geschichte und Beschreibung ihrer vielfältigen Beziehungen, wie emotional verstrickt sie zum Beispiel mit ihren Eltern und anderen Beziehungen bis zum Erwachsenenalter noch sind.

Es wurde später noch ein weiteres Bindungsmuster in Zusammenhang mit ungelösten, traumatischen Erlebnissen gefunden, wie etwa nach *unverarbeiteten Verlusten* sowie nach *Missbrauchs- und Misshandlungserfahrungen* (Typ „unresolved loss and trauma") (Hesse und Main 1999).

2.2.4 Bindungskontinuität zwischen den Generationen

Durch verschiedene Längsschnittstudien sowohl in Deutschland, als auch in den USA und in England konnte nachgewiesen werden, dass mit einer 75% Übereinstimmung sicher gebundene Mütter häufiger auch sicher gebundene Kinder haben, beziehungsweise Mütter mit einer unsicheren Bindungshaltung auch häufiger Kinder, die mit einem Jahr unsicher gebunden sind. Ähnliche Zusammenhänge, wenn auch nicht mit gleicher Intensität (nur 65% Übereinstimmung), fanden sich für die Beziehung zwischen der Bindungshaltung der Väter und der Bindungsqualität ihrer Kinder (van IJzendoorn und Sagi 1999).

Diese Studien weisen auf eine Weitergabe von Bindungsstilen und -mustern zwischen Generationen hin. Die eigene Bindungshaltung der Mutter (bzw. des Vaters) beeinflusst ihr Verhalten gegenüber ihrem Säugling. Es konnte nachgewiesen werden, dass sicher gebundene Mütter sich auch in der Pflegeinteraktion mit ihren Kindern feinfühliger verhielten als dies unsicher gebundene Mütter taten. Die Mutter-Kind-Interaktion scheint einer der wichtigen Prädiktoren zu sein, aus dem heraus sich in Teilbereichen die Ausbildung der Bindungsqualität des Säuglings im ersten Lebensjahr erklären lässt (van Ijzendoorn und Bakermans-Kranenburg 1997). Es ist somit davon auszugehen, dass einerseits ein Grundgefühl von „Ur-Vertrauen" und andererseits aber auch Variationen eines Grundgefühls von „Ur-Misstrauen" über diese Art und Weise der verschiedenen Interaktionserfahrungen über Generationen weitergeben werden, als gäbe es hierfür einen genetischen Code.

2.3   Bindungsstörungen

In klinischen Stichproben von Patienten finden sich verschiedene Bindungsstörungen, die auf tief greifende Veränderungen und Deformierungen in der Bindungsentwicklung zurückzuführen sind (Brisch 1999). Grundlegend bei allen Bindungsstörungen ist, dass frühe Bedürfnisse nach Nähe und Schutz in Bedrohungssituationen und bei ängstlicher Aktivierung der Bindungsbedürfnisse in einem extremen Ausmaß nicht adäquat, unzureichend oder widersprüchlich beantwortet wurden. Dies kann insbesondere bei vielfältigen abrupten Trennungserfahrungen des Kindes durch Wechsel der Betreuungssysteme (wie etwa bei Kindern, die in Heimen aufwuchsen), bei psychisch kranken Eltern oder bei erheblicher chronischer sozialer Belastung und Überforderung der Eltern entstehen (etwa durch Krankheit, Armut, Verlust des Arbeitsplatzes).

Bindungsstörungen weisen mit den oben skizzierten Mustern der Bindungssicherheit, beziehungsweise -unsicherheit, kaum mehr Ähnlichkeiten auf. In bindungsrelevanten Situationen sind die Störungen in ihrem Bindungsverhalten so ausgeprägt, dass diese als Psychopathologie diagnostiziert werden können. Zwei extreme Formen der reaktiven Bindungsstörung können auch nach ICD 10 klassifiziert und diagnostiziert werden: eine Form mit Hemmung (F 94.1) und eine mit Enthemmung (F 94.2) des Bindungsverhaltens (Dilling et al. 1991).

Eine Bindungsstörung sollte allerdings wegen der in diesem Alter bekannten „Fremdenangst" nicht vor dem achten Lebensmonat diagnostiziert werden. Diese ist eine entwicklungsbedingte Durchgangsphase mit Angst des Säuglings gegenüber Fremden. Die psychopathologischen Auffälligkeiten sollten mindestens über einen Zeitraum von sechs Monaten und in verschiedenen Beziehungssystemen beobachtet worden sein.

Zusätzlich zu den in den internationalen Klassifikationssystemen bisher erfassten Formen von Bindungsstörungen können weitere klinisch klassifizierbare Typen von Bindungsstörungen diagnostiziert werden (Brisch 1999). Diese äußern sich klinisch darin, dass Kinder *kein Bindungsverhalten (Typ I)* zeigen. Auch in Bedrohungssituationen wenden sie sich an keine Bezugsperson, in Trennungssituationen zeigen sie keinen Trennungsprotest. Diese Kinder haben keine Idee, was „Vertrauen" ist und können mit dem Wort selbst gar nichts anfangen.

Eine weitere Form ist durch *undifferenziertes Bindungsverhalten (Typ IIa)* gekennzeichnet. Solche Kinder zeigen eine soziale Promiskuität: Sie zeichnen sich durch undifferenzierte Freundlichkeit gegenüber allen Personen aus. Sie suchen in stressvollen Situationen zwar Trost, aber ohne die Bevorzugung einer bestimmten Bindungsperson. Sie erlauben jeder fremden Person, die sich in ihrer Nähe aufhält, sie auf den Arm zu nehmen und sie zu trösten. Diese Kinder haben eine Verhaltensstrategie entwickelt, dass es ihnen gelingt, durch ihr Verhalten irgendwen auf der Welt dazu zu bewegen, ihnen zu helfen und dass dieses Verhalten ihr Überleben sichert. Sie vertrauen also mehr auf ihre gute Strategie, denn auf andere Menschen. Ein inneres Gefühl von Vertrauen in andere ist bei ihnen auch nicht vorhanden.

Andere Kinder neigen zu einem deutlichen *Unfallrisikoverhalten (Typ IIb)*: In Gefahrensituationen suchen sie nicht eine sichernde Bindungsperson auf, sondern begeben sich vielmehr durch zusätzliches Risikoverhalten in unfallträchtige Situationen. Auf diese Weise mobilisieren sie das Fürsorgeverhalten etwa ihrer Eltern, die nur angesichts der massiven Unfallbedrohung oder realen Verletzung ihres Kindes adäquates Bindungsverhalten zeigen. Sie vertrauen darauf, dass ihnen zumindest dann von anderen Menschen verlässlich geholfen wird, wenn sie verletzt sind.

Eine weitere Form der Bindungsstörung drückt sich durch *übermäßiges Klammern (Typ III)* aus. Diese Kinder, obwohl schon im Vorschulalter oder sogar im Schulalter, sind nur in absoluter, fast körperlicher Nähe zu ihrer Bezugs- und Bindungsperson wirklich ruhig und zufrieden. Sie sind aber dadurch in ihrem freien Spiel und in ihrer Erkundung der Umgebung entsprechend eingeschränkt, weil sie fast immer auf die Anwesenheit der Bindungsperson angewiesen sind. Sie wirken insgesamt sehr ängstlich und können sich kaum von ihrer Bindungsperson trennen, sodass sie in der Regel weder den Kindergarten noch die Schule besuchen oder außerhalb des familiären Rahmens mit anderen Kindern spielen können. Sie haben somit selten Freunde und wachsen von Gleichaltrigen sozial isoliert auf. Unvermeidlichen Trennungen setzen sie massiven Widerstand entgegen und reagieren mit größtem Stress und panikartigem Verhalten. Statt einem Gefühl von Vertrauen herrscht hier eine ständige panische Angst vor, die Bindungsperson zu verlieren.

Andere Kinder wiederum sind im Beisein ihrer Bindungsperson übermäßig angepasst und in ihrem Bindungsverhalten *gehemmt (Typ IV)*. Sie reagieren in Abwesenheit der Bezugsperson weniger ängstlich als in deren Gegenwart und können in der Obhut von fremden Personen besser ihre Umwelt erkunden als in Anwesenheit ihrer vertrauten Bindungs- und Bezugsperson. Besonders nach körperlicher Misshandlung und bei Erziehungsstilen mit körperlicher Gewaltanwendung oder -androhung reagieren Kinder auf diese Art und Weise. Statt einem Gefühl von Vertrauen sind diese Kinder geprägt durch die Angst vor der Bindungsperson und deren unberechenbaren aggressiven Handlungen. Kontrolle und Angst statt Vertrauen sind die vorherrschenden Gefühle.

Bei einem weiteren Stil der Bindungsstörung verhalten sich Kinder oft *aggressiv (Typ V)* als Form der Bindungs- und Kontaktaufnahme. Solche Kinder haben zwar eine mehr oder weniger bevorzugte Bindungsperson, aber sowohl mit dieser als auch mit anderen Menschen nehmen sie über aggressive Interaktionsformen sowohl körperlicher als auch verbaler Art Kontakt auf, wenn sie Bindungsnähe suchen. Dies führt aber in der Regel zur Zurückweisung, da der versteckte Bindungswunsch nicht gesehen wird. Auf diese Weise entsteht schnell ein Teufelskreis, der die zugrundeliegenden emotionalen Bedürfnisse verdeckt. Diese Kinder und später Menschen kompensieren ihr fehlendes Vertrauen durch eine aggressive Grundhaltung anderen Gegenüber. Statt Vertrauen kann Kampf und Angriff zum Überlebensmodus werden.

Manchmal ist die Bindungsstörung dadurch gekennzeichnet, dass es zu einer *Rollenumkehr (Typ VI)* kommt. Diese Kinder müssen dann für ihre Eltern, die zum Beispiel körperlich erkrankt sind oder an Depressionen mit Suizidabsichten und Ängsten leiden, als sichere Basis dienen. Diese Kinder können ihre Eltern nicht als Hort der Sicherheit benutzen, vielmehr müssen sie selbst diesen die notwendige emotionale Sicherheit geben. Dies hat zur Folge, dass die Ablösungsentwicklung der Kinder gehemmt und verzögert wird und eine große emotionale Verunsicherung besteht. Diese Kinder wenden sich in eigenen Gefahrensituationen und psychischer Not nicht an ihre Bindungspersonen, da sie dort keine Hilfe erwarten, weil diese mit sich und ihren Bedürfnissen ganz beschäftigt sind und den Kindern vielmehr Grund zur Sorge geben. Dies bedeutet, dass das Kind schon kein Vertrauen in die fürsorgliche Haltung seiner Bindungsperson entwickelt hat, sondern vielmehr dessen Bindungsperson darauf vertraut, dass ihr das Kind hilft, ihre Probleme und Sorgen zu lösen.

Im Rahmen von Bindungsstörungen kommt es manchmal auch zur Ausbildung von psychosomatischen Störungen, wie etwa Schrei-, Schlaf- und Essproblemen im Säuglingsalter (Brisch 2013b; 2014b; 2015a). Auch ausgeprägte psychosomatische Reaktionen im Kleinkindalter, wie etwa die psychogene Wachstumsretardierung bei emotionaler Deprivation, sind bekannt, aber auch z. B. Essstörungen im Jugendalter *(Typ VII)*. Mit dem Gefühl von Ur-Vertrauen ist normalerweise auch ein Grundgefühl von Vertrauen in meinen Körper und seine Funktionen verbunden. Ist dies aber nicht gegeben, bleiben diese Menschen in ständiger großer Anspannung, welche Prozesse in ihrem Körper ablaufen. Sie entwickeln vielfältige psychosomatische Symptome, die ihr Misstrauen in ihren Körper oft wie in einem Teufelskreis vergrößern (Brisch 2015b).

321

3 Zusammenfassung und moralpsychologische Perspektiven

Aufgrund der Ausführungen kann angenommen werden, dass die Entwicklung des menschlichen Bindungssystems sehr eng mit der Entstehung eines Gefühls von Ur-Vertrauen bzw. Unsicherheiten im Vertrauen oder sogar von Ur-Misstrauen zusammenhängen. Diese gefühlsmäßigen Konstellationen beeinflussen zweifelsohne, wie wir zwischenmenschliche Beziehungen gestalten und wie moralische Werte in Beziehungen interpretiert und gelebt werden. Da bei sehr früh in ihrer Entwicklung traumatisierten Kindern auch spezifische Regionen im Gehirn, die für die Entwicklung eines moralischen Empfindens und des Gewissens, negativ beeinträchtigt werden und ebenso die Fähigkeit zur Mentalisierung über die inneren Gefühls- und Gedankenwelten eines Gegenübers sowie über die eigenen nicht sehr oder gar nicht ausgeprägt ist, können diese Menschen sich auch im späteren Leben kaum an moralischen Werten, gesellschaftlichen Normen und Strukturen orientieren und diese einhalten (Teicher 2011). Jede Form des Zusammenlebens in einer Gruppe, bereits ab dem Kindergartenalter, wird für sie extrem schwierig, so dass sie sehr oft aus Gruppen ausgeschlossen werden und später häufig als „nicht beschulbar" gelten.

Für diese Kinder bedarf es dann intensiver stationärer Psychotherapie, wie sie etwa im MOSES Behandlungskonzept angeboten wird, um die bisher entstandenen Bindungstraumatisierungen zu verarbeiten und damit auch moralische Entwicklungen auf den Weg zu bringen (Brisch 2013a).

Frühe Prävention, beginnend bei den werdenden Eltern, im Programm SAFE-Sichere Ausbildung für Eltern (Brisch 2010), ist eine bewährte Möglichkeit, den Eltern zu helfen, eine sichere Bindung mit ihrem Kind zu entwickeln, auch wenn sie dies selbst nie erlebt haben (www.safe-programm.de).

Dies wäre eine Möglichkeit, in der nächsten Generation doch noch ein Gefühl von Ur-Vertrauen zu etablieren, mit allen positiven Konsequenzen für das zwischenmenschliche Zusammenleben in einer Gesellschaft (Meinardi-Weichhart et al. 2016; Quehenberger et al. 2016).

4 Literatur

4.1 Referenzliteratur

Ahnert, L., Gunnar, M. R., Lamb, M. E., Barthel, M. (2004): „Transition to child care: Associations of infant-mother attachment, infant negative emotion and cortisol elevations". In: Child Development 75, S. 639–650.

Ainsworth, M. D. S. (1977): „Feinfühligkeit versus Unfeinfühligkeit gegenüber Signalen des Babys". In: Grossmann, K. E. (Hrsg.): *Entwicklung der Lernfähigkeit in der sozialen Umwelt*. München: Kindler, S. 98–107.

Ainsworth, M. D. S. (1991): „Attachments and other affectional bonds across the life cycle". In: Parkes, C. M., Stevenson-Hinde, J., Marris, P. (Hrsg.): *Attachment across life cycle*. London, New York: Tavistock, S. 33–51.

Ainsworth, M. D. S., Bell, S. M. (1970): „Attachment, exploration and separation: Illustrated by behavior of one-year-olds in a strange situation". In: Child Development 41, S. 49–67.

Bowlby, J. (1958): „Über das Wesen der Mutter-Kind-Bindung". In: Psyche 13, S. 415–456.

Bowlby, J. (1975): *Bindung und Verlust. Bd. 1: Bindung*. München Kindler.

Bowlby, J. (1983): *Bindung und Verlust. Bd. 3: Verlust, Trauer und Depression*. Frankfurt a.M: Fischer Taschenbuch Verlag.

Bowlby, J. (1986): *Trennung. Psychische Schäden als Folge der Trennung von Mutter und Kind*. Frankfurt a.M.: Fischer Taschenbuch Verlag.

Brisch, K. H. (1999; [13]2015): *Bindungsstörungen. Von der Bindungstheorie zur Therapie*. Stuttgart: Klett-Cotta.

Brisch, K. H. (2010): *SAFE® – Sichere Ausbildung für Eltern: Sichere Bindung zwischen Eltern und Kind*. Stuttgart: Klett-Cotta.

Brisch, K. H. (Hrsg.) (2011): *Bindung und frühe Störungen der Entwicklung*. Stuttgart: Klett-Cotta.

Brisch, K. H. (2013a): *How to treat children with severe attachment disorders after multiple early experiences of trauma? A model of treatment in an intensive care unit of psychotherapy: Concept and first results*. Paper presented at the 6th International Attachment Conference, Pavia/Italien.

Brisch, K. H. (2013b): *Schwangerschaft und Geburt. Reihe Bindungspsychotherapie*. Stuttgart: Klett-Cotta.

Brisch, K. H. (2014a): „Origin, treatment and prevention of transmission of transgenerational trauma: Enactments in the early years between caregiver and infants". In: Infant Mental Health Journal 35/3, Supplement A, S. 122.

Brisch, K. H. (2014b): *Säuglings- und Kleinkindalter. Reihe Bindungspsychotherapie*. Stuttgart: Klett-Cotta.

Brisch, K. H. (2015a): *Kindergartenalter. Reihe Bindungspsychotherapie*. Stuttgart: Klett-Cotta.

Brisch, K. H. (Hrsg.) (2015b): *Bindung und Psychosomatik*. Stuttgart: Klett-Cotta.

Brisch, K. H. (2016): „John Bowlby (1907–1990) – ‚Der Bindungs-Psychoanalytiker'". In: Mertens, W., Conci, M. (Hrsg.): *Psychoanalyse im 21. Jahrhundert. Freuds Nachfolger und ihr Beitrag zur modernen Psychoanalyse*. Stuttgart: Kohlhammer, S. 120–136.

Dilling, H., Mombour, W., Schmidt, M. H. (1991): *Internationale Klassifikation psychischer Störungen. ICD-10 Kapitel V (F). Klinisch-diagnostische Leitlinien*. Bern, Göttingen, Toronto: Verlag Hans Huber.

Fonagy, P., Steele, M., Steele, H., Moran, G. S., Higgitt, A. C. (1991): „The capacity for understanding mental states: The reflective self in parent and child and its significance for security of attachment". In: Infant Mental Health Journal 12/3, S. 201–218.

George, C., Solomon, J. (1993): *Toward a theory of caregiving*. Paper presented at the biennial meeting of the Society for Research in Child Development, New Orleans, LA.

Grossmann, K., Grossmann, K. E. (2004; ⁵2012): *Bindung – das Gefüge psychischer Sicherheit*. Stuttgart: Klett-Cotta.

Grossmann, K. E., Grossmann, K., Waters, E. (Hrsg.) (2005): *Attachment from infancy to adulthood: The major longitudinal studies*. New York: Guilford Press.

Hesse, E., Main, M. (1999): „Second-generation effects of unresolved trauma in non maltreating parents: Dissociated, frightened, and threatening parental behavior". In: Psychoanalytic Inquiry 19/4, S. 481–540.

Jaffe, J., Beebe, B., Feldstein, S., Crown, C. L., Jasnow, M. D. (2001): *Rhythms of dialogue in infancy: Coordinated timing in development* (Vol. 66, No. 2, Serial No. 265). Boston, Oxford: Blackwell.

Main, M., Hesse, E., Goldwyn, R. (2008): „Studying differences in language usage in recounting attachment history: An introduction to the AAI". In: Steele, H., Steele, M. (Hrsg.): *Clinical applications of the adult attachment interview*. New York: Guilford.

Main, M., Morgan, H. (1996): „Disorganization and disorientation in infant strange situation behavior: Phenotypic resemblance to dissociative states?". In: Michelson, L., Ray, W. (Hrsg.): *Handbook of Dissociation: Theoretical, Empirical and Clinical Perspectives*. New York: Plenum, S. 107–138.

Main, M. S. (1986): „Discovery of a new, insecure-disorganised/disorientated attachment pattern". In: Brazelton, M. Y. T. B. (Hrsg.): *Affective development in infancy*. Norwood: Ablex, S. 95–124.

Meinardi-Weichhart, L., Forstner, B., Haid, M., Feldmann, L., Quehenberger, J., Brisch, K. H. (2016): *Promoting Secure Attachment for Educators (SAFE®) in the Mother-Child-Unit of a Prison*. Paper presented at the 15th World Congress of the World Association of Infant Menatl Health. Infant Mental Health in a rapidly chanching world: Conflict, adversity, and resilience., Prag/Tschechien.

Meins, E. (2013): „Sensitive attunement to infants' internal states: operationalizing the construct of mind-mindedness". In: Attachment And Human Development, 15/5-6, S. 524–544. doi:10.1080/14616734.2013.830388

Parens, H. (1993): „Neuformulierungen der psychoanalytischen Aggressionstheorie und Folgerungen für die klinische Situation". In: Forum der Psychoanalyse 9, S. 107–121.

Parens, H., Scattergood, E., Singletary, W., Duff, A. (1995): *Kindliche Aggressionen*. München: Kösel.

Quehenberger, J., Landers, S., Beck, A., Helfrich, D., Budke, A.,Brisch, K. H. (2016): *The Attachment-Based Parenting Program SAFE® Promotes Father-Child Interaction Quality (RCT)*. Paper presented at the 15th World Congress of the World Association of Infant Menatl Health. Infant Mental Health in a rapidly chanching world: Conflict, adversity, and resilience., Prag/Tschechien.

Schuengel, C., van Ijzendoorn, M. H., Bakermans-Kranenburg, M. J., Blom, M. (1999): „Attachment and loss: Frightening maternal behavior linking unresolved loss and disorganized infant attachment". In: Journal of Consulting and Clinical Psychology 67, S. 54–63.

Silverman, R. C., Lieberman, A. F. (1999): „Negative maternal attributions, projective identification, and the intergenerational transmission of violent relational patterns". In: Psychoanalytic Dialogues 9, S. 161–186.

Solomon, J., George, C. (1999): „Toward an integrated theory of caregiving". In: Osofsky, J., Fitzgerald, H. E. (Hrsg.): *Handbook of Infant mental Health. Vol. III: Parenting and Child Care*. New York, NY: John Wiley & Son, S. 323–368.

Spangler, G. S. (1998): „Emotional and adrenocortical responses of infants to the Strange Situation: The differential function of emotional expression". In: International Journal of Behavioral Development 22, S. 681–706.

Steele, H., Steele, M. (2008): „On the origins of reflective functioning". In: Busch, F. (Hrsg): *Mentalization: Theoretical considerations, research findings, and clinical implications*. New York: Analytic Books, S. 133–158.

Suess, G. J., Grossmann, K. E., Sroufe, L. A. (1992): „Effects of infant attachment to mother and father on quality of adaptation in preschool: From dyadic to individual organization of self". In: International Journal of Behavioral Development 15, S. 43–65.

Teicher, M. H. (2011): „Frühe Misshandlungs- und Missbrauchserfahrungen: Gene, Gehirn, Zeit und Pathologie". In: Brisch, K. H. (Hrsg.): *Bindung und frühe Störungen der Entwicklung*. Stuttgart: Klett-Cotta, S. 105–135.

van Ijzendoorn, M. H., Bakermans-Kranenburg, M. J. (1997): „Intergenerational transmission of attachment: A move to the contextual level". In: Atkinson, L., Zucker, K. J. (Hrsg.): *Attachment and psychopathology*. New York, London: Guilford, S. 135–170.

van Ijzendoorn, M. H., Sagi, A. (1999a): „Cross-cultural patterns of attachment: Universal and contextual dimensions". In: Cassidy, J., Shaver, P. R. (Hrsg.): *Handbook of attachment – Theory, research and clinical applications*. New York, London: Guilford., S. 713–734.

van IJzendoorn, M. H., Schuengel, C., Bakermans-Kranenburg, M. J. (1999b): „Disorganized attachment in early childhood: Meta-analysis of precursors, concomitants and sequelae". In: Development and Psychopathology 11, S. 225–249.

Werner, E. E. ([2]2007): „Entwicklung zwischen Risiko und Resilienz". In: Opp, G., Fingerle, M. (Hrsg.): *Was Kinder stärkt. Erziehung zwischen Risiko und Resilienz*. München: Reinhardt, S. 20–31.

4.2   Literatur zur Einführung

Brisch, K. H. (1999; [13]2015).: *Bindungsstörungen. Von der Bindungstheorie zur Therapie*. Stuttgart: Klett-Cotta.

Grossmann, K., Grossmann, K. E. (2004; [5]2012): *Bindung – das Gefüge psychischer Sicherheit*. Stuttgart: Klett-Cotta.

4.3   Literatur zur Vertiefung

Brisch, K. H. (Hrsg) (2011): *Bindung und frühe Störungen der Entwicklung*. Stuttgart: Klett-Cotta.

Brisch, K. H. (Hrsg.) (2016): *Bindungstraumatisierungen. Wenn Bindungspersonen zu Tätern werden*. Stuttgart: Klett-Cotta.

Scham, Schuld und Schuldgefühle

Micha Hilgers

Abstract: Scham und Schuldgefühle, neben Sorge um Beziehungen, gelten als die moralischen Affekte (Cleckley 1941). Sie steuern das soziale Miteinander wie das individuelle Selbstwertgefühl. Ihr Fehlen ist Ausdruck von Dissozialität, pathologischem Narzissmus oder anderer Störungen. Ihr neurotisches Übermaß entbehrt realer Schuld und tritt bei bestimmten Krankheitsbildern wie z. B. Borderline, Depression, sozialer Phobie oder Traumatisierungsstörungen auf. In Maßen sind Scham wie Schuld entwicklungsfördernd. Scham bezieht sich auf das Selbstsystem und seine Kränkung, Schuld auf die Beschädigung anderer Personen oder bestimmter Werte und Normen. Scham geht mit einer Selbstentfremdung, einer Verstörung und Ohnmacht einher, Schuld mit Hadern. Schuld unterstellt Kontrolle, Scham ihr Fehlen. Schuld verursacht, Scham erleidet man. Gravierende Normverletzungen geschehen kaum je ohne oder gegen Über-Ich und Ich-Ideal, sondern im Einklang mit ihm.

Schlagwörter: Scham, Schuld, Schuldgefühle, Fremdscham, Über-Ich, Selbstsystem, Gruppe der Schamgefühle, Intimitätsscham, Ödipale Scham, existentielle Scham, Kompetenzscham, Idealitätsscham, Schande.

1 Einleitung: Phänomen und Begriffserklärung

Traditionell fanden in der Psychotherapie Schuldgefühle prominente Beachtung. Scham jedoch führte lange ein Schattendasein.

> „Andere Affekte – Angst, Schuld, Depression – füllen die Schriften; nicht so die sichtbare oder die verborgene Scham. [...] So mancher persönliche oder soziale Konflikt wird unbefriedigend angepackt, da ein Schamproblem angegangen wird, als ob es ein Schuldproblem wäre [...]" (Wurmser 1987, S. 169).

Scham- und Schuldgefühle werden tatsächlich häufig verwechselt: Oft wird von Schuld gesprochen, wenn es um Scham geht (Wurmser 1981, S. 15). Scham ist ein verborgener Affekt, mit dem man nicht sichtbar werden möchte, weshalb er auch seltener thematisiert wird – außer neuerdings als so genannte Fremdscham. Deutliche kulturelle Unterschiede zeigen sich in der häufigeren oder selbstverständlichen Verwendung von Begriffen wie Schande, Würde, Gesichtsverlust oder Respekt, zum Beispiel in mediterranen Gesellschaften oder solchen des Nahen Ostens.

Demgegenüber können Schuldgefühle bei einigermaßen intaktem Über-Ich – einer zentralen psychischen Grundfunktion des Gewissens – dann ausgelöst werden, wenn andere durch eigenes Verhalten verletzt scheinen. Schuld bezieht sich demnach auf Dritte oder auf die Verletzung von durch das Individuum anerkannten und verinnerlichten Normen und Werten. Schamgefühle werden hingegen ausgelöst, wenn sich die eigene Person (mit ihren Idealen) verletzt sieht, etwa durch eigene Handlungen, Unterlassungen, Gedanken, Gefühle oder Fantasien. Darüber hinaus kann Scham als Demütigung durch bedeutsame andere Personen, Gruppen oder Institutionen aktiv bewirkt werden. Schamgefühle beziehen sich auf Ideale, Schuldgefühle auf Normen. Allerdings können in vielen Fällen Kombinationen beider Affekte ausgelöst werden, z. B. wenn man eigenes Fehlverhalten gegenüber einer anerkannten Norm realisiert, zugleich dieses Fehlverhalten aber auch den eigenen Idealvorstellungen zuwiderläuft („dass gerade mir das passiert"): Man verstößt gegen eine anerkannte soziale Norm (Schuld), schämt sich aber zugleich über dieses Versagen der eigenen Person (Idealitätsscham).

Scham bezieht sich auf das Selbstsystem, Schuld entsteht gegenüber anderen. Man schämt sich für oder über sich und zwar vor realen oder imaginierten Anderen. Schuldig fühlt man sich anderen oder Normen gegenüber. Schuld kennt demnach Alternativen, Scham hingegen nicht: Im Schamerleben erlebt man sich ohnmächtig in Ermangelung von Wahlmöglichkeiten.

Betroffenheit und nachfolgende Gefühle von Schuld und Sorge um die Intaktheit sozialer Beziehungen stellen sich ein, wenn eigenes verletzendes Fehlverhalten gegenüber Dritten oder Werten und Normen realisiert wird. Die nachfolgende Scham, sich den Blicken und dem Zugriff durch die Öffentlichkeit entziehen zu wollen, bezieht sich auf die Regulation des Selbstsystems, Schuld jedoch auf die Regulierung sozialer Systeme mit der eventuellen Beschädigung äußerer Objekte.

Das Ausmaß erlebter situativer Scham ist abhängig von der Anzahl der realen oder imaginierten Zuschauer und ihrer subjektiven Bedeutung. Schuld jedoch wächst nicht mit der Zahl der Zeugen an. Entsprechend ist Scham ansteckend, Schuld jedoch nicht: Niemand wird im Gerichtssaal als Prozessbeobachter Schuldgefühle empfinden, wenn es um die Schilderung konkreter Straftatbestände geht. Anders ist es jedoch, wenn der Beschuldigte selbst Scham ob seiner Verfehlungen empfindet, Opfer der Taten ihre Demütigungen schildern oder man als Zuhörer so genannte Fremdscham erlebt, wo es der schamlose, nämlich „unverschämte" Angeklagte an regulativer Scham vermissen lässt. Der ansteckende Charakter der Scham lässt die Subjekt-Objekt-Grenze (also die Unterscheidung zwischen Ich und Nicht-Ich) verschwimmen. Seidler (1995) spricht vom Schnittstellenaffekt. Schuld akzentuiert jedoch umgekehrt eben diese Grenze. Aus diesem Grund versuchen Kinder beides – eigenes schuldhaftes Verhalten und die damit schmerzhaft sichtbare Grenze zwischen sich und den anderen – mit dem Hinweis „aber du, nee?!" zu konterkarieren. Mit nur wenig differenzierteren Äußerungen treten auch Erwachsene hervor, wenn sie mit eigener Schuld konfrontiert werden: Schuld lässt sich – wenigstens subjektiv – leicht relativieren, Scham erlebt man absolut.

Heftige Schamszenen brennen sich in das Gedächtnis ein, da es kaum Kompensation gibt, während Schuld verblasst, wenn angemessene Wiedergutmachung erfolgte.

2 Psychoanalytische Zugänge zu Scham und Schuldgefühlen und ihren Dynamiken

2.1 Die moralischen Affekte – Scham und Schuld (-gefühl)

Scham wie Schuld als die moralischen Affekte (Cleckley 1941) sind für soziales Miteinander wie auch für das Selbstwertgefühl des Individuums maßgeblich. Scham- und Schuldgefühle gelten als die beiden moralischen Gefühle (Cleckley 1941) und sind schmerzlich – nämlich „peinlich" – nicht aber per se pathologisch. Ein Mensch ohne Scham- oder Schuldgefühle ist ein Psychopath (Cleckley 1941). Jemand mit einem Übermaß an beiden Gefühlen leidet an erheblichen Symptomen mit Krankheitswert, etwa Depression, sozialer Phobie oder Borderline-Störung, um nur einige zu nennen.

Mithin besitzen Scham und Schuld selbstreflexive wie sozialregulative Funktionen. Allerdings ist persönliche, nämlich reife, Moral nicht ohne eine selbstkritische Haltung denkbar, die Unterscheidung in moralische Funktion und Selbsterkenntnis demnach artifiziell.

Mäßige Schamgefühle begünstigen die Individuation, Autonomie und Kompetenz eines Individuums. Heftige, häufige oder chronische Schamgefühle hemmen hingegen solche Entwicklungsschritte. Die Fähigkeit, Schuld anerkennen und in Maßen auch ertragen zu können, fördert Verantwortungsübernahme und soziales, empathisches und rücksichtsvolles Verhalten. Übermäßige (neuroti-

sche) Schuldgefühle ohne reale Schuld lösen depressives, ängstliches und ge-
hemmtes Erleben und Verhalten aus.

2.2 Die Verwandlung von Scham in Schuld

„Man wird also fragen: Was ist es wirklich, dieses Gefühl von Scham? Es ist das Gefühl
von Angst und Schmerz, das man empfindet, wenn man sich in irgendeiner Art von Schwäche, von Versagen oder Beschmutzung den Blicken eines anderen (oder dem „inneren
Auge" des eigenen Gewissens) preisgegeben sieht und die Antwort in Form von Mißach-
tung, Entwertung oder Hohn erwartet oder fühlt." (Wurmser 1990, S. 170).

Scham geht mit einer Verstörung, einer Selbstentfremdung (Tiedemann 2010,
S. 68), einher, Schuldgefühle bei realer Schuld mit einem Hadern, warum man
sich so und nicht anders verhielt. Schuld unterstellt demnach eine grundsätzliche
Kontrolle des Individuums, mit zumindest einer subjektiven Alternative. Demgegenüber stürzt man förmlich in Schamszenen, ist Scham ohnmächtig ausgesetzt: Das Erleben plötzlich einsetzender Scham kennt keine Alternativen. Scham
erleidet, Schuld verursacht man. Wegen der (oft unerträglichen) Ohnmachtsge-
fühle wird Scham häufig in Schuld verwandelt (Wurmser 1981; Hilgers 2012).
Psychoanalytisch gesprochen, handelt es sich um eine Verkehrung ins Gegenteil:
Man ist nicht mehr passiv-ohnmächtig anderen ausgesetzt, sondern ist selbst
aktiv-mächtig. Die Anderen sind jedoch der Hilflosigkeit preisgegeben. Ein ty-
pisches und wirkungsgeschichtlich prominentes Beispiel ist die biblische Erzäh-
lung von Kain und Abel (Bastian und Hilgers 1990, zur Dynamik von Jahwe und
Kain vgl. auch den Roman von Saramago 2011):

Kain und Abel bringen Jahwe ein Opfer dar, um seine Gunst zu erhalten (im
doppelten Sinne des Wortes „erhalten"). Aus unerfindlichen Gründen weist jedoch Jahwe die Opfergabe des Kain zurück, indem er seinen Rauch niederschla-
gen lässt, während er Abels Opfer und damit auch Abel als Person einseitig
bevorzugt. Diese Feindseligkeit Jahwes, die Kain plötzlich, überraschend und
ohne irgendeine Erklärung trifft, löst in diesem narzisstische Wut ob der erlittenen Demütigung (als eine besonders grausame Form der aktiven und gezielten
Beschämung durch mächtige Personen) aus. Etwas Unerklärliches scheint falsch
oder makelhaft an ihm und seiner Opfergabe; er verdient keine Beachtung (existen-
tentielle Scham). Außerdem erlebt sich Kain als beschämten ausgeschlossenen
Dritten durch das offensichtliche Bündnis Jahwes mit Abel (vgl. ödipale Scham).
Da sich Kain nicht direkt mit seiner Rage an Jahwe wenden kann, vernichtet er
den Zeugen seiner Beschämung und via Verschiebung den als Verbündeten
Jahwes erlebten Abel. Kain tötet den anscheinend von Jahwe geliebten und be-
vorzugten Bruder und trifft damit in seinem Erleben Jahwe unmittelbar. Auf
diese Weise verwandelt Kain sein ursprüngliches Schamerleben mit der damit
verbundenen Ohnmachtserfahrung gegenüber einer übermächtigen Autorität in
schuldhaftes Handeln mit entsprechender Wiedererlangung von Kontrolle. Die

grausame Demütigung durch Jahwe als unumstrittener Autorität mündet in einer noch sadistischeren Emanzipationsbemühung Kains. Kain befreit sich aus seiner Ohnmacht durch die Wiederherstellung von Kontrolle (und Selbstwert) durch den Mord an Abel (ausführlich zur Scham- und Neiddynamik vgl. Bastian und Hilgers 1990).[1]

2.3 Rotation von Scham und Schuld

Tatsächlich finden sich in vielen Familien mit häuslicher Gewalt oder in Konflikten zwischen Gruppen, Ethnien oder Staaten ähnliche psychodynamische Aspekte der Verwandlung von Schamszenen in solche der Schuld, also der Verwandlung von primärer Ohnmacht in jene von Kontrolle durch schuldhaftes Handeln. Auf diese Weise kommt es oftmals zu einer Rotation von Scham und Beschämung: Aktive Demütigung eines Opfers – sei es ein Partner oder eine Minderheit – bedeutet für diese Scham und Ohnmacht, für die Täter Kontrolle, Macht und schuldhaftes Handeln. Hingegen werden die Opfer wegen der erlittenen Ungerechtigkeit und Ohnmacht auf Revanche sinnen und wiederum bemüht sein, ihren Misshandlern ebenfalls Scham evozierende Demütigungen zuzufügen, um solcherart wiederum in den Besitz von Kontrolle und Macht zu gelangen, was rasch in eine endlose Abfolge von Schuld- und Schamszenen führen mag (zur Dynamik von Großgruppenkonflikten siehe das umfangreiche Werk von Vamik Volkan, z. B. Volkan 1999). Das durch die erlittene Scham erlebte Gefühl der Ungerechtigkeit und Ohnmacht, diese abzustellen, evoziert ein Ressentiment, das die nachfolgende Revanche gegenüber dem Demütiger rechtfertigt, also von Schuldgefühlen entbindet (vgl. Hilgers 2012, S. 341–350)

2.4 Schuld und Schuldgefühl

Mit Hirsch lassen sich Schuld*gefühle* unterscheiden:

1. *Basisschuldgefühl*: ein Schuldgefühl aufgrund der bloßen Existenz oder seines So-Seins, insbesondere seines Geschlechts.
2. *Schuldgefühl aus Vitalität*: expansive Bestrebungen, das Begehren, Haben-Wollen, Erfolg-haben-Wollen, Andere-übertreffen-Wollen werden dadurch schuldhaft erlebt, dass sie von der familiären Umgebung nicht willkommen geheißen werden können.
3. *Trennungsschuldgefühl*: Hier sind die Autonomiebestrebungen des Kindes in allen Lebensaltern mit Schuldgefühl verbunden, da Trennung für die elterlichen Objekte eine Bedrohung darstellt.

---

[1] Natürlich wird Kain auch Neid, vermutlich auch Missgunst erleben, was weiteren Hass auf Abel nach sich zieht. Ursächlich für die Dynamik ist jedoch Jahwe, nicht Abel.

4. *Traumatisches Schuldgefühl*: Schwere Gewalt- und Verlusterfahrungen hinterlassen einen Fremdkörper im Selbst, ein Introjekt, das Schuldgefühle verursacht. (Hirsch 2012, S. 15)

Die genannten Schuldgefühle sind von realer Schuld zu unterscheiden, die aufgrund von Verstößen oder Unterlassungen angesichts eines gesellschaftlich anerkannten Wertesystems entsteht. Im weiteren Sinne bezeichnet also Schuldgefühl ein neurotisches Schuldempfinden, Schuld bezieht sich auf reale Vergehen auf dem Hintergrund eines anerkannten kulturellen oder gesellschaftlichen Normsystems. Neurotische Schuldgefühle sind zeit-, kultur-, religions-, bildungs- und sozialisationsabhängig, sodass Schuld und Schuldgefühl in vielen Fällen ineinander übergehen. Allerdings existiert in den meisten gegenwärtigen Gesellschaften eine juristische Fixierung auf reale Schuld, die zu Sanktionen führt – unabhängig davon, ob der Beschuldigte tatsächlich auch Schuld (gefühle) erlebt.

2.5 Peinlichkeit und Fremdscham

Schuld kann ein objektiver Tatbestand im Sinne von Gesetzen sein; für Scham gilt dies hingegen nicht. Selbst wenn von Scham verletzendem Verhalten zum Beispiel bei unterschiedlichen sexuellen Übergriffen gesprochen wird, bezieht sich Scham stets auf die Opfer, nicht auf den Täter, dem es neben Schuld auch an Scham ermangelt (weshalb er die Taten überhaupt begehen kann). Allerdings gibt es in jeder Gruppenkultur ungeschriebene Gesetze, was „gar nicht geht", nämlich was anderen peinlich ist und daher beim Akteur als unverschämt erlebt wird. Die Übernahme solcher ungeschriebenen Normen regelt die meisten sozialen Kontakte und Verhaltensweisen. Die empathische Antizipation der ausgelösten Empfindungen in anderen hemmt manche Selbstäußerungen oder fördert ihre Alternativen. Gefühle von Peinlichkeit – neuerdings als Fremdscham bezeichnet – entstehen, wenn man dem Verhalten von Personen beiwohnt, die offensichtlich gegen Normen des Takts, Anstands oder der Bescheidenheit verstoßen. An prominenten Beispielen mangelt es nicht: Der Vorstandssprecher der Deutschen Bank bezeichnete angesichts der Milliardenpleite des Bauunternehmers Schneider den Verlust von 50 Millionen als „peanuts", was Normalverdiener mit bescheidenen finanziellen Verhältnissen beschämt oder demütigt.
Der Abgang des deutschen Verteidigungsministers zu Guttenberg mit seiner öffentlichen Erklärung wurde etwa als peinlich erlebt, weil man sich schämen würde, wäre man an Seiner statt. Dabei steigern Sympathie und gefühlte Nähe zu einer als peinlich erlebten Person die Fremdscham (Stocks et al. 2011). Zudem werfen die Normverletzungen des vormals als sympathisch empfundenen Ministers Selbstwertprobleme beim Zuschauer auf: Wer mit ihm vor der Affäre sympathisierte, muss angesichts der peinlichen Skandale seine vormalige Sym-

pathie vor sich selbst rechtfertigen (Sandra Eisele 2012, persönliche Mitteilung). Pointiert formuliert: Man nimmt der normverletzenden Person in peinlicher Lage übel, sie ehemals sympathisch gefunden zu haben (Hilgers 2012, S. 338f.).

In Ermangelung eines objektiven Kodexes ist Scham subjektiv. Selbst der professionelle Folterer ist auf seinen empathischen Sadismus angewiesen, um sein Opfer genau dort zu treffen, wo es am empfindlichsten ist: im Empfinden von Scham und Demütigung.[2]

2.6 Die Gruppe der Schamgefühle

Ich habe in einer früheren Publikation eine Unterteilung von Schamgefühlen und ihren Quellen, also Auslösern, in die folgenden Gruppen der Schamgefühle vorgeschlagen (Hilgers 1996; 2006; 2012):

1. *Existentielle Scham:*
    a. Das Gefühl, als Person grundsätzlich unerwünscht oder mit einem Makel behaftet zu sein (z. B. bei ungewollten Kindern oder Kindern, die nach Wunsch der Eltern ein anderes Geschlecht hätten haben sollen). Hierzu zählen auch Schamgefühle, die sich auf die eigene Körperlichkeit beziehen, wenn diese grundsätzlich negativ oder makelbehaftet erlebt wird.
    b. Das grundsätzliche Gefühl, nicht wahrgenommen zu werden, wie nicht existent zu sein (zum Beispiel, wenn Eltern alle möglichen Selbstäußerungen – verbal wie nonverbal – ignorieren und sich damit verhalten, als sei das Kind nicht existent).
2. *Kompetenzscham*, die bei abbrechenden Kompetenzerfahrungen und (öffentlich sichtbaren) Misserfolgen oder Kontrollverlusten der Ich-Funktionen (z. B. bei Erwachsenen Weinen, Schreien) entsteht.
3. *Intimitätsscham*, die bei Verletzung der Selbst- und Intimitätsgrenzen wirksam wird, also bei Übergriffen oder dem plötzlichen Sichtbarwerden von Selbstanteilen, die eigentlich verborgen bleiben sollten. Hierzu zählen auch Verlegenheit oder Scham, wenn ungewollt eigene Körperlichkeit sichtbar wird, die jedoch nicht – wie bei existentieller Scham – grundsätzlich negativ erlebt wird, sondern nur situativ so nicht gezeigt werden soll.
4. *Schande*: Scham, die bei aktiver Demütigung von außen erlebt wird (z. B. Folter). Der Verlust der Würde oder des Gesichts eines Einzelnen oder einer

---

[2] Die primitivste und auf diese Art von individuell zugeschnittener Empathie verzichtende Art der Folter ist die Vergewaltigung (sowohl von Frauen als auch Männern): Die Demütigung trifft sicher beide, Opfer wie Partner und Angehörige, weil der Intimitätsraum des Opfers zerstört werden soll, an dem alle – Opfer wie Partner und alle weiteren Angehörigen – teilhatten und der ihnen nun in seiner Exklusivität genommen scheint.

Gruppe oder Großgruppe (religiöse Gemeinschaft, Ethnie oder soziale Schicht) beschädigt das Gefühl der Würde und Integrität.[3]

5. *Idealitätsscham:*

   a. Scham, die eine Diskrepanz zwischen Selbst und Ideal anzeigt.

   b. Scham, die sich auf schuldhaftes Handeln bezieht. Der Betreffende empfindet nicht nur Schuldgefühle sich nicht korrekt verhalten zu haben, sondern schämt sich auch, dass er sich überhaupt in einer gegebenen Situation schuldhaft verhielt („dass ausgerechnet mir das passiert"). Häufig bezieht sich dann die Scham auf eine Diskrepanz zwischen Ich-Ideal und Selbst.

6. *Scham, die eigene Abhängigkeit in Beziehung zu anderen oder umgekehrt das Herausfallen aus Beziehungen, die eigentlich gewünscht sind, anzeigt:* Verliebtheit oder unerwiderte Liebe wie auch die Verehrung oder empfundene Abhängigkeit von subjektiv bedeutsamen Personen sind zum Beispiel Auslöser solcher Schamerlebnisse.

7. *Ödipale Scham:* Das Gefühl, ausgeschlossener Dritter, zu klein oder zu minderwertig zu sein, nicht dazuzugehören oder aktiv ausgeschlossen zu werden. Hierzu zählt auch der andauernde Eindruck Erwachsener, doch irgendwie kleiner, jünger und weniger kompetent als andere aus der Bezugsgruppe zu sein.

8. *Scham-Schuld-Dilemmata:* Widersprüchliche Über-Ich-Forderungen führen zu einem unlösbaren intrasystemischen Konflikt, bei dem entweder Schuld oder Scham gefühlt wird. Zum Beispiel angesichts einer bevorstehenden Abschlussprüfung: Das Nicht-Bestehen bedeutet Scham gegenüber eigenen Ansprüchen und Idealen. Bestehen dagegen bedeutet Schuld gegenüber Eltern, die aus einfachen Verhältnissen stammend, sich gegenüber Akademikern unterlegen fühlen (Scham) und mit Ressentiments reagieren, von denen man sich durch den Prüfungserfolg ablöst (Trennungsschuld).

---

[3] „Scham ist Wahrnehmung von Ungleichheit, Beschämung eine Machtausübung, die Ungleichheit produziert" (Neckel 1991, S. 21).

3 Moralpsychologische Perspektiven: (Un)moralisches Handeln und das Selbstsystem – zur Bedeutung der moralischen Affekte von Scham und Schuldgefühl

3.1 Subjektive Moral

Tatsächlich sind die allermeisten sozialen Regeln und Verhaltensvorschriften in ihrer Mehrzahl auch in hoch organisierten Zivilgesellschaften nicht juristisch geregelt. Wie man mit sich und anderen umzugehen habe, welche ethischen Regeln gelten oder gerade nicht und welche in Abgrenzung zu anderen gesellschaftlichen (Sub-) Gruppen gelten, differiert nicht nur nach Religionszugehörigkeit (und ihren jeweiligen Hauptströmungen, Untergruppen, Sekten und Abspaltungen), nach Kultur-, Migrations- oder Bildungshintergrund, Szene- oder Peergroup-Zugehörigkeit. Die jeweilige „Mentalität" und der Zeitgeist, die Epoche, Geschlecht und Alter erlauben bestimmtes Verhalten und Erleben oder verbieten es umgekehrt gerade – oft aus den gleichen Gründen, jedoch mit unterschiedlichen Begründungen. Zwar können rechtlich kodifizierte Gesetze und Verordnungen verbindliche Orientierung für normatives Verhalten bereitstellen, allerdings werden solche Werte durchaus von einzelnen Individuen oder Gruppen in Frage gestellt oder sogar aktiv verletzt. Denn selbst das Wissen um gesellschaftliche Normen oder ihre gesetzliche Festschreibung ist je nach Person und Persönlichkeit, nach Gruppenzugehörigkeit und zahlreichen anderen soziographischen Merkmalen sehr unterschiedlich. Noch unterschiedlicher ist die Befolgung von Regeln entsprechend ihrer subjektiv zuerkannten Relevanz. Denn innerhalb einer sozialen Gruppe stellt normabweichendes Verhalten eventuell höhere soziale Anerkennung, Prestige oder Machtpositionen in Aussicht als Konformität mit von Mehrheiten geteilten Normen. Hinzu kommt das schwierige Unterfangen, solche mehrheitlich geteilten Konventionen überhaupt festzustellen.

Beispiel:
Eine Auseinandersetzung zwischen zwei Männern über einen Sitzplatz in einem öffentlichen Verkehrsmittel, einen begehrten Parkplatz oder einen zu interessierten Blick auf die weibliche Begleitung kann rasch zu Tätlichkeiten führen, wenn die Gemüter erhitzt sind. Allerdings dürfte die Bewertung eigenen Verhaltens stark differieren – je nach Zugehörigkeit zu Bildung, Schicht oder Peergroup. Würde sich zum Beispiel ein links-alternativer Akademiker aus „gutem Hause" mit größerer Wahrscheinlichkeit heftig schämen, verlöre er die Selbstbeherrschung angesichts einer der oben geschilderten Konflikte, träte Scham in bil-

dungsferneren Schichten mit expliziten Machoidealen eher dann auf, wenn männliche Stärke nicht demonstriert oder auch exekutiert würde. Kurz: In Abhängigkeit von eigenen Werten und Idealvorstellungen über die eigene Person schämt sich der eine, wenn er nicht zuschlägt, der andere hingegen, wenn er es tut. Schamgefühle gegenüber wichtigen anwesenden oder imaginierten Zeugen (als innere Bühne) treten auf oder bleiben aus, je nach Wertvorstellung der eigenen Person und der vermuteten Erwartungen der Bezugsgruppe. Das gilt natürlich mutatis mutandis auch für weibliche Akteure.

Innerhalb bestehender westeuropäischer Gesellschaften können die Schamquellen und ihre Verarbeitung erheblich mehr differieren als zwischen ihnen. Mithin sind die moralischen Affekte „Schuld" und „Scham" wie auch ihr Gegenstück, „Stolz", keineswegs verbindlichen übergeordneten gesellschaftlichen Normen geschuldet; sie sind noch nicht einmal unbedingt für ein Individuum konstante Größen. Denn je mehr sich jemand zwischen verschiedenen Wertegruppen bewegt, desto mehr ist seine individuelle Konstanz bei Werturteilen herausgefordert oder umgekehrt seine Anpassungsbereitschaft den Einflüssen der jeweiligen Wertegemeinschaften ausgesetzt. Dies gilt natürlich auch für ein erklärtes Mitglied einer Wertegemeinschaft, das wiederum verschiedenen Gruppen mit differierenden Werten angehören mag. Eine feste Werteorientierung ist daher eine Gratwanderung zwischen einerseits fundamentalistischen Haltungen, die keinerlei Modifikation erlauben, dafür aber vor Verunsicherung jeder Art schützen, und Autonomie, die wiederum eine Überprüfung eigener Urteile immer wieder aufs Neue verlangt.

Tatsächlich nehmen Individuen je nach sozialem Kontext sehr unterschiedliche Rollen ein, die nicht selten widersprüchlich erscheinen und mitunter auch so erlebt werden. Die Vielfalt von Bezugssystemen und Normen, in denen sich die meisten Individuen gegenwärtiger westlicher Industriegesellschaften bewegen, erfordert mehr als in anderen Zeiten persönliche Stellungnahmen zur Gültigkeit oder Relativität von Normen für die eigene Person. Damit gewinnen verhaltens- und erlebenssteuernde Affekte des Selbstsystems für die normative Orientierung des Individuums immer größere Bedeutung. Zugleich sind individuelle Rollenkonflikte besonders dann wahrscheinlich, wenn sich ein Individuum mit einer Mehrzahl von Personen aus sehr unterschiedlichen Wertebezugssystemen konfrontiert sieht.

3.2 Die Dynamik des Über-Ichs als moralische Selbstbewertungsinstanz

Ein Individuum erlebt in seiner lebensgeschichtlichen Entwicklung zahlreiche Veränderungen und Erfahrungen, die auch das individuelle Gewissen betreffen – besonders, wenn es traumatische Erlebnisse macht, Ungerechtigkeiten oder sich mit eigener Schuld oder persönlichem Versagen konfrontiert sieht. Jenseits starrer (und pathologischer) Fundamentalhaltungen mit entsprechend absoluten Urteilen durchläuft ein Individuum zahlreiche Veränderungen, die auch das individuelle Gewissen betreffen. Die Mehrzahl der Deutschen etwa musste sich nolens volens nach dem Zweiten Weltkrieg einer schier unerträglichen Schuld stellen, deren Ausmaß die Selbstregulation der meisten deutlich überforderte – selbst oder gerade, wenn sie nicht zu den unmittelbaren Tätern zu rechnen waren. Die viel und moralistisch beklagte so genannte Unfähigkeit zu trauern (Mitscherlich und Mitscherlich 1967) fügte der ohnehin bestehenden Schuld durch die „psychoanalytische Bußpredigt, Daueranklage und diffamierende Entlarvung der Deutschen" (Moser 1992, S. 205) weitere Schuld und vor allem Beschämung hinzu, ohne dass nennenswerte Wege aus der misslichen Lage gewiesen wurden.

Das Gewissen ist keineswegs einheitlich, oft widersprüchlich in seinen Forderungen, seinen Ge- und Verboten, daher oft fraktioniert, vor allem aber beeinflussbar und daher auch korrumpierbar. Obendrein ist es, da in den ersten Lebensjahren entstanden, jedoch ständiger Überarbeitung unterworfen und niemals abgeschlossen, oftmals ein Hort der Widersprüche. Einigermaßen überindividuell und interkulturell anerkannt ist das Tötungsverbot, das jedoch zahlreiche Ausnahmen kennt, wie Notwehr, Tötung des Tyrannen, Tötung in Nothilfe, in Krieg oder durch Polizeigewalt in bestimmten Fällen. Historisch galt etwa die Massenvernichtung Andersgläubiger im Rahmen christlicher Kreuzzüge als nobler Tatbestand, der obendrein beachtliche Beutezüge ermöglichte. Ging es in erster Linie um die Verbreitung des eigenen Glaubens oder eher mittels Rechtfertigung via hehrer religiöser Motive um Selbstbereicherung? Diente das eigene Gewissen der Rechtfertigung für Raubmord oder forderte es gegenteilig die gewaltsame Bekehrung der Ungläubigen? In moralpsychologischer Hinsicht stellt sich daher die Frage: Funktioniert das Gewissen prospektiv, indem es mit seinen Inhalten und Werten kompatibles Verhalten einfordert oder – umgekehrt – rechtfertigt es retrospektiv eigenes Verhalten mittels hinzugezogener moralischer Erklärungen? Wie korrumpierbar ist das Über-Ich? Oder: Wie viel Schuld erträgt ein Individuum dauerhaft ohne nachträgliche Anpassung der Gewissensinstanz?

Selbst bei öffentlich nachgewiesener Schuld lassen es die Protagonisten an öffentlich sichtbaren Schuld- oder Schamgefühlen ermangeln:

– Während sich der Zuschauer stellvertretend peinlich berührt fühlt, scheinen die Beschuldigten keine quälenden moralischen Konflikte zu erleben. Monströser, aber strukturell ähnlich, verhalten sich religiös motivierte Terroristen, die ihre Taten nicht nur vor ihrem individuellen Gewissen wie jenem des Kollektivs rechtfertigen, sondern diese verherrlichen. Tatsächlich behaupten sie, einer zwingenden Forderung ihrer moralischen Instanz mittels ihrer Attacken – ob Selbstmordanschläge oder Ermordung von Ungläubigen – vor laufendem Camcorder nachgekommen zu sein.

– Pädophile Täter erklären regelmäßig vor Gericht, ihre Opfer seien einverstanden gewesen. Bankräuber oder Gewaltverbrecher zeigen oft lediglich instrumentelle Reue – wenn überhaupt. Der empathische Aufschrei der Medien, es handele sich um „gewissenlose" Täter, trifft nur in Ausnahmefällen zu – dann nämlich, wenn sehr schizoide Beschuldigte angeben, sie hätten ein Tötungsdelikt begangen, um zu sehen, wie es ist, wenn ein Mensch stirbt.

Im Grunde gibt es aus psychoanalytischer Sicht demnach kaum gravierende Taten ohne Einklang mit dem Gewissen oder gar gegen die Gewissensinstanz. Eine Ausnahme bildet die so genannte Tat im Affekt, die der Täter unmittelbar danach bereut. Daher werden Affekttäter unmittelbar nach ihrem Delikt sehr häufig suizidal, da sie mit ihrer Schuld vor ihrem einigermaßen intakten Gewissen kaum leben können.

Vielmehr kommt es zu spektakulären wie banalen Straftaten mehr oder weniger im Einklang mit dem Über-Ich oder mit seiner nachträglichen Rechtfertigung. Schwarzfahrer wie Ladendiebe führen Rationalisierungen auf der Grundlage einer verschwurbelten Kapitalismuskritik oder einer ausgleichenden Gerechtigkeit an, erleben sich als moderne Robin Hoods oder als Gegenentwürfe eines verachteten Spießerdaseins (man vergleiche auch die Ideologie der einschlägigen Rockergangs wie Hells Angels, Bandidos u. a.).

Individuen versuchen sich kongruent mit ihren inneren Instanzen zu verhalten. Dauerhafte Konflikte mit Scham und Schuldgefühlen sind eher Zeichen einer psychischen Störung mit Symptomcharakter und Leidensdruck. Normverstöße differieren hinsichtlich ihres Schweregrades. Sie finden jedoch desto eher Rechtfertigungen vor sonst entstehenden quälenden Schuld- oder Schamgefühlen, je gravierender, häufiger und regelhafter sie auftreten. Das Gewissen wendet sich demnach eher gegen das handelnde Ich, wenn einzelne und situative Verstöße gegen eigene Werte registriert werden, die subjektiv ein gewisses Maß nicht übersteigen. In einem solchen Fall erlebt man das eigene Verhalten als Ausnahme und daher als in noch erträglichem Maße fehlerhaft. Das Ich erträgt folglich mäßige Scham und Schuld überhaupt nur, wenn sie nicht grundsätzlichen Charakter haben und keine dramatischen Fehlverhaltensweisen betreffen. Es ist bei monströsen Verbrechen wie dem deutschen Nationalsozialismus wissenschaftlich abwegig, dass Mitscherlich und Mitscherlich (1967) „[…] einerseits diagnostizieren, als hätten sie einen Einzelpatienten vor sich, andererseits die Diagnose einem ganzen Volk anhängen, dem sie die Unfähigkeit, sich zu ändern, dauernd vorhalten" (Moser 1992, S. 205). Für das reife Eingeständnis von Schuld – so es denn überhaupt erfolgt – würde „[…] man beim Einzelpatienten bei jahrelanger Unterstützung einen Zeitraum von Jahren […]" (Moser 1992, S. 208) ansetzen. Eine tatsächliche und angemessene Korrektur eigenen Verhaltens und Erlebens – ob individuell oder kollektiv – benötigt demnach große Zeiträume, ähnlich wie sich ein Wertewandel innerhalb gesellschaftlicher Gruppen nicht über Nacht vollzieht. Typischerweise kehren verdrängte Inhalte nach Jahren in die öffentliche Debatte zurück, wie jüngst der Umgang der Grünen mit der Forderung nach straffreien sexuellen Kontakten mit Minderjährigen. Erst die zeitliche Distanz ermöglicht oftmals eine Neubewertung eigenen Verhaltens, mit der Notwendigkeit umso größerer Zeiträume, je schmerzlicher die schuldbesetzten Inhalte erscheinen.

Neurotische Schuld- oder Schamgefühle hingegen betreffen keine realen, intersubjektiven Fehler oder Normverstöße, sondern solche, die vor der inneren unnachgiebigen Strenge des Über-Ichs als solche erlebt werden. Gerade solche Persönlichkeiten sind jedoch äußerst skrupulös und darauf bedacht, niemanden zu schädigen und innere wie äußere Werte zwanghaft zu befolgen. Solche Menschen leiden häufig zeitlebens an Scham und Schuldgefühlen, die der realen Schuld als Grundlage entbehren. Individuelle wie kollektive Gewalt, Mord oder Völkermord, Massenvergewaltigungen oder rassistische Übergriffe sind hingegen niemals „gewissenlose" Taten. Sie stehen im Einklang mit dem persönlichen Wertesystem des Täters und seines Bezugskollektivs. Den Tätern ihr persönliches Gewissen abzusprechen, entlastet jene, die sich empören vor der Realisierung der Dynamik der Destruktivität: den Tätern erscheint sie im Gegenteil als notwendige und zwingende Handlung im Dienste des Guten, der Gerechtigkeit oder des Ausgleichs. Das Böse findet seine Rechtfertigung durch das Über-Ich, unterstützt und geheiligt von Ideologie oder Religion – aus ethischer Perspektive gesprochen: durch das fehlgeleitete persönliche Gewissen.

4 Literatur

4.1 Referenzliteratur

Bastian, T., Hilgers, M. (1990): „Kain – Die Trennung von Scham und Schuld am Beispiel der Genesis". In: Psyche 44, S. 1100–1112.

Cleckley, H. ([5]1941): „The mask of sanity: An attempt to clarify some issues about the so-called psychopathic personality". In: Personality. St. Louis: Mosby, 1976.

Hilgers, M. (2006): *Scham. Gesichter eines Affekts*. Göttingen: Vandenhoek & Ruprecht.

Hirsch, M. ([5]2012): *Schuld und Schuldgefühl*. Göttingen: Vandenhoeck & Ruprecht.

Mitscherlich, A., Mitscherlich, M. (1967): *Die Unfähigkeit zu trauern. Grundlagen kollektiven Verhaltens*. Piper: München.

Moser, T. (1992): *Vorsicht Berührung. Über Sexualisierung, Spaltung, NS-Erbe und Stasi-Angst*. Frankfurt a.M.: Suhrkamp

Saramago, J. (2011): *Kain*. Hamburg: Hoffman und Campe.

Seidler, G. H. (1995): *Der Blick des Anderen. Eine Analyse der Scham*. Stuttgart: Verlag Internationale Psychoanalyse.

Stocks, E. L., Lishner, S. A., Watts, B. L., Downum, E. M. (2011): „I'm embarrassed for you: the effect of valuing and perspective taking on empathic embarrassment and empathic concern". In: Journal of Applied Social Psychology 41/1, S. 1–26.

Tiedemann, J. L. (2010): *Die Scham, das Selbst und der Andere. Psychodynamik und Therapie von Schamkonflikten*. Gießen: Psychosozial Verlag.

Volkan, V. D. (1999): *Das Versagen der Diplomatie. Zur Psychoanalyse nationaler, ethnischer und religiöser Konflikte*. Gießen: Psychosozial Verlag.

Wurmser, L. (1981): „Das Problem der Scham". In: Jahrbuch der Psychoanalyse, Bd. 13, S. 11–36.

Wurmser, L. (1987): *Die Flucht vor dem Gewissen.* Berlin u. a.: Springer.

Wurmser, L. (1990): „Zur Psychoanalyse des Ressentiments". In: Rohde-Dachser, C. (Hrsg.): *Zerstörter Spiegel. Psychoanalytische Zeitdiagnosen.* Göttingen: Vandenhoeck & Ruprecht.

4.2   Literatur zur Einführung

Hilgers, M. (2006): *Scham. Gesichter eines Affekts.* Göttingen: Vandenhoeck & Ruprecht.

Hirsch, M. (⁵2012): *Schuld und Schuldgefühl.* Göttingen: Vandenhoeck & Ruprecht.

4.3   Literatur zur Vertiefung

Strodmeyer, W. (2013): *Scham und Erlösung. Das relational-soteriologische Verständnis eines universalen Gefühls in pastoraltherapeutischer Sicht.* Paderborn, München, Wien, Zürich: Ferdinand Schöningh.

Tiedemann, J. L. (2010): *Die Scham, das Selbst und der Andere. Psychodynamik und Therapie von Schamkonflikten.* Gießen: Psychosozial-Verlag.

Tisseron, S. (2000): *Phänomen Scham.* München: Rheinhardt.

Teil V:
Zur ethischen Bedeutung
der Moralpsychologie

Einführung

Jochen Ostheimer

Dass Geltung und Genese von Normen zu unterscheiden sind, ist ein zentraler Gedanke der Ethik. Damit scheint sich das Verhältnis zwischen der normativ ausgerichteten Ethik und den empirischen Human- und Sozialwissenschaften recht klar bestimmen zu lassen: Für die Überprüfung der Legitimität einer Handlung, eines Urteils bzw. einer Norm ist Erstere zuständig, für die Erklärung ihres Zustandekommens sind Letztere gefragt. Der Preis dieser Klarheit ist freilich ein Mangel an Komplexität. Kants Vorhaben, die Philosophie und mit ihr die Ethik den sicheren Gang der Wissenschaft nehmen zu lassen, hat gewiss einen guten Grund. Indes ist zu diskutieren, an welchem Modell von Wissenschaft sich Ethik orientieren soll. Die neuzeitliche Philosophie richtete ihren Blick auf diejenigen Disziplinen, die die größten Fortschritte verzeichnen konnten, und arbeitete folglich *more geometrico*. In einem streng deduktiven Vorgehen stellte sie ausgehend von Axiomen und Definitionen Lehrsätze auf und leitete Folgerungen aus ihnen ab. Damit geriet in Vergessenheit, was bereits Aristoteles als wissenschaftstheoretischen Grundsatz formuliert hatte: Jede Wissenschaft solle eine ihrem Gegenstand angemessene Genauigkeit entfalten. Gegenstand der Ethik ist die Praxis. Praxis besitzt niemals die Eineindeutigkeit mathematischer Operationen. Praxis ist nicht zu berechnen, sondern zu verstehen. Zur Reflexion der Geltung von Normen und Werten ist daher auch ein Blick auf ihre kulturelle Einbettung erforderlich. Die unbedingte Geltung, die die Moral beansprucht, hat ihren Sitz in der lebensweltlichen Praxis. Durch Verallgemeinerungstests wird sie erkannt, aber nicht geschaffen. In neueren kohärenztheoretischen Ethikansätzen wird dieser Zusammenhang klar herausgearbeitet.

Ebenfalls deutlich zu trennen sind Geltung und Anwendung. Dass eine Norm missachtet wird, tut ihrer Geltung keinen Abbruch. Dieser Grundsatz verleitet allerdings zuweilen zu unproduktiven Gegenüberstellungen bzw. Abgrenzungen. Das Problem, das sich in dieser Hinsicht des Öfteren zeigt, könnte als Anwendungsmissverständnis bezeichnet werden. Dass Menschen moralisch handeln, heißt nicht, dass sie zunächst ein Moralregelwerk konsultieren, um dann die passende Regel zu befolgen. Vielmehr spielen beim moralischen Handeln Erfahrungen, Gefühle, situative Anforderungen sowie Tugenden oder sittliche Einstellungen, die in Gemeinschaften gelernt werden und dann ihren „mentalen Ort" im Gewissen haben, zusammen. Diese Bedingungsfaktoren zu erschließen, ist eine Aufgabe, der sich bereits die antike Ethik stellte und die gegenwärtig in interdisziplinärer Kooperation von empirischen, theoretischen und normativen Ansätzen anzugehen ist.

Sowohl mit Blick auf die Entstehung moralischer Normen, Einstellungen und Urteile als auch mit Blick auf das moralische Handeln können die Phänomene der Moral durch die Zusammenarbeit unterschiedlicher disziplinärer Ansätze besser erhellt werden, ohne dass deswegen die Verschiedenheit der hier knapp skizzierten Fragestellungen nivelliert wird. Wie dies im Einzelnen geschehen und welche normativ-ethische Bedeutung die Moralpsychologie dabei entfalten kann, wird in diesem Kapitel thematisiert.

In seinem Beitrag „Die Dezentrierung des Subjekts" unterscheidet Reiner Wimmer zwischen einer soziologisch-sozialpsychologischen Sichtweise, der zufolge das Subjekt die in der Moderne durch gesellschaftliche Prozesse hervorgerufene Entmachtung reflexiv ins eigene Selbstkonzept übernimmt, und einer philosophisch-anthropologischen Betrachtung, wonach das Bezogen- oder Verwiesensein auf Anderes konstitutiv zum Subjektsein gehört. In dieser grundlegenden relationalen Verfasstheit gründen gleichermaßen das Phänomen der modernen Subjektivitätsdiffusion wie die Möglichkeit der Rezentrierung, die aber gerade nicht nach dem überlieferten Bild metaphysischer Subjektvorstellungen zu denken ist. Dies veranschaulicht Wimmer zunächst am Beispiel der leiblichen Liebe. Nachdem die Liebe in den vergangenen Jahren einen Gestaltwandel erfahren hat und Liebesbeziehungen grundsätzlich prekär geworden sind, ist es nicht sinnvoll, vergangene Ideale hochzuhalten. Anstatt in Resignation oder Zynismus zu verfallen, kann an dieser Stelle unter Rückgriff auf die Neue Phänomenologie die Struktur dieser spezifischen Dezentrierung erhellt werden, nämlich dass das Sich-vom-anderen-betreffen-Lassen eine ausgezeichnete Weise des Selbstseins ist. Ähnlich zeigt Wimmer beim zweiten Beispiel, der moralischen Autonomie, in Auseinandersetzung mit Hannah Arendt, dass sich moralische Autonomie kommunikativ und kooperativ konstituiert.

In seinen Überlegungen zum Verhältnis von „Ethik und Gefühl" bestimmt Konrad Hilpert Gefühle im engeren Sinn über die drei Merkmale: ein Objekt zu haben, ein Werturteil zu beinhalten und mit Körperreaktionen verbunden zu sein. Die ethische Thematisierung der Gefühle ist geprägt von der Kontroverse, ob Gefühle das Fundament sittlicher Erkenntnis bilden, wie beispielsweise die schottische Aufklärungsphilosophie lehrt, oder, so prominent die kantische Sichtweise, der Vernunft widerstreiten. Das Anknüpfen an die aristotelisch-thomasische Tradition kann diesbezüglich bestimmte Einseitigkeiten vermeiden. Was die Rationalität der Gefühle betrifft, stehen inzwischen zahlreiche neuro- und kognitionswissenschaftliche Untersuchungen zur Verfügung, die die enge Verbindung von Emotion und Kognition bei gleichzeitiger funktionaler Unabhängigkeit entfalten. Es ist daher, so Hilperts Fazit, sinnvoll und notwendig, um diesen Doppelcharakter von Gefühlen zu wissen. Darüber hinaus ist im Blick zu behalten, dass soziokulturell entwickelte Formen des Umgangs mit Gefühlen eine wichtige Rolle spielen. Sie können dem Subjekt helfen, Gefühle, die es heftig ergreifen können, zu kontrollieren und zu kanalisieren, wie auch dazu beitragen, bestimmte Gefühle hervorzurufen oder zu verstärken, um so die im Gefühl enthaltenen Werturteile fassbar zu machen.

Michael von Grundherr untersucht den Zusammenhang von „moralischer Kompetenz und Situation". Vielfältige sozialpsychologische Studien machen deutlich, wie sehr situative Bedingungen, die für sich genommen keine moralische Relevanz besitzen, gleichwohl das moralische Handeln der Akteure in der jeweiligen Situation beeinflussen können. Damit scheint die klassische Vorstellung der Ethik, wonach ein tugendhafter Mensch autonom aus seinem sittlichen Charakter heraus handelt, in Frage gestellt. Wie von Grundherr darlegt, konstruieren jedoch viele Versuche, die den situativen Einfluss auf menschliches Verhalten untersuchen (das Milgram-Experiment ist wohl das bekannteste), außeralltägliche Handlungszusammenhänge. Die naheliegende Schlussfolgerung geht daher in eine andere Richtung, als in den psychologischen Studien zuweilen behauptet wird. Als Ergebnis lässt sich festhalten, dass neben der Bedeutung des moralischen Lernens, das auch durch gesellschaftliche Institutionen unterstützt werden muss, damit der Einzelne die zur jeweiligen Handlungssituation passenden Kompetenzen entwickeln kann, es eine Aufgabe der Gesellschaft ist, für problematische Situationen geeignete Regeln zu entwickeln, wodurch Wertkonflikte für die Einzelnen verringert werden und der Akteur eine äußere Stütze erhält.

Die Erfahrung, unbedingt moralisch beansprucht zu sein, bildet das zentrale Bestimmungselement des Gewissensbegriffs. Als personale Instanz sittlicher Handlungs- und Lebensorientierung lässt sich das Gewissen gleichermaßen inhaltlich auf die Richtigkeit des jeweiligen moralischen Urteils wie auch in personaler Hinsicht mit Blick auf das moralische Selbstverständnis des jeweiligen Menschen analysieren, wie Jochen Sautermeister in seinem Beitrag „Das Gewissen als regulative Instanz persönlicher Integrität" ausführt. Nach einer Diskussion klassischer theologisch-ethischer Überlegungen zur Differenzierung verschiedener Arten des Gewissens und zum Stellenwert des irrenden Gewissens wird herausgearbeitet, dass das Phänomen des Gewissens der humanwissenschaftlichen Forschung insbesondere unter der Perspektive der sittlichen Kompetenz zugänglich wird. In dieser Hinsicht können etwa die psychischen Bedingungen eines funktionierenden Gewissens oder das Zusammenspiel kognitiver, emotionaler und konativer Aspekte erhellt werden.

Die individuelle Motivation zum moralischen Handeln geht von sittlichen Einstellungen aus. Diese wurzeln in sozialen Gemeinschaften und entfalten dort unhinterfragt ihre normative Kraft. In der neuzeitlichen Philosophie wurde die Relevanz solcher Einstellungen oder Tugenden als gering eingeschätzt. Mit Blick auf diese Kontroverse thematisiert Wilhelm Vossenkuhl in seinem Beitrag zur

„Geltung sittlicher Einstellungen" das Verhältnis derartiger Einstellungen und universalisierbarer Pflichten und unterzieht dabei insbesondere die diesbezüglichen Denkmodelle von Immanuel Kant, John Rawls und Jürgen Habermas einer kritischen Würdigung. Im Ergebnis zeigt sich, dass sittliche Einstellungen eine unabgeleitete Geltung sowie eine motivierende Kraft besitzen, die durch universalisierbare moralische Urteile und staatliche Gesetze nicht ersetzt, aber überprüft und erforderlichenfalls auch delegitimiert werden können.

Person. Als philosophische Quellgeister figurieren u. a. Nietzsche, Heidegger, Foucault, Lyotard, Rorty. Vertreter der Soziobiologie und der Neurowissenschaften treten ihnen zur Seite: Die Vorstellungen von einem substanziellen Ich, von personaler Identität, von Autonomie, Freiheit und moralischer Verantwortung gelten ihnen als Illusionen, die dazu dienen mögen, die wirklichen Ursachen und Ergebnisse unseres angeblich selbstbestimmten Agierens zu verschleiern. Und Informationswissenschaftler stehen bereit, die Gehirne neu zu programmieren, und Genetikingenieure, dem menschlichen Körper ein neues Design zu verpassen (Stichwort: „morphologische Freiheit"), ihn auf jeden Fall zu verbessern (Stichwort: „Enhancement").

Aber setzen solche programmatischen Deklarationen nicht gerade das voraus, was sie beseitigen oder als nichtig oder gar als unmöglich erklären wollen: Autonomie, Personalität, Subjektivität, Verantwortung? Sie benutzen ja wertbesetztes und zielorientiertes Vokabular – „Freiheit", „Enhancement" und „Optimierung" in Bezug auf Entscheidungs- und Handlungsalternativen –, machen Gebrauch von Argumenten und appellieren an Einsichten. Solche Appelle aber – mögen sie auch noch so allgemein formuliert sein und sich an kein konkretes Publikum wenden – setzen doch stets Adressaten voraus, denen unterstellt wird, dass sie Argumente prüfen, gewichten, werten können. Solche Adressaten sind in letzter Instanz stets konkrete menschliche Individuen, denen jene geistige Kompetenz zugesprochen wird, die zu derartiger Prüfung, Gewichtung und Wertung befähigt. Damit aber ist eine jener Grundbedingungen – nämlich die der intellektuellen Selbstverantwortung – erfüllt, die es erlaubt, solche Individuen – und damit uns selbst, die diese Erfordernisse verstehen und sie einzulösen suchen – als „Subjekte" zu bezeichnen –, allerdings ohne mit diesem Ausdruck auch schon jene metaphysischen Konnotationen aufzunehmen, die sich mit ihm traditionell verbinden: Substanzialität, Permanenz, Konstanz, Konsistenz, Leibunabhängigkeit. Seit Kant, und verstärkt mit der sprachphilosophischen Wende des letzten Jahrhunderts, sind die aristotelischen und die kartesischen Voraussetzungen dieser Vorstellungen vom Subjekt *philosophisch* kritisiert worden; diese Kritik ist zur Genüge bekannt und sei hier nicht wiederholt, zumal sie die reale, nämlich *gesellschaftliche* Depotenzierung des Subjekts nur vorbereitet und begleitet hat, ohne dass sie sie angestoßen oder durchgesetzt hätte. Dies haben andere, mächtigere Einflüsse besorgt: die Entfaltung der kapitalistischen Wirtschaftsform, die naturwissenschaftlich-technischen Revolutionen sowie die Demokratisierung der westlichen Gesellschaften in der Neuzeit, in neuester Zeit die Ausdehnung dieser Bewegungen über die ganze Erde und ihr Eindringen in alle Sektoren der Gesellschaft, ja bis in das Denken und Fühlen der Individuen hinein (Stichworte: „Globalisierung"; „Kolonialisierung der Lebenswelt"; „Usurpation der Psyche"; „Selbstentwertung des Subjekts"). Das bedeutet, dass die *außengeleitete* Depotenzierung des Subjekts *reflexiv* geworden ist: Es übernimmt sie für sich selbst und besorgt so seine Selbstentmachtung zu Gunsten externer Mächte. Damit verlagert es das Zentrum seiner Wirkkraft und seines Selbstverständnisses – es *dezentriert*, wie es im sozialpsychologischen und soziologischen Jargon nun heißt. Hier hat das Wort „Dezentrierung" einen eingeführten, bestimmten Sinn. Es wird sich aber zeigen, dass es aus internen, begrifflichen Gründen nahe liegt und gerechtfertigt ist, ihm einen zweiten, *philosophisch-anthropologischen* Sinn zu geben.

2 Die Selbsterfahrung des dezentrierten Subjekts in der Gegenwart und seine Identitätssuche

In den gesellschaftspolitischen und sozialpsychologischen Debatten um die Depotenzierung und die Dezentrierung des Subjekts geht es gewöhnlich weniger radikal um die Auslöschung des Subjekts als um seine Verflüssigung und Vervielfältigung im Zuge des Anwachsens der Zahl gesellschaftlich auferlegter Rollenzuweisungen und -übernahmen. „Multiple Persönlichkeiten", „Bastelexistenzen", „Identitätsbastarde" sind die hier einschlägigen Schlagworte. Eingebettet sind diese Debatten in die Diskussion über die sogenannte „Identität" von Individuen und sozialen Einheiten. Es wird dann etwa nach den Rahmenbedingungen gefragt, die für das Schwinden von Anerkennung und Zugehörigkeit verantwortlich sind, und festgestellt, dass die über die Räume und die Zeiten hinweg sich intensivierenden, einander durchdringenden Prozesse der Auflösung traditionaler Lebensformen und Selbstverständnisse und der Propagierung neuer Formen und Stile individual- und sozialpsychologisch zu Unsicherheit und Verlustängsten führen. Als Treiber von Differenzierung, Individualisierung und Pluralisierung und gleichzeitiger Diffusion von Rollen und Selbstverständnissen fungiert die hoch arbeitsteilig-spezialistische und sich zugleich immer umfassender und unübersichtlicher organisierende kapitalistische Wirtschaftsform, die in immer schnelleren Rhythmen technische Neuerungen hervorbringt und weltweit anpreist, die aber häufig schon morgen veraltet sind, von den Produzenten und den Konsumenten jedoch höchste Anpassungsbereitschaft, Flexibilität und Mobilität verlangt und für die nun als „altbacken" erscheinende Sorge des Einzelnen und der Gemeinschaften um sich immer weniger Raum lässt. Stattdessen wird empfohlen, aus der individuell und kollektiv empfundenen Not eine Tugend zu machen, sich als „Vagant", „Migrant" oder „Kosmopolit" zu sehen, der überall zu Hause ist. Sollen solche Empfehlungen nicht zynisch wirken, wird man sie stillschweigend als auf die Sphäre der Ersten Welt beschränkt verstehen müssen: Flüchtlingsströme, die von Bürgerkriegen und Hungersnöten, von politischer, rassischer und religiöser Verfolgung ausgelöst werden, künden ja nicht von einer Bereicherung, sondern von einer Verarmung und Beschränkung der Lebensmöglichkeiten; statt Befreiung droht Vernichtung, statt Verwirklichung selbstgewählter Möglichkeiten Zwang und Terror, Enteignung und Verlust.

Aber auch davon abgesehen führen die modernen Entwicklungen durchaus nicht von selbst zu freiheitlicheren, kommunikativeren, toleranteren und gerechteren politischen und gesellschaftlichen Verhältnissen. Vielmehr hat sich die Konkurrenzsituation auf allen Ebenen verschärft: der Streit um den Zugriff auf Ressourcen, um die Verteilung von Chancen und Gütern, um die Besetzung des öffentlichen Raums und der bislang als privat geltenden Räume mit Ansprüchen, Themen und Thesen. Es scheint alles zu einer Machtfrage zu werden, und die Stärkeren scheinen zu triumphieren – aber ist das wirklich der Fall? Wie sieht es denn bei den sogenannten „Gewinnern" oder „Siegern" aus? Die Flexibilisierung von Berufen, Lebensentwürfen, Partnerschaften bringt auch ihnen nicht nur Gewinne an Freiheitsgraden, sondern auch Verluste an Bindungsfähigkeiten und -möglichkeiten: Bindung an die eigene Herkunft, an Muster der Lebensführung, an gesellschaftliche Rollen.

Im Zuge der neuzeitlichen Emanzipation des Einzelnen aus politischer und wirtschaftlicher Vormundschaft zum – der Idee nach – autonomen Staats- und Wirtschaftsbürger hat die Philosophie – seit der Antike immer stärker und in der Neuzeit fast ausschließlich – die Idee des vernunftgeleiteten und aufgeklärten, selbstbestimmten und selbstverantwortlichen, kohärenten und konsistenten Subjekts propagiert. In der Gegenwart ist sie dabei, diese sie seit über zweitausend Jahren fast unangefochten beherrschende Idee des autonomen Subjekts zu verabschieden, bedrängt von Nietzsches Vernunftkritik, Freuds Entdeckung der Dominanz des Unbewussten und der sich beschleunigenden Technisierung und Ökonomisierung aller Lebensbereiche bis in die leibliche und die seelische Sphäre des Einzelnen hinein. Doch diese Bedrängnis trifft die Philosophie nicht ganz unvorbereitet; denn seit der Romantik entwickelt sie alternative philosophische Konzeptionen, die die konstitutive Verwiesenheit von Vernunft und Selbstheit auf Außervernünftiges und Fremdes ins Licht rücken. Vor allem aber trifft solche Bedrängnis sie nicht in ihrem Wesen; denn sie ist als – zumindest der Tendenz nach – sich in unabschließbarem Bemühen selbst kritisch aufklärende Selbstbetrachtung des Menschen ein sprechender Ausdruck der *Selbstdifferenz*, die der Mensch konstitutiv *ist* und deshalb ständig vollziehen und leben muss. Auch für diese fundamentale anthropologische Einsicht stellt die Rede vom „dezentrierten Subjekt" eine fassliche, wenn auch verkürzende Formel dar; denn sie deutet eine Dynamik zwischen Polen an: Auch in solcher Dezentrierung *bleibt* das Subjekt Subjekt; auch sein Verwiesensein auf Anderes *gehört* noch konstitutiv zu ihm. Dieser anthropologisch fundamentalen, philosophisch unhintergehbaren Erweiterung der Subjektivität des Subjekts ist also das Wort zu reden! Genau in dieser Struktur des Menschseins[1] wurzelt die Möglichkeit

---

[1] Eine an Hegel orientierte Fassung dieser Struktur liefert Klaus Erich Kaehler (2009) und formuliert „die Identität des dezentrierten Subjekts als permanente Aufgabe" (2006).

der modernen Subjektivitätsdiffusion, aber auch die Möglichkeit der „Rezentrierung" des Subjekts in einem dynamischen Gleichgewicht von Eigenem und Fremdem. Welche Wege beschritten werden können, um mit solchen Polaritäten umzugehen und sie, den wechselnden Erfordernissen entsprechend, auszubalancieren, soll exemplarisch für jene Bereiche menschlichen Lebens skizziert werden, die dem Subjekt besonders nahe stehen: *die leibliche Liebe* und *die moralische Autonomie.* Dabei wird es darauf ankommen, neben dem angedeuteten Doppelsinn von „Dezentrierung" – seine anthropologische und seine sozialpsychologische Dimension – die Hilfe herauszustellen, die dem Subjekt zur Ausbildung besagter Balance von der Einsicht in seine anthropologische Dezentriertheit zukommen kann. Zu fragen wäre somit, welche ethischen Erfordernisse und sozialpsychologischen Maßnahmen sich nahe legen, um fähig zu werden, einerseits (positiv) den grundlegenden anthropologischen Gegebenheiten zu entsprechen und ihnen Genüge zu tun und andererseits (negativ) die ausufernde Persönlichkeitsdiffusion und Heteronomisierung von Verantwortung zu steuern, die jene Balance verraten.

3 Zwei exemplarische Gestalten dezentrierter Subjektivität

3.1 Die zwiefältige Dezentrierung der leiblichen Liebe

Überdeutlich zu erkennen ist, dass das Zusammenleben der Geschlechter in vielen Teilen der Welt in den Sog gewaltiger sozialer Trends geraten ist. Das Resultat ist die zunehmende Flüchtigkeit der Liebesbeziehungen und die nachlassende Bedeutung und Häufigkeit von Eheschließungen. Diesen Befund deutet Arias-Maldonado so:

> „Diese Flüchtigkeit scheint zwei Hauptgründen zu gehorchen: einem konstruktiven, nämlich der beachtlichen Zunahme an Auswahlmöglichkeiten auf dem Beziehungsmarkt, was begreiflicherweise eine größere Bewegung auf diesem Markt zur Folge hat; und einem destruktiven, der in einer Zunahme an unterschiedlichen Phasen und Schauplätzen in den einzelnen Lebenswegen zu suchen ist, was häufige Neudefinierungen der eigenen Identität mit sich bringt und sich unmittelbar auf die Stabilität von Liebesbeziehungen auswirkt. [...] Wie der Markt erbarmungslos Produkte, Unternehmen und ganze Sektoren verschlingt, bringt auch der zeitgenössische Liebesprozess täglich tausende Trennungen und Scheidungen hervor, wie die offiziellen Statistiken und andere inoffizielle Erhebungen zeigen, etwa solche, die den Statuswechsel von Facebook-Benützern in ihrem Profil verzeichnen. In der Europäischen Union beispielsweise enden fast die Hälfte der immer selteneren Ehen mit einer Scheidung; und der Prozentsatz unter denen, die gar nicht erst heiraten, ist mindestens genauso hoch" (Arias-Maldonado 2013, S. 161).

Arias-Maldonado zählt noch eine Reihe weiterer Faktoren auf, die zu diesem Ergebnis beitragen: die Emanzipation der Frau, die Legalisierung der Scheidung und, vor allem, die psychische Realisierung der Möglichkeit der Trennung; denn die Liebe selbst verändert sich, wenn sie nicht mehr als *Schicksal*, sondern als *Wahl* wahrgenommen wird: Ihre *moralische Struktur* wandelt sich, weil das Paar nicht mehr an die Beständigkeit seiner Liebe glauben *kann*, so sehr es dies auch möchte und so sehr die Partner einander ihre Treue auch versichern. Die Folge ist nicht nur, wie Arias-Maldonado vermutet, dass eintritt, was man gern verhindert hätte – Trennung und Schmerz –, sondern dass sich auch ein unüberwindliches Misstrauen zwischen den Partnern breitmacht.

Schließlich macht Arias-Maldonado noch auf einen destruktiven Effekt aufmerksam, der sich speziell bei der Partnersuche in sozialen Netzwerken einstellt:

> „Die allgemeine Verfügbarkeit führt nicht zu einer entsprechenden Anzahl erfolgreicher Begegnungen, bringt aber den generellen Eindruck einer Fülle und Diversität hervor, der bilaterale Auswirkungen hat: Dem Anderen wird seltener die ausschließliche Aufmerksamkeit gewidmet, die Grundbedingung des Verliebens ist, das schließlich und endlich in einer Wahrnehmungsveränderung besteht, durch die wir unter Millionen Menschen diese *eine* Person als die für uns perfekte erachten. Das delikate Gleichgewicht zwischen der Illusion des Schicksals und der Realität des Zufalls neigt sich zugunsten des letzteren, unterhöhlt die Glaubwürdigkeit des romantischen Mythos oder erschwert seine Darstellung: Wir sind zwar mit diesem Partner zusammen, könnten es aber genauso gut mit einem anderen sein. Der heutige Mensch muss also zu Beginn der Beziehung das romantische Ideal verteidigen, aber ebenso bereit sein, es wegen seiner Naivität zurückzuweisen, wenn die Beziehung zerbricht. Wir gehen zyklisch von Enthusiasmus zu Zynismus und wieder zu Enthusiasmus über" (Arias-Maldonado 2013, S. 162).

Man könnte sich die Einsicht in diese Lage zu eigen machen und die Devise ausgeben: „Meine Treue ist ganz in mein Belieben gestellt". Natürlich wäre die Bedeutung des Wortes „Treue" dann nicht mehr die alte. Doch auch wer diese neue Verwendung des Wortes und die damit bezeichnete, jederzeit drohende Praxis der Untreue und Treulosigkeit ablehnt, dem Ideal der lebenslangen Treue also anhängt, kommt doch an dem skizzierten tiefen- und sozialpsychologisch gestützten Befund nicht vorbei, dass die Liebesverhältnisse grundsätzlich prekär geworden sind, niemand weder für sich selbst noch für andere in Sachen Treue redlicherweise die Hand ins Feuer legen kann. Angesichts einer solchen Situation scheint jeder Gedanke an die Treue des Liebespartners zu mir und an meine Treue zu ihm zur Chimäre zu werden. Die Liebe selbst hat ja einen Gestaltwandel vollzogen. Dann aber führt die Beschwörung eines verflossenen Ideals am Ende nur zu Selbst- und Fremdbetrug oder zu Enttäuschung und Resignation.

Mir scheint, dass wir uns – zumindest so lange wir keinen guten Grund zu einer geänderten Sicht der Dinge haben – mit der Einsicht in das vorläufig Unaufhebbare dieser Situation abfinden und den damit vielleicht einhergehenden Schmerz nüchtern tragen müssen, ohne in Resignation, Sarkasmus oder Zynismus abzugleiten. Wer das Negative dieser Situation stark empfindet, sollte allerdings die Chancen nicht übersehen, die, neben allerlei Negativem, die heutige Betonung der „Vernunft des Körpers und der Gefühle" für unsere Kultivierung der leiblichen Liebe haben kann. Philosophisch hat dem die nachhusserl'sche *Neue Phänomenologie* vorgearbeitet und zu entscheidenden Einsichten in unsere Affektivität und Leiblichkeit verholfen. Sie kann der über uns gekommenen Hilflosigkeit in Sachen Liebe ein wenig aufhelfen. Und sie revidiert unsere platonisch-christlich grundgelegte, cartesianisch präzisierte und naturwissenschaftlich-szientistisch verschärfte Dichotomisierung von Körper und Geist, Leib und Seele, Verstand und Gemüt. Welche Auswirkungen diese Revision für die Sicht auf die leibliche Liebe hat, sei hier skizziert, wobei ich auf andernorts Gesagtes zurückgreife (Wimmer 2001; 2004).

Nach den Analysen der *Neuen Phänomenologie* von Hermann Schmitz, die ich hier aufnehme[2], kommt die Subjektivität des Subjekts durch das affektive Betroffensein zustande. „Affektives Betroffensein" besagt, dass jemanden Sachverhalte, Problemlagen und Lebensaussichten angehen, ihm nahegehen, ihn in spezifischer Weise gefühlsmäßig und leiblich ergreifen, ihn z. B. freudig oder traurig stimmen, ihn ängstigen oder enttäuschen. Um in dieser Weise betroffen zu sein, genügt es nicht, ein Gefühl bloß zu haben und es zu „fühlen", d. h. es wahrzunehmen, aber nicht von ihm berührt und ergriffen zu sein oder sich nicht von ihm berühren und ergreifen zu lassen. Zu diesem Ergriffen- und Betroffensein gehören entsprechende leibliche Regungen, bspw. bei der Freude das leiblich spürbare Gehoben-, bei der Trauer das leiblich spürbare Gedrücktsein.

Die Liebe als den Leib ergreifendes Gefühl ist natürlich eine hervorstechende Weise affektiven Betroffenseins. Es mag paradox erscheinen, dass, indem der oder die Liebende fühlend Anteil nimmt am bzw. an der Anderen, er bzw. sie ganz zu sich selbst kommt, weil ihm bzw. ihr der bzw. die Andere nahegeht. Aber dieses anscheinende Paradox macht die Struktur der hier waltenden, konstitutiven und spezifischen *Dezentrierung* des Subjekts deutlich: Gerade das Sich-Betreffen-Lassen vom bzw. von der Anderen ist eine ausgezeichnete Weise des Selbstseins!

Die Liebe kommt zur Reife, wo der Liebende aufhört, den Geliebten gegen die eigene Einsamkeit, die Angst vor Ablehnung oder Trennung und das neurotische Empfinden eigener Wertlosigkeit zu benutzen, also zu missbrauchen. Possessive „Liebe" als geläufige Karikatur eigentlicher, nämlich den Anderen als Individuum, Subjekt und Person achtender Liebe, instrumentalisiert ihn zu Zwecken der Selbstbehauptung und Machterweiterung, sucht ihn abhängig zu machen und ihn beispielsweise seiner Möglichkeiten, sich auch von der Liebe

---

[2] Schmitz hat das im Folgenden nur Skizzierte an verschiedenen Orten expliziert, grundlegend in seinem monumentalen Werk *System der Philosophie* (1965–1980), und zwar in Bd. II 1 (Der Leib), in Bd. III 2 (Der Gefühlsraum) und in Bd. IV (Die Person), später zusammenfassend wieder aufgenommen (z. B. Schmitz 1990, S. 115–205). Die Liebe speziell ist auch Thema eines separaten Werks (Schmitz 1993).

zu anderen Menschen ergreifen und bewegen zu lassen, zu berauben. Die Eifersucht ist der Schatten, der offen oder versteckt viele Liebesverhältnisse begleitet und, oft unbewusst, die gesellschaftlichen Besitz-, Macht- und Verfügungsstrukturen im intimsten Bereich des Einzelnen, nämlich in dem seines Selbstseins in affektiver Betroffenheit, nicht nur reproduziert, sondern vertieft. Eifersüchtiges Misstrauen ist kontraproduktiv in Bezug auf das, was dem Eifersüchtigen eigentlich am Herzen liegt oder liegen sollte: die vorbehaltlose Anerkennung durch den Anderen aus Liebe. Ein Kampf um Anerkennung im Sinne eines Machtkampfs würde auf einem Unverständnis dessen beruhen, was hier möglich und gefordert ist.

So sind in der Liebe Abhängigkeit und Unabhängigkeit (Autonomie und Autarkie) auf mehrfache Weise miteinander verschränkt: Insofern die Liebe als eine Macht erfahren wird, die von der eigenen Person Besitz ergreift, muss der Betroffene sich wie ihr „Opfer" fühlen – das mag ihm lieb und recht sein oder auch nicht; denn soweit die Liebe als ein Widerfahrnis erfahren wird, scheint sie das Bedürfnis nach Autonomie zu konterkarieren, weshalb die Liebe als „Passion" – als ein Erleiden und als Leidenschaft – als un- und widervernünftig, als Bedrohung der autonomen Persönlichkeit gelten kann, ja gelegentlich wie Wahnsinn und Krankheit erscheint.

Das Zu-, Mit- und Gegeneinander der Liebenden und ihre wechselseitigen Abhängigkeiten haben ihre Basis im Leiblichen. Nach Hermann Schmitz ist unser Leib – im Unterschied zu unserem Körper mit seinen (teilweise nach außen gerichteten) Wahrnehmungsorganen – durch ein Selbstspüren, vor allem bei affektiver Betroffenheit, charakterisiert. Das Spüren des eigenen Leibes enthält zwei Grundtendenzen – von Schmitz „Engung" und „Weitung" genannt – sowie die Dynamik des Zusammenspiels beider. In Schrecken, Angst, Schmerz erfahren wir leibliche Engung, in Freude, gehobener Stimmung, sexueller Ekstase leibliche Weitung. Das solcherart spürende leibliche Empfinden ist in sich dialogisch, weil Engung und Weitung aneinander gebunden sind. Dieser innerleibliche Dialog setzt sich in außerleiblicher Kommunikation fort, vor allem als sogenannte „Einleibung", z. B. in der Umarmung oder im Beischlaf, wenn die Liebenden, reflexionslos-selbstvergessen, für eine kürzere oder längere Zeit in eine sie beide übergreifende leibliche Einheit eintauchen, in der jeder den Anderen *in sich* spürt.

Die Objektivierung des eigenen (und fremden) Leibes zum neutralen physischen Körper und des eigenen (und fremden) affektiven Betroffenseins zu aussag- und beschreibbaren Sachverhalten birgt Gefahren, zumal – worauf Schmitz hinzuweisen nicht müde wird (z. B. 1990, S. 16–29; 1994, S. 285–345) – durch die sich fast seit Beginn der europäischen Zivilisation in der griechischen Antike etablierende Intellektualkultur und verstärkt durch die sich seit Beginn der Neuzeit entwickelnden Naturwissenschaften und den durch sie begründeten Techniken der Mensch sich einem stetig wachsenden Druck oder Sog zur Selbstobjektivierung und zur Instrumentalisierung seines Leibes und damit zur Unterdrückung seiner leiblichen Subjektivität ausgesetzt sieht. Das hat eine fundamentale Entfremdung in seinem Verhältnis zum eigenen Leib und zum Leib des (geliebten) Anderen zur Folge.

Es wundert daher nicht, dass die in der Selbst- und Fremdwahrnehmung entstandene Kluft zwischen Körper und „Seele" (Ich, Bewusstsein, Vernunft, Verstand, Selbstreflexion, Psyche, Gefühl, Stimmung), an der man leidet, durch gewalttätige Mittel zu überbrücken versucht wird. Weil man sich selbst nicht mehr spürt, sich nicht mehr als ganze Person erfährt und sich nicht als lebendig empfindet, setzt man auf äußere Reize (Alkohol, Aphrodisiaka, Drogen, Nikotin, Abenteuer-, Freizeit- und Urlaubsaktivismus). Weil man sich nicht mehr ausreichend vom geliebten Anderen angezogen fühlt und sich selbst, mit den Augen des Anderen anblickend, nicht mehr als anziehend wahrnimmt, zweifelt man – als Mann oder als Frau – an der eigenen erotischen Ausstrahlung und an seiner sexuellen Potenz und reagiert im Extremfall mit Impotenz oder Frigidität, oder man lässt den Anderen fallen und wendet sich neuen Partnern zu – mit wachsender Frequenz im „Verbrauch".

In diesem Zusammenhang übt Gernot Böhme (1985), der nach eigenem Bekunden Hermann Schmitz entscheidende Einsichten verdankt, nicht nur allgemein Kritik an der „Leibferne" der abendländischen Vorstellungen von der Liebe, sondern benennt auch konkrete, uns behexende, von ihm als „Ideologien" apostrophierte Missverständnisse im Bereich des Eros und des Sexus:

Unter anderem beklagt Böhme „einen tief internalisierten gesellschaftlichen Zwang zur Sexualität", der die Liebenden in eine falsche Richtung treibe:

> „Daraus resultiert, daß sehr viele Menschen Zusatzmotive und Reize brauchen, um überhaupt die leibliche Liebe vollziehen zu können. Die Affektion durch den geliebten Anderen ist entweder nicht da oder reicht nicht aus. Von daher sind also die ambivalenten Reize des Obszönen, des Verbotenen, des Grausamen und Perversen erwünscht." (Böhme 1985, S. 133; 2010, S. 123 f.)

Innerhalb des Raums der Sexualität kritisiert Böhme die latente „Ideologie des Orgasmus" als eine weitere „Form der Verstellung leiblicher Liebe", wonach der Orgasmus als „das eigentliche Ziel leiblicher Liebe" gelte, und zwar als ein durch Arbeit zu erreichendes Ziel, sodass „die Liebe selbst auf ein Resultat reduziert" werde.

> „Der Grund dieser Überbewertung des Orgasmus liegt darin, daß die leibliche Liebe etwas ist, was nicht bewußt herbeigeführt werden kann. Daß uns die leibliche Liebe geschieht, macht uns von der Affektion durch den anderen und vom eigenen Leib abhängig. […] Da es nicht gelingt, sich „zu lassen", d. h. sich der Affektion durch den anderen und der Selbsttätigkeit des eigenen Körpers zu überlassen, hält man bis zuletzt seine aktive Welteinstellung durch und reizt den eigenen Leib solange, bis die Selbsttätigkeit des Körpers einsetzt und die Ich-Strukturen zusammenbrechen. Der Erfolg wird dann als Rotsehen oder Überspültwerden des Ich gefeiert. In Wahrheit ist er nur ein Ausdruck der Unfähigkeit" (Böhme 1985, S. 134; 2010, S. 124).

Schließlich hebt Böhme den Grundzug in diesen verstellenden Auslegungen leiblicher Liebe hervor, den der *Reizung* des eigenen und des fremden Körpers. Abgesehen davon, dass die Tätigkeit des Reizens den eigenen und den fremden Leib nicht mehr spüren lässt, weil sie ihn vergegenständlicht,

> „kommt es in der leiblichen Liebe überhaupt nicht darauf an, den *eigenen* Körper [in der Vereinigung mit dem Anderen] lustvoll zu empfinden. Daß leibliche Liebe transzendierend ist, hat seine wichtigste Evidenz darin, daß man im (gelungenen) Vollzug nicht den *eigenen* Leib spürt, sondern den Leib des *anderen*" (Böhme 1985, S. 135; 2010, S. 125; Hervorhebungen R. W.).

Im gewöhnlichen Alltag mit seinen Aktivitäten spüren wir den eigenen Leib nicht unmittelbar, sondern nur wie einen Hintergrund; wir sind uns seiner nicht bewusst. In der Liebe beginnen wir, unseren Leib zu spüren, und seine Regungen treten in unser Bewusstsein. Aber wir sollten diese Regungen nicht zu Objekten unseres Nachforschens, Prüfens, Bewertens und manipulierenden Tätigseins machen. Das vergegenständlichende Bewusstsein muss wieder zurückgenommen werden, damit Platz greifen kann, was Böhme mit Musil als „anderen Zustand" bezeichnet (Böhme 1985, S. 136; 2010, S. 126). Er ist ein Zustand entgrenzter leiblicher Wachheit, in dem die umgebende Wirklichkeit gleichsam atmosphärisch ins eigene leibliche Bewusstsein tritt, wo auch der geliebte Andere als leibseelische Ganzheit im Erleben gegenwärtig wird. Hingabe bedeutet dann soviel wie die Kunst, sich der Wirklichkeit zu überlassen, ohne sich aufzuspalten.

Indem wir (mit Schmitz und Böhme) die Verstellungen der leiblichen Liebe aufwiesen, wurde deutlich, dass die moderne oder auch postmoderne Liebessituation nicht so ausweglos ist, wie sie zu Beginn unserer Erörterungen (mit Arias-Maldonado) erschien. Eher stellt sich eine Umwertung unserer Leitbegriffe heraus: Vokabeln wie „Zentrierung", „Dezentrierung" und „Rezentrierung" verlieren unter dem Eindruck jener Befunde ihre Eindeutigkeit. Zwar bringt die moderne Individualisierung einen Gewinn an Wahlmöglichkeiten und damit an Selbstbestimmung in der Liebe mit sich, jedoch auch einen Verlust an Beständigkeit und Verlässlichkeit. Der aber verdankt sich, wie angedeutet, einerseits der fortschreitenden Ökonomisierung unserer sozialen Beziehungen, andererseits der Vergegenständlichung und Instrumentalisierung des Leiblichen. Diese machtvollen Trends erwecken zwar den Anschein einer Autonomisierung des Subjekts, bedeuten aber in Wahrheit eine Entfremdung von sich und vom Anderen. Die hier gebotene Rezentrierung bedeutet dann gerade die Zurücknahme einer falschen Autonomisierung zu Gunsten einer Zentrierung in der affektiven Betroffenheit durch den Anderen und seiner leiblichen Gegenwart in der Liebe. Man könnte diesen Sachverhalt auch so formulieren: Die Selbstüberschreitung, die einem in der Liebe zustößt, findet ihr Zentrum gerade außerhalb des eigensinnig auf seiner Autonomie und Autarkie beharrenden Subjekts, jedoch nicht außerhalb der gemeinschaftlichen Subjektivität von Ich und Du. Das Subjekt hat ein neues Zentrum gewonnen; seine Subjektivität ist nun eine geteilte, die sich über sich selbst hinaus geweitet und den Geliebten als ganzen einbezogen hat.

3.2 Die zwiefältige Dezentrierung der moralischen Autonomie

Es überrascht, Hannah Arendt, die gemeinhin als moderne Denkerin gilt, tradierten Auffassungen vom Wesen des Moralischen anhangen zu sehen. In einer fünfteiligen Vorlesungsreihe mit dem unprätentiösen Titel *Some Questions of Moral Philosophy*, gehalten 1965 an der New School for Social Research in New York, 2006 unter dem Titel *Über das Böse* auf Deutsch erschienen, bestimmt sie im Rückgriff auf Sokrates und Kant das moralisch Gute als Übereinstimmung mit sich selbst und das moralisch Böse als dessen Gegenteil (Arendt 2006, S. 28 f., S. 69–74, S. 85–94): Nicht mit sich selbst in Übereinstimmung zu sein, mit sich selbst uneinig und zerfallen zu sein, bedeutet in diesem Verständnis, in gewisser Weise nicht man selbst zu sein, nicht bei sich zu sein, sondern sich selbst entfremdet, sich selbst fremd geworden zu sein, ja sich selbst verloren zu haben. Darunter muss man – wer? – leiden, und nichts wünscht man – wer? – sich sehnlicher, als wieder ganz und heil zu werden, wieder kongruent mit dem zu leben, was man – wer? – *von Natur aus*, *eigentlich* ist, nämlich gut, und was man *eigentlich* denkt und will, nämlich das Gute und Rechte. Oder in den Worten Martin Bubers: „Das Böse kann nicht mit der ganzen Seele getan werden; das Gute kann nur mit der ganzen Seele getan werden" (Buber 1986, S. 63 f.). Meine Art, Arendts Auffassung wiederzugeben und zugleich in Frage zu stellen – „Wer ist man?" –, soll anzeigen: Sowohl die *Rede* davon, mit sich selbst nicht im Einklang zu leben, als auch die entsprechende *Erfahrung* der Uneinigkeit mit sich setzt eine Doppelung, ja eine Dreifaltigkeit der inneren personalen Instanzen voraus: Das Subjekt verschwindet nicht, wie es zunächst scheint, sondern verdreifacht sich gewissermaßen: Es wird (a) zum Urteilenden, der (b) sich selbst beurteilt nach dem Maßstab (c), den es sich selbst gibt. Es ist das klassische Verständnis der moralischen Person, wie es die vorchristliche europäische Antike und die neuzeitliche Aufklärung beherrscht.

Ein zweites, der Tradition Verpflichtetes kommt hinzu: Weder Sokrates noch Kant noch Arendt können sich vorstellen, dass das Böse um seiner selbst willen getan werden und der Böse in vollkommener Einigkeit mit sich selbst leben kann (vgl. Arendt 2006, S. 42–45, S. 53 f., S. 100 f.). Für diese großen Moralisten geschieht Schlechtes lediglich aus Mangel an Erkenntnis, an Vorstellungskraft oder an Einfühlungsvermögen, aus fehlender oder unterdrückter Erinnerung an das, was mir oder Anderen (unter Umständen von mir) an Leid zugefügt wurde, oder aus Willensschwäche. Wohl in Anspielung auf Kants These von der Radikalität des Bösen – womit Kant aber lediglich, dem lateinischen Wortsinn von *radix* (Wurzel) entsprechend, das Verwurzeltsein des Bösen in der menschlichen

Natur meinte, das sich der Mensch jedoch nichtsdestoweniger in einem unvordenklichen Akt der Freiheit selbst zugezogen habe (vgl. Wimmer 1990, §§ 8–14) – sagt Arendt: „Das größte Böse ist nicht radikal, es hat keine Wurzeln, und weil es keine Wurzeln hat, hat es keine Grenzen, kann sich ins unvorstellbar Extreme entwickeln und über die ganze Welt ausbreiten" (Arendt 2006, S. 77). Wir müssen Arendts Vorlesung auch als eine partielle Rechtfertigung ihrer zunächst im *New Yorker*, dann 1963 als Buch[3] erschienenen Berichte vom Eichmann-Prozess in Jerusalem lesen, die einen Aufruhr in der jüdischen Gemeinschaft weltweit auslösten, und zwar wegen der von ihr behaupteten Mitschuld der Judenräte in den Ghettos und KZs an den Verbrechen der Nazis und wegen ihrer Charakterisierung der „Banalität" dieser Verbrechen, sofern sie sich als Akte eines anonymen technisch-bürokratischen Apparats vollzogen, als dessen perfekter Handlanger ihr der gedanken- und charakterlose Adolf Eichmann erschien. Das Böse wandert in die politischen und ökonomischen Institutionen ein und wird anonym: Niemand persönlich und im Einzelnen scheint für es verantwortlich gemacht werden zu können.

Aber die jüngere Geschichte zeigt auch, dass Diktaturen und autoritäre Regime keine Verhängnisse sind, die unvermeidlich über die Menschen hereinbrechen und die sich nicht mehr beseitigen ließen. Auch Arendt selbst zeigt an anderer Stelle, dass und wie Mut und Zivilcourage in einer Diktatur möglich sind (Arendt 1989/1991), und sie war selbst ein Beispiel hierfür. Diese ihre eigene Erfahrung sowie ihre tiefen philosophischen Überzeugungen ließen sie den Glauben daran bewahren, dass der Mensch *in seinem Grunde* gut und zugleich *Maßstab* für das Gute ist: Das Selbst, das „die Person ausmacht", ist „letztes Maß moralischen Verhaltens" (Arendt 2006, S. 87). Ihre Forderung, mit sich selbst in Übereinstimmung zu leben, ist auf diesem Hintergrund durchaus konsequent. Gelöst davon ist eine solche Forderung allerdings ersichtlich nichtssagend; denn auch Eichmann hätte sie für sich als erfüllt in Anspruch nehmen können, so wie er Kants Kategorischen Imperativ und dessen Begriff der Pflicht in seinem Sinne umdeutete. Aber für Arendt war Eichmann keine Person mehr, der man ein Selbst hätte zusprechen können; er hatte sich in ihren Augen in der wörtlichen Bedeutung des Wortes zu einem *Niemand* gemacht. Aber impliziert eine solche Redeweise, entgegen ihrem wörtlichen Verständnis, nicht Zurechenbarkeit und Verantwortlichkeit, wie in der folgenden Aussage Arendts deutlich wird?

---

[3] Es erscheint ein Jahr später auf Deutsch unter dem Titel *Eichmann in Jerusalem. Ein Bericht von der Banalität des Bösen*. Stellungnahmen Arendts zum Streit um ihr Eichmann-Buch finden sich bei Geisel und Bittermann (1989, S. 63–136). Eine der seltenen *philosophischen* Auseinandersetzungen mit dem Geschehen der Shoah stellt die Untersuchung von Reinhold Aschenberg von 2003 dar, die im Haupttitel eine „Ent-Subjektivierung des Menschen" benennt, die natürlich nicht mit jener postmodernen Entsubjektivierung zu identifizieren ist, die ich eingangs als inkonsistent bezeichnete. Eine gedanken- und perspektivenreiche Philosophiegeschichte des Bösen unter Einschluss der Erfahrung der Shoah hat Susan Neiman verfasst (Neiman 2004).

„Das größte begangene Böse ist das Böse, das von *Niemandem* getan wurde, das heißt, von menschlichen Wesen, die sich weigern, Personen zu sein. Im konzeptionellen Rahmen dieser Betrachtungen können wir feststellen, daß Übeltäter, die sich weigern, selbst darüber nachzudenken, was sie tun, und die sich auch im Nachhinein gegen das Denken wehren […], es eigentlich versäumt haben, sich als ein *Jemand* zu konstituieren" (Arendt 2006, S. 101; Hervorhebungen R. W.).

Entgegen dem Anschein einer ontologischen Aussage Arendts ist doch deutlich: „*Sich weigern*, darüber nachzudenken, was man tut" bzw. „was man getan hat", „*sich weigern* zuzugeben, dass man wusste, was geschah", „*sich wehren* gegen das Denken" sind klare Fälle von *double mindedness*: Versuche, das eigene Involviert- und Verantwortlichsein zu leugnen, die jedoch ein Selbst, einen Jemand voraussetzen! Hier *weiß* der Betreffende im Grunde, wenn er es auch nicht wahrhaben und zugeben will, dass er *nicht* mit sich selbst eins ist. Aber der überzeugte Nazi oder der moralische Relativist hat diese Schwierigkeiten nicht, auch Eichmann nicht, wenn wir für einen Moment seine Selbststilisierung akzeptieren, wonach er reiner Befehlsempfänger gewesen sei und lediglich seine Pflicht getan habe, indem er die empfangenen Befehle umsetzte. In dieser Selbstdeutung erscheint Eichmann als Repräsentant eines Sozialisationstyps, der für die moderne Massengesellschaft charakteristisch zu sein scheint: orientiert an dem, was politisch, wirtschaftlich, institutionell, karrieremäßig vorgegeben und „machbar"[4] ist, ohne derartige angebliche Vorgegebenheiten in Frage zu stellen, zwar durchaus eigene Ziele verfolgend, aber nur im Rahmen solcher unhinterfragten Vorgegebenheiten.

Dass Eichmann entgegen seiner Selbstdarstellung im Jerusalemer Prozess während der Hitler-Herrschaft durchaus und mit Vehemenz eigene Überzeugungen vertrat und Ziele verfolgte und kein bloßer Befehlsempfänger war[5], geht aus den Protokollen von Gesprächen hervor, die der ehemalige SS-Offizier Willem Sassen mit Eichmann führte. Sie wurden von Irmtrud Wojak in ihrem Buch *Eichmanns Memoiren* ausgewertet (Wojak 2001). Arendt hat diese Protokolle nicht kennen können; hätte sie sie gekannt, wäre sie wohl zu einem anderen Urteil über die Persönlichkeit Eichmanns gelangt. Andererseits bestätigen die bestürzenden Analysen Harald Welzers Arendts Befund von der Gedanken- und Gefühllosigkeit der „normalen" NS-Täter (Welzer 2005).

Zur Verdeutlichung stelle ich die in diesem Kapitel bisher (implizit oder explizit) getroffenen Unterscheidungen zusammen. Danach gibt es vier Formen

---

[4]   Nach dem Sachzwang- oder TINA-Prinzip: „There Is No Alternative". Dass und wie sich die Berufung auf dieses Prinzip häufig einem problemverengenden „Tunnelblick" verdankt, zeigt Welzer in *Selbst denken* (Welzer 2013, S. 14–21). Sein Buch ist im Ganzen ein Plädoyer für die Entdeckung und die Nutzung konkreter gesellschaftlicher Handlungsmöglichkeiten unter gegenwärtigen ökonomischen und politischen Randbedingungen.

[5]   In diesem Abschnitt beziehe ich mich auf die Referate von Franziska Augstein in ihrem Nachwort mit dem Titel *Taten und Täter* zu Arendts *Über das Böse* und schließe mich ihren Urteilen an (Arendt 2006, S. 184–193).

moralischer Verfasstheit: 1. das Mit-sich-selbst-einstimmig-Sein im Guten: das Gute um seiner selbst willen wollen (und tun); 2. das Mit-sich-selbst-einstimmig-Sein im Bösen: das Böse um seiner selbst willen wollen (und tun); 3. das Mit-sich-selbst-im Zwiespalt-Sein: das Gute wollen, es aber nicht oder nur zum Teil tun (aus welchen Gründen auch immer); 4. Indifferenz in Bezug auf das Moralische: Gut und Böse sind keine entscheidenden Gesichtspunkte für die eigene Lebensführung; maßgebend sind andere Gesichtspunkte (z. B. Ansehen, Karriere, Macht, Geld, Konformität mit den herrschenden Verhältnissen). Unter letztere Rubrik subsumiere ich den außengeleiteten Sozialisationstypus der modernen Massengesellschaft. In Bezug auf die Rubriken 1–3 ist die Möglichkeit des moralischen Irrtums unter der Voraussetzung einzubeziehen, dass es moralische Wahrheit (Richtigkeit) gibt, die der Mensch zu erkennen vermag (die Position des ethischen Kognitivismus und Universalismus): Jemand kann das Gute wollen, sich aber in dem, was er für gut (oder schlecht) hält, irren. (So kann der überzeugte Nazi reinen Gewissens Juden töten wollen – u.U. „human“ töten wollen –, weil er sie für das Verderben der Menschheit hält.) Die Kategorie der moralischen Wahrheit (Richtigkeit) ist allerdings strittig, soll aber hier nicht weiter zur Diskussion stehen.

Unser Ausgangspunkt war der Eindruck, dass die sich weltweit verbreitende und vertiefende Anonymisierung, Bürokratisierung, Ökonomisierung und Technisierung unserer Lebenswelt einen angepassten, außengeleiteten, heteronomen Sozialtyp hervorbringt, dem der innere moralische Kompass fehlt. Doch wie extreme politische Lagen in Diktaturen zeigen, gibt es immer wieder Einzelne, die vom Mainstream abweichen und im Namen starker moralischer Überzeugungen Widerstand leisten, ebenso in der „Normalität“ einer Massengesellschaft jene, die sich den atmosphärischen, ideologischen, institutionellen Zwängen entziehen, dem Grundsatz der Aufklärung entsprechend *selbst denken* und ihren Einsichten folgend handeln. Natürlich sind die persönlichen Kosten in Extremsituationen wie solchen eines Ghettos oder eines KZs unvergleichlich höher. Umso überzeugender wirken die Beispiele derer, die unter Aufgabe ihres vitalen Drangs zur Selbsterhaltung ihre Würde wahrten, Widerstand leisteten oder Anderen halfen zu überleben – Beispiele für moralische *Autonomie*. Oft sind es Menschen, die sich ihrer moralischen Überzeugungen allem Anschein nach nicht erst zu vergewissern brauchen, sondern spontan, gleichsam aus tiefer liegenden, anscheinend unzerstörbaren Quellen ihrer Persönlichkeit agieren – Quellen, die aufzuklären frivol erscheinen könnte. Dennoch müssen wir uns im Zuge unseres moralpsychologischen Interesses fragen, welche äußeren und inneren Bedingungen für die Ausbildung eines autonomen moralischen Charakters günstig oder ungünstig sind.

In ihrem Buch *Kompass neues Denken* berichtet die Philosophin Natalie Knapp von einem gemeinsamen Forschungsprojekt des Sozialpsychologen Harald Welzer, des Philosophen Michael Pauen und des Neurowissenschaftlers Christoph Herrmann, in dem es sowohl darum ging herauszufinden, „welche

Eigenschaften jemand braucht, um selbstständig denken und autonom handeln zu können", als auch darum, welche „Trends unser Wahrnehmungsvermögen beeinflussen, bevor wir uns überhaupt ein unabhängiges Urteil bilden können".[6] Das zweigeteilte Ergebnis der drei Forscher: Einerseits konnten sie belegen, „wie anfällig wir für Mitläufertum und Rudeldenken sind" (Knapp 2013b, S. 40); andererseits sahen sie sich nicht in der Lage anzugeben, „welche besonderen Charaktereigenschaften, Erziehungsmethoden oder Lebensumstände das Heldinnen- und Heldentum begünstigen könnten" (Knapp 2013b, S. 40). Ganz unterschiedliche Anlässe, Situationen, Motive waren etwa bei den an Hilfs- und Widerstandsoperationen im Dritten Reich Beteiligten im Spiel, wie entsprechende Untersuchungen des Historikers Marten Düring (2012), ebenfalls von Knapp referiert, belegen. So zufällig und peripher Anlässe und Motive häufig waren, die intellektuellen, organisatorischen und moralischen Anforderungen stiegen kontinuierlich mit dem Umfang der Hilfs- und Widerstandsleistungen.[7]

> „Wer eigenständig handeln wollte, ohne ein „Ganove" zu werden, musste ein feines Unterscheidungsvermögen für „gut" und „böse" entwickeln. Er konnte nicht mehr einfachen Regeln folgen. Was vorher richtig schien, konnte unter den neuen Umständen falsch sein, was vorher falsch war, war jetzt möglicherweise richtig. Das moralische Ideal etwa, „die Wahrheit zu sagen", gefährdete plötzlich Menschenleben, und immer wieder musste man entscheiden, welcher Wahrheit man treu bleiben wollte, wofür man seinen Kopf hinhielt und wofür man Verantwortung übernahm. Marten Dürings Studien zeigen, dass diese anspruchsvolle Unterscheidungsfähigkeit meist aus der langjährigen Einbettung in Kreise hervorging, „in denen ein solches Verhalten bestärkt wurde". Die Helfer berieten und schulten sich gegenseitig. Wie ein Muskel wuchs die moralische Unterscheidungskraft in dem Maße, in dem sie durch gemeinsame Reflexion geübt und genutzt wurde" (Knapp 2013b).

So zeigt sich: Moralische Autonomie und Heteronomie unterscheiden sich nicht entlang des Gegensatzes eines ausschließlich auf sich selbst gestellten Individuums, das sich in einsamer „existenzieller" Wahl zum „eigentlichen" Selbstsein entscheidet, und eines Subjekts, das seine Entscheidungen in schwierigen Situationen mit Anderen bespricht, sich ihrer Unterstützung versichert und in gemeinsamer Meinungsbildung und Entscheidungsfindung sein Handeln vorbereitet und ständig überprüft. Moralische Autonomie, so stellt sich heraus, muss *kommunikativ* und *kooperativ* gedacht werden. Heteronomes Verhalten ist demgegenüber gekennzeichnet durch die unreflektierte Übernahme von Ansichten

---

[6] Ich folge hier dem Auszug eines Teils von Knapps Buch, den die Autorin selbst unter dem Titel *Der Stoff, aus dem Helden sind* in *Die Zeit* veröffentlicht hat (Knapp 2013b).

[7] Der Frankfurter Historiker Arno Lustiger hat unter dem von ihm eingeführten Begriff des *Rettungswiderstandes* die vielfachen, während der NS-Zeit in ganz Europa stattfindenden, oft unbekannten Aktionen zur Rettung von Juden durch Einzelne und Gruppen dokumentiert (Lustiger 2011). Dass auch Institutionen zu widerständigem Handeln fähig sein können, zeigt die französische Historikerin Sylvie Bernay (2012) anhand der Proteste der französischen Bischöfe gegen die Judenverfolgungen während der deutschen Besatzungszeit.

und Verhaltensweisen, woher auch immer sie stammen. Moralische Subjektivität im anspruchsvollen, normativen Sinne *konstituiert* sich erst in solcher Auseinandersetzung. Sie ist nicht monologisch, sondern dialogisch zu denken. Was hier als dem gemeinschaftlichen Denken und Handeln geschuldete „Dezentrierung" des Subjekts erscheinen könnte, muss zugleich als seine wahre „Zentrierung" begriffen werden: Heraus aus der (negativen) Dezentrierung im „Man" des Überkommenen und sich zwanghaft Aufdrängenden hin zur (positiven) Dezentrierung zum Selbst-mit-Anderen! Ersichtlich sind dabei eigene Einsicht und eigene Entscheidung nicht aus-, sondern eingeschlossen; das Selbst-mit-Anderen gleicht einer stets neu zu justierenden Balance. Sonst drohen entweder, sich auf sich selbst versteifend, rechthaberischer Eigensinn, intellektueller Hochmut, Fanatismus und Selbstisolierung oder, sich selbst preisgebend, Bequemlichkeit des Denkens, intellektuelle Unredlichkeit und das Heulen mit den Wölfen.

4 Literatur

4.1 Referenzliteratur

Arendt, H. (1978): *Eichmann in Jerusalem. Ein Bericht von der Banalität des Bösen.* Reinbek bei Hamburg: Rowohlt.

Arendt, H. (1989/1991): „Was heißt persönliche Verantwortung unter einer Diktatur?". In: Geisel, E., Bittermann, K. (Hrsg.): *Nach Auschwitz. Essays und Kommentare I.* Berlin: Tiamat, S. 81–97.

Arendt, H. (2006): *Über das Böse. Eine Vorlesung zu Fragen der Ethik* (= Aus dem Nachlaß hrsg. v. J. Kohn, übers. v. U. Ludz, mit einem Nachwort v. F. Augstein). München und Zürich: Piper.

Arias-Maldonado, M. (2013): „Werther hat eine Neue. Die Fragmentierung der Lebenswege und die neue Anarchie der Liebe". In: Lettre International 100, S. 161–163.

Aschenberg, R. (2003): *Ent-Subjektivierung des Menschen. Lager und Shoah in philosophischer Reflexion.* Würzburg: Königshausen & Neumann.

Bernay, S. (2012): *L'Église de France face à la persécution des Juifs 1940–1944.* Paris: CNRS Éditions.

Böhme, G. (1985; 2010): *Anthropologie in pragmatischer Hinsicht.* Frankfurt a.M.: Suhrkamp; Neuausgabe: Bielefeld: Edition Sirius im Aisthesis Verlag.

Buber, M. (1986): *Bilder von Gut und Böse.* Heidelberg: Schneider.

Düring, M. (2012): *Verdeckte soziale Netzwerke im Nationalsozialismus.* Dissertation Universität Mainz.

Geisel, E., Bittermann, K. (Hrsg.) (1989): *Nach Auschwitz. Essays und Kommentare I.* Berlin: Tiamat.

Geisel, E., Bittermann, K. (Hrsg.) (1991): *Hannah Arendt: Israel, Palästina und der Antisemitismus. Aufsätze.* Berlin: Tiamat.

Kaehler, K. E. (2006): „Die Identität des dezentrierten Subjekts als permanente Aufgabe". In: Bickmann, C. et al. (Hrsg.): *Tradition und Traditionsbruch zwischen Skepsis und Dogmatik. Interkulturelle philosophische Perspektiven* (= Studien zur Interkulturellen Philosophie, Bd. 16). Amsterdam und New York: Rodopi, S. 179–192.

Kaehler, K. E. (2009): *Das Prinzip Subjekt und seine Krisen. Selbstvollendung und Dezentrierung.* Freiburg und München: Alber.

Knapp, N. (2013a): *Kompass neues Denken.* Reinbek bei Hamburg: Rowohlt.

Knapp, N. (2013b): „Der Stoff, aus dem Helden sind". In: Die Zeit 10, S. 40.

Lustiger, A. (2011): *Rettungswiderstand. Über die Judenretter in Europa während der NS-Zeit.* Göttingen: Wallstein.

Neiman, S. (2004): *Das Böse denken. Eine andere Geschichte der Philosophie.* Frankfurt a.M.: Suhrkamp.

Schmitz, H. (1965–1980): *System der Philosophie.* 10 Bd. Bonn: Bouvier.

Schmitz, H. (1990): *Der unerschöpfliche Gegenstand. Grundzüge der Philosophie.* Bonn: Bouvier.

Schmitz, H. (1993): *Die Liebe.* Bonn: Bouvier.

Schmitz, H. (1994): Neue Grundlagen der Erkenntnistheorie. Bonn: Bouvier.

Welzer, H. (2005): *Täter. Wie aus ganz normalen Menschen Massenmörder werden.* Frankfurt a.M.: Fischer.

Welzer, H. (2013): *Selbst denken. Eine Anleitung zum Widerstand.* Frankfurt a.M.: Fischer.

Wimmer, R. (1990): *Kants kritische Religionsphilosophie* (= Kantstudien, Erg.-Hefte Nr. 124). Berlin, New York: de Gruyter.

Wimmer, R. (2001): „Autarkie und Hingabe. Zur Phänomenologie zweier personaler Leitbilder". In: Sturma, D. (Hrsg.): *Person: Philosophiegeschichte – Theoretische Philosophie – Praktische Philosophie.* Paderborn: mentis, S. 275–299.

Wimmer, R. (2004): „Leib, Liebe und Gefühl. Phänomenologische Annäherungen in therapeutischer Absicht". In: Klosinski, G. (Hrsg.): *Empathie und Beziehung. Zu den Voraussetzungen, Gefährdungen und Verbesserungen zwischenmenschlicher Beziehungsfähigkeit.* Tübingen: Attempto, S. 95–110.

Wojak, I. (2001): *Eichmanns Memoiren. Ein kritischer Essay.* Frankfurt a.M.: Fischer.

4.2   Literatur zur Einführung

Beck, U., Beck-Gernsheim, E. (Hrsg.) (1994): *Riskante Freiheiten. Individualisierung in modernen Gesellschaften.* Frankfurt a.M.: Suhrkamp.

Böhme, G. (2003): *Leibsein als Aufgabe. Leibphilosophie in pragmatischer Hinsicht.* Kusterdingen: Die Graue Edition.

Böhme, G. (2008): *Ethik leiblicher Existenz. Über unseren moralischen Umgang mit der eigenen Natur.* Frankfurt a.M.: Suhrkamp.

Eickelpasch, R., Rademacher, C. (2004): *Identität.* Bielefeld: transcript.

Keupp, H. et al. (1999): *Identitätskonstruktionen. Das Patchwork der Identitäten in der Spätmoderne.* Reinbek bei Hamburg: Rowohlt.

Straub, J. (1991): „Identitätstheorie im Übergang? Über Identitätsforschung, den Begriff der Identität und die zunehmende Beachtung des Nicht-Identischen in subjekttheoretischen Diskursen". In: Sozialwissenschaftliche Literaturrundschau 23, S. 49–71.

4.3   Literatur zur Vertiefung

Böhme, G. (2012): *Ich-Selbst. Über die Formation des Subjekts*. München: Fink.

Böhme, G. (2014): *Bewusstseinsformen*. München: Fink.

Giddens, A. (1992): *Modernity and Self-Identity. Self and Society in the Late Modern Age*. Oxford: OUP.

Honneth, A. (1993): „Dezentrierte Autonomie. Moralphilosophische Konsequenzen aus der modernen Subjektkritik. In: Menke, Ch., Seel, M. (Hrsg.): *Zur Verteidigung der Vernunft gegen ihre Liebhaber und Verächter*. Frankfurt a.M.: Suhrkamp, S. 149–163.

Leu, H. R., Krappmann, L. (Hrsg.) (1999): *Zwischen Autonomie und Verbundenheit. Bedingungen und Formen der Behauptung von Subjektivität*. Frankfurt a.M.: Suhrkamp.

Pothast, U. (1988): *Philosophisches Buch. Schrift unter der aus der Entfernung leitenden Frage, was es heißt, auf menschliche Weise vernünftig zu sein*. Frankfurt a.M.: Suhrkamp.

Pothast, U. (1998): *Lebendige Vernünftigkeit. Zur Vorbereitung eines menschenangemessenen Konzepts*. Frankfurt a.M.: Suhrkamp.

Wimmer, R. (2007): „Das Subjekt der Ethik und die Ethik des Subjekts". In: Berendes, J. (Hrsg.): *Autonomie durch Verantwortung. Impulse für die Ethik in den Wissenschaften*. Paderborn: mentis, S. 45–78.

Ethik und Gefühl

Konrad Hilpert

Abstract: Gefühle sind unbestreitbar ein Faktor menschlichen Selbsterlebens, sozialer Beziehungen und gesellschaftlicher Prozesse. Gerade dass sie ohne erkennbaren Grund vorhanden sein können, aber auch wieder schwächer werden oder sogar sich entziehen können, macht sie zu einem wichtigen Gegenstand der Erkenntnis über ihre Rolle beim Handeln insgesamt und beim moralischen Urteilen im Besonderen. Deren konkrete Bestimmung bewegt sich zwischen Anerkennung als Grundlage und der Einschätzung als etwas, von dem es sich gerade zu distanzieren gilt. In der rezenten moralphilosophischen Diskussion gibt es eine deutliche Tendenz, den Gefühlen unbeschadet davon, dass sie keine Gründe sind, eine eigene Form der Rationalität zuzuschreiben, die die theoretische Erkenntnis vorstrukturiert, indem sie Betroffenheit schafft, intuitiv bewertet und in der Motivation den Willen zum Handeln bewegt.

Die folgenden Überlegungen sortieren zunächst (1.) die bei der Erfassung und Analyse von Gefühlen verwendeten Begriffe und bestimmen deren gemeinsame Merkmale und exemplarische Besonderheiten unter ethischer Perspektive. Die Frage, ob und inwiefern Gefühle auch für die Begründung moralischer Urteile eine Rolle spielen, ist die Leitfrage des 2. Teils, der anhand unterschiedlicher Ethiktheorien und neuerer Richtungen empirischer Emotionsforschung nachgegangen wird. Die Antworten reichen von der Auskunft, dass Gefühle selbst mit kognitiven Elementen wie Überzeugungen und Urteilen innerlich verbunden seien, bis hin zur gegenteiligen Auffassung, es handle sich um völlig getrennte mentale Funktionen, sodass es Reaktionen auf gefühlsrelevante Stimuli gebe, die ohne bzw. noch vor allen kognitiven Überlegungen funktionierten. Hieran schließt sich ein 3. Teil an, der sich mit den Herausforderungen, die diese Befunde für eine transdisziplinär offene Moralpsychologie beinhalten, befasst. Sie umfassen sowohl individuumsbezogene aktuelle und habituell-lebenskonzeptionelle Aspekte als auch gesellschaftliche, kirchliche und politische Aufgabenstellungen.

Schlagwörter: Gefühle, Emotionen, Affekte, Habitus, Vernunft, Leidenschaften, Hirnforschung, basic emotions, moralische Gefühle.

1 Vermessung des Problemfelds

Gefühle spielen eine bedeutende Rolle in unserem Leben. Sie sind Teil unseres Selbsterlebens und unserer Persönlichkeit und haben Einfluss auf Entscheidungen, soziale Beziehungen und das jeweilige Verhältnis der Einzelnen zu Natur und Kultur. Insofern erstreckt sich ihre Relevanz nicht nur auf Denken und Handeln, sondern betrifft auch Prozesse des Wollens, Lernens und Erinnerns, wie auch Einstellungen und das Verhalten zur Zukunft.

Ihre Thematisierung in der philosophischen und theologischen Anthropologie hat eine lange, bis in die klassische griechische Philosophie zurückreichende Tradition. In den letzten Jahrzehnten hat die Erforschung ihrer Ursachen, ihres Funktionierens und ihrer Interaktionen mit Bewusstsein und Kognition sowie ihrer sozialen Bedeutung im geschichtlichen und im kulturellen Vergleich durch erfahrungsorientierte Wissenschaften einen großen Aufschwung erlebt.

Anders als die Beschränkung des Blicks auf die Erfassung des menschlichen Verhaltens und dessen Erklärung als Reaktion auf bestimmte Reize (Behaviorismus) hebt die Rede von Gefühlen von vornherein auf eine Innenseite des äußerlich Beobachtbaren im handelnden Subjekt ab und geht davon aus, dass sie zum Verständnis notwendig ist. Gefühle sind genauso Faktoren dieser Innenwelt wie Wünsche und Überzeugungen. Welche Phänomene mit „Gefühle" genau gemeint sind, ist damit allerdings noch nicht entschieden. In einem weiteren Sinne sind „Gefühle" der Oberbegriff für Empfindungen, Stimmungen und Affekte. Unter diesen zeichnen sich Gefühle im spezielleren Sinn oder Emotionen dadurch aus, dass sie erstens Objekte haben, also auf etwas (Gegenstände, Personen, Sachverhalte) gerichtet und nicht bloß subjektive Zustände sind; dass sie zweitens ein Werturteil enthalten, durch das der Inhalt als gut oder schlecht bewertet wird; und drittens, dass sie mit Körperreaktionen einhergehen. Bis auf diese Merkmale ist aber die Semantik der Gefühlsbegriffe unscharf und die Benennung vielfältig: Außer von „Gefühlen" als etwas subjektiv Erlebtem und „Emotionen" als objektivierbaren Vorgängen ist auch noch von „Affekten", die Plato und Aristoteles folgend dem Begehrungsvermögen zugeschrieben werden, von „Leidenschaften" als einer vom Körper verursachten Wahrnehmung sowie von „Atmosphären", „Stimmungen" und „Empfindungen" die Rede.

Ihre charakteristische Erscheinungsweise im Zusammenhang moralischen Handelns besteht nicht darin, dass sie unmittelbar Handlungen auslösen würden, sondern lediglich darin, dass sie Wünsche und Überzeugungen evozieren, die dann zu Handlungen führen. Auch vermögen sie sowohl den Wert (z. B. einer Person oder eines Gegenstandes) zu erschließen wie auch Aufmerksamkeit für etwas oder jemanden zu schaffen. Die sensibilitätsgenerierende Funktion tritt vor allem bei bestimmten Gefühlen wie Mitleid, Empathie, Scham, Schuldgefühl, Stolz, Neid, Wut, Eifersucht, Trauer und Vertrauen deutlich zu Tage.

Für die Ethik als wissenschaftlich-systematische Reflexion moralischen Urteilens, guter Lebensführung und richtigen Handelns geht es allerdings weder um die generelle Rolle der Gefühle noch um die spezielle Rolle der einzelnen Gefühle bei der Generierung von Überzeugungen und Wünschen, der Wahrnehmung von Werten und der Lenkung von Aufmerksamkeit. Vielmehr geht es hier um den angemessenen Kontext des Argumentierens mit Gründen. Hierfür bieten sich idealtypisch zwei völlig entgegengesetzte Verhältnisbestimmungen an. Die eine will Gefühle als das Fundament von sittlicher Erkenntnis und Rationalität begreifen. Für die andere hingegen gelten Gefühle als das Andere der Vernunft und infolgedessen als das, was der Vernünftigkeit im Wege steht oder sie wenigstens stört.

Eine weitere grundlegende Herausforderung für die Ethik ist die nähere Bestimmung der Wirkungsweise von Gefühlen. Sie treten nämlich nicht nur phänomenal in Erscheinung, sondern üben auf das Subjekt, das sie so oder so spürt bzw. „fühlt", auch Einfluss aus; und dieser kann u.U. ganz erheblich sein. Man könnte auch sagen, dass gespürte Gefühle Macht ausüben. Diese Macht wird vom betreffenden Subjekt ambivalent erfahren, insofern sie einerseits zum aktiven Handeln „bewegen" kann, andererseits aber als etwas erlebt wird, was einen „ergreift" und in Anspruch nimmt, ja einen „überfällt" oder förmlich über einen kommt. Gefühle werden, anders ausgedrückt, im Modus des Pathischen erlebt und entziehen sich der binären Zuordnung zu Tun oder Unterlassen. Ihr Andringen und Aufmerksamkeit-Erzwingen erfasst auch die leibliche Wahrnehmung des empfindungsfähigen Selbst. Diese Unvermeidbarkeit, gelegentlich sogar Zwangsläufigkeit, die innerlich erlebt wird, aber gleichzeitig über die Grenzen des Inneren hinausgreift ins Körperliche und so den ganzen Menschen erfasst, dürfte der Grund sein, weshalb die ethische Tradition die Gefühle als Affekte (wörtlich übersetzt: etwas „Antuendes") und, sofern ihnen die Tendenz zur Wiederholung eigen ist, als Eigenschaften bzw. *passiones animae* charakterisiert hat und sie auf der Grenzlinie zwischen seelischem Innen und äußerer Körperlichkeit bzw. in deren wechselseitigem Austausch- und Kooperationsprozess verortet hat. Die pathische Körpersprache ist nämlich nicht nur Anzeichen und Ausdruck eines Gefühls, sondern vielmehr auch die körpersprachliche Realisation dessen, was im Inneren anspricht und aufwühlt, noch bevor es überhaupt in Worte gefasst werden kann, wie Max Scheler am Beispiel der Schamesröte überzeugend gezeigt hat.

Mit der Eigenart des Pathischen hängt eine weitere Grundfrage für die Ethik zusammen: Für den gesamten Bereich menschlicher Affektivität ist die Erfahrung typisch, dass die Gefühle ihren Subjekten als Widerfahrnis, also ohne eigenes Zutun und meist sogar entgegen ihren Wünschen, zustoßen. Dazu gibt es im Bereich des menschlichen Handelns ein exaktes Korrelat, das sich von den Gefühlen aber dadurch unterscheidet, dass es, bloßer Spontaneität enthoben, gerade Ergebnis von Arbeit an der eigenen Person ist. Dies ist die Haltung, der Habitus, also eine Charaktereigenschaft, die erworben ist oder durch „Selbstbildung" angeeignet wurde. Mit Haltungen nimmt man Stellung zu auftretenden Gefühlen, lässt ihnen freien Lauf oder unterdrückt sie, lenkt oder gestaltet sie. Haltungen sind durch Selbstformung und -übung zustande gekommene individuelle Prägungen und Einstellungen, die vorweg zu einzelnen Handlungen dem Urteilen und Handeln eine bestimmte Richtung vorgeben. In der ethischen Tradition wurden sie deshalb „Tugenden" bzw. (falls es sich um negative Eigenschaften handelte) „Laster" genannt.

2 Zugänge und Ergebnisse der Emotionsforschung im Blick auf die Ethik

Die Einschätzung, dass die Unterwerfung unter Affekte und Leidenschaften der Herrschaft der Vernunft entgegenlaufen müsse und somit im Grunde etwas Pathologisches sei, war in der neuzeitlichen Philosophie im Anschluss an Kant lange vorherrschend. In der Überzeugung von der grundlegenden Antinomie zwischen Vernunft und Emotionalität sowie in der Auffassung, dass es zum gelingenden Leben gehöre, sich dem Einfluss der Emotionen möglichst weitgehend zu entziehen (Apathie), stimmt diese Einschätzung auch mit Positionen der antiken Stoa überein. Hingegen hat sich in der jüngeren wissenschaftlichen Befassung mit Gefühlen und Emotionen trotz unterschiedlichster Zugänge ein starker Konsens dahingehend herausgebildet, dass die Vernunft, rationale Erwägungen und rationales Handeln sogar auf Emotionalität angewiesen sind. Dabei geht es aber nicht etwa um die Umkehrung des Dominanzverhältnisses innerhalb der antinomischen Grundkonstellation zwischen Vernunft und Gefühlen, sondern um die Verknüpfung beider in der Wahrnehmung, Motivierung, Bewertung sowie in anderer Weise bei der Entwicklung der Persönlichkeit und beim Aufbau moralischer Subjekthaftigkeit.

Es wäre allerdings historisch ungerecht, diese neuerdings in Erscheinung getretene Übereinstimmung in der Erkenntnis der Bedeutung von Gefühlen und Emotionen ausschließlich auf das Konto von Kognitionsphilosophie, Neurobiologie und Emotionspsychologie gut zu schreiben. Denn in gewisser Hinsicht handelt es sich auch um eine Wiederentdeckung der aristotelisch-thomistischen Theorie des moralischen Könnens sowie um eine Wiederaufnahme und Fortführung der intensiven Debatte über moralische Gefühle in der schottischen Frühaufklärung des 17. und 18. Jahrhunderts unter veränderten Vorzeichen.

Innerhalb der aristotelisch-thomistischen Theorie erfüllen die sog. Leidenschaften als Spezifikationen des zur Natur des Menschen gehörenden, von Gott geschaffenen und gewollten Lust- und Leistungsstrebens die Funktion, dem Menschen dabei zu helfen, sich kraftvoll seinen Zielen und Aufgaben zu widmen und Übel zu vermeiden. Insofern gehören sie nicht nur zu seiner Natur, sondern sind auch notwendig für eine sittliche Lebensführung. Die Tatsache ihres Auftretens als solche ist infolgedessen weder gut noch schlecht. Allerdings stellen sie den Menschen als Vernunftwesen vor die Aufgabe, sie zu formen und der Herrschaft von Vernunft und Willen unterzuordnen. Dabei geht es darum, Begehren und Vernunft in Einklang zu bringen. Auf diese Weise können die Leidenschaften sogar zu Hilfsmitteln und Verstärkern der sittlichen Besserung und Vervollkommnung des Menschen werden. Auch das Strebevermögen kann so gesehen an der Moralität beteiligt sein. Diese ist noch vollständiger, wenn es der jeweiligen Person auch gelingt, das Zusammenwirken von Gefühlen und Affekten bei der Verfolgung des Guten zu einer Gewohnheit bzw. zu einem Habitus zu machen (Tugend) (Schuster 2000, S. 87–131, sowie Schäfer und Thurner 2013).

In der moral-sense-Debatte der schottischen Aufklärung (Shaftesbury, Mandeville, Hutcheson, Hume, Smith), an die dann später in Frankreich noch Rousseau anschließt, geht es um die Grundlage der sittlichen Einsicht und des tugendhaften Handelns in der menschlichen Natur (für die Bedeutung dieser Ideen in der deutschen Literatur s. u. a. Sander 1974 und 1980). Sittliche Billigung bzw. Nichtbilligung gewisser Handlungen und Eigenschaften des Individuums sei nicht das Ergebnis der Erfassung fester sittlicher Wahrheiten durch die Vernunft, sondern resultiere aus dem Gefühl der Sympathie mit den Motiven des Handelnden und der Dankbarkeit des vom Handeln Betroffenen, das noch verstärkt werde durch die Erkenntnis der Übereinstimmung mit allgemeinen Regeln, die mittels der Vorstellung eines neutralen und informierten Beobachters festgestellt werden könne. Die Fähigkeit mitzufühlen, nicht die Vernunfterkenntnis ist also die Voraussetzung jedes sittlichen Urteilens. Basis der Moralität ist die Ausstattung der menschlichen Natur mit ethischen Gefühlen, das Prinzip der moralischen Billigung, die Übereinstimmung zwischen den Gefühlen des Handelnden mit denen des angenommenen neutralen Beobachters. Dies verbürgt auch die Allgemeingültigkeit der Urteile und ihre Verbindlichkeit, so dass soziales Miteinander überhaupt möglich wird (s. Eckstein 1925).

Gegen die These, Sympathie sei auf Erfahrung bezogen, wendet sich zu Beginn des 20. Jahrhunderts Max Scheler. Er beschreibt in seinen phänomenologischen Analysen Sympathie als unableitbaren und zunächst wertblinden Ausdruck des Soseins von Personen. Mitgefühl sei etwas Autonomes, nicht ein Nachfühlen oder durch soziale Prägung oder Erziehung Bewirktes (Scheler 2000).

Die phänomenologische, auf Brentano und Husserl fußende Methode Schelers ist trotz Vorbehalten für eine wichtige Strömung der Philosophie des 20. Jahrhunderts, die Existenzphilosophie von Heidegger und Sartre, wegweisend geblieben. In der gegenwärtigen Philosophie hat sie vor allem in den Gefühls-Analysen von Herrmann Schmitz und Bernhard Waldenfels eine Fortsetzung gefunden. Der Nachweis der Objektivität der Gefühle gegenüber dem Einwand, es handle sich lediglich um private Zustände, geschieht hier u. a. durch die klare Unterscheidung zwischen Erste- und Dritte-Person-Perspektive. Von der subjektiv empfundenen Emotion sei grundsätzlich die beobachtbare emotionale Reaktion zu unterscheiden (Näheres bei Schmitz 2005 bzw. Waldenfels 2012).

Innerhalb der gegenwärtigen Philosophie ist auch die Rationalität der Gefühle ein wichtiges Diskussionsfeld, das vor allem in einigen analytischen Ansätzen bearbeitet wird. Ronald de Sousas Buch „Die Rationalität des Gefühls" (1997) hat die gleichlautende These bündig und einflussreich in die Diskussion eingeführt. Gefühle werden dementsprechend zu Gründen erklärt, die Handlungen rechtfertigen können und damit angemessen oder unangemessen, ja sogar wahr oder unwahr sein können. Diese Auffassung teilen eine Reihe weiterer Autoren (Robert C. Solomon, Stanley Schachter, Jerome E. Singer), denen allen die Behauptung gemeinsam ist, dass Gefühle Überzeugungen, Urteile und Meinungen beinhalten und infolgedessen in Aussagen formulierbar sind. Man charakterisiert ihre Positionen daher als kognitivistisch (Die Positionen sind übersichtlich dargestellt in Hartmann 2005. Eingehendere Erörterungen bei Döring 2009).

Was Gefühle sind, in welchem Verhältnis sie zum rationalen Denken stehen und welche Rolle sie bei der Rechtfertigung des Handelns und Urteilens spielen, ist seit etwa zwei Jahrzehnten in starkem Maße auch Gegenstand empirischer Untersuchungen und Erklärungen. Prominente Vertreter der Hirnforschung (Joseph Le Doux, Antonio R. Damasio, Gerhard Roth) wollen Emotion und Kognition „als getrennte, aber miteinander wechselwirkende mentale Funktionen [...], die durch getrennte miteinander wechselwirkende Hirnsysteme vermittelt werden", verstanden wissen (Le Doux 1998, S. 75), also als verschiedenen Regionen des Gehirns zugeordnete Funktionen. Sie stützen diese Aussagen auf Untersuchungen mit Patienten, bei denen aufgrund einer Schädigung einer bestimmten Hirnregion eine der beiden Fähigkeiten ausgefallen ist, die andere aber offensichtlich funktionsfähig geblieben ist. Darauf baut wiederum ihre These auf, dass die unbeschädigte Gehirnregion den Organismus durch gefühlsmäßige Reaktionen unmittelbar und früher, als es durch intellektuelle Verarbeitung möglich wäre, auf Objekte und Situationen hinweisen könne, die für sein Überleben entscheidend sind. Die spezifische Funktion der Gefühle wird dementsprechend in der Verbesserung der Überlebenschancen gesehen, insofern sie Orientierung bieten und beim Priorisieren helfen. Genau genommen sind gespürte und bewusst gewordene Gefühle Reaktionen auf die unbewussten Emotionen. Für die automatische Auslösung von Gefühlen kann durchaus auch eine Aktivierung der im Gedächtnis abgespeicherten Erfahrungen mit ähnlichen Reizen relevant sein.

In der jüngeren experimentellen Psychologie gibt es außerdem noch eine an Darwins Theorie anknüpfende Strategie, die Verbindung gewisser Gefühle in bestimmten, in allen Kulturen (sowie auch bei höheren tierischen Spezies) vorkommenden, messbaren Ausdrucksformen des Gesichts zu charakterisieren. Auf der Grundlage entsprechender experimenteller Beobachtungen hat Paul Ekman u. a. Listen sogenannter Grundgefühle (basic emotions) erstellt. Im Unterschied zur Hirnforschung, in der bisher nur einzelne Gefühle, vor allem das der Furcht, exemplarisch untersucht wurden, ist hier das Interesse von vornherein breiter angelegt und das Spektrum der Gefühle infolgedessen offener. Gleichwohl sind die als Grundgefühle klassifizierten Gefühle von Spaß, Wut, Verachtung, Zufriedenheit, Ekel, Peinlichkeit, Aufgeregtheit, Furcht, Schuld, Stolz, Erleichterung, Traurigkeit, Befriedigung, sinnlichem Vergnügen und Scham (vgl. Ekman 1999, S. 55) noch keineswegs erschöpfend. Denn außer ihnen gibt es auch noch komplexe Gefühle. Wie die mit diesen verbundenen Reaktionen ablaufen, nachdem sie einmal ausgelöst worden sind, werde durch sogenannte Affektprogramme (affect programs) geregelt, die weitgehend von der Natur vorgegeben seien.

An beide Richtungen gegenwärtiger Gefühlsforschung werden von philosophischer Seite kritische Fragen gerichtet. Etwa die, ob sie nicht dazu tendierten, „Gefühle nur in ihrer positiven Funktionalität zu beleuchten und andere, dunklere [man könne auch deutlicher sagen: destruktivere; K.H.] Seiten an ihnen zu vernachlässigen" (Hartmann 2005, S. 143); oder auch die, was es existenziell für den Einzelnen eigentlich bedeute, wenn sich für seine diversen Gefühle die neuronalen Grundlagen ausfindig machen ließen. Dies hieße doch nach der einen Seite, dass die kausalen Voraussetzungen für das Auftreten der betreffenden Gefühle geklärt wären, aber eben nicht auch deren jeweilige Ursache begriffen sei; diese müsste vielmehr in einer Wahrnehmung, einer Vorstellung oder einer Annahme über eine bestimmte Person zu suchen sein und vor allem in der Zumessung der subjektiven Bedeutsamkeit und Wichtigkeit. Nach der anderen Seite hin aber – so der Einwand weiter – erstrecke sich beim Menschen die Furcht doch auf viel mehr als nur auf das eigene Überleben; und erst recht könne und müsse sich jemand zu seiner Furcht vor etwas auch noch einmal verhalten; die einzelnen Gefühle hätten demzufolge auch eine existenzielle Ausprägung, und die werde von der naturwissenschaftlichen Analyse überhaupt nicht erfasst. Letztere mag wohl Auskunft darüber geben können, welche Teile des Gehirns bei welchem Gefühl in Aktivität versetzt werden, aber eben nicht, wie die betreffenden Gefühle von der Person, die sie jeweils hat, empfunden werden. Um dies herauszufinden (etwa im Rahmen eines therapeutischen Settings), müsste man auch etwas über die Lebensgeschichte, über die Charaktereigenschaften und die sozialen und kulturellen Kontexte, in denen jemand sich bewegt, wissen (Zur aktuellen Debatte s. Hartmann 2005; Engelen 2007).

3 Anschlussfragen im transdisziplinären Feld

Trotz der bis auf weiteres fortbestehenden Fragen über die Qualität der Gefühle und die Einheitlichkeit des Phänomens haben die neueren Theorien und Forschungsansätze doch zweifelsfrei bestätigt, dass Gefühle in enger Verbindung zur Vernunft stehen und dass die menschliche Lebensführung trotz der jeweils erreichten Autonomie eben nur teilweise berechenbar und kontrollierbar ist und Gefühle insofern Grenzen der Vernunft anzeigen; aber auch, dass Gefühle als Reaktionen auf das, was zustößt und vom jeweils Betroffenen nicht geändert werden kann, nicht einfach das pure Chaos sind, obschon sie „aufwühlen"; aber darin enthalten sie noch einmal ein Werturteil; sie zeigen nämlich, was ihrem Subjekt wirklich wichtig ist und von ihm als bedeutsam für das eigene Wohl eingeschätzt wird (Nussbaum 2001).

Um diesen Doppelcharakter von Vernunftlimitation und kognitivem Charakter der Gefühle zu wissen, ist überall da von großer Bedeutung, wo bestimmte Gefühle spontan auftreten oder durch Erinnerung, Narration oder Bilder evoziert bzw. verstärkt werden. Angst, Scham, Liebe, Dankbarkeit, Mitleid, Rache, Trauer und Zorn können nämlich so stark anwachsen und dominant werden, dass sie alle anderen Erkenntnisse und Überlegungen „überspülen" und überlagern. Emotionen sind, wenn ihnen ungehindert Lauf gelassen wird, auch sozial strapaziös und konfliktgenerierend und können sogar sozial schädlich sein. Deshalb macht es einen erheblichen Teil jedes erzieherischen, beraterischen und therapeutischen Bemühens aus, durch Förderung und Erweiterung der Selbst- und Fremdwahrnehmung den kontrollierenden Umgang mit den eigenen Gefühlen zu verbessern, ohne diese zu unterdrücken oder zu verdrängen. Andererseits ist für die Bestimmung und erst recht für eine Änderung des Verhaltens intellektuelle Einsicht zwar hilfreich und notwendig, aber nicht ausreichend; vielmehr bedarf es auch des affektiven Durcharbeitens und „Aufladens".

Der antike Begriff „Pathos" verweist auf die Nähe der Gefühle zu Leiden und Krankheit. Die Zwischenstellung zwischen dem Unbewussten und der Leiblichkeit einerseits und die Beziehung zwischen Gefühlsleben und Person andererseits sowie die Polarität der Gefühle untereinander samt der Möglichkeit, dass entsprechende Balancen entwicklungs- oder ereignisbedingt in ein Ungleichgewicht geraten oder sogar misslingen, machen die Gefühle auch zu einem wichtigen Beobachtungs-, Diagnose- und Behandlungsfeld der Psychotherapie (falsche Schuldgefühle, psychische Krankheiten, Melancholie, Neurosen, Psychosen).

Die Erkenntnisse über die entwicklungspsychologischen Gesetzmäßigkeiten und die sozialen Bedingungen gesunder Emotionalität sind dafür ebenso relevant wie das Wissen um risikoreiche Beziehungskonstellationen und lebenslauftypische Belastungen und Bedrohungen, die zu emotionalen Krisen und Balanceverlusten führen können. Für die nach allgemeiner Lebenserfahrung als „normal" anzusehenden und die mit statistischer Häufigkeit voraus abschätzbaren Emotionsausbrüche kommt kulturell etablierten Ritualen (etwa für Fälle der Trauer und des Abschieds), festen Rahmen-Regeln (z. B. bei Verantwortungsübernahme für einen Partner oder ein Kind) sowie rechtlichen Institutionen und Verfahren (Gericht, Prozess) eine kaum zu überschätzende Funktion zu. Auch religiöse, sinnbezogene Deutungen und ritualisierte Gemeinschaftsfeiern können unter funktionaler Hinsicht als standardisierte Formen und Angebote zur Bewältigung existenzieller Unsicherheits- und Überwältigtwerdens-Gefühle begriffen werden. Bei ihrer erkenntnismäßigen Durchdringung verschränken sich Moral- und Religionspsychologie.

Gerade das weite Feld individueller und gemeinschaftlicher religiöser Praxis wie auch entsprechender institutionalisierter Angebote seitens der Kirchen und anderen Religionsorganisationen macht deutlich, dass es beim richtigen Umgang mit Gefühlen nicht nur negativ um Kontrolle und Kanalisierung gehen kann, sondern auch positiv um Generierung bzw. Verstärkung bestimmter Gefühle. Gefühle enthalten auch Werturteile; aber mancher Wert kann sich erst dann kognitiv deutlich manifestieren, wenn das zugehörige Gefühl auch tatsächlich gespürt und erlebt wird. Theologisch genauso wie philosophisch sind vor allem das Gefühl des Staunens (über das Vorhandensein, die Fülle und den Reichtum dessen, was ist) sowie das der Dankbarkeit (über die Tatsache des eigenen Daseins), aber auch das Gefühl der Solidarität (als Wissen um Zusammengehörigkeit über alle besonderen Merkmale hinweg und um das Aufeinander-angewiesen-Sein) von entscheidender Bedeutung für das Verständnis, die fundamentale Selbstpositionierung und die Verortung der Lebensführung im Bezug zu Gott, zur Welt und zur Gesellschaft. Angesichts der Beschleunigung und sich globalisierenden Dynamik, aber zugleich auch angesichts der gestiegenen Störbarkeit ökonomischer, technischer, informationeller Großprozesse scheint ebenso der Generierung und Verstärkung weiterer Gefühle, die traditionell vor allem im Bereich der Religion kultiviert wurden, entscheidende Bedeutung für das friedliche Überleben der Menschheit zuzukommen und deshalb heute und in der Zukunft Anliegen der besonderen Förderung auch außerhalb der Religion (besonders im Erziehungs- und Bildungswesen, in zivilgesellschaftlichen Initiativen, in der Sozialarbeit, im Gesundheitswesen, in der strafrechtlichen und politischen „Aufarbeitung" von Verbrechen) sein zu sollen. Das gilt vor allem für die Förderung des Gefühls der Achtung der Würde jedes Einzelnen (Respektierung des Menschseins im Anderen, auch und trotz seiner Andersheit – nicht von ungefähr taucht dieser Begriff programmatisch in der allgemeinen Menschenrechtserklärung von 1948 und in den darauf Bezug nehmenden nationalen Verfassungen auf!), des Gefühls der Empathie (Anerkennung der gleichen Verletzbarkeit des Anderen mittels eines simulierten Sich-in-ihn-Hineinversetzens), des Gefühls des Mitleids bzw. der Compassion (Aufmerksamkeit für Leidende und Anerkennung des Mitleidens als individueller Herstellung von Gleichheit, mitunter auch Aufwertung einer früher als genderspezifisch klassifizierten Kompetenz) sowie des Gefühls der Versöhnung (Bereitschaft, trotz leidvoller Erfahrung in der Vergangenheit einen neuen Anfang zu setzen).

Ermöglichung und Kultivierung dieser Gefühle sind eine überaus wichtige gesellschaftliche und politische Herausforderung. Sie anzunehmen, wissenschaftlich zu bearbeiten und realisierbar zu machen und sie dann auch nachhaltig zu implementieren, geht von der anthropologischen Grundüberzeugung aus, dass Gefühle plastisch sind und durch Bildungsprozesse gezielt beeinflusst werden können. Dies war ja eine zentrale Überzeugung für das Projekt Aufklärung und bleibt bis heute deren humanistisches Vermächtnis, auch wenn der Optimismus, dass dies durch ästhetische Bildung, Theater und Lektüre der klassischen Texte bewerkstelligt werden könne (Hutcheson, Lessing, Mendelssohn, Schiller u. a.), spätestens mit Auschwitz einer skeptischeren Sicht gewichen ist. Gerade die geschichtlichen Erfahrungen des 20. Jahrhunderts zeigen, in welchem Maße es immer wieder erreicht wurde, große Menschengruppen und ganze Völker in ihrer Mehrheit durch Instrumentalisierung von Gefühlen des Hasses, des Stolzes, der Ehre, des Mannesmutes, der Härte, des Unterlegenseins u.ä.m. mittels staatlicher Propaganda, medialer Indoktrination, theatralischen Inszenierungen und der Mobilisierung von traumatischen Verliererfahrungen zu steuern und zur Beteiligung an kollektiven Verbrechen und sinnloser Selbstzerstörung zu motivieren. Vielleicht ist auch das nachgehende Erschrecken hierüber in der weiteren Zukunft ein eigenes Gefühl, das Aufmerksamkeit für die tatsächliche Gestörtheit und die andauernde Fragilität der Welt, in der wir leben und uns eingerichtet haben, generieren kann. Deshalb gehören Ideologie-, Herrschafts- und Meinungskritik, die Beachtung der Ergebnisse der neu aufgekommenen kritischen Gefühlsgeschichte (Frevert 2013) sowie die Beteiligung an der Aufdeckung der Gesetzmäßigkeit von Werbungs- und Skandalisierungs-Kampagnen unverzichtbar zu den Aufgaben einer ethisch interessierten und engagierten Moralpsychologie, die sich zugleich methodologisch als transdisziplinär offen versteht.

4 Literatur

4.1 Referenzliteratur

Damasio, A. R. (1995): *Descartes' Irrtum. Fühlen, Denken und das menschliche Gehirn.* München: List.

De Sousa, R. (1997): *Die Rationalität des Gefühls.* Frankfurt a.M.: Suhrkamp.

Döring, S. A. (Hrsg.) (2009): *Philosophie der Gefühle.* Frankfurt a.M.: Suhrkamp.

Eckstein, W. (2004): *Einleitung des Herausgebers zu: Adam Smith, Theorie der ethischen Gefühle.* Hamburg: Felix Meiner, S. XI–LXXI.

Ekman, P. (1999): „Basic Emotions". In: Dalgleish, T., Power, M. J. (Hrsg.): *Handbook of Cognition and Emotion.* Chichester: Wiley, S. 45–60.

Engelen, E.-M. (2007): *Gefühle.* Stuttgart: Reclam.

Frevert, U. (2013): *Vergängliche Gefühle.* Göttingen: Wallstein.

Le Doux, J. (1998): *Netz der Gefühle. Wie Emotionen entstehen.* München: dtv.

Nussbaum, M. (2001): *Upheavals of Thought. The Intelligence of Emotions.* Cambridge: Cambridge University Press.

Schäfer, C., Thurner, M. (Hrsg.) (2013): *Passiones animae. Die „Leidenschaften der Seele" in der mittelalterlichen Theologie und Philosophie. Ein Handbuch.* Berlin, New York: De Gruyter.

Scheler, M. (2000): *Grammatik der Gefühle. Das Emotionale als Grundlage der Ethik.* München: dtv.

Schmitz, H. (2005): *Der Gefühlsraum.* Bonn: Springer.

Schuster, J. (2000): *Moralisches Können. Studien zur Tugendethik.* Würzburg: Echter.

Waldenfels, B. (2012*): Bruchlinien der Erfahrung. Phänomenologie, Psychoanalyse, Phänomenotechnik.* Frankfurt a.M.: Suhrkamp.

4.2   Literatur zur Einführung

Demmerling, C., Landweer, H. (2007): *Philosophie der Gefühle. Von Achtung bis Zorn.* Stuttgart, Weimar: Metzler.

Engelen, E.-M. (2007): *Gefühle.* Stuttgart: Reclam.

Hartmann, M. (2005): *Gefühle. Wie die Wissenschaften sie erklären.* Frankfurt a.M., New York: Campus-Verlag.

Reusch, S. (Hrsg.) (2004): der blaue reiter. Journal für Philosophie 20: *Gefühle.* Stuttgart: omega.

4.3   Literatur zur Vertiefung

Ammann, C. (2007): *Emotionen – Seismographen der Bedeutung. Ihre Relevanz für eine christliche Ethik.* Stuttgart: Kohlhammer.

Dalferth, I. U. (2013): *Selbstlose Leidenschaften. Christlicher Glaube und menschliche Passionen.* Tübingen: Mohr Siebeck.

Finke-Eitel, H., Lohmann, G. (Hrsg.) (1993): *Zur Philosophie der Gefühle.* Frankfurt a.M.: Suhrkamp.

Fischer, J. (2011): „Angst und Moral. Eine ethische Betrachtung". In: Aerni, P., Grün, K.-J. (Hrsg.): *Moral und Angst. Erkenntnisse aus Moralpsychologie und politischer Theologie.* Göttingen: Vandenhoeck & Ruprecht, S. 93–115.

Kaufmann, P. (1992): *Gemüt und Gefühl als Komplement der Vernunft. Eine Auseinandersetzung mit der Tradition und der phänomenologischen Ethik, besonders Max Schelers.* Frankfurt a.M. u. a.: Lang.

Plamper, J. (2012): *Geschichte und Gefühl. Grundlagen der Emotionsgeschichte.* München: Siedler.

Sander, G. (1974, 1980): Empfindsamkeit. Stuttgart: Metzler.

Schäfer, C., Thurner M. (Hrsg.) (2013): *Passiones animae. Die „Leidenschaften der Seele" in der mittelalterlichen Theologie und Philosophie. Ein Handbuch.* Berlin, New York: Akademie-Verlag.

Schuster, J. (²2000): *Moralisches Können. Studien zur Tugendethik.* Würzburg: Echter.

Moralische Kompetenz und Situation

Michael von Grundherr

Abstract: Sozialpsychologische Befunde zeigen, dass moralisch irrelevante Merkmale des Umfelds die Wahrscheinlichkeit erhöhen können, dass Personen gegen moralische Normen verstoßen. Dies spricht gegen die Existenz von extrem robusten und stabilen Tugenden, die garantieren, dass man in jeder Situation das moralisch Richtige tut. Die Ergebnisse müssen aus Sicht der Ethik aber differenziert betrachtet werden. Einige Experimente betreffen keine strengen moralischen Pflichten, andere konfrontieren die Versuchspersonen mit sehr fordernden Wertkonflikten oder schwierig zu beurteilenden Sachverhalten.

Moralisch verantwortlich ist man nach einer üblichen Auffassung dann, wenn man moralische Gründe einsehen und sein Verhalten entsprechend dieser Gründe steuern kann. Berücksichtigt man die erwähnten Studien, kann kein moralischer Akteur sein Verhalten von allen Umständen unabhängig nach moralischen Gründen steuern. Dies verbietet nicht die Zuschreibung von Verantwortung und Schuld, muss dabei aber berücksichtigt werden.

Schlagwörter: Situation; Umfeld, Tugend, Pflicht, Hilfeleistung, Gehorsam, moralische Kompetenz, Verantwortung, Schuld, moralische Erziehung.

1 Einführung

38 Zeugen beobachteten, wie die 28-jährige Catherine „Kitty" Genovese 1964 in New York auf offener Straße ermordet wurde. Keiner der Zeugen griff ein, obwohl sich die Angriffe über eine halbe Stunde hinzogen (Rosenthal 1964). Dieser Fall ist in die sozialpsychologische Literatur eingegangen, aber ähnliches passiert auch in nächster Nähe: Als 2011 in einem Berliner U-Bahnhof zwei Schüler einen Handwerker brutal zusammenschlugen und auf ihn eintraten, griff

der Passant Georg Baur ein, zog einen der Schläger von seinem Opfer weg und rief den umstehenden Leuten zu, sie sollten ihm helfen. Als er dann selbst von dem anderen Täter getreten wurde, ging er zu Boden: „Es standen viele Leute herum, keiner hat mir geholfen", sagt er später (Hamburger Abendblatt 2011). Trotzdem bewahrte er das Opfer vor deutlich schlimmeren Verletzungen.

Sozialpsychologische Studien sprechen dafür, dass solchen Beobachtungen systematische Mechanismen zu Grunde liegen. Situationen, etwa die Anzahl der Zuschauer, haben einen großen Einfluss auf den Umfang moralischen Verhaltens. Situationen wirken aber nicht rein mechanisch auf Menschen. Menschen verarbeiten die Merkmale der Situation kognitiv und reagieren auf der Basis dieser individuellen Verarbeitung. Wie individuelle Einstellungen und Kompetenzen mit dem Umfeld zusammenspielen, ist relevant für konkrete Fragen der normativen Ethik. Trägt man geringere Verantwortung, wenn die Situation das Verhalten beeinflusst? Ist moralisch falsches Verhalten in bestimmten Situationen eher zu entschuldigen? Sind bestimmte moralische Forderungen nicht angebracht, weil Menschen sie ohne das entsprechende Umfeld gar nicht erfüllen können?

2 Ethische Relevanz sozialpsychologischer Ergebnisse

Wenn im Folgenden von Moral die Rede ist, wird damit die „soziale Moral" (Gaus 2011, S. 2–6) gemeint, also die informellen sozialen Regeln, die als Randbedingungen das Zusammenleben in modernen pluralistischen Großgesellschaften ermöglichen. Dazu gehören die Pflichten, auf Gewalt zu verzichten, Eigentum, Privatsphäre und Selbstbestimmung zu achten, Manipulation und Täuschung zu vermeiden, Versprechen und Verträge einzuhalten und in Notsituationen zu helfen. Die soziale Moral schließt reichere Normen für Verhalten in persönlichen Beziehungen aus. Genauso wenig bezieht sie Stellung zu Fragen des guten Lebens. Diese Einschränkung macht die Fragestellung brisanter, da die verbleibende „Minimalmoral" zentrale Bedeutung für das Zusammenleben in modernen Gesellschaften hat (vgl. Nunner-Winkler et al. 2006, S. 16 f.).

2.1 Sozialpsychologische Studien als Herausforderung an die Ethik?

Die Diskussion in der Ethik greift einige Gruppen von sozialpsychologischen Experimenten immer wieder auf, die man nach der Art der situationalen Einflussgröße gliedern kann.

- *Einfluss von Autorität und institutionellen Erwartungen.* Milgram zeigte zum Beispiel, dass Versuchspersonen bereit sind, einer anderen (vermeintlichen) Versuchsperson extrem schwere Elektroschocks zuzufügen, wenn ein Experimentator entsprechende Anweisungen gibt (Milgram 1963), obwohl sie sich selbst für viel geringere Dosen entscheiden würden. Darley und Batson (1973) schickten in der sogenannten Samariter-Studie ihre Versuchspersonen in ein anderes Gebäude. Unterwegs trafen diese Probanden auf eine hilfsbedürftige Person. Versuchspersonen, denen die Experimentatoren gesagt hatten, dass sie viel Zeit bis zum nächsten Teil des Experiments hätten, waren in 63% der Fälle bereit zu helfen. Versuchspersonen, die glaubten, in moderater oder großer Eile zu sein, halfen nur in 45%, beziehungsweise 10% der Fälle.
- *Einfluss sozialer Rollen.* Zimbardo und Kollegen etwa simulierten mit ihren Versuchspersonen in einem Keller der Universität Stanford ein Gefängnis; eine zufällig ausgewählte Gruppe spielte Wärter, während die anderen die Rolle von Gefangenen einnahmen (Haney, Banks, Zimbardo 1973). Zimbardo musste das Experiment nach wenigen Tagen vorzeitig abbrechen: Die „Wärter" begannen nach kurzer Zeit die „Gefangenen" zu schikanieren und zu demütigen.
- *Einfluss von Stimmungen und Gefühlen.* Isen und Levin (1972) zeigten, dass Personen, die zuvor eine kleine Münze gefunden haben, mit deutlich größerer Wahrscheinlichkeit einem fremden Passanten helfen, heruntergefallene Papiere aufzuheben, als Personen, die keine Münze gefunden haben.
- *Einfluss der Anzahl anwesender Personen.* In einem Experiment von Darley und Latané (1968), einer sogenannten „Bystander-Studie", hörten Versuchspersonen über eine Sprechanlage einen (simulierten) epileptischen Anfall einer anderen (vermeintlichen) Versuchsperson. Versuchspersonen, die glaubten, dass sie die einzigen potenziellen Helfer seien, informierten den Versuchsleiter zu 85%, Versuchspersonen, die glaubten vier andere Personen hätten den Anfall auch gehört, nur zu 31%.

Diese Experimente wurden mehrfach reproduziert und die globalen Effekte, wenn auch mit Differenzierungen, bestätigten sich.[1] Variationen der Handlungs-

---

[1] 2001 wiederholten Haslam und Reicher das Gefängnis-Experiment; anders als bei Zimbardo setzten die Wächter ihre Macht nur zögerlich ein. Die Autoren argumentieren, dass Menschen Rollen nicht automatisch, sondern nur dann annehmen, wenn sie sie als Folge sozialer Identifikation mit der Gruppe internalisieren (Haslam und Reicher 2012; Haslam 2006). Lüttke (2004) fasst übersichtlich Milgrams Experimente und Replikationen von 1960–85 zusammen, eine aktuelle (Teil-)Replikation findet sich bei Burger (2009), eine virtual reality Replikation bei Slater et al. (2006). Carlson et al. (1988) fassen Ergebnisse zu Stimmungseffekten zusammen und analysieren verschiedene funktionale Erklärung (z. B. mood maintenance). Fischer et al. (2011) liefern eine Metaanalyse über Bystander-Studien, bei der sie auch auf Studien eingehen, die eine Zunahme von Hilfeleistung feststellen.

situation können folglich die Wahrscheinlichkeit erhöhen, dass Personen anderen Schaden zufügen oder Hilfe unterlassen.

Diese Ergebnisse machen die Annahme unwahrscheinlich, dass es extrem robuste und stabile Tugenden gibt, die garantieren, dass man in jeder auch noch so widrigen Situation das moralisch Richtige tut, etwa immer hilft, wenn Hilfe nötig ist.[2]

Eine rein situationistische Deutung rechtfertigt die Daten genauso wenig: Wie (Krueger 2009) argumentiert, handelt es sich bei vielen der Experimentalbedingungen um statistisch schwache Situationen. Statistisch schwach ist eine Situation, wenn die Varianz individuellen Verhaltens hoch ist. In Milgrams Elektroschock-Experiment bricht eine nennenswerte Anzahl von Versuchspersonen das Experiment gegen die Anweisung des Experimentators ab (35%), während die anderen sehr schwere Schocks verabreichen. In der Kontrollbedingung (selbst gewählte Stärke des Schocks) bleiben die Versuchspersonen hingegen sehr einheitlich (zu über 97%) unter der Schmerzgrenze. Die Mehrheit der Versuchspersonen erlebt in der Experimentalbedingung einen starken inneren Konflikt und Stress, was gegen eine automatische, situativ ausgelöste Reaktion spricht. Folglich ist die Entscheidung zu gehorchen sowohl von der Situation als auch von dispositionalen Faktoren bestimmt. Dies stützt eine interaktionistische Deutung.

Sind diese Ergebnisse kritisch für die soziale Moral? Auf den ersten Blick stellen sie in Frage, ob die Mitglieder moralischer Gemeinschaften in der Lage sind, situationsunabhängige moralische Regeln aus eigener Kraft konsequent zu befolgen. Ist es dann überhaupt angebracht, die entsprechenden Forderungen an Individuen zu stellen? Im Folgenden werden drei Leitfragen entwickelt, die diese Bedenken relativieren.

Betreffen die Experimente Verstöße gegen strenge moralische Pflichten?
Fremden zu helfen oder heruntergefallene Dokumente aufzuheben, ist freundlich und moralisch gut; aus Sicht der sparsamen Regeln der sozialen Moral ist es aber nicht streng gefordert. Anders als bei der Hilfe in Notsituationen liegt es im Ermessen des potenziellen Helfers, wann er hilft. Auch das sogenannte Samariter-Experiment, in dem die Studenten in Eile an einer hilfsbedürftigen Person vorbeigehen, testet nicht offensichtlich eine strenge Pflicht. Die hilfsbedürftige Person ist nicht eindeutig in einer bedrohlichen Notlage, wie die Originalbeschreibung des Experiments zeigt:

> "When the subject passed through the alley, the victim was sitting slumped in a doorway, head down, eyes closed, not moving. As the subject went by, the victim coughed twice and groaned, keeping his head down" (Darley und Batson 1973, S. 104).

---

[2] Harman (1999; 2000) und Doris (2005) kritisieren die Tugendethik auf dieser Basis; es ist umstritten, ob die typischen Ansätze der Tugendethik dieses Bild von Tugenden vertreten (vgl. dazu Kamtekar 2004; Annas 2005; Solomon 2005).

Das Experiment sollte klären, wie Hilfsverhalten von situativen Faktoren wie Zeitdruck und von Persönlichkeitsmerkmalen beeinflusst wird. Mit diesem Erkenntnisinteresse ist es sehr sinnvoll, eine uneindeutige Aufgabe zu wählen. Man kann viel Verhaltensvarianz erwarten und so auch noch innerhalb *einer* situativen Bedingung Korrelationen zwischen Disposition und Verhalten finden. Die Uneindeutigkeit der Aufgabe aber kann dazu geführt haben, dass das Verhalten stark von der viel eindeutigeren Situation, nämlich der Eile, bestimmt wurde. Die wichtige Frage, ob Eile bei einer offensichtlichen Notlage einen ebenso starken Einfluss hat, konnte das Experiment nicht klären. Dies gelang jedoch zum Beispiel Clark und Word (1974), die zeigen konnten, dass Hilfeleistung sehr stark von der Eindeutigkeit der Situation abhängt.

Bei den Bystander-Studien (etwa Darley und Latané 1968) ging es hingegen um Hilfe in offensichtlichen Notsituationen. Allerdings ist nicht klar, ob die Versuchspersonen situationsbedingt häufiger unmoralisch handelten. Die Daten lassen die Interpretation zu, dass in dem Experiment ein moralunspezifischer, impliziter Koordinationsmechanismus für Handeln in Gruppen griff. Wie Krueger und Massey (2009, S. 798–803) argumentieren, zeigen die Daten über verschiedene Studien hinweg, dass die Wahrscheinlichkeit, dass dem Opfer von mindestens einer Person geholfen wird, weitgehend unabhängig von der Anzahl der Anwesenden ist. Berücksichtige man, dass es oft kontraproduktiv sei, wenn viele Helfer gleichzeitig eingriffen, verhalte sich die Gruppe genauso moralisch wie die Einzelnen und löse ein konkretes Umsetzungsproblem auf rationale Weise.

Provozieren die Experimente systematisch Konflikte zwischen gesellschaftlich erwünschten Werten?
In mehreren Experimenten zeigen die Versuchspersonen eine hohe Verhaltensvarianz, weil der experimentelle Rahmen Wertekonflikte provoziert, die in der Kontroll- und Experimentalbedingung unterschiedlich stark sind. Die Motivation einer bestimmten Versuchsperson zu dem untersuchten moralischen Verhalten kann absolut stabil sein, relativ aber schwanken. Im Samariter-Versuch etwa ist es für jemanden, dem Pünktlichkeit ähnlich wichtig ist wie supererogatorische Hilfeleistung, rational, zu helfen, wenn er Zeit hat, und nicht zu helfen, wenn er in großer Eile ist. Milgrams Experiment dagegen provoziert einen Konflikt zwischen dem moralischen Prinzip, Schaden zu vermeiden, und ebenfalls sozial erwünschten Werten wie Kooperationsbereitschaft, Vertragseinhaltung und Achtung von Autoritäten. Das Experiment zeigt, dass einem großen Teil der Versuchspersonen der Wert, Schaden zu vermeiden, nicht immer wichtiger ist als alle anderen Werte.

Indem die Experimente Wertekonflikte provozieren, bilden sie ein wesentliches Element einer stabilen sozialen Praxis nicht ab. Die soziale Moral muss nicht fordern, dass Individuen immer und allein aus Tugenden heraus moralisch handeln. Zu einer moralischen Praxis gehört auch eine soziale Sanktions- und Belohnungspraxis. In anonymen Großgesellschaften gibt es zudem ein enges

Zusammenspiel mit formalen Institutionen. Gemeinsam bilden sie das, was Habermas „entgegenkommende Lebensformen" (Habermas 1986, S. 134) nennt. Sie reduzieren – im Gegensatz zu den Experimentalbedingungen – die Wertkonflikte für die Individuen. Moralisches Handeln ist in diesen Kontexten systematisch weniger fordernd als in den Experimenten. Die Experimente haben nichtsdestotrotz wichtige normative Implikationen: Bestimmte moralische Forderungen sind nur im Kontext eines entsprechenden institutionellen Rahmens zumutbar. Und wenn die Studien aufzeigen, dass eine Gesellschaft durch Erziehung und Sanktionen Gehorsam in moralisch problematischer Form sehr stark verankert hat, dann deuten sie genauso auf ein Problem der institutionellen Praxis wie auf ein Problem individueller Charakterzüge hin.

Im Bystander-Experiment könnten Werte wie Reputation oder Vermeiden von Blamage bei misslungener Hilfeleistung eine Rolle spielen. In Zimbardos Gefängnisexperiment stehen moralische Normen gegen Werte wie Gruppenzugehörigkeit oder soziale Akzeptanz. Situationen mit geringem Potential für Wertkonflikte wie die stimmungsabhängige Hilfe beim Aufheben von Papier können so allerdings nicht relativiert werden.

Erschweren die Experimente systematisch den Einsatz moralischer Kompetenz und provozieren so Fehler?
In bestimmten Situationen ist es auch für moralisch kompetente und stark motivierte Personen schwierig, die moralisch richtige Entscheidung zu treffen und umzusetzen. In diesen Fällen ist zu erwarten, dass die Personen Fehler machen und die Varianz des Verhaltens ansteigt. Auf unspezifische Weise kann zum Beispiel eine hohe allgemeine kognitive Belastung (Ablenkung) eine sonst eindeutige Situation schwierig machen, zum Beispiel die hohe kognitive Belastung im Krieg, die die moralische Urteilsfähigkeit von Soldaten einschränken kann (Doris und Murphy 2007).

Auch uneindeutige Situationen erschweren das Urteil. In unklaren Situationen mit mehreren beteiligten Personen können zudem sonst funktionale Entscheidungsmechanismen versagen. Wenn eine Situation unklar ist, dann ist es eine gute Faustregel, sich am Verhalten von anderen zu orientieren. Haben diese allerdings auch wenig Information, dann kann es zum Phänomen „pluralistischer Ignoranz" kommen. Alle tun zunächst nichts, weil sie überlegen, ob sie helfen sollten; sie deuten dann die Untätigkeit der anderen als Indikator dafür, dass diese die Situation als harmlos einschätzen.

In Milgrams Experiment kann etwas Ähnliches passieren. Die Situation ist unklar, weil sie vor dem Hintergrund der Vorerfahrungen der Versuchspersonen in sich nicht stimmig ist. Normalerweise kann man davon ausgehen, dass in einem wissenschaftlichen Experiment keine Menschen gefoltert werden. Wissenschaftler haben üblicherweise einen Wissensvorsprung und geben keine abwegigen Anweisungen. Es gibt verschiedene Möglichkeiten, diese kognitive Dissonanz aufzulösen. Die übliche Heuristik, Information von epistemischen

Autoritäten zu gewinnen, versagt: Die einzige verfügbare Autorität (der Experimentator) weist systematisch in die Irre.

So gedeutet weisen die Experimente darauf hin, dass es Situationen gibt, in denen auch moralisch kompetente und motivierte Personen Fehler machen. Das impliziert, dass eine moralische Gemeinschaft zu ihren Regeln passende Kompetenzen vermitteln muss, dass sie bestimmte Situationen durch Institutionen und soziale Praktiken vereinfachen sollte, um potenzielle Opfer von Fehlern zu schützen (z. B. durch formales Recht, das Milgrams Versuch – wäre er echt – verboten hätte) und dass sie mit Fehlern anders umgehen sollte als mit unmoralischem Verhalten, das aus mangelnder Motivation heraus entsteht. Es bedeutet aber nicht, dass man keine moralischen Forderungen stellen darf.

2.2 Moralische Kompetenz und moralische Verantwortung

Zuschreibung von Verantwortung
Nach einer verbreiteten Auffassung kann man eine Person dann für ihre Handlungen moralisch verantwortlich machen, wenn sie moralische Gründe einsehen und ihr Verhalten entsprechend dieser Gründe steuern kann (Nida-Rümelin 2011, S. 29; Wallace 1994, S. 1).

Wer diese Kompetenz der gründebasierten Handlungssteuerung nicht besitzt, mag sich zwar oft moralisch unerwünscht verhalten, es ist aber nicht angemessen, ihm mit moralischer Empörung zu begegnen und ihn zur Verantwortung zu ziehen. Andere Reaktionen, zum Beispiel Erziehung oder rein kausale Einflussnahme, können stattdessen angemessen und sogar moralisch geboten sein.[3]

Sozialpsychologische Studien legen nahe, dass kaum ein normaler moralischer Akteur, der über den gerechtfertigt erwartbaren Grad moralischer Kompetenz verfügt, die Fähigkeit hat, sein Verhalten unter allen Umständen verlässlich nach moralischen Gründen zu steuern. Umgekehrt gilt aber auch, dass fast nie nur Umstände Ursachen für moralisch relevantes Verhalten sind. Auch wenn jemand mit einer Pistole bedroht wird, verhält er sich nur dann wie gefordert, wenn ihm sein Leben wichtig ist. In fast allen lebensweltlich relevanten Fällen haben die individuellen Einstellungen und Motive moralischer Akteure zumindest partiellen Einfluss auf die Ergebnisse ihrer Handlungen. Verantwortungszuschreibung erfordert also eine Abwägung, bei der psychologisches Wissen hilfreich ist.

Zunächst ist dabei zu klären, welche dispositionalen Determinanten der Handlung der Person psychologisch zuschreibbar sind. Das sind diejenigen Einstellungen, Motive, Überzeugungen, Fähigkeiten und psychologischen Mechanis-

---

[3] Zudem kann man natürlich auch selbst für den Kompetenzmangel verantwortlich sein; aus Platzgründen muss ich dieses Thema hier aussparen.

men, auf die man verweisen muss, um die Handlung, unter Berücksichtigung der aktuellen Umstände, zu erklären. Zweitens ist festzustellen, ob die Person selbst Gründe einsehen kann, die in diesem Fall für und gegen moralisches Handeln sprechen, und ob sie prinzipiell in der Lage ist, die dispositionalen Determinanten ihres Verhaltens entsprechend zu regulieren. Bejaht man Letzteres, heißt das nicht, dass die Person die fragliche Handlung in jedem Detail und bewusst kontrolliert. Der aktuale kausale Mechanismus kann ein vollständiger Automatismus sein, so lange die Person ihn stoppen und ändern kann, sobald sie einen Konflikt zu den eingesehenen Gründen feststellt.

In Milgrams Elektroschock-Studie ist den Versuchspersonen zum Beispiel ein bestimmter Grad an Respekt vor Autoritäten zuschreibbar. Zudem haben sie wahrscheinlich ein unterschiedlich starkes moralisches Motiv, anderen Menschen nicht zu schaden. Nur eine Kombination dieser dispositionalen Faktoren mit der gegebenen Situation kann das Ergebnis des Experiments psychologisch erklären. Die Personen sind zudem prinzipiell in der Lage, moralische Gründe einzusehen, die dagegen sprechen, anderen Probanden starke Stromstöße zu verabreichen. Dafür spricht, dass die meisten Versuchspersonen einen starken Konflikt empfinden und die Entscheidung schwierig für sie ist.

Es gibt keinen Grund anzunehmen, dass die Versuchspersonen moralisch inkompetent sind; die Studie zieht ihre Stärke ja gerade daraus, dass diese sozial nicht auffällig sind. Weiterhin kann man annehmen, dass die Versuchspersonen die Fähigkeit haben, ihre Handlungen im Prinzip zu kontrollieren und sich den Anweisungen des Experimentators zu widersetzen. Respekt vor Autoritäten ist ein Motiv, das von einer Person mit normaler Impulskontrolle unterdrückbar ist. Die dispositionalen Determinanten sind in diesem Fall also prinzipiell unter der Kontrolle der Person. Übrigens erfordert auch Gewaltanwendung, also das Verabreichen der Schocks, ein erhebliches Maß an Überwindung. Und diese können die Versuchspersonen offenbar aufbringen. Im Vergleich dazu können Menschen, die unter Zwangsvorstellungen oder Sucht leiden, ihre Handlungen nur eingeschränkt kontrollieren. Ähnliches gilt für Drogen- oder Medikamenteneinfluss: Hätte etwa der Experimentator unbemerkt eine Substanz versprüht, die Befehlshörigkeit induziert, wäre die Kontrolle auch eingeschränkt.

Dass eine Person auf die wesentlichen dispositionalen Determinanten ihrer Handlung kausalen Einfluss ausüben kann, ist eine notwendige Bedingung für die Zuschreibung von moralischer Verantwortung. Ist sie erfüllt, dann hat eine Person über diese Determinanten partiellen kausalen Einfluss auf das Handlungsergebnis. Die Unterdrückung des Respekts vor Autoritäten führt etwa dazu, dass die Versuchspersonen im Milgram-Experiment keine Stromstöße über der Schmerzgrenze verabreichen. Kann die Person zudem moralische Gründe dafür einsehen, dass sie diesen kausalen Einfluss in der einen oder anderen Weise ausüben sollte, ist sie im Umfang ihrer kausalen Einflussmöglichkeit tatsächlich als verantwortlich anzusehen.

Zuschreibung von Schuld

Für die meisten Zwecke hat es sich bewährt, die Begriffe Verantwortung und Schuld klar zu trennen (vgl. Nida-Rümelin 2011, S. 11). Eine Person trägt Schuld für einen Verstoß gegen eine moralische Norm, wenn sie verantwortlich für die Handlung ist und man zudem gerechtfertigterweise erwarten kann, dass sie dieser Norm folgt. Gründe für die Reduktion von Schuld können zum Beispiel konfligierende moralische Pflichten oder unzumutbare Belastungen sein. Wenn Milgrams Experimentator eine empathische und moralisch motivierte Person mit vorgehaltener Waffe zwingen würde, Stromstöße zu verabreichen, wäre der für die Handlungserklärung wesentliche dispositionale Faktor der Wunsch dieser Person, am Leben zu bleiben. Auch sie kann einsehen, dass es schlecht ist, die Stromstöße zu verabreichen. Aber sogar, wenn sie ihren Überlebenswunsch unterdrücken kann, um diesem Grund entsprechend zu handeln, ist es nicht gerechtfertigt, dies zu erwarten.

In Milgrams Experiment sind die Versuchspersonen wie oben erklärt prinzipiell verantwortlich für ihr Verhalten. Sie sind aber auch in einer Situation, die systematisch Konflikte zwischen sozial erwünschten Werten provoziert. Dafür, den Anweisungen zu folgen, sprechen Werte wie Autoritäten Respekt zu zollen, Kooperationsbereitschaft zu zeigen oder Verträge einzuhalten. Die Situation ist zudem nicht ganz einfach zu verstehen; zwar sind die Elemente relativ eindeutig von einer Person mit normaler sozialer Wahrnehmung und moralischer Urteilskraft zu interpretieren: Stromschläge zu bekommen, ist für andere schmerzhaft; sie leiden darunter; das zu verursachen, ist moralisch ceteris paribus schlecht. Aber diese Elemente treten in dem Experiment in einem unwirklichen und unplausiblen Rahmen auf und es gibt verschiedene Möglichkeiten, diese Dissonanz zu reduzieren. Es ist zudem ein neuer Kontext, in dem es oft besser ist, erst einmal zu beobachten, was andere, die mehr Erfahrung haben, tun oder empfehlen.

Trotz dieser Schwierigkeiten ist es unplausibel, zu behaupten, dass hinreichende moralische Motivation, Urteilskraft und Selbstregulierung nicht gerechtfertigterweise zu erwarten sind. Es gilt dann individuell zu entscheiden, ob die Personen aus einem systematischen Motivationsdefizit heraus falsch gehandelt haben oder ob ihnen trotz normaler Kompetenz und moralischer Motivation ein Fehler passiert ist. In diesen beiden Fällen sind unterschiedliche Reaktionen angebracht. Bei einem systematischen Motivationsdefizit sind moralische Empörung und Sanktionen angebracht. Bei einem Fehler ist es angemessen, dem Täter eine Chance zum Lernen zu geben. Er oder sie ist ja ohnehin motiviert, denselben Fehler nicht noch einmal zu machen. Das Recht sieht analog dazu Bewährungsstrafen vor. Gerade da die Ergebnisse von sehr speziellen experimentellen Bedingungen abhängen (vgl. Lüttke 2004), spricht viel dafür, dass singuläre Fehler von normal kompetenten und motivierten Personen einen relativ großen Teil der Ergebnisse von Milgram erklären. Das schmälert deren Bedeutung nicht. Im Gegenteil: Sie weisen auf ein wichtiges Lernfeld hin.

Anscheinend hängt bei der Zuschreibung von moralischer Schuld viel davon ab, welchen Grad und welches Profil an moralischer Kompetenz und Motivation man gerechtfertigterweise erwarten kann. Im Detail ist das letztlich eine Frage, die ein Prozess öffentlicher Rechtfertigung in der jeweiligen moralischen Praxis klären muss (vgl. Gaus 2011).

Gerade die Beispiele, die in der situationistischen Literatur oft genannt werden, fallen in eine wichtige Kategorie von Fällen, in denen es für die meisten moralischen Gemeinschaften gute Gründe gibt, einen hohen Grad an moralischer Kompetenz und Motivation zu erwarten. Situative Faktoren können dann nur sehr bedingt als Entschuldigung gelten. Bei diesen Fällen geht es um Handeln in moralisch relevanten Situationen, die keine lange Überlegung zulassen und die nicht von formalen Institutionen und Praktiken abgedeckt werden können. Das sind zum Beispiel Fälle von Zivilcourage und Hilfe in Notsituationen. Hier wird keine Alternative zum Eingreifen der Einzelnen anerkannt. Typischerweise sind die Kosten für den Einzelnen relativ gering, die Vorteile für die Opfer aber sehr hoch. Im Gegenzug muss die Gemeinschaft den Einzelnen aber auch die Möglichkeit geben, die entsprechenden Fertigkeiten zu erlernen. Oft scheitert moralisches Handeln in diesen Fällen an ganz konkreter Handlungskompetenz. In Zivilcourage-Trainings vermittelt man deswegen vor allem konkrete Handlungsstrategien, zum Beispiel, dass man sich auf das Opfer konzentrieren und den Täter weder ansprechen noch anfassen sollte – auch wenn das nicht intuitiv erscheint. Sind solche Handlungsmuster verinnerlicht, können Personen sie in konkreten Situationen leicht – sogar automatisch – abrufen. Zimbardo spricht treffend von „heroes in waiting" (Zimbardo 2008). Diejenigen, die wie Georg Baur im Eingangsbeispiel auch in kritischen Situationen richtig handeln und couragiert eingreifen, berichten oft, dass sie ohne Nachdenken sehen, was getan werden muss. Georg Baur sagt: „Ich habe an nichts gedacht, ich habe ihn weggezogen." (Hamburger Abendblatt 2011).

3 Anknüpfungspunkte für ein transdisziplinäres Gespräch zwischen Moralpsychologie und Ethik

Auch wenn bereits zahlreiche fruchtbare Einsichten im transdisziplinären Dialog zwischen Moralpsychologie und Ethik entstanden sind, sind noch viele wichtige Forschungsfragen offen. Stichpunktartig werden hier Beispiele für Bedarf an weiterer Forschung und ethischer Reflexion genannt:

Das komplexe Zusammenspiel zwischen individueller Kompetenz, Motivation und situativen Einflüssen ist erst in den Grundzügen verstanden. Die bestehenden Tests für moralische Kompetenz messen üblicherweise Ausschnitte und sind umstritten. Die Ethik kann hier wichtige konzeptionelle Unterstützung leisten.

Die Situationen, die die Experimente verwenden, decken einen relativ kleinen Teil moralisch relevanter Situationen ab. Typische soziale Interaktionen finden in komplexen, über lange Zeit entwickelten sozialen Kontexten statt und sind oft deutlich subtiler. Feldstudien, zum Beispiel Studien über die Entstehung von Mobbing (siehe hierzu den Beitrag von Schäfer, von Grundherr und Sellmaier in diesem Band), können die Beiträge ökologisch valider machen; die Ethik kann dabei normativ relevante Anwendungsfälle vorschlagen.

In der philosophischen Ethik gibt es bisher nur eine relativ punktuelle Diskussion um den situationistischen Angriff auf die Tugendethik. Mindestens ebenso relevant ist eine analoge Diskussion über die Implikationen für deontische Ethiken. Dieser Artikel ist ein erster Beitrag zu diesem Forschungsprogramm.

Moralische Erziehung ist ein wichtiges Thema, an dem Moralpsychologie und Ethik gemeinsam arbeiten müssen. Welche Kompetenzen brauchen Individuen, um in den wesentlichen Situationen richtig zu handeln, also wartende Helden in Zimbardos Sinne zu werden? Kann zum Beispiel Aufklärung über die Situationsabhängigkeit von moralischem Verhalten helfen, unmoralisches Verhalten zu reduzieren?

4 Literatur

4.1 Referenzliteratur

Annas, J. (2005): „Comments on John Doris's Lack of Character". In: Philosophy and Phenomenological Research 71/3, S. 636–642.

Burger, J. M. (2009): „Replicating Milgram: Would people still obey today?". In: American Psychologist 64/1, S. 1–11.

Carlson, M., Charlin V., Miller, N. (1988): „Positive mood and helping behavior: a test of six hypotheses". In: Journal of Personality and Social Psychology 55/2, S. 211–229.

Clark, R. D., Word, L. E. (1974): „Where is the apathetic bystander? Situational characteristics of the emergency". In: Journal of Personality and Social Psychology 29/3, S. 279–287.

Darley, J. M., Batson, C. D. (1973): „'From Jerusalem to Jericho': A study of situational and dispositional variables in helping behavior". In: Journal of Personality and Social Psychology 27/1, S. 100–108.

Darley, J. M., Latané, B. (1968): „Bystander Intervention in Emergencies: Diffusion of Responsibility". In: Journal of Personality and Social Psychology 8/4, S. 377–383.

Doris, J. M. (2005): Lack of Character: Personality and Moral Behavior. Cambridge u. a.: Cambridge Univ. Press.

Doris, J. M., Murphy, D. (2007): „From My Lai to Abu Ghraib: The Moral Psychology of Atrocity". In: Midwest Studies in Philosophy 31, S. 25–55.

Fischer, P., Krueger, J. I., Greitemeyer, T., Vogrincic, C., Kastenmüller, A., Frey, D., Heene, M., Wicher, M., Kainbacher, M. (2011): „The bystander-effect: A meta-analytic review on bystander intervention in dangerous and non-dangerous emergencies". In: Psychological bulletin 137/4, S. 517–537.

Gaus, G. F. (2011): *The order of public reason; a theory of freedom and morality in a diverse and bounded world*. Cambridge u. a.: Cambridge Univ. Press.

Habermas, J. (²1992): „Treffen Hegels Einwände gegen Kant auch auf die Diskursethik zu?". In: Habermas, J. (Hrsg.): *Erläuterungen zur Diskursethik*. Frankfurt a.M.: Suhrkamp, S. 9–30.

Hamburger Abendblatt (25.08.2011): „U-Bahnschläger: Keiner half dem mutigen Retter". Online abgerufen unter http://www.abendblatt.de/vermischtes/article2003639/ ¬ U-Bahnschlaeger-Keiner-half-dem-mutigen-Retter.html [zuletzt zugegriffen am 16.07.2015].

Haney, C., Banks, C., Zimbardo, P. (1973): „Interpersonal dynamics in a simulated prison". In: International Journal Of Criminology And Penology 1, S. 69–97.

Harman, G. (1999): „Moral Philosophy Meets Social Psychology: Virtue Ethics and the Fundamental Attribution Error". In: Proceedings of the Aristotelian Society 99, S. 315–331.

Harman, G. (2000): „The Nonexistence of Character Traits". In: Proceedings of the Aristotelian Society 100/1, S. 223–226.

Haslam, S. A. (2006): „Rethinking the psychology of tyranny: The BBC prison study". In: British Journal of Social Psychology 45/1, S. 1–40.

Haslam, S. A., Reicher, S. D. (2012): „Contesting the ‚Nature' Of Conformity: What Milgram and Zimbardo's Studies Really Show". In: PLoS Biology 10/11, e1001426.

Isen, A. M., Levin, P. F. (1972): „Effect of feeling good on helping: cookies and kindness". In: Journal of Personality and Social Psychology 21/3, S. 384–388.

Kamtekar, R. (2004): Situationism and Virtue Ethics on the Content of Our Character. In: Ethics 114/3, S. 458–491. doi:10.1086/381696.

Krueger, J. I., Massey, A. L. (2009): „A rational reconstruction of misbehavior". In: Social Cognition 27/5, S. 786–812.

Lüttke, H. B. (2004): „Experimente unter dem Milgram-Paradigma". In: Gruppendynamik und Organisationsberatung 35/4, S. 431–464.

Milgram, S. (1963): „Behavioral Study of Obedience". In: Journal of Abnormal Psychology 67, S. 371–378.

Nida-Rümelin, J. (2011): *Verantwortung*. Stuttgart: Reclam.

Nunner-Winkler, G., Meyer-Nikele, M., Wohlrab, D. (2006): *Integration durch Moral: Moralische Motivation und Ziviltugenden Jugendlicher*. Wiesbaden: Vs Verlag.

Rosenthal, A. M. (1964): *Thirty-Eight Witnesses*. New York: McGraw Hill.

Slater, M., Antley, A., Davison, A., Swapp, D., Guger, C., Barker, C., Sanchez-Vives, M. V. (2006): „A Virtual Reprise of the Stanley Milgram Obedience Experiments". In: PLoS ONE 1/1, e39.

Solomon, R. C. (2005): „What's Character Got to Do with It?". In: Philosophy and Phenomenological Research 71/3, S. 648–655.

Wallace, R. J. (1994): *Responsibility and the Moral Sentiments*. Cambridge Mass.: Harvard Univ. Press.

387

Zimbardo, P. (2008): *Philip Zimbardo shows how people become monsters ... or heroes.* Video on TED.com. Online abgerufen unter http://www.ted.com/talks/philip_zimbardo_on_the_psychology_of_evil.html [zuletzt zugegriffen am 16.07.2015].

4.2 Literatur zur Einführung

Appiah, K. A. (2009): *Ethische Experimente: Übungen zum guten Leben.* München: C. H. Beck Verlag.

Doris, J. M. (2005): „Précis of Lack of Character". In: Philosophy and Phenomenological Research 71/3, S. 632–635.

Lüttke, H. B. (2004): „Experimente unter dem Milgram-Paradigma". In: Gruppendynamik und Organisationsberatung 35/4, S. 431–464.

Nunner-Winkler, G. (2009): „Prozesse moralischen Lernens und Entlernens". In: Zeitschrift für Pädagogik 55/4, S. 528–548.

4.3 Literatur zur Vertiefung

Fischer, P., Krueger, J. I., Greitemeyer, T., Vogrincic, C., Kastenmüller, A., Frey, D., Heene, M., Wicher, M., Kainbacher, M. (2011): „The bystander-effect: A meta-analytic review on bystander intervention in dangerous and non-dangerous emergencies". In: Psychological bulletin 137/4, S. 517.

Gaus, G. F. (2011): *The order of public reason; a theory of freedom and morality in a diverse and bounded world.* Cambridge u. a.: Cambridge Univ. Press.

Krueger, J. I. (2009): „A componential model of situation effects, person effects, and situation-by-person interaction effects on social behavior". In: Journal of Research in Personality 43/2, S. 127–136.

Narvaez, D., Rest, J. (1995): „The four components of acting morally". In: Kurtines, W., Gewirtz, J. (Hrsg.): *Moral behavior and moral development: An introduction.* New York: McGraw-Hill, S. 385–400.

Das Gewissen als regulative Instanz persönlicher Integrität

Jochen Sautermeister

Abstract: Das Gewissen ist für das praktische Selbstverständnis des Menschen als moralischem Subjekt zentral. Das Recht auf Gewissensfreiheit ist ein Menschenrecht und wird auch vom Grundgesetz garantiert. Was unter dem Gewissen ethisch zu verstehen ist und wie es moralpsychologisch erfasst werden kann, ist Thema dieses Beitrags.

Der ethische Begriff des Gewissens lässt sich aus der lebensweltlichen Erfahrung, unausweichlich moralisch beansprucht zu sein, rekonstruieren (1.). Demnach steht das Gewissen für die personale Instanz sittlicher Handlungs- und Lebensorientierung. In konkreten Entscheidungssituationen ist das Gewissen jedoch irrtumsanfällig. Es bedarf daher der Gewissensbildung, um sittlich kompetent urteilen und handeln zu können (2.). Vor diesem Hintergrund lässt sich in moralpsychologischer Perspektive das Gewissen als regulative Instanz persönlicher Integrität reformulieren. Einzelne Teilkomponenten des Gewissens können funktional operationalisiert und empirisch untersucht werden (3.).

Schlagwörter: Gewissen, Identität, persönliche Integrität, Moralfähigkeit, Orientierung.

1 Lebensweltliche und begriffliche Annäherungen an das Gewissen

Es gehört zu den Eigenheiten moralischer Phänomene – wie auch das Gewissen eines darstellt –, dass die Rede über sie voraussetzt, dass man bereits bestimmte lebensweltliche Erfahrungen gemacht hat, die durch ihre Bezeichnung und Deutung als Gewissenserfahrung erst reflexiv erfassbar werden und so zum Gegenstand von Ethik und Moralpsychologie werden können. Ansonsten wäre das, worüber gesprochen wird, nicht verständlich. So gibt es beispielsweise kein Objekt, auf das man zeigen könnte, um es dann als „Gewissen" zu bezeichnen. „Gewissen" als ethischer Begriff und als moralpsychologischer Gegenstand ist also auf eine lebensweltliche moralische Erfahrung bezogen. Jedoch gewinnt das damit verbundene Phänomen erst durch seine sprachliche Benennung als Gewissensphänomen eine epistemische Qualität, die auf das Verstehen dieser Erfahrung als spezifischer moralischer Erfahrung selbst wiederum Einfluss nimmt.

„Moraltheologische und moralphilosophische Diskurse beziehen den Realitätsgehalt ihrer Begriffe aus einem vorgegebenen ‚Erfahrungsraum', zugleich sind sie aber auch intentional und bilden einen ‚Erwartungshorizont'" (Kittsteiner 1995, S. 16), wie der Historiker und Philosoph Heinz Kittsteiner feststellt. So impliziert die Rede vom Gewissen, dass alle Menschen ein Gewissen haben und dieses entsprechend bilden sollen; anderenfalls gilt man als schwer psychopathologisch geschädigt oder man disqualifiziert sich moralisch, wenn man nicht beabsichtigt, sein Gewissen zu bilden. Wenn mit dem Gewissen ein universaler Anspruch verbunden wird, dann muss grundsätzlich die Möglichkeit bestehen, spezifische Phänomene – trotz aller soziokulturellen Verschiedenheiten – als Gewissenserfahrungen sinnvoll deuten und sie als anthropologisches Vermögen ausweisen zu können, in Abgrenzung zu anderen lebensweltlichen Erfahrungen und ethischen Begriffen. Gilt das Gewissen einerseits als lebendige Anlage, so kann dessen Funktion unterschiedlich gebildet und ausgeprägt sein.

Eine erste Annäherung, worauf sich die Rede vom Gewissen bezieht, soll anhand folgenden Beispiels geschehen: In einer U-Bahn wird eine Person von einer anderen bedrängt und bedroht, während sich weitere Fahrgäste im Wagen befinden. Während man im moralischen Urteil allgemein dazu kommt, dass es geboten ist, einer Person in Not zu Hilfe zu eilen, wird mir im Gewissensphänomen bewusst, dass *ich* in diesem Fall derjenige bin, von dem Hilfe gefordert ist. Handele ich diesem Erlebnis zuwider, werden mich später Gewissensbisse plagen, sofern ich diese nicht zu betäuben versuche. Komme ich dagegen der bedrängten Person zu Hilfe, habe ich ein Gefühl der inneren Zufriedenheit und Stimmigkeit, ein gutes oder ruhiges Gewissen. Das Gewissen kann sich jedoch nicht nur als nachfolgendes Gewissen äußern, sondern auch als vorangehendes in Erscheinung treten. So könnte es mich in dem genannten Beispiel etwa davor warnen, mich aus Angst, Bequemlichkeit oder Unsicherheit, was genau zu tun ist, vor meiner Verantwortung zur Hilfeleistung zu drücken, und mich dazu auffordern und ermutigen, auf angemessene Weise einzuschreiten. Die Erfahrung, die mit der Rede vom Gewissen verbunden wird, beinhaltet also, dass jemand sich persönlich als unbedingt moralisch beansprucht erlebt. Metaphorisch wird dies auch je nach Verstehenshintergrund als eine innere Stimme umschrieben.

Das Erleben, unbedingt moralisch beansprucht zu sein, ist ein Kernelement dessen, was man als Gewissenserfahrung umschreiben könnte. Es ist ein Phänomen, das aus der Erste-Person-Perspektive erfasst wird. Die Erfahrung dieses

Beanspruchtseins ist die Grundlage dafür, dass der Mensch sich als moralfähiges Wesen, als Sollenswesen begreifen kann. Nur unter dieser Voraussetzung, dass der Mensch sich als Sollenswesen versteht, ist eine sinnvolle und moralisch gehaltvolle Rede vom Gewissen sowie dessen ethische Reflexion und moralpsychologische Erforschung möglich.

Vor allem innerhalb der Moraltheologie gab es zahlreiche Bestrebungen, verschiedene Arten des Gewissens zu differenzieren (Müncker [4]1953, S. 43–47). Neben der temporalen Unterscheidung zwischen einem vorausgehenden und einem nachfolgenden Gewissen sowie deren bewertenden Qualifizierungen als gut bzw. schlecht, um auszudrücken, ob man in seinem Handeln mit der Gewissensentscheidung übereinstimmt oder nicht, spielen normative Aspekte eine wichtige Rolle: Ist das subjektive Gewissensurteil objektiv richtig oder falsch? Gilt Letzteres, ist dann der Betreffende schuldlos oder verschuldet zum irrigen Gewissensurteil gelangt? Ist der Gewissensirrtum überwindbar oder unüberwindbar? Liegt ein sicheres oder zweifelndes Gewissen vor oder gar ein perplexes Gewissen, dessen Urteilsfähigkeit vorübergehend sehr verwirrt ist? Ist das Gewissen lax und damit durch allmähliche Abstumpfung oder Gewohnheit verkümmert oder skrupulös, also durch psychische oder religiös-sittlich bedingte Ängstlichkeit und Unsicherheit moralisch unangemessen alarmiert, oder liegt ein zartes Gewissen vor, das achtsam und feinfühlig für werthaftes Wachstum und Urteilen aufgeschlossen ist? (vgl. Mausbach und Ermecke [9]1959, S. 162–166)

Diese ausdifferenzierte Klassifikation verschiedener Arten des Gewissens spiegelt zum einen theoretische Annahmen hinsichtlich normativer Vorstellungen über das moralisch Gute und Schlechte bzw. Richtige und Falsche wider und zum anderen praktische Erwägungen hinsichtlich des Prozesses der konkreten Gewissensbildung. Sie formieren einen Erwartungshorizont moralischer Bildung, moralischen Urteilens und moralischen Handelns, an dem die äußere Bewertung und das innere Erleben der moralischen Integrität einer Person Maß nimmt. Dieser Erwartungshorizont rekurriert auf sittliche Erfahrungen, die sich auf einen bekannten normativen Anspruch beziehen, dem zuwider zu handeln mit einem Unlusterleben verbunden ist. Diese emotionale Komponente ist neben dem vorhandenen und zuhandenen Wissen um eine konkrete normative Beanspruchung ein wesentliches Merkmal des Gewissensphänomens.

Abgeleitet vom lateinischen *conscientia* hat das Wort „Gewissen" etymologisch betrachtet die Bedeutung von „Mit-Wissen" mit jemandem in einer bestimmten Sache oder Angelegenheit. Die ursprüngliche nichtreflexive Bedeutung wurde dann um einen reflexiven Gebrauch erweitert, sodass „ich selbst die Person bin, mit der ich etwas mitweiß" (Kittsteiner 1995, S. 18). Dem Wort „Gewissen" kommt in diesem Sinne „die Bedeutung einer emotional betonten, moralischen Selbstbewertung" (Kittsteiner 1995, S. 18) zu.

Vor diesem Hintergrund lässt sich eine epistemisch-moralische und eine selbstreflexive Unsicherheit, die mit dem Gewissen verbunden ist, präzisieren:

Zum einen lässt sich die Frage nach dem Erkennen des materialen ethischen Gehalts eines Gewissensurteils und der entsprechenden Handlung stellen (Inhalt: Was ist richtig?); zum anderen kann das individuelle Selbstverhältnis thematisiert werden, das im Gewissen zum Ausdruck kommt (Identität: Wer bin ich? Wer will ich sein?). Diese doppelte Unsicherheit, die mit der Gewissensfrage verbunden ist (vgl. Honnefelder 2007), macht deutlich, weshalb das Gewissen sowohl Thema der ethischen Reflexion als auch eines der empirischen Wissenschaften ist, denen es um menschliches Erleben und Verhalten, Urteilen, Fühlen, Wollen und Handeln geht – je nach wissenschaftlich-theoretischem Zugang eingebettet in verschiedene Sprachspiele.

Als subjektives Bewusstseinsphänomen mit normativen Implikationen ist das Gewissen Gegenstand der Moralpsychologie, ohne dass es unter dieser Terminologie ein zentrales Thema der psychologischen Forschung sein müsste. Immer noch trifft die Einschätzung des theologischen Ethikers Andreas Zimmer – trotz der expliziten psychologischen Erforschung des Gewissens in verschiedenen Handlungsfeldern wie der Pflege (z. B. Saarnio et al. 2012) – zu, wonach der

„Ausdruck ‚Gewissen' […] sich […] nur sporadisch in psychologischen Untersuchungen [findet J.S.], geschweige denn, daß sie der systematischen Untersuchung von Gewissensphänomenen gewidmet wären. Dennoch ist das Thema präsent. Diese These bestätigt sich, wenn man, statt auf der Begrifflichkeit ‚Gewissen' zu bestehen, die psychologischen Erklärungsmodelle betrachtet, die traditionell mit dem Gewissen verbunden wurden." (Zimmer 1999, S. 2)

Vor diesem Hintergrund wäre es also präziser zu sagen, dass sich die humanwissenschaftlichen Zugänge mit unterschiedlichen Paradigmen und auf verschiedenen Theorieebenen eher mit Gewissensphänomenen befassen (z. B. Zimmer 1999; von Raffay 2006) als mit dem Gewissen; sie beschäftigen sich mit funktionalen Aspekten dieses moralischen Phänomens bzw. thematisieren grundsätzlich die Frage nach den empirisch-evolutionären Bedingungen (z. B. Voland 2015), damit der Mensch sich als moralfähiges Wesen entwickeln konnte bzw. kann. Angesichts dieser Sachlage bedarf es im Folgenden einer Klärung dessen, was unter dem Begriff des Gewissens in ethischer Hinsicht verstanden werden kann, um daran anschließend ausgewählte moralpsychologische Zugänge zum Gewissen darzustellen. Leitend ist dabei die Vorstellung, das Gewissen als regulative Instanz zur Förderung und Wahrung der persönlich-moralischen Integrität und damit als personale Instanz sittlicher Handlungsorientierung zu begreifen.

2 Das Gewissen als personale Instanz sittlicher Handlungsorientierung

2.1 Ethische Zugänge zum Begriff des Gewissens

Auf die Frage, was genau unter dem Gewissen zu verstehen sei, finden sich innerhalb der philosophischen und theologischen Ethik zahlreiche und teilweise nicht kompatible theoretische Antworten (Reiner 1974; Mieth 1992; Hilpert [3]1995). Dennoch lassen sich drei Momente herausarbeiten, die für eine Begriffsbestimmung unerlässlich sind, wenn man einerseits das Gewissen nicht einfach als reine Gefühls- oder Willensäußerung oder als unmittelbaren Ausdruck einer göttlichen Stimme im Menschen oder einer internalisierten Autorität verstanden wissen will und wenn man andererseits der Einsicht in die doppelte Unsicherheit der Gewissensfrage Rechnung tragen will. Mit dem Philosophen Ludger Honnefelder kann man diese drei Aspekte folgendermaßen umschreiben:

> „Gewissen ist erstens Wissen um einen Anspruch, der für das eigene Handeln als *bindend* erfahren wird und der deshalb nicht ohne innere Not übertreten werden kann. Wie die Erfahrung des irrenden Gewissens zeigt, ist zweitens bezüglich des jeweils im Gewissensurteil erfassten inhaltlichen Anspruchs *Zweifel* oder *Irrtum* möglich. Handeln ‚nach bestem Wissen und Gewissen' schließt deshalb drittens die Frage nach dem Maßstab der Bindung, das heißt die *Prüfung und Bildung* des Gewissens durch den einzelnen selbst ein." (Honnefelder 2007, S. 61)

Damit steht das Gewissen in einer zweifachen Relationalität. Zum einen geht es in material-inhaltlicher um die sittliche Wahrheit eines Gewissensurteils und zum anderen in identitätsorientierender Hinsicht um das sittliche Selbstverständnis einer Person. Wahrheitsbezug und Selbstbezug des Gewissens weisen dieses als spezifische Vollzugsform der leiblichen praktischen Vernunft aus, die im Unterschied zur reinen praktischen Vernunft eines allgemeinen Individuums vielmehr Ausdruck und Erleben eines individuierten Individuums ist. Es ist insofern biografisch gesättigt, als es das Erlebnis beinhaltet, konkret im Hier und Jetzt persönlich sittlich verpflichtet zu sein.

Wie bereits ausgeführt, erfährt sich der Mensch im Phänomen des Gewissens als ein Sollenswesen, d. h. er erfährt sich unbedingt dazu gefordert, das, was er als gut erkennt, zu tun, und das, was er als Böse erkennt, zu meiden bzw. zu unterlassen. Diese Erfahrung lässt sich mit dem mittelalterlichen Theologen und Philosophen Thomas von Aquin als oberstes Prinzip der praktischen Vernunft rekonstruieren, das besagt: „Das Gute ist zu tun, das Böse ist zu unterlassen" (*bonum faciendum malum vitandum*). Diese allgemeinste und fundamentale Regel bezeichnet er als *primum principium* (Thomas von Aquin 1977, S. th. I-II q. 94 a. 1–2 u. ö.). Es gilt analog zum Prinzip der Widerspruchsfreiheit der theoretischen Vernunft als das erste Prinzip der praktischen Vernunft, das mit allen konkreten sittlichen Handlungsregeln mitgesetzt und folglich deren Form ist.

Die Bindung an das Gewissen resultiert also aus der Verpflichtung zum Guten und gegen das Böse durch die praktische Vernunft selbst. Durch die Anerkenntnis dieses praktischen Prinzips, also nicht nur durch dessen Erkennen, sondern auch durch das Bejahen als handlungsverbindlichen Grundsatz, bestimmt sich der Einzelne als vernunftgemäße Existenz und als sittliches Subjekt (Schockenhoff 2003, S. 190f.).

Wie gesehen, ist die persönliche Erfahrung dieses Phänomens unerlässlich, um die Rede vom moralischen Urteil und von unbedingter sittlicher Beanspruchung überhaupt verstehen zu können (Fuchs 1989a). Die begriffliche Abstraktion dieser Grunderfahrung wird in der klassischen Terminologie von Philosophie und Moraltheologie auch als Urgewissen (*synderesis*) bezeichnet. Dieses wird im Sinne einer anthropologischen Anlage als natürlicherweise gegeben angesehen und gilt als solche stets in der Hinsicht als unfehlbar, dass sie die Person prinzipiell und unbedingt auf das Gute hin ausrichtet. Somit äußert sich im Gewissen das selbstreflexive verpflichtende „Bewusstsein, ein sittlich verantwortliches Wesen zu sein" (Fuchs 1989b, S. 170). Insofern das Gewissen jedoch eine konkrete Erfahrung in bestimmten Entscheidungs- und Handlungssituationen darstellt, bleibt der prinzipielle Anspruch des Urgewissens zu abstrakt, um handlungsorientierend sein zu können. Vielmehr bedarf dieser einer materialen Bestimmung. Während der Aspekt des Urgewissens sich auf das grundlegende praktische Prinzip bezieht, wird mit dem Begriff des Situationsgewissens (*conscientia*) dagegen das konkrete Gewissensurteil bezeichnet. Dieses bestimmt in einer Situation, was als zu Tuendes bzw. zu Unterlassendes vom Handelnden kognitiv erkannt und emotional erfasst wird. Aufgrund der vielfältigen situativen Determinanten bleibt das Situationsgewissen allerdings fehlbar; Irrtum und Zweifel hinsichtlich seines spezifischen Inhalts sind durchaus möglich. Bei aller guten Absicht, das Richtige zu tun, kann sich das im Gewissensurteil Gebotene jedoch auch als falsch erweisen.

Dies sei am eingangs genannten Beispiel weiterführend veranschaulicht. So kann sich die Person, die helfen möchte, fragen, welche die angemessenen Mittel der Hilfe sind. In der U-Bahn direkt mit körperlichen Mitteln eingreifen oder indirekt einschreiten, beispielsweise durch Ziehen der Notbremse, durch Aktivierung eines Notrufs, der Mobilisierung weiterer Helfer o. ä.? Was ist die situationsgerechte Reaktion – und das schließt auch die personengerechte mit ein – auf diesen Notfall? Was steht in meiner Macht, was überfordert mich, was kann ich leisten? Der Irrtum könnte aber auch noch grundsätzlicher sein, etwa wenn man die Situation so grundlegend verkennt, dass man vielleicht Täter und Opfer verwechselt.

2.2 Das Gewissen als handlungs- und lebensorientierende Instanz

Nach ethischem Verständnis hat das Gewissen eine handlungsorientierende Funktion, dem über Einzelhandlungen hinaus die Bedeutung einer sittlichen Leitorientierung zukommt. Das Gewissen kann daher auch als eine den „Lebensvollzug orientierende Instanz" (Fuchs 1989a, S. 142) bezeichnet werden. Als solche impliziert sie die Vorstellung eines bestimmten Lebensentwurfs und den Anspruch moralischer Identität, die durch das Gewissen gewahrt bzw. gefördert werden soll (Hunold 1992, S. 41f.). Denn in der freien Anerkenntnis des obersten praktischen Prinzips stellt sich die Person unter den Anspruch der praktischen Vernunft; sie will und bejaht sich selbst als moralisches Subjekt. Damit ist die grundlegende Absicht verbunden, seinen Charakter und sein Handeln am solchermaßen vernunftbestimmten Wollen auszurichten (vgl. Honnefelder 2007, S. 70). Als sittliches Kohärenzerleben kommt einer Person im Gewissen zum Bewusstsein, ob sie in ihrem Denken, Entscheiden und Tun übereinstimmt und ob ihr Urteilen und Handeln mit ihrem Selbstverständnis als moralischem Subjekt vereinbar ist.[1]

Denn das Gewissen fordert dazu auf, dem im sittlichen Urteil als geboten Erkannten im Handeln zu entsprechen. Allerdings setzt das voraus, dass man sich nach bestem Wissen und Gewissen um ein richtiges Urteil bemüht und nicht durch Bequemlichkeit, Furcht vor Unannehmlichkeiten oder andere ungerechtfertigte Motive relevante Aspekte, Informationen, Wertmaßstäbe, Normen, Folgenabschätzungen u. a. m. wissentlich-willentlich außer Acht gelassen oder verfälscht hat. Denn wenngleich das Gewissen sich in seinem formal-abstrakten Anspruch, moralisch handeln zu sollen, nicht irren kann, ist das Gewissensurteil in seinem materialen Gehalt durchaus fehlbar. Es können Zweifel oder sogar Irrtümer bezüglich des Inhalts des konkreten Urteils der praktischen Vernunft bestehen. Damit wird das moralische Erfordernis der Gewissensbildung als Gegenstück des Rechts auf Gewissensfreiheit sichtbar.

Im Unterschied zu Vorstellungen, die das Gewissen als reine Anwendungsinstanz von allgemeinen moralischen Prinzipien auf einen konkreten Fall betrachten oder schlicht als Fühlorgan von zu verwirklichenden Werten oder ausschließlich als sozialisiertes Normerleben ansehen, wird das Gewissen als sittliche Orientierungsinstanz für die persönliche Lebensführung gedeutet. Moralität und Biografie stehen demnach nicht in einem deduktiven Verhältnis in dem Sinne, als ob schon immer und einfach feststünde, was moralisch zu tun sei – unabhän-

---

[1] Das erste praktische Prinzip impliziert darüber hinaus im Blick auf die Vernünftigkeit des Handelnden auch die Forderung nach persönlicher Gewissensfreiheit. Denn jemanden dazu zu zwingen, gegen sein Gewissen zu handeln, hieße, ihn dazu zu zwingen, dass er gegen den Anspruch praktischer Vernunft und damit gegen die persönliche Forderung, sittlich zu handeln, agieren müsste. Er wäre genötigt, sich gegen sein praktisches Selbstverständnis als moralisches Subjekt zu verhalten, was eine Zuwiderhandlung gegen das Prinzip von Moralität überhaupt bedeutete.

gig von der Person –, und der Einzelne sein Leben entsprechend diesen Geboten lediglich anzugleichen hätte. Vielmehr ergibt sich der konkrete sittliche Anspruch als kreatives Resultat aus dem Anspruch praktischer Vernunft, den situativen Erfordernissen und den personalen Möglichkeiten vor dem Hintergrund geronnener moralischer Erfahrungen, wie sie auch in Normen ihren objektiven Ausdruck finden. Die sittliche Wahrheit des Gewissensurteils ist diesem Verständnis zufolge also immer personal, wobei die Person eben nicht als singulärer Fall der allgemeinen Menschheit missverstanden werden darf, „weil nämlich *der* Mensch und *dieser* Mensch nicht einfach identisch sind" (Schockenhoff 2003, S. 199). Das Gewissen ist so gesehen Ausdrucksform biografischer praktischer Vernunft. Das bedeutet, dass die Biografie, die persönliche Lebensgeschichte und damit auch die individuelle Lebensform ein konstitutives Element der sittlichen Wahrheit eines Gewissensurteils darstellen.

Diese sittliche Wahrheit „ist dem Handelnden nicht als fertige Größe vorgegeben, sondern entspringt dem Grundentschluss seiner Freiheit, in dem er sich zu seiner ethischen Existenz als Vernunftwesen bestimmt" (Schockenhoff 2003, S. 198). Der persönliche Lebensentwurf fungiert damit als Ordnungsgestalt der persönlichen Lebensführung und fließt als teils bewusste, teils unbewusste Bestimmung der Suche nach dem individuellen guten Leben mit ein. Als kohärenzstiftendes Strukturmoment der personalen Identität ordnet der Lebensentwurf die vielfältigen, zum Teil divergierenden, harmonierenden, kontrastierenden, konvergierenden oder konfligierenden sozialen Erwartungen und Ansprüche, Eigenerfahrungen und Befindlichkeiten, Bedürfnisse und Interessen, Gefühle und Affekte möglichst zu einer sinnvollen Einheit zusammen. Dabei übernimmt das Gewissen die Funktion einer regulativen Instanz, die darüber wacht, dass der Überschuss an Erlebens- und Verhaltenspotentialen zu einer kohärenten Gestalt geordnet wird bzw. eine solche bleibt (vgl. Honnefelder 2007, S. 71f.).

Allerdings bildet die persönliche Identität niemals ein fertiges Ganzes; sie bleibt unabgeschlossen und offen, wenn sie den Anforderungen des Lebens gewachsen sein möchte (Sautermeister 2013). Sie bildet sich erst im Laufe einer Lebensgeschichte zunehmend heraus, so dass sie einerseits als eine sich in der Entwicklung befindliche Werdegestalt begriffen werden kann und andererseits einen unbeliebigen Strukturrahmen vorgibt, innerhalb dessen sich die vernunftgeleitete Selbstbestimmung vollzieht.

> „Verwaltet aber das Gewissen das ursprüngliche Wollen, durch das sich die sittliche Persönlichkeit konstituiert und in dessen Konkretisierung sie gelingt oder scheitert, dann muss sich das Gewissensurteil in der Betroffenheit des ganzen Menschen, in seinem *Gefühl*, in seinen Gemütsbewegungen […] äußern." (Honnefelder 2007, S. 73)

Damit spiegelt sich im Phänomen des Gewissens die geistig-seelisch-leibliche Verfasstheit der Person wider; es lässt sich so als Resonanzraum der personalen Integrität und der Selbstachtung (Düsing 2010) verstehen. Die persönliche Integrität eines Menschen beinhaltet dann drei Dimensionen:

„erstens eine Konsistenz zwischen seinen bestehenden prinzipiellen Orientierungen und seinen in neuen Kontexten ausgeführten Handlungen, zweitens die Offenheit für Veränderung seiner Überzeugungen und drittens das Abstellen solcher Veränderungsprozesse auf Begründung." (Roughley 1996, S. 258)

Eine gewissenhafte Lebensführung verbindet sich mit der Absicht, seine Identität weiter am praktischen Selbstverständnis auszurichten und zu bilden. Identitätsarbeit wird zum Ausdruck einer authentischen ethischen Praxis, die individuelle Lebensform zur normativen Werdegestalt. Das führt aber zu der ethischen Konsequenz, dass die jeweilige Bestimmung personaler sittlicher Wahrheit, gleichsam mit einem biografischen Index versehen ist. Die je personale sittliche Wahrheit lässt sich also nur unter Berücksichtigung der Lebensgeschichte eines Menschen angemessen bestimmen.

2.3 Fehlbarkeit des Gewissens als Irritation der Lebensführung und der moralischen Integrität

Als personale Instanz sittlicher Lebensführung bleibt das Gewissen aufgrund des anthropologischen Faktums der partiellen Selbsttransparenz und der generellen epistemischen Begrenztheit des Menschen grundsätzlich fehlbar. Es besteht die Gefahr, handlungspraktisch bedeutsame und wirkmächtige Faktoren – aus welchen Gründen auch immer – nicht wahrzunehmen oder inadäquat zu erfassen und zu symbolisieren. Diese können nicht bewusst wirksam dann trotz bestem Wissen und Gewissen die Möglichkeit des Gewissensirrtums eröffnen, was eine Irritation der Lebensführung und der moralischen Integrität zur Folge haben kann.

Ein Gewissensirrtum stellt folglich nicht nur eine kognitive Fehlleistung dar, sondern beinhaltet auch den Aspekt von Selbstverfehlung bzw. Selbstentfremdung. Der Einzelne verfehlt sich in der von ihm als richtig erachteten Handlung nämlich an seinem praktischen Selbstverständnis und der Absicht, eine ethische Identität in seinem Lebensentwurf zu verwirklichen. Eine solche Irritation der eigenen Lebensführung ist jedoch – wenn überhaupt – nur aus der Distanz heraus erkennbar. Denn als irriges Gewissen ist es ja dem Einzelnen in der konkreten Situation nicht als solches bewusst, ansonsten könnte es aufgedeckt und der Gewissensentscheid revidiert werden. Spätere Einsichten in zuvor nicht bewusste Motivstrukturen oder unerkannte Interessenslagen, in fehleingeschätzte Sachverhalte oder unbekannte Informationen und Erfahrungswerte, in verkalkulierte Folgenabwägungen, unbeachtete Positionen und Perspektiven von Betroffenen und Mitbeteiligten sowie schließlich in das Unberücksichtigtlassen oder Verkennen relevanter Wertmaßstäbe und moralischer Erfahrungen können dazu führen, dass die Einschätzung der betreffenden Situation und das Urteil darüber, was zu tun gewesen wäre, sich erheblich ändern. Im Nachhinein erkennt man, dass man sich in seinem Gewissensurteil geirrt hat und man würde – wenn man es könnte –

heute anders entscheiden und handeln. Möglicherweise begleiten einen dann auch Gefühle von Bedauern oder gar Schuld und Beschämung, wenngleich beim sogenannten unverschuldet irrenden Gewissen im ethischen Sinne nicht von personaler Schuld gesprochen werden kann. Denn als unverschuldetem kommt dem irrigen Gewissen weiterhin absolute Verbindlichkeit zu, also „unter der Voraussetzung, daß der Irrtum nicht durch Leichtfertigkeit, durch Willkür oder durch Verfehlung unberechtigter Interessen verschuldet ist, sondern auf Grund eines je möglichen ehrlichen Bemühens zustande kam" (Fuchs 1997, S. 55).

Während aus der Ich-Perspektive das Urteil „irrendes Gewissen" über die eigene Gewissensentscheidung evident sein kann, ist dieses aus der Außenansicht nicht unproblematisch. Denn wer einer anderen Person vorwirft, einem Gewissensirrtum unterlegen zu sein, nimmt für sich selbst in Anspruch, dessen personale sittliche Wahrheit erfasst zu haben. Das impliziert aber, dass er nicht nur die äußere Situation besser kennt, sondern auch den anderen besser erkannt hat, als jener sich selbst. Denn nur bei gleicher Situation – und dazu zählt eben auch als integraler Bestandteil die Sichtweise des Handelnden – wäre der Vorwurf eines irrenden Gewissens gerechtfertigt; „aufgrund einer relevanten Verschiedenheit des Begreifens und der Sichtweise des anstehenden Problems kann nicht nur subjektiv, sondern muß *objektiv* ihr sittliches Urteil, die *sittliche Wahrheit* ihres (!) Urteils verschieden sein" (Fuchs 1997, S. 61). Mit dem theologischen Ethiker Josef Fuchs kann man daher zu Recht für eine Zurückhaltung plädieren, das Gewissensurteil anderer als irrig zu qualifizieren (vgl. Fuchs 1997, S. 63).

Die grundsätzliche Möglichkeit, sich in seinem Gewissen zu täuschen, gibt Anlass, ein kritisches Moment der Selbsthinterfragung aufrecht zu erhalten, was nicht mit zwanghaften, perfektionistischen oder skrupulösen Selbstzweifeln verwechselt werden darf. Diese Selbsthinterfragung kann auch durch das Gespräch mit anderen motiviert sein. Denn aufgrund der partiellen Selbstintransparenz und der unhintergehbaren Perspektivität können im Dialog Prozesse der Selbstwahrnehmung und Selbstklärung initiiert werden, die für die Bildung eines gewissenhaften Urteils ebenso notwendig sind wie die Berücksichtigung zusätzlicher Informationen und Aspekte.

2.4 Sittliche Kompetenz als moralpsychologische Reformulierung des Gewissens

Als regulative Instanz persönlicher Integrität lässt sich „das Gewissen [...] als ein Indikationsbegriff für die Subjektivität des Sittlichen und für die personale Würde des Subjekts" (Maurer und Laubach 2000, S. 255) verstehen. Es „markiert den Kristallisationspunkt für das Vermögen des Menschen, überhaupt sittliche Konflikte wahrzunehmen" (Maurer und Laubach 2000, S. 256). Insofern kommt dem Gewissen eine *diagnostische* Funktion zu. Ferner bezeichnet es die

„Fähigkeit, gesellschaftliche Probleme und schwierige Handlungssituationen einer Kritik zu unterziehen" (Maurer und Laubach 2000, S. 256). Neben dieser *kritischen* Funktion steht es schließlich für die „Gestaltungskraft, ethisch-adäquate Handlungsstrategien entwerfen zu können" (Maurer und Laubach 2000, S. 256). Ihm kommt damit auch eine *kreative* Funktion zu. In diesen Formen der diagnostischen, kritischen und kreativen Kraft des Individuums, wie sie mit der Sache und dem Begriff des Gewissens gegeben sind, wird jene sittliche Kompetenz des Menschen im Sinne der Gewissensfunktion umschrieben, die auf der grundsätzlichen Moralfähigkeit des Menschen im Sinne der Gewissensanlage aufbaut.

Als Kompetenzbegriff wird das Gewissen einer moralpsychologischen Betrachtungsweise zugänglich. Es eröffnet sich die Möglichkeit, nach den psychischen Bedingungen und Voraussetzungen für ein funktionierendes Gewissen zu fragen, ohne dass eine vollständige psychologische Gewissenstheorie vorliegen müsste. Eine radikale empirische Zurückweisung des Gewissen als moralischer Instanz ist mit einem solchen moralpsychologischen Zugang zum Gewissen nicht vereinbar.

- Das Gewissen – im ethischen Sinne – ist nicht nur das Resultat von Erziehung, Sozialisation und der Internalisierung von Autoritäten und von sozialen Machtverhältnissen (z. B. Friedrich Nietzsche, Sigmund Freud).
- Das Gewissen – im ethischen Sinne – ist nicht nur das kulturrelative Set von sozialisatorisch erworbenen Normen, Werten und Idealen einer bestimmten Gruppe bzw. Gemeinschaft oder eines bestimmten sozio-kulturellen Raums.
- Das Gewissen – im ethischen Sinne – ist etwas anderes als der Ausdruck unverbindlicher individueller Beliebigkeit oder eine spontan-ungehemmte Bedürfnis- bzw. Interessensartikulation.

Aus humanwissenschaftlicher Sicht nehmen zwar leibseelische, psychosoziale und soziokulturelle Faktoren Einfluss auf die Entwicklung und Bildung des persönlichen Gewissens und damit auch auf einzelne Gewissensurteile bzw. auf die sittliche Kompetenz des Menschen und bestimmen diese mit. Aber eine vollständige Ableitung des Gewissens aus solchen empirischen Faktoren gerät in Widerstreit mit dem praktischen Selbstverständnis des Menschen als moralischem Subjekt.

3 Perspektiven für ein moralpsychologische Verständnis: Das Gewissen als regulative Instanz persönlicher Integrität

Wenn man ethisch das Gewissen als biografischen Ausdruck des praktischen Selbstverständnisses des Menschen begreift, auf den sich psychologische Forschung beziehen kann, dann ist dieses humanwissenschaftlich als ein multidimensionales Konstrukt anzusehen (Thompson 2014, S. 75). Ausgehend vom Gewissenserleben lassen sich in einer empirischen Konzeptionalisierung des Gewissens kognitive, affektive und konative Aspekte unterscheiden (Koops et al. 2010, S. 2f.), die jedoch gerade in ihrer wechselseitigen Bezogenheit und in ihrem Zusammenspiel die Gewissensfunktion ausmachen. „Emotions are central to understanding conscience when they reflect moral reasons related to the actor one's identity after or before performing an act" (Koops et al. 2010, S. 12). Insofern im Gewissen das selbstbezügliche Erleben wertbezogenen Verpflichtetseins und sozialbezogener Verantwortung aufscheint – was es vom rein kognitiven moralischen Urteil oder von moralischen Gefühlen unterscheidet –, lässt es sich mit den Medizinern und Psychoanalytikern Wolfgang Milch und Donna Orange als reifes Gewissen, als „internal guideline for the necessary personal decisions of social life" (Milch und Orange 2004, S. 206) umschreiben, das in intersubjektiven Entwicklungsprozessen ausgebildet wird. Im Gewissen äußert sich ein personaler Sinn für Bezogenheit, der Empathie und Introspektion gleichermaßen einbezieht. Es umfasst ferner jene erworbenen wie auch angeeigneten Ideale und Werte, die für die Identität einer Person handlungs- und entscheidungsrelevant (vgl. Hitlin 2008, S. 149–160; Davis et al. 2012), also subjektiv bedeutsam sind. „These ideals and values provide a path through conflictual situations and thus constitute a set of guidelines for intersubjective exchange in which demarcation and self-assertation are just as necessary as mutuality." (Milch und Orange 2004, S. 224; Saarino et al. 2012, S. 2012) Im Gewissen – „as a kind of semiautomatic procedural praxis" (Milch und Orange 2004, S. 227) – geht es also um die persönliche Integrität eines Menschen. Es lässt sich als deren regulative Instanz ansehen. Eine Beeinträchtigung der persönlichen Integrität bedeutet moralischer Stress (Lützén 2003), der auch psychosomatische Folgekosten wie Burnout nach sich ziehen kann (vgl. Gustafsson et al. 2010). In Abgrenzung von reduktionistischen Konzepten geht es bei einem solchen „personal integrity account of conscience" (Lyons 2009, S. 477) also um ein internalistisches nicht-autoritäres leibseelisches Gewissensverständnis.

Mit der Gestaltung von Prozessen der Gewissensentwicklung wird aus einer lebensweltlich rekonstruktiven ethischen Perspektive ein normativer Anspruch verbunden, der sich mit rein funktional-deskriptiven Zugängen nicht angemessen erfassen lässt. Vielmehr lässt sich die Entwicklung des Gewissens dahingehend zusammenfassen, dass es – methodisch etwa ex negativo über eine Bestimmung der Merkmale von Psychopathie erschlossen (Levenson 1996) – zum einen um die Überwindung kindlicher Egozentrik und zum anderen um die ernsthafte Berücksichtigung der Auswirkungen des eigenen Handelns auf Andere geht (Lyons 2009, S. 491). Hierbei kommen in unterschiedlichen Paradigmen und Ansätzen verschiedene Aspekte der Gewissensentwicklung in den Blick (vgl. Hauser 2007; Kitwood 1990).

Wichtig ist zwischen Gewissensentwicklung (Hopf und Nunner-Winkler 2007) und Gewissensbildung zu unterscheiden: Frühe Gewissensentwicklung und die spätere Gewissensbildung hängen zwar zusammen, sind aber sachlich und analytisch zu differenzieren. Denn die Selbstbindung an das Gewissen und das Bestreben um persönliche Integrität wird aktiv den handelnden Personen zugerechnet, während die Gewissensentwicklung maßgeblich von den primären Bezugspersonen im soziokulturellen Raum beeinflusst wird.

Dies ist zu berücksichtigen, wenn empirische Humanwissenschaften in moralpsychologischer Absicht konstruktiv jene Teilfunktionen und Komponenten des Gewissens untersuchen, die für die diagnostische, kritische und kreative Kraft des Menschen relevant sind. Es geht um funktional-empirische Operationalisierungen von Aspekten, die mit einem solchen Verständnis personaler Integrität als biografische Entwicklungsgröße verbunden sind. Konkret handelt es sich insbesondere um folgende Bereiche:

- Theorien zum moralischen Lernen (Modelllernen etc.),
- Theorien zum moralischen Urteil,
- Theorien zur moralischen Motivation und zu Volitionen,
- Theorien zu moralischen Gefühlen (Schuld, Scham, Freude etc.),
- Theorien zur Entwicklung sozialer Einstellungen und Werthaltungen,
- Theorien zu Empathie und Mentalisierung,
- Theorien zu Selbstwahrnehmung, Selbstkonzept, Selbstbewertung,
- Theorien zu Identität und Identitätsregulation.

Im Sinne einer angewandten Moralpsychologie bzw. Moralpädagogik geht es um die Frage, wie die einzelnen Komponenten der moralischen Kompetenz bzw. die Funktionen des Gewissens im Dienste der Moralfähigkeit möglichst gut gebildet werden können. Hier „berühren sich [...] ethische Reflexion und moralpädagogische Explikation" (Hunold 1994, S. 44).

Aus ethisch-moralpsychologischer Perspektive lassen sich mit dem theologischen Ethiker Gerfried W. Hunold vier Momente nennen, die für menschliche und moralische Selbstbildungsprozesse im Laufe des Lebens bedeutsam sind und bei denen sichtbar wird, wie Identitätsarbeit und Gewissensbildung untrennbar miteinander verknüpft sind:

> „Erstens ist die im Menschen angelegte Moralfähigkeit in ihrer Entfaltung abhängig vom Intensitätsgrad seiner Selbstsuche. [...] Zweitens ist die Moralfähigkeit und damit die je

eigene Selbstsuche abhängig von der Lernoffenheit des Menschen, mit der er sich selbst und seiner Lebensumwelt begegnet. Der Grad der Lernoffenheit entscheidet darüber, inwieweit er bereit ist, überhaupt neue Erfahrungen zu machen und sie gegen alte Erfahrungen auszutauschen. […] Drittens ist Reifung und Entfaltung eines Menschen abhängig vom Intensitätsgrad seiner jeweiligen Kritikfähigkeit. […] Viertens ist die Reifung menschlicher Moralfähigkeit und ihre Aktualisierung abhängig von dem Zusammenspiel des jeweiligen Selbstkonzepts, der Selbst- und Fremdwahrnehmung und der Selbstbewertung in ihrer Orientierungsfunktion, die es für die Entscheidungsfindung zu stabilisieren gilt." (Hunold 1994, S. 44)

Diese Verbindung von Gewissensbildung und Identitätsarbeit verweist darauf, dass es im Gewissen nicht nur um die verantwortliche Handlungsorientierung, sondern auch um die „Sinnbefähigung" (Kühn 1990, S. 158) und die Frage nach Sinnorientierung angesichts von Verunsicherungen der Lebensführung geht (Hermsen 2001, S. 98). Als regulative Instanz persönlicher Integrität bleibt das Gewissen somit nicht nur aus kulturwissenschaftlicher (Kittsteiner 1995, S. 410), sondern auch aus moralpsychologischer Perspektive ein offenes Phänomen. Jeder Versuch, es definitiv abzuschließen oder zu fixieren, würde es seiner Orientierungsfunktion berauben. So ist das Gewissen nicht nur lebensweltlich und handlungspraktisch, sondern auch moralpsychologisch eine bleibende Herausforderung der Weltoffenheit des Menschen.

4 Literatur

4.1 Referenzliteratur

Davis, S., Schrader, V., Belcheir, M. J. (2012): „Influencers of ethical beliefs and the impact on moral distress and conscientious objection". In: Nursing Ethics 19/6, S. 738–749.

Düsing, E. (2010): „Selbst(-ver-)Achtung und Scham. Philosophische und psychoanalytische Untersuchungen zu Gewissenskonflikten". In: Balint-Journal 11/3, S. 67–75.

Fuchs, J. (1989a): „Subjektorientiertes Gewissen". In: Fuchs, J.: *Für eine menschliche Moral. Grundlagen der theologischen Ethik, Bd. II: Ethische Konkretisierungen*. Freiburg i.Ue., Freiburg i.Br.: Herder, S. 141–157.

Fuchs, J. (1989b): „Die Frage an das Gewissen". In: Fuchs, J.: *Für eine menschliche Moral. Grundlagen der theologischen Ethik, Bd. II: Ethische Konkretisierungen*. Freiburg i.Ue., Freiburg i.Br.: Herder, S. 158–168.

Fuchs, J. (1997): „Was heißt ‚Irriges Gewissen'?". In: Fuchs, J.: *Für eine menschliche Moral. Grundlagen der theologischen Ethik, Bd. IV: Auf der Suche nach der sittlichen Wahrheit*. Freiburg i.Ue., Freiburg i.Br.: Herder, S. 54–64.

Gustafsson, G., Eriksson, S., Strandberg, G., Norberg, A. (2012): „Burnout and perceptions of conscience among health care personnel: A pilot study". In: Nursing Ethics 17/1, S. 23–38.

Hauser, S. (2007): „Gewissensentwicklungen in neueren psychoanalytischen Beiträgen". In: Hopf, C., Nunner-Winkler, G. (Hrsg.): *Frühe Bindung und moralische Entwicklung. Aktuelle Befunde zu psychischen und sozialen Bedingungen moralischer Eigenständigkeit.* Weinheim, München: Juventa, S. 43–68.

Hermsen, E. (2001): „Der innere Gerichtshof. Die Entwicklung des Gewissens aus religionspsychologischer Sicht". In: Jahrbuch für Psychohistorische Forschung 2, S. 77–101.

Hilpert, K. (³1995): „Art. Gewissen II. Theologisch-ethisch". In: *Lexikon für Theologie und Kirche 4. Freiburg* i.Br.: Herder, S. 621–626.

Hiltin, S. (2008): *Moral Selves, Evil Selves. The Social Psychology of Conscience.* New York: Palgrave Macmillan.

Honnefelder, L. (2007): *Was soll ich tun, wer will ich sein? Vernunft und Verantwortung, Gewissen und Schuld.* Köln: Berlin University Press.

Hopf, C., Nunner-Winkler, G. (Hrsg.) (2007): *Frühe Bindung und moralische Entwicklung. Aktuelle Befunde zu psychischen und sozialen Bedingungen moralischer Eigenständigkeit.* Weinheim, München: Juventa.

Hunold, G. W. (1992): „Art. Identität". In: Wils, J.-P., Mieth, D. (Hrsg.): *Grundbegriffe der christlichen Ethik.* Paderborn, München: Schöningh, S. 31–44.

Hunold, G. W. (1994): „Zur Moralfähigkeit des Menschen. Selbstkonzept, Selbstwahrnehmung und Selbstbewertung als Verstehenswege der Gewissenskompetenz". In: Theologische Quartalschrift 174, S. 34–45.

Kittsteiner, H. D. (1995): *Die Entstehung des modernen Gewissens.* Frankfurt a.M.: Suhrkamp.

Kitwood, T. (1990): *Concern of Others. A New Psychology of Conscience and Morality.* London, New York: Routledge.

Koops, W., Brugman, D., Ferguson, T. J. (2010): „The development of conscience: Concepts and theoretical and empirical approaches. An introduction". In: Koops, W., Brugman, D., Ferguson, T. J., Sanders, A. F. (Hrsg.): *The Development and Structure of Conscience.* Hove, New York: Psychology Press, S. 1–21.

Kühn, R. (1990): „Zur Meta-Psychologie des Gewissens". In: Archiv für Religionspsychologie 19, S. 146–158.

Levenson, M. R. (1996): „Psychopathy and Conscience". In: Cooke, D. J, Forth, A. E., Newman, J., Hare, R. D. (Hrsg.): *International Perspectives on Psychopathy.* Leicester: The British Psychological Society, S. 94–99.

Lützén, K., Cronqvist, A., Magnusson, A., Anderson, L. (2003): „Moral stress: Synthesis of a concept". In: Nursing Ethics 10/3, S. 313–322.

Lyons, W. (2009): „Conscience – An Essay in Moral Psychology". In: Philosophy 84, S. 477–494.

Maurer, A. V., Laubach, Th. (2000): „Gewissen. Zur Lebensform sittlicher Entscheidungsfähigkeit". In: Hunold, G. W., Laubach, Th., Greis, A. (Hrsg.): *Theologische Ethik. Ein Werkbuch.* Tübingen, Basel: Francke, S. 244–258.

Mausbach J., Ermecke, G. (Hrsg.) (⁹1959): *Katholische Moraltheologie, Bd. I: Die allgemeine Moral.* Münster: Aschendorff.

Mieth, D. (1992): „Gewissen". In: Wils. J.-P., Mieth, D. (Hrsg.): *Grundbegriffe der christlichen Ethik.* Paderborn, München, Wien, Zürich: Schöningh, S. 225–242.

Milch, W. E, Orange D. M. (2004): „Conscience as the Reappearance of the Other in Self-Experience: On Using the Concepts Superego and Conscience in Self Psychology". In: Psychoanalytic Inquiry 24/2, S. 206–231.

Müncker, T. (⁴1953): *Die psychologischen Grundlagen der katholischen Sittenlehre.* Düsseldorf: Patmos.

Raffay, A. von (2006): *Die Gewissensfrage in Psychoanalyse und Analytischer Psychologie. Neue Untersuchung einer alten Wunde.* Stuttgart-Bad Cannstatt: Frommann-Holzboog.

Reiner, H. (1974): „Art. Gewissen". In: *Historisches Wörterbuch der Philosophie 3.* Basel: Schwabe, S. 574–592.

Roughley, N. (1996): „Selbstverständnis und Begründung. Zum Status von Bezugnahmen auf die Identität des Handelnden bei moralischer Rechtfertigung". In: Barkhaus, A., Mayer, M., Roughley, N., Thürnau, D. (Hrsg.): *Identität, Leiblichkeit, Normativität. Neue Horizonte anthropologischen Denkens.* Frankfurt a.M.: Suhrkamp, S. 245–273.

Saarnio, R., Sarvimäki, A., Laukkala, H., Isola, A. (2012): „Stress of conscience among staff caring for older persons in Finland". In: Nursing Ethics 19/4, S. 104–115.

Sautermeister, J. (2013): *Identität und Authentizität. Studien zur normativen Logik personaler Orientierung.* Freiburg i.Ue., Freiburg i.Br., Wien: Herder 2013.

Schockenhoff, E. (2003): *Wie gewiss ist das Gewissen? Eine ethische Orientierung.* Freiburg i.Br., Basel, Wien: Herder.

Thomas von Aquin (1977): *Summa Theologica (= Die Deutsche Thomas-Ausgabe 13: Das Gesetz. I–II, 90–105).* Graz, Wien, Köln: Styria.

Thompson, R. A. (2014): „Conscience Development in Early Childhood". In: Killen, K., Smetana, J. G. (Hrsg.): *Handbook of Moral Development.* New York, London: Psychology Press, S. 73–92.

Voland, E. (2015): „Die konditionierte Moral – Vom evolutionären Eltern/Kind-Konflikt zur Gewissensmoral". In: Lange, B. P., Schwarz, S. (Hrsg.): *Die menschliche Psyche zwischen Natur und Kultur.* Lengerich: Pabst, S. 160–169.

Zimmer, A. (1999): *Das Verständnis des Gewissens in der modernen Psychologie.* Frankfurt a.M.: Peter Lang.

4.2 Literatur zur Einführung

Fonk, P. (2004) : *Das Gewissen. Was es ist – wie es wirkt – wie weit es bindet.* Regensburg: Pustet.

Lyons, W. (2009): „Conscience – An Essay in Moral Psychology". In: Philosophy 84, S. 477–494.

Maurer, A. V., Laubach, Th. (2000): „Gewissen. Zur Lebensform sittlicher Entscheidungsfähigkeit". In: Hunold, G. W., Laubach, Th., Greis, A. (Hrsg.): *Theologische Ethik. Ein Werkbuch.* Tübingen, Basel: Francke, S. 244–258.

Schockenhoff, E. (2003): *Wie gewiss ist das Gewissen? Eine ethische Orientierung.* Freiburg i.Br., Basel, Wien: Herder.

Thompson, R. A. (2014): „Conscience Development in Early Childhood". In: Killen, K., Smetana, J. G. (Hrsg.): *Handbook of Moral Development.* New York, London: Psychology Press, S. 73–92.

4.3 Literatur zur Vertiefung

Honnefelder, L. (2007): „Was ist das Gewissen? Über das Verhältnis von Vernunft und Gewissen". In: Ders. (Hrsg.): *Was soll ich tun, wer will ich sein? Vernunft und Verantwortung, Gewissen und Schuld*. Köln: Berlin University Press, S. 57–86.

Hunold, G. W. (1994): „Zur Moralfähigkeit des Menschen. Selbstkonzept, Selbstwahrnehmung und Selbstbewertung als Verstehenswege der Gewissenskompetenz". In: Theologische Quartalschrift 174, S. 34–45.

Kittsteiner, H. D. (1995): *Die Entstehung des modernen Gewissens*. Frankfurt a.M.: Suhrkamp.

Koops, W., Brugman, D., Ferguson, T. J., Sanders, A. F. (Hrsg.) (2010): *The Development and Structure of Conscience*. Hove, New York: Psychology Press.

Zimmer, A. (1999): *Das Verständnis des Gewissens in der modernen Psychologie*. Frankfurt a.M.: Peter Lang.

Die Geltung sittlicher Einstellungen. Zum Verhältnis von Sitte und Ethik

Wilhelm Vossenkuhl

Abstract: Dieser Beitrag will anhand der Bestimmung des Verhältnisses zwischen Sitte und Ethik die Geltung sittlicher Einstellungen betrachten. Einerseits wird diese Geltung sittlicher Einstellungen als habituelle, unabgeleitete und kulturell gewachsene Größe herausgestellt, die allgemein geltenden ethischen Ansprüchen zugrunde liegt. Andererseits wird gezeigt, dass diese sittlichen Einstellungen nicht als Grundlage gerechter Entscheidungen für das Ganze dienen können. Je nach sittlicher Einstellung kann diese, wenn sie als gut bewertet wurde, als motivierende Kraft ethisch wirksam werden; dennoch ist eine generelle Habitualisierung jeder sittlichen Einstellung zu vermeiden. Das Verhältnis zwischen sittlichen Einstellungen und ethischen oder rechtlichen Pflichten ist wechselseitiger Natur. Ethik und Gesetzgebung können diejenigen sittlichen Einstellungen delegitimieren, die soziale Konflikte verursachen oder grundrechtliche Ansprüche verletzen. Ethik und Gesetzgebung sind dabei die normativen Instanzen, die den Einfluss sittlicher Einstellungen auf das soziale Leben einschränken. Es gibt jedoch keine normative Instanz, die sittliche Einstellungen als gut oder schlecht ausweist. Die Ethik kann im argumentativen Diskurs jedoch dazu beitragen, irrige von guten sittlichen Einstellungen zu unterscheiden, ist aber nicht in der Lage, selbst sittliche Einstellungen zu generieren.

Schlagwörter: Sittliche Einstellung, ethisches Bewusstsein, Kant, Rawls, Habermas, Moralentwicklung, Habitus, moralische Dignität, Maxime, Moraltheorie.

1   Einführung

Sittliche Einstellungen wurden spätestens seit Kants Konzept des reinen Willens nicht mehr ernst genommen. Aristoteles hatte noch die sittlichen Einstellungen

406

der griechischen Polis zur Grundlage seiner Tugendlehre gemacht. Hegel hat mit seinem Konzept der Sittlichkeit scheinbar daran angeknüpft, in polemischer Gegenstellung zu Kant. Das Ergebnis ist allerdings im Nachhinein gesehen eine wenig hilfreiche, eher verwirrende Konfrontation zwischen hegelscher Sittlichkeit und kantischer Moralität. Verwirrend ist sie, weil beide Autoren – zum einen – der Idee der Freiheit eine prinzipielle Bedeutung beimessen und dennoch ganz konträre Auffassungen des Guten vertreten.[1]

Verwirrend ist – zum zweiten –, dass in beiden Ansätzen die sittlichen Einstellungen genau genommen keine Bedeutung haben. Was auf den ersten Blick so aussieht wie eine Konfrontation zwischen Sitte und Ethik, ist ein Dissens über die – einzig – richtige Moraltheorie, zu dem sich Kant naturgemäß nicht mehr äußern konnte.

Die eben angedeutete Konfrontation wird weder den sittlichen Einstellungen noch deren Verhältnis zur Ethik gerecht, weil sie unterstellt, dass es am Ende – in der Moraltheorie – auf diese Einstellungen nicht ankommt. Dies trifft jedoch nicht zu und verhindert die Einsicht in die Konflikte und wechselseitigen Abhängigkeiten zwischen Sitte und Ethik. In der Ethik geht es, bezogen auf vergleichbare Kontexte, um generell geltende Gebote oder Verbote, für deren Geltung – meistens – Argumente und Prinzipien in Anspruch genommen werden, die ihrer allgemeinen Rechtfertigung dienen. Sittliche Einstellungen gelten dagegen lokal und regional, in kulturellen und religiösen Gemeinschaften, und zwar ohne eine generelle Begründung oder Rechtfertigung. Sie gelten einfach, solange sie respektiert und praktiziert und nicht in Frage gestellt, delegitimiert oder einfach vergessen werden.

Was genau sind eigentlich sittliche Einstellungen? Es sind zuallererst Haltungen als Ausdruck von Maximen des Verhaltens und dann in zweiter Hinsicht auch Überzeugungen, die sich im individuellen Handeln zeigen und von unterschiedlich großen Gruppen einer Gesellschaft geteilt werden. Viele Haltungen sind – zumindest innerhalb sozialer Gruppen – selbstverständlich und problemlos wie die Sprechweisen, Umgangsformen, Essgewohnheiten und anderes Brauchtum, das identitätsbildend wirkt. Andere Haltungen sind für einige Gruppen selbstverständlich, für andere problematisch oder gar anstößig wie die Beschneidung männlicher Säuglinge oder das Schächten von Tieren. Wieder andere – wie die Einhaltung religiöser Verpflichtungen – werden von vielen toleriert, auch wenn sie nur von wenigen praktiziert werden.

Vielen dieser Haltungen liegen religiöse oder religionskritische Überzeugungen, kulturell geprägte Wertvorstellungen und traditionelle Verhaltensmuster zugrunde, die nicht weiter hinterfragt werden. In pluralistischen Gesellschaften werden eine Vielzahl sittlicher Einstellungen durch demokratische Verfassun-

---

[1] Während Kant seine Gesetzes-Auffassung von Pflicht dem guten Willen zugrunde legt, schlägt Hegel (1821, §§ 129ff.) einen Prozess vor, in dem das besondere, konkrete „für mich" Gute mit dem „für sich" Guten so verbunden wird, dass es am Ende auch unter den Gesetzen des Staates gut ist.

gen[2] geschützt, obwohl vor allem religiös bedingte Verhaltensmuster nicht selten auf Ablehnung stoßen. Die Toleranz gegenüber dem weltanschaulich Anstößigen ist in pluralistischen Gesellschaften kein Freibrief für strafwürdiges Verhalten wie etwa die religiös motivierte Gewalt gegen Frauen, die Unterdrückung von Andersdenkenden oder die Missachtung der Menschenrechte. Es ist nicht zu leugnen, dass manche religiöse oder religionskritische sittliche Einstellung Folgen hat, die in demokratischen, rechtsstaatlich organisierten Gesellschaften nicht toleriert wird.

Selbst wenn wir von sittlichen Einstellungen absehen, die gegen verfassungsmäßig garantierte Menschen- und Bürgerrechte verstoßen, scheint es doch prima facie klar zu sein, dass sittliche Einstellungen in pluralistischen demokratischen Gesellschaften aufgrund des traditionalen, kulturell gebundenen und häufig religiösen Charakters dieser Einstellungen soziale Konflikte eher fördern als eindämmen oder gar lösen helfen. Daraus zu folgern, dass sittliche Einstellungen allgemein nicht nur verzichtbar, sondern schädlich sind und neutralisiert werden sollten, wäre allerdings voreilig. Nur weil einige sittliche Einstellungen intolerabel sind, sind nicht alle schlecht oder unsinnig. Der erste Schritt in Richtung einer differenzierten Würdigung sittlicher Einstellungen ist ein Vergleich dieser Einstellungen mit ethischen Geboten oder Verboten. Dieser Vergleich hat allerdings nur dann Sinn, wenn wir die von der jüngeren Moralpsychologie verbreitete Wertung sittlicher Einstellungen als präkonventionelle oder konventionelle Moral zurückstellen (Eckensberger und Reinshagen 1980, S. 65–131) und diese Einstellungen in ihrer eigenen, von der Ethik zunächst unabhängigen, Bedeutung würdigen.

2 Zur Relevanz von Sitte und sittlichen Einstellungen für Ethik und Recht

2.1 Transformation von Schuldigkeit in Pflichten

Ethische Gebote und Verbote haben wie sittliche Einstellungen einen normativen Charakter. Sie normieren in ähnlicher Weise das Verhalten der Menschen, allerdings nicht notwendig das gleiche Verhalten. Dass sittliche Einstellungen so wie ethische Gebote oder Verbote auf das Verhalten der Menschen normierend wirken, ist nur der wahrnehmbare Teil einer tiefer gehenden Ähnlichkeit. Normie-

---

[2] Das Grundgesetz der Bundesrepublik Deutschland garantiert u. a. die Gleichheit vor dem Gesetz (Art. 3,3), die Meinungsfreiheit (Art. 5,1), die Glaubens- und Gewissensfreiheit (Art. 4,1), das Erziehungsrecht von Eltern (Art. 6). Unter dem Schutz dieser Garantien stehen viele unterschiedliche, teilweise konträre, wechselseitig unvereinbare sittliche Einstellungen.

rend wirkt in beiden Fällen die – in der Regel implizite und nur auf Nachfrage explizite – Überzeugung, dass es gut ist, so zu handeln. Das Bewusstsein gut zu handeln ist im Fall der sittlichen Überzeugungen den Handlungen implizit. „Man tut dies" oder „das gehört sich so" oder „man tut dies nicht" oder „das gehört sich nicht" oder „das wäre ungewöhnlich" sind Quasibegründungen sittlich geprägter Handlungen und Verhaltensweisen, allgemein von Schuldigkeiten, die selbstverständlich gelten und akzeptiert sind. Man hilft, schützt, verteidigt seine Angehörigen, seine Nachbarn und Freunde, wenn sie Hilfe, Schutz und Verteidigung benötigen, weil man dies für selbstverständlich hält und einem nichts anderes in den Sinn käme (Vossenkuhl 2006, Kap. 1).

Dagegen ist das Bewusstsein, dass Handeln aus Pflicht oder nach bestimmten Regeln gut ist, Ergebnis vernünftigen Überlegens, eines Arguments, zumindest einer überprüfbaren, mehr oder weniger begrifflich transparenten Begründung. Man muss sich über seine Pflichten erst klar werden, weil sie meistens nicht auf der Hand liegen und nicht selbstverständlich sind. Nicht selten ist es allerdings umstritten, ob sie in bestimmten Situationen überhaupt gelten. Es kommt dann, was die Argumente für oder gegen die Geltung von Pflichten angeht, auf die ethischen Traditionen an, die man überzeugend findet. Eine universal verbindliche, theoretisch einheitliche Ethik gibt es nicht.[3]

Interessant für unseren Vergleich ist der Übergang vom sittlichen zum ethischen Bewusstsein. Mehr oder weniger alle begründeten Pflichten wurzeln in sittlich geprägten Schuldigkeiten, aber nicht aus allen akzeptierten und für selbstverständlich gehaltenen Schuldigkeiten können oder sollten Pflichten werden. Der Angehörige eines Clans wird etwa ohne zu zögern eine Untat seines Bruders oder eines anderen Clan-Mitglieds decken. Eine ethische Pflicht kann aus dieser – auch für den Helfenden erkennbaren – Vertuschung schlechten und verwerflichen Verhaltens sicher nicht abgeleitet werden. Wer eine Untat deckt, wird seine Einsicht, dass sein Bruder schlecht handelte, unterdrücken und sich an einem Ehrenkodex oder einer anderen, im Clan geltenden (schlechten) sittlichen Einstellung orientieren.

Anders verhält es sich bei den selbstverständlich geltenden Schuldigkeiten gegenüber den Angehörigen und Freunden, die sich nichts zu Schulden kommen ließen, sondern einfach nur hilfsbedürftig sind und Schutz benötigen. Diese sittliche Einstellung ist das Urbild und Vorbild für die Pflicht zu helfen, die nach hinreichender Vergewisserung und einigem Nachdenken anderen, auch bisher nicht bekannten, fremden Personen zugute kommt. Die Hilfe für Fremde muss als Pflicht erst erkannt und als verbindlich anerkannt werden, um den Fremden

---

[3] Derek Parfit (2011) ist dagegen überzeugt, dass es eine einzige wirklich gut begründete ethische Theorie gibt, die er selbst mit Anleihen bei Kant, Sidgwick und Scanlon zu einem Ganzen zusammenfügt. Er folgt damit – ohne dies zu erwähnen – einem Muster, das in ähnlicher Weise Henry Sidgwick ([7]1907) bereits vertrat, als er das utilitaristische Glücksprinzip mit Kants Intuitionismus verband (Vossenkuhl 1992, S. 111–144).

auch zugute zu kommen. Die persönliche Nähe scheidet hier als impliziter Grund für die Schuldigkeit zu helfen aus und muss – zunächst jedenfalls – durch Überlegung ersetzt werden. Wünschenswert ist eine Moralentwicklung, die dazu führt, dass derselbe gute Habitus, der für die Eigenen gilt, auch für Fremde wirksam wird.

Analoge Übergänge vom sittlichen zum ethischen Bewusstsein, von der lokal geltenden Schuldigkeit zur allgemein geltenden Pflicht, sind für viele andere Pflichten, seien es Gebote oder Verbote, leicht nachvollziehbar. Der Würdeschutz, das Tötungsverbot, der Lebensschutz, das Gebot der Gleichbehandlung aller Menschen, das Verbot, anderen Unrecht zu tun, der Schutz des Eigentums, das Erfüllen von Versprechen sind nur einige Beispiele, die zeigen, dass aus lokal geltenden Schuldigkeiten allgemein geltende Pflichten, selbst in Gestalt von Gesetzen werden können. Sittliche Einstellungen liegen nicht nur allgemein geltenden ethischen Ansprüchen, sondern auch vielen Gesetzen zugrunde und werden dann von ihnen zum Ausdruck gebracht. Das entscheidende Merkmal dieses Übergangs von Schuldigkeiten zu Pflichten und Gesetzen ist, dass die selbstverständliche Verbindlichkeit der Pflicht für jeden Einzelnen, ihr individuell nachvollziehbarer Geltungsgrund in der ursprünglich nur lokal geltenden, traditionell und kollektiv geprägten Schuldigkeit wurzelt. Eine Schuldigkeit ist der normative Kern jeder Pflicht und vieler Gesetze mit einem allgemeinen Verpflichtungscharakter (s.a. Scanlon 1998). Im hegelschen Jargon gesprochen werden Schuldigkeiten in Pflichten und Gesetzen aufgehoben und, was ihre Geltung angeht, erweitert.

Die Herkunft vieler Pflichten aus Schuldigkeiten spielt in der Theoriebildung der Ethik jedoch keine Rolle. Der ethische Diskurs behandelt die Verbindlichkeit von Pflichten unabhängig von deren normativen Wurzeln. Diese Wurzeln scheinen für die Geltung der Pflichten irrelevant zu sein. Diese Vermutung ist jedoch irrig. Denn Gebote wie der Würdeschutz, der Lebensschutz, der Gleichheitsgrundsatz oder das Tötungsverbot gelten nur deswegen und nur so lange, so lange sie auch sittliche Einstellungen sind. Wenn diese Identität von Geboten und sittlichen Einstellungen zerfällt, wenn die Gebote zwar noch formal gelten, aber nicht synonym mit sittlichen Einstellungen sind, wird die Frage nach den Geltungsgründen jener Gebote zwingend. Dann ist deren Geltung nicht mehr selbstverständlich, sondern strittig. Es wird dann aber auch klar, dass die Frage nach den Geltungsgründen jener Gebote nicht wirklich überzeugend beantwortet werden kann.[4]

Der Übergang, besser gesagt die Aufhebung, Vertiefung und Erweiterung von regional geltenden Schuldigkeiten in allgemein geltende Pflichten hat in der Ge-

---

[4] Der Kommentar zu Art. 1 (1) GG, der von Jahr zu Jahr wächst und von ursprünglich 2 Seiten inzwischen den Umfang eines Buches erreicht hat, zeigt, dass die Geltungsgründe für den Würdeschutz diffuser und nicht klarer werden. Je konkreter die problematischen Bezüge werden, in denen der Würdeschutz beansprucht wird, desto relativer wird die Geltung dieses Anspruchs.

schichte des Christentums bereits ein interessantes Beispiel. In der Bergpredigt (Mt 5,17–48) erweitert Jesus die Geltung der alten, für das Judentum geltenden Gebote – zumindest der Intention nach – in allgemein geltende Pflichten. Das fünfte Gebot des Dekalogs „Du sollst nicht töten" wird erweitert zur Verpflichtung, auch eine verbale Verletzung des anderen zu vermeiden und nach einem Streit die Versöhnung zu suchen. Am Beispiel der Bergpredigt zeigt sich zum einen, dass der Übergang und die Erweiterung sittlicher Einstellungen zu Pflichten in vielen Fällen nicht ohne eine Modifikation der Einstellungen selbst möglich ist. Zum anderen zeigt das Beispiel, dass jener Übergang nicht erst durch säkulare Ethiken möglich und denkbar geworden ist. Schließlich zeigt es, dass das besondere Merkmal des Übergangs und der Erweiterung sittlicher Einstellungen zu ethischen Geboten die Überwindung regionaler Grenzen der Geltung ist.

Dieses besondere Merkmal spielt in der modernen Ethik in Form der Überprüfung des universalen Geltungsanspruchs eine zentrale Rolle. Die Überprüfung der allgemeinen Geltung einer Pflicht etwa mit Hilfe des Kategorischen Imperativs, der Goldenen Regel oder einer anderen Form der Universalisierung fördert in der modernen Ethik auf hilfreiche Weise die theoretische Einsicht in die Widerspruchsfreiheit oder den kohärenten Charakter eines Gebots oder Verbots. Dieser methodologische Vorzug ist allerdings mit einem gravierenden Nachteil verbunden. Denn der Einsicht in die universale Geltung fehlt die motivierende Kraft, der Anstoß für den Einzelnen, die Pflicht auch zu befolgen. Der Anspruch, dass es selbstverständlich sein sollte, Fremden dasselbe an Hilfe, Respekt und Schutz zukommen zu lassen wie den Eigenen, geht weit über die theoretische Einsicht in die Richtigkeit dieses Anspruchs hinaus. Sie setzt, um zum Motiv einer Handlung zu werden, die analoge und habituelle Übertragung der natürlichen Sympathie und des fraglosen Wohlwollens gegenüber den Eigenen auf die Fremden voraus (s.a. Smith 1976, S. 25). Dieses für die individuelle Befolgung eines Gebots in einer bestimmten Situation entscheidende Motiv, bleibt theoretisch un-, zumindest aber unterbestimmt. Wer nicht aus praktischer Gewohnheit seinen Schuldigkeiten, ohne zu zögern, nachkommen kann, wird dies durch keine theoretische Unterweisung lernen. Der ethische Habitus, den Aristoteles zur Grundlage der Tugendlehre machte, ist theoretisch weder zu ersetzen noch durch Überlegen zu simulieren (Aristoteles, Nikomachische Ethik, 1095a).

Kant hat versucht, die motivierende Kraft des abstrakt und rein kognitiv nicht herstellbaren Motivs für die Pflichterfüllung durch das Gefühl der Achtung für das Gesetz zu sichern: „Pflicht ist Notwendigkeit einer Handlung aus Achtung fürs Gesetz." (Kant 1785, S. 400). Wie soll aber aus dem kognitiv begründeten Selbstzwang, aus der Selbst-Nötigung, dem Gesetz zu folgen, eine zwanglose, freie, selbstverständlich geltende Schuldigkeit und verbindliche Tat werden? Sympathie und Wohlwollen für den anderen entspringen keiner Selbst-Nötigung. Kants Motiv-Ersatz ist theoretisch nicht zwingend und praktisch nicht überzeugend. Das Selbstverständliche, gut Bekannte – wie die Sympathie für die Menschen in der Nähe – aus dem abzuleiten, was so wenig selbstverständlich und so ungewöhnlich ist wie die Geltung eines Kategorischen Imperativs, stellt die Genealogie der Schuldigkeiten und Verbindlichkeiten auf den Kopf. Wenn man allerdings die Genealogie der Schuldigkeiten respektiert, ist auch dann der Übergang vom Selbstverständlichen zum nicht Selbstverständlichen weder garantiert noch gesichert. Es bedarf einer zusätzlichen Willensanstrengung, den Fremden habituell eine ähnliche sittliche Aufmerksamkeit zukommen zu lassen wie den Eigenen. Wohlwollen und Sympathie können wohl kaum anders als analog vom Verhalten den Eigenen gegenüber auf das Verhalten Fremden gegenüber erweitert werden.

2.2 Kants sittliche Einstellungen und die Frage nach Genese und Geltung

Wenn man diesen Gedanken nicht folgen und die motivierende Kraft moralischen Handelns allein aus der kognitiv begründeten allgemeinen Geltung von Pflichten gewinnen will, muss man nicht nur den Übergang vom sittlichen zum ethischen Bewusstsein, sondern auch den Zusammenhang zwischen beidem in Frage stellen und bezweifeln. Ein naheliegendes Argument gegen diesen Zweifel liefert Kant mit seiner Einsicht in die Bedeutung der Maximen für das moralische Handeln. Maximen sind Kants sittliche Einstellungen. Sie repräsentieren selbstverständlich geltende sittliche Haltungen, die mit Hilfe des Kategorischen Imperativs auf ihre Tauglichkeit als allgemein geltende Gesetze geprüft werden. Kant ging nicht der Frage nach, wie sich Maximen bilden und ob sie eher einen individuellen oder kollektiven Charakter haben[5]. Denn die Genese der Maximen ist für die Geltung der Kategorischen Imperative, die sich aus ihnen bilden lassen, unerheblich.[6] Die Überprüfung der moralischen Dignität der Maximen trennt die fragwürdigen von den guten und moralisch tragfähigen sittlichen Einstellungen. Nur aus den letzteren können allgemein geltende ethische Verbindlichkeiten entstehen.

Kant tut nirgends kund, dass er die den Maximen innewohnende motivierende Kraft selbstverständlicher Schuldigkeiten durch die Überprüfung ihrer Geltung in Frage stellen wollte. Dem Gedanken, dass die theoretische Überprüfung der moralischen Dignität der Maximen deren Verbindlichkeit verstärkt, ja in gewisser Weise absolut setzt, steht daher zunächst nichts im Wege. Demzufolge würden die Moralgesetze, die sich aus den Maximen bilden, inhaltlich nicht wirklich neu geschaffen, sondern lediglich in ihrer universalen Geltung bestätigt.

---

[5] Vgl. Thurnherr, U. (1994): *Die Ästhetik der Existenz. Über den Begriff der Maxime und die Bildung von Maximen bei Kant*. Tübingen, Basel: Francke.

[6] Wie wir gleich sehen werden, geht es aber nicht um die Genese, sondern um die Geltung der Maximen als sittliche Einstellungen. Der Geltung der Maximen selbst hätte Kant angesichts ihrer konstitutiven inhaltlichen Bedeutung für die Imperative durchaus einen Gedanken widmen sollen. Dieser Gedanke fand zwischen der konstruierten Alternative von Neigung und Pflicht allerdings keinen Platz.

Dieser Folgerung dürfte Kant aber kaum zustimmen, weil er den Maximen keinen eigenen sittlichen Wert zubilligt, bevor sie Gesetzeskraft erlangt haben. Dies zeigt sein Beispiel der Maxime der Wohltätigkeit. Wenn jemand die Maxime nur „pflichtmäßig" und „liebenswürdig" befolge, handle er nicht „aus Pflicht", sondern „aus Neigung". Diese Art Befolgung der Maxime habe keinen „sittlichen Gehalt" (Kant 1785, S. 398). Für Kant ist entscheidend, dass der reine Wille die Maximen nobilitert und die Handlungen „dem Prinzip des Wollens" (Kant 1785, S. 400) folgen. Eine bloße Bestätigung der Geltung der Maximen durch den Nachweis ihrer Gesetzmäßigkeit ist damit nicht vereinbar.

Kant ist sich nicht wirklich im Klaren über die inhaltliche Abhängigkeit des Moralgesetzes von den Maximen. Diese Unklarheit wird an seiner Unsicherheit erkennbar, wo er den Willen, der das moralische Handeln bewirkt, genau ansiedeln soll. So weist er zunächst dem Willen eine Art Zwischenposition zu, „denn der Wille ist mitten inne zwischen seinem Prinzip *a priori*, welches formell ist, und zwischen seiner Triebfeder *a posteriori*, welche materiell ist, gleichsam auf dem Scheidewege" (Kant 1785, S. 400), bevor er diese Unentschiedenheit im selben Passus korrigiert: „da er [sc. der Wille] doch irgend wodurch muß bestimmt werden". Und was könnte das für ihn anderes sein als durch das Prinzip des Wollens. Denn mit dieser prinzipiellen Bestimmung werde, so Kant weiter, dem Willen „alles materielle Prinzip entzogen" (Kant 1785, S. 400). Der Wille wird von allem Psychologischen gereinigt. Entfällt damit nicht das, was jeden einzelnen inhaltlich zum Handeln motivieren könnte?

Mit der eben erwähnten Reinigung ist die Unklarheit der Zwischenposition des Willens aber nicht wirklich beseitigt. Wenn die „Triebfeder a posteriori" dem Willen entzogen wird, wenn der Wille nicht mehr das will, was die Maxime sagt, was soll er dann noch wollen, – das inhaltslose formelle Prinzip des Wollens vielleicht?[7] Wozu werden dann noch Maximen benötigt, wenn sie am Ende inhaltlich irrelevant sind? Kant denkt über dieses Dilemma nicht weiter nach. Wir dürfen aber annehmen, dass auch in seinen Augen der Wille, der Gesetzeskraft erlangt, kein wirklich neuer, sondern ein von allem materiellen, psychologischen Gehalt nachträglich gereinigter Wille ist. Für unsere Überlegungen bedeutet dies, dass die Kategorischen Imperative von den Maximen als den sittlichen Einstellungen, die ihnen vorausgehen und inhaltlich zugrunde liegen, auch in einem Kantianischen Modell der Moralphilosophie weiter abhängig sind.

Fragwürdig erscheint die angedeutete Geltung sittlicher Einstellungen bzw. Maximen. Werden damit nicht Genese und Geltung vermischt? Wenn der Kategorische Imperativ die Geltung der Schuldigkeit der Maximen nur verstärkt oder bestätigt, aber nicht neu schafft, leitet sich die Geltung des Imperativs zumindest in einer Hinsicht aus den Maximen ab, und zwar im Hinblick auf die motivieren-

---

[7] Man kann Hegels Polemik gut nachvollziehen, wenn er von einem „leeren Formalismus" spricht und Kant vorhält, „die moralische Wissenschaft zu einer Rednerei von *der Pflicht um der Pflicht willen*" zu machen und dabei „allen Inhalt und Bestimmung auszuschließen" (Hegel 1821, § 135).

de, psychologisch wirksame Kraft dieser sittlichen Einstellungen. Es sieht auf den ersten Blick tatsächlich so aus, als würde damit die Genese des Imperativs mit dessen Geltung verquickt. Genauer besehen ist es aber so, dass die aus dem Verfahren der Überprüfung abgeleitete Geltung des Imperativs die unabgeleitete Geltung der Maxime voraussetzt (vgl. Vossenkuhl 2011, Bd. 1, S. 904–919). Für die Maxime gibt es eine Vorgeschichte, und die mag – wie Kant offenbar vermutet – mit den Gefühlen von Lust und Unlust zusammenhängen. Diese oder eine andere Herkunft erläutert durchaus, warum es die Maximen tatsächlich gibt. Keine Herkunft kann aber erklären oder gar begründen, warum sie gelten. Sittliche Einstellungen gelten einfach unabgeleitet, unabhängig von ihrer moralischen Dignität. Sie gelten auch dann unabgeleitet, wenn sie sich als moralisch fragwürdig oder gar als verwerflich erweisen wie alle Einstellungen, denen z. B. ein habitueller Hass auf „Erbfeinde" oder „Ungläubige" zugrunde liegt.

2.3   Das Rechte und das Gute

Die Tatsache, dass sittliche Einstellungen ohne Begründung, unabgeleitet gelten, besagt nichts über deren Güte und moralische Dignität. Es kann sich um moralisch inakzeptable, den sozialen Frieden gefährdende, aber auch um gute, den sozialen Frieden fördernde Einstellungen handeln. Demokratisch verfasste, pluralistische Gesellschaften bieten einerseits als einzige eine gewisse Gewähr dafür, dass dieser Unterschied in der Öffentlichkeit diskutiert werden kann. Andererseits beherbergt eine pluralistische Gesellschaft auch sittliche Einstellungen, die zumindest potenziell im Gegensatz zu den Menschenrechten stehen, damit ein erhebliches Konfliktpotential enthalten und für das soziale und politische Ganze gefährlich werden können. Dem offenen, liberalen Charakter solcher Gesellschaften entsprechend, lässt sich dieses Konfliktpotential gesetzgeberisch nicht gänzlich entschärfen.

Aus diesem Grund verbannt John Rawls in seiner *Theorie der Gerechtigkeit* sämtliche religiös und weltanschaulich bedingten sittlichen Einstellungen aus dem politischen und rechtlichen Leben einer Gesellschaft. Er rechnet solche Einstellungen zu dem, was er „das Gute" nennt und fordert, dass das Rechte Vorrang vor dem Guten haben soll (Rawls 1972, S. 31). Rawls nennt diesen Vorrang sogar ein „zentrales Merkmal der Konzeption" (Rawls 1972, S. 32; eigene Übersetzung). Das klingt missverständlich, weil man annehmen könnte, Rawls vernachlässige das sittlich Gute und bevorzuge allein das Rechtssystem. Was er wirklich meint, ist, dass in einer pluralistischen Gesellschaft das, was die einzelnen religiösen, weltanschaulichen Gruppen als ihr jeweiliges Gutes ansehen, nicht die Grundlage gerechter Entscheidungen für das Ganze sein kann. Diese Einschränkung entspricht der für seine Konzeption maßgeblichen Ursituation, in der niemand die eigenen religiösen Einstellungen kennt, d. h. das Gute in diesem pointiert weltanschaulichen Sinn soll nicht die Wahl der Prinzipien der Gerechtigkeit bestimmen.

Die Frage ist, ob diese Einschränkung, die in Rawls' Gedankenexperiment der Ursituation plausibel sein mag, in einer wirklich existierenden pluralistischen Gesellschaft eine akzeptable Rolle spielen kann. Es ist einerseits leicht erkennbar, dass die Ordnung in einer Gesellschaft stabiler ist, je weniger diejenigen weltanschaulich bedingten sittlichen Einstellungen, die potenziell konfliktträchtig sind, zum Tragen kommen. Das trifft vor allem zu, wenn es etwa um die Teilnahme an demokratischen Verfahren wie Wahlen oder um parlamentarische oder höchstrichterliche Entscheidungen geht. Andererseits erscheint es merkwürdig, wenn eine Person in der Rolle des Staatsbürgers ihre weltanschaulichen Überzeugungen ignorieren und sich in politischen Verfahren weltanschaulich neutral verhalten soll. Wird sie damit nicht in die schwierige Lage gedrängt, in der ihre religiösen Überzeugungen selbst dann reine Privatsache bleiben müssten, wenn die Person aufgerufen ist, bei weltanschaulich relevanten Entscheidungen wie z. B. bei Fragen der Abtreibung oder der Forschung mit humanen embryonalen Stammzellen mitzuwirken? Ein Verhalten dieser Art zu fordern, wäre nicht nur inakzeptabel, sondern auch unrealistisch, weil sich niemand daran halten müsste.

Rawls hat dieses Problem ernst genommen und sich mit ihm in *Gerechtigkeit als Fairness* (Rawls 2003) auseinandergesetzt. Hier betont er den politischen Charakter seiner Konzeption, d. h. er will keine umfassende Moraltheorie entwerfen, sondern ein Modell der sozialen Kooperation in einer pluralistischen Gesellschaft, ein Modell der wechselseitigen Toleranz zum Nutzen aller. An der Stelle, an der er die Idee der freien und gleichen Personen erklärt, spricht er von „moralischen Vermögen", die jene Kooperation ermöglichen. Er meint damit zum einen den Gerechtigkeitssinn, zum anderen „die Fähigkeit, sich eine Vorstellung vom Guten zu machen." Dabei gesteht er ein, dass diese Fähigkeit „normalerweise im Rahmen bestimmter religiöser, philosophischer oder moralischer Gesamtlehren angesiedelt" sei (Rawls 2003, S. 44). Hierbei handelt es sich also im Wesentlichen um sittliche Einstellungen.

Natürlich ist sich Rawls der Tatsache bewusst, dass nicht alle diese Gesamtlehren dem sozialen Frieden dienen. Deswegen beharrt er darauf, dass das Rechtssystem garantieren müsse, dass religiöser Zwang ausgeschlossen ist, dass die Freiheiten auch innerhalb religiöser Gemeinschaften garantiert sind, dass Personen solche Gemeinschaften auch gefahrlos verlassen können. Es kommt in seinen Augen also darauf an, das Gute mit dem Rechten, die sittlichen Einstellungen mit dem Rechtssystem zu versöhnen.

Es lässt sich biografisch zeigen[8], dass der politische Liberalismus Rawls' eine religiöse Wurzel hat und sittliche Einstellungen nicht generell aus dem politi-

---

[8] Rawls war alles andere als ein religiös gleichgültiger oder gar anti-religiöser Mensch. In den 1990er Jahren schrieb er einen Text mit dem Titel „On My Religion", der erst nach seinem Tod 2002 in seinen

schen Leben einer pluralistischen Gesellschaft verbannen will. Allerdings bleibt offen, wie sich Rawls das politische Leben einer pluralistischen Gesellschaft vorstellt, wenn der Vorrang des Rechten vor dem Guten nicht gilt und die sittlichen Einstellungen ernst genommen werden.

2.4   Religiöse Quellen des Politischen

Im Gegensatz zu Rawls hat Jürgen Habermas das Rechte nie gegen das Gute ausspielen wollen. Im Gegenteil, ihm geht es um eine Fusion dieser beiden Bereiche unter der für alle normativen Bereiche gleichermaßen geltenden Forderung der Legitimität. Deswegen argumentiert er kritisch gegen Max Weber, dass das positive Recht per se keine Garantie seiner Legitimität bietet, sondern „daß die Legalität ihre Legitimität allein aus einer moralisch gehaltvollen Verfahrensrationalität schöpfen kann" (Habermas 1992, S. 542). Auf das moralisch Gehaltvolle – das Gute in Rawls' Diktion – kann die Gesetzgebung in einem demokratisch verfassten Rechtsstaat nicht verzichten. Habermas insistiert, dass die Gesetze in einem solchen Staat nur dann legitim sind, wenn die Verfahren, in denen sie formuliert und verabschiedet werden, auch aus moralisch anspruchsvollen Quellen gespeist werden. Diese These entwickelt Habermas in seiner umsichtigen, dabei wohlwollenden Kritik von Max Webers These, dass Legitimität durch bloße Legalität gewonnen wird. Webers rationalistischen Optimismus, dass das Recht allein schon aufgrund seiner formalen Beschaffenheit Legitimität erzeugt, weist Habermas zurück.

Habermas testet auf der Suche nach einer Alternative zu Weber eine Reihe von Traditionen, vom christlichen Naturrecht bis zum kantianischen Vernunftrecht. Diesen Traditionen gemeinsam ist, dass sie etwas Unverfügbares voraussetzen, was ihnen als Grundlage dient. Habermas will diese Grundlagen nicht in ihren historischen Gestalten wieder aufleben lassen. Er erkennt aber, dass die Moralität, die er für unverzichtbar hält, eine analoge Bedeutung als Grundlage der Legitimität des positiven Rechts hat wie jene anderen, mittlerweile obsolet gewordenen Grundlagen.

Unterlagen gefunden wurde. In den frühen 40er Jahren hatte er offenbar daran gedacht, Theologie zu studieren und Priester der Episkopalkirche - das amerikanische Äquivalent zur anglikanischen Kirche Englands - zu werden. Davon rückte er nach seinem Kriegseinsatz ab. 1942 hatte er in Princeton im Philosophie-Department eine Zulassungsarbeit für den Grad des Bachelor (BA) geschrieben über die Bedeutung von Sünde und Glaube (vgl. Rawls, J. (2010): A Brief Inquiry into the Meaning of Sin and Faith: An interpretation based on the concept of community, with ‚On my Religion', ed. by T. Nagel. Cambridge/Mass.). Hier vertritt der damals 22jährige die These, dass die politische Philosophie das Ziel habe, einen vernünftigen religiösen Glauben innerhalb einer gerechten konstitutionellen Demokratie zu verteidigen. Im Grunde schließt seine Forderung nach religiöser Toleranz sowohl in der *Theorie der Gerechtigkeit als auch in Gerechtigkeit als Fairness* an diese frühe Zulassungsarbeit an. Dieser Zusammenhang verdient für die biografische Einsicht Erwähnung.

Sind jene Grundlagen wirklich in jeder Hinsicht obsolet geworden? Habermas zweifelt mehr und mehr daran, und er deutet seinen Zweifel 2004 in seinem Dialog mit dem späteren Papst Benedikt XVI, Josef Ratzinger, an. „Moralität" ist für ihn mittlerweile zu einem Korb voller sittlicher und religiöser Sinngehalte – sittlicher Einstellungen– geworden, die dem Leben in der Demokratie als Kraftquelle dienen können. Allerdings kann diese Kraftquelle leicht funktionalistisch gedeutet und damit missverstanden werden.

Habermas wehrt sich gegen ein solches Missverständnis. Er argumentiert gegen ein funktionalistisches Verhältnis der Religion zur Politik, weil er überzeugt ist, dass die Religionsgemeinschaften im Rechtsstaat eine Rolle spielen sollten. Gleichzeitig betont er, dass sich diese Gemeinschaften den Spielregeln des Rechtsstaats gemäß verhalten müssten. Er sieht die Gefahr des religiösen Fundamentalismus. Die Säkularisierung des Staates dürfe aber dennoch nicht mit einer „Säkularisierung der Bürgergesellschaft" (Habermas 2013, S. 289) verwechselt werden. Deswegen dürften die Religionsgemeinschaften auch nicht in die Privatsphäre verbannt werden, vor allem dann nicht, wenn es sich „um moralisch komplexe Fragen wie Abtreibung, Sterbehilfe, vorgeburtliche Eingriffe in das Erbgut" (Habermas 2013, S. 289f.) handle. Er sieht eine „sozialintegrative Rolle des sakralen Komplexes" (Habermas 2013; S. 294) und steht der „Polarisierung von Glauben und Wissen" im Gefolge der Aufklärung kritisch gegenüber. Die Philosophie solle, so empfiehlt er, den Dialog mit der Religion nicht abreißen lassen; denn es sei irrig anzunehmen, dass „religiöse Bedeutungspotentiale" im „nachmetaphysischen Denken" (Habermas 2013, S. 299) bereits erschöpft seien.

Rawls und Habermas geht es um mehr als das Verhältnis sittlicher Einstellungen zur Ethik und zum Recht. Beide Autoren haben den ganzen normativen Komplex im Auge, der außer der Ethik und dem Recht vor allem auch die Politik einschließt. Einerseits wird mit dieser Erweiterung der Perspektive das besagte Verhältnis unübersichtlich vielschichtig, andererseits wird aber der Rahmen deutlich, in dem es gelingen kann, das Verhältnis sittlicher Einstellungen sowohl zum normativen Komplex insgesamt als auch zur Ethik im Besonderen klarer zu fassen. Beide Autoren stimmen offensichtlich darin überein, dass die sittlichen Einstellungen – ganz besonders die religiös bestimmten – einen Freiraum beanspruchen dürfen, ja sollten. Gleichzeitig sind sie sich einig, dass die möglichen Gefahren für das politische und soziale Ganze, das von diesen Einstellungen ausgehen kann, eingedämmt werden müssen.

2.5 Sittliche Einstellungen im normativen Kontext rechtsstaatlicher Gesellschaft – am Beispiel von Sorgerecht und Elternpflicht

Unter den Hinweisen, die ich anfangs zum Schutz sittlicher Einstellungen durch das deutsche Grundgesetz gab, ist auch der Artikel 6, der Ehe und Familie schützt und das Erziehungsrecht der Eltern garantiert.[9] Dieser Artikel eignet sich als Beispiel für eine Skizze des Verhältnisses sittlicher Einstellungen zu Ethik und Recht und zum größeren normativen Ganzen einer rechtsstaatlichen Gesellschaft. Welche sittlichen Einstellungen genau geschützt werden, beschreibt der Artikel nicht. Das wäre auch zu schwierig, denn die sittlichen Einstellungen zu dem, was Ehe und Familie, Erziehung, die Pflege der Kinder und die Ansprüche der Erziehungsberechtigten bedeuten, haben die Mitglieder einer pluralistischen Gesellschaft nicht nur heterogene, sondern häufig unvereinbare Einstellungen. Man darf davon ausgehen, dass diese Einstellungen von Generation zu Generation tradiert, durch die Zugehörigkeit zu religiösen Gemeinschaften und durch das Bildungssystem beeinflusst, aber gleichwohl wechselnden kulturellen Einflüssen unterworfen und im Lauf der Zeit verändert werden. Wie immer diese Einstellungen im Einzelnen beschaffen sind, die Menschen, die sie teilen, sind wohl überzeugt, dass es sich um Schuldigkeiten ihren Ehegatten, Partnern, Kindern und Familienangehörigen gegenüber handelt.

Dies gilt nicht nur für die gemeinhin anerkannten elterlichen Schuldigkeiten der Fürsorge und Pflege. Es gilt auch für die Anwendung von körperlicher und seelischer Gewalt durch Eltern gegen ihre Kinder. Wir dürfen davon ausgehen, dass in unserer Zeit nicht nur wissenschaftliche Disziplinen wie die Pädagogik und die Psychologie, sondern auch die breite Öffentlichkeit Gewalt und körperliche Züchtigung (einschließlich der Ohrfeige) in der Erziehung der Kinder und Jugendlichen ablehnen. Elterliche Liebe, der Schutz vor Gefährdungen, die Pflege der Gesundheit und die bestmögliche Förderung sind – zumindest idealiter – Teil der sittlichen Einstellung, der Schuldigkeiten von Eltern gegenüber Kindern und Jugendlichen. Der Staat stellt zwar Institutionen der Bildung und Erziehung zur Verfügung und schützt seinerseits durch Gesetze, die Rechtsprechung, Familiengerichte und Jugendämter die Kinder vor Gewalt, ist aber nicht erziehungsberechtigt. Der Staat bzw. dessen Behörden schützen dennoch durch unterschiedliche Maßnahmen Minderjährige vor Eltern, die gegen die elterliche Sorge und damit gegen ihre Schuldigkeit als Eltern verstoßen (vgl. BGB § 1626).

Die sittlichen Einstellungen der Eltern treffen – zumindest was die Anwendung von Gewalt angeht – auf eine vom Gesetzgeber gezogene Grenze, die im Kern einen ethischen Charakter hat. Der Gesetzgeber formuliert Sorge-Pflichten, mit denen die sittlichen Einstellungen von Eltern in einen direkten Konflikt treten können. Im Hinblick auf die Frage nach dem Verhältnis zwischen Sitte und Ethik bedeutet dies, dass zwei Geltungen miteinander in Gegensatz treten können, die Geltung der sittlichen Einstellungen von Eltern und die Geltung der vom Gesetzgeber verbindlich gemachten Pflichten (vgl. BGB § 1631). Die ge-

---

[9] Im Absatz (2) von Artikel 6 ist, was „Pflege und Erziehung der Kinder" angeht, vom „natürlichen Recht der Eltern" die Rede. Dieses natürliche Recht wird dann zwar auch als „Pflicht" bezeichnet, dennoch deutet die Formulierung darauf hin, dass der Gesetzgeber das Erziehungs- und Elternrecht als Naturrecht betrachtet, das keiner weiteren Begründung bedarf.

setzgeberisch gebotenen Sorge-Pflichten und die Sanktionierung von elterlicher Gewalt gegen ihre Kinder schränken heute ohne Zweifel den Geltungsbereich von sittlichen Einstellungen ein, die körperliche Züchtigung als Mittel der Erziehung gutheißen. Die Geltung dieser Einstellungen wird nicht aufgehoben, sondern unwirksam, jedenfalls soweit die Einhaltung des Gewaltverbots überhaupt kontrollierbar ist.

Die Geltung der Sorge-Pflichten ist gesetzgeberisch begründet, leitet sich aber von normativen Grundlagen und Schuldigkeiten wie dem Kindeswohl, dem Verbot entwürdigender Behandlung und dem Verbot seelischer und körperlicher Verletzungen ab. Diese Grundlagen sind, was ihre Geltung betrifft, ebenso unabgeleitet wie das Elternrecht auf Erziehung. Letztlich können die eben erwähnten Grundlagen (Kindeswohl, Gewaltverbote) als Teil der wohlverstandenen elterlichen Schuldigkeiten ihren Kindern gegenüber und als wünschenswerte, zumindest seit langer Zeit (vgl. Heffernan 2012; Bremmer und Formisano 2012) als vorbildlich geltende sittliche Einstellungen von Eltern verstanden werden. Insofern geht der Konflikt zwischen bestimmten sittlichen Einstellungen von Eltern und den gesetzgeberisch sanktionierten Sorge-Pflichten nicht auf heterogene oder gar widersprüchliche Geltungsgrundlagen zurück. Der Gesetzgeber hat sich, was die Sanktionierung von Gewalt angeht, an den veränderten sittlichen Einstellungen orientiert, die von der überwiegenden Mehrheit der Mitglieder der Gesellschaft geteilt werden. Er hat damit auch darauf reagiert, dass sich die Bewertung körperlicher Züchtigung als Mittel der Erziehung im Zuge der – zumindest bekenntnishaften – allgemeinen Ächtung von Gewalt nach dem 2. Weltkrieg und der weltweit anerkannten Menschenrechte deutlich verändert hat. Befürwortende Stellungnahmen zur Anwendung von Gewalt in der Erziehung stoßen mittlerweile öffentlich auf Ablehnung, ja Empörung. Wie weit Gewalt in unserer Gesellschaft jenseits gegenteiliger Bekenntnisse noch immer Teil des elterlichen Verhaltens ihren Kindern gegenüber ist, ist eine empirische Frage.

Die Frage, die sich anhand des eben angesprochenen Beispiels des elterlichen Erziehungsrechts stellt, ist, welchen Einfluss die vom Gesetzgeber vertretene Sorge-Ethik auf die sittlichen Einstellungen von Eltern zur Erziehung hat. Es wäre naheliegend zu vermuten, dass die Sorge-Ethik die mit ihr konfligierenden sittlichen Einstellungen außer Kraft setzt und damit die Geltung dieser Einstellungen aufhebt. Faktisch zielt die Sorge-Ethik darauf ab, konfligierende sittliche Einstellungen unwirksam zu machen. Wirklich außer Kraft gesetzt wird die Geltung unliebsamer, ja verabscheuenswerter sittlicher Einstellungen damit aber nicht. Wenn dies das Ziel der Sorge-Ethik wäre, würde mit ihr das natürliche Erziehungsrecht von Eltern zumindest in Frage gestellt, im Ergebnis sogar aufgehoben. Wir müssen deswegen wohl oder übel akzeptieren, dass es auch in einer rechtsstaatlich organisierten Gesellschaft sittliche Einstellungen gibt, die den Überzeugungen bestimmter Menschen entsprechen und von ihnen als geltend erachtet werden, aber von einer überwiegenden Mehrheit von Menschen und dem Gesetzgeber selbst ganz oder in Teilen abgelehnt werden.

Nüchtern betrachtet schützt das Grundgesetz über das natürliche Elternrecht auch sittliche Einstellungen, die im Gegensatz zu den Sorge-Pflichten stehen, die der Gesetzgeber verbindlich gemacht hat. Das Beispiel der körperlichen Züchtigung in der Erziehung zeigt, dass es zwischen Sitte und Ethik und parallel dazu zwischen Sitte und Recht einen Graubereich gegensätzlicher, miteinander unverträglicher Geltungen gibt. Der Gegensatz löst sich zwar teilweise auf, wenn sich – wie im Fall der Ächtung körperlicher und seelischer Gewalt in der Erziehung – ein gesellschaftlicher Konsens entwickelt, dem die Rechtsprechung dann im Lauf der Zeit Rechnung trägt. Das Konfliktpotential bleibt aber bestehen. Es wäre auch nicht wünschenswert, dieses Potential etwa mit Mitteln des Strafrechts zu beseitigen, weil dabei die Geltungsansprüche sittlicher Einstellungen generell in Frage gestellt würden.[10] Im Fall des Erziehungsrechts von Eltern würde der Staat sich qua Gesetzgebung selbst zum Erziehungsberechtigten machen und das natürliche Recht der Eltern ignorieren.

3 Über die Möglichkeiten der Kritik sittlicher Einstellungen

3.1 Sittliche Einstellungen delegitimieren

Die Graubereiche zwischen Sitte und Ethik sind vielschichtig. In vielen Fällen ist der Graubereich hell und durchsichtig gefärbt, dann ist es wünschenswert, dass die motivierende Kraft sittlicher Einstellungen ethisch wirksam wird, und dass aus den fraglos geltenden Schuldigkeiten allgemein geltende Pflichten werden. Nicht jeder sittlichen Einstellung wünscht man allerdings eine generelle Habitualisierung, vor allem dann nicht, wenn jener Graubereich zwischen Sitte und Ethik dunkel gefärbt und undurchschaubar ist. Dies ist in vielen Fällen dann so, wenn sittliche Einstellungen körperliche oder seelische Gewalt favorisieren. Deswegen stellt sich die Frage, ob sittliche Einstellungen, die aus traditionellen Gründen etwa Gewalt als Mittel der Erziehung gutheißen, tatsächlich oder nur irrtümlich als Schuldigkeiten gelten können. Wenn sittliche Einstellungen den Anspruch erheben können, als Schuldigkeiten zu gelten und diese Geltung unabgeleitet gilt, ist eine Rechtfertigung ausgeschlossen. Auch der Versuch einer Rechtfertigung würde die Geltung nicht begründen. Nicht ausgeschlossen ist aber der begründete Zweifel an der Geltung und die Ablehnung der mit ihr verbundenen Schuldigkeit.

---

[10] Dem Gesetzgeber ist diese Konsequenz offenbar bewusst, wie das Ende 2012 vom Bundestag beschlossene Beschneidungsgesetz zeigt. Die Geltung der sittlichen Einstellung, männliche Säuglinge als Akt der Integration in die Glaubensgemeinschaft zu beschneiden, wurde nicht in Frage gestellt. Das Gesetz dient dazu, den Vorwurf der Körperverletzung unwirksam zu machen.

Abstrakt formuliert bedeutet dies, dass eine Delegitimierung unabgeleiteter Geltungen möglich ist, eine Legitimierung dagegen nicht. Es ist also durchaus möglich, eine sittliche Einstellung nicht nur zu kritisieren, sondern denjenigen, die sie teilen, den Vorwurf zu machen, dass sie die Einstellung irrtümlich oder mit Scheinbegründungen für eine Schuldigkeit halten. Für eine pluralistische, rechtsstaatlich organisierte Gesellschaft ist der Prozess der Delegitimierung sittlicher Einstellungen in dem eben angesprochenen undurchsichtigen Graubereich zwischen Sitte und Ethik nicht nur symptomatisch, sondern sozial- und rechtspolitisch verpflichtend. Dieser Prozess kann, wenn er intensiv genug öffentlich, argumentativ geführt wird, dazu beitragen, dass eine mehrheitliche Ablehnung sittlicher Einstellungen einen positiven Einfluss auf das soziale Leben und die Gesetzgebung hat. Auf diese Weise können aus vermeintlichen Schuldigkeiten rechtlich definierte Verbote werden.[11]

Die Beispiele, die ich bemüht habe, sollen zeigen, dass das Verhältnis zwischen Sitte und Ethik, zwischen sittlichen Einstellungen und ethischen oder rechtlichen Pflichten, wechselseitiger Natur ist. Einerseits gelten sittliche Einstellungen unabgeleitet und liegen, wenn es sich um gute Einstellungen handelt, als Geltungsgründe vielen Pflichten und Gesetzen zugrunde. Diesen Pflichten und Gesetzen können sie aufgrund ihrer motivierenden Kraft auch zur praktischen Geltung verhelfen. Eine Voraussetzung dafür ist, dass die Menschen gelernt haben, die Pflichten wie fraglos geltende Schuldigkeiten habituell zu befolgen. Andererseits können Ethik und Gesetzgebung diejenigen sittlichen Einstellungen delegitimieren, die soziale Konflikte verursachen oder grundrechtliche Ansprüche verletzen. Ethik und Gesetzgebung sind die normativen Instanzen, die den Einfluss sittlicher Einstellungen auf das soziale Leben einschränken. Im Idealfall dämmen sie die Folgen schlechter sittlicher Einstellungen ein.

Was allerdings gute und was schlechte sittliche Einstellungen sind, ist selbst strittig. Dasselbe gilt dementsprechend auch für die Einschränkungen dieser Einstellungen durch Ethik und Gesetzgebung. Eine übergeordnete normative Warte, von der aus Konflikte zwischen Sitte und Ethik oder zwischen Sitte und Recht geklärt und gelöst werden könnten, gibt es nicht. Deswegen gibt es auch keine Instanz, die berechtigt wäre, die Kompetenz zur endgültigen Lösung solcher Konflikte zu beanspruchen. Woher sollte eine solche Instanz auch ihre Legitimation nehmen? Auch das deutsche Verfassungsgericht agiert und argumentiert unterhalb der Verfassungsnormen. Wenn allerdings Konflikte zwischen Sitte und Recht virulent oder gar bedrohlich werden, sind die Institutionen des Rechts und der Politik verpflichtet, den sozialen Frieden zu sichern. Der Schutz sittlicher Einstellungen genießt keinen Vorrang vor der Sicherung des sozialen Friedens und der rechtsstaatlichen Ordnung.

---

[11] Sittliche Einstellungen, denen rassistische, nationalistische und chauvinistische Überzeugungen zugrunde liegen, sind Beispiele für vermeintliche Schuldigkeiten. Sie werden aus irrigen Gründen für verbindlich gehalten.

3.2 Ethische Vorurteile und sittliche Irrtümer

Das wechselseitige Verhältnis von Sitte und Ethik erschöpft sich nicht in der einseitigen Delegitimierung sittlicher Irrtümer durch ethische Argumente. Wenn sittliche Einstellungen – in Habermas' Worten – eine „Kraftquelle" der Demokratie sein sollen, müssten auch Ethik und Gesetzgebung von ihnen profitieren können. Dann müsste es möglich sein, dass sittliche Einstellungen in Gestalt kultureller und religiöser Überzeugungen einen Einfluss auf die Normierung neuer ethischer Ansprüche haben oder bisher geltende Regelungen korrigieren helfen.Gesetzliche Regelungen sind in einigen, besonders umstrittenen Bereichen entweder in jüngerer Zeit verabschiedet oder überarbeitet worden. Der sich ständig verändernde Regelungsbedarf ist offensichtlich. Einer der Gründe dafür ist, dass – etwa im Fall des Datenschutzes im Rahmen der Gendiagnostik (Vossenkuhl 2013) – Ansprüche auf den Schutz der Privatsphäre durch den technologischen Wandel gefährdet sind. Viele sittliche Einstellungen sind selbst umstritten. Dies gilt im Besonderen für religiöse sittliche Einstellungen. Die Beispiele dafür betreffen etwa den Lebensschutz am Beginn und am Ende des personalen Lebens. Religiös bedingte sittliche Einstellungen sprechen dafür, dass das personale Leben durch allzu liberale Regelungen des Schwangerschaftsabbruchs oder der Sterbehilfe nicht hinreichend geschützt wird. Die liberalen sittlichen Einstellungen stehen dem entgegen. Es gibt keine normative Instanz, die grundlegende sittliche Einstellungen gebieten oder verbieten könnte. Der Dissens zwischen sittlichen Einstellungen wird durch gesetzliche Regelungen, die den Schutz des werdenden und des erlöschenden personalen Lebens betreffen, auch nicht gelöst. Sowohl die rechtlichen als auch die ethischen Verfahren zur Lösung des sittlichen Dissens' delegitimieren – anders als in früher diskutierten Beispielen sittlicher Irrtümer – keine der konfligierenden Überzeugungen (siehe dazu Wallner 2009). Weder die liberalen noch die religiösen sittlichen Einstellungen sind irrig.

Es wäre ein Vorurteil zu meinen, dass ethische Argumente über die mit ihnen anbietbare Klärung normativer Konflikte hinaus verbindliche Lösungen solcher Konflikte anbieten könnten. Natürlich sind die vom Gesetzgeber mehrheitlich getroffenen Lösungen solcher Konflikte rechtlich verbindlich, vor allem dann, wenn sie verfassungsrechtlich geprüft sind. Damit ist aber nicht das letzte Wort über die Legitimität derjenigen sittlichen Einstellungen gesprochen, die sich rechtspolitisch nicht durchsetzen konnten. Mit ethischen und rechtlichen Argumenten kann man in Fällen wie dem der Verstümmelung weiblicher Genitalien Klarheit darüber gewinnen, ob es sich um sittlicher Irrtümer handelt oder nicht. Diese Möglichkeit der argumentativen Klärung verdanken wir einerseits der argumentativen Kraft der Ethik, andererseits der öffentlichen Aufmerksamkeit und Anerkennung, welche die Ethik in jüngerer Zeit genießt. Es wäre aber irrig und ein Vorurteil zu meinen, dass die Ethik in einer ihrer vielen theoretischen Varianten an die Stelle sittlicher Einstellungen treten könnte. Wo immer diese Substitution sittlicher Einstellungen versucht wird, erliegt die Ethik dem Vorurteil, zur Normierung des menschlichen Verhaltens legitimiert zu sein. Die Ethik kann dazu beitragen, irrige von guten sittlichen Einstellungen zu unterscheiden und die Verallgemeinerung der guten zu fördern. Sie ist aber selbst nicht in der Lage, sittliche Einstellungen zu generieren. Dies schließt nicht aus, dass sich ethische Ansprüche wie etwa die Toleranz zu empfehlenswerten sittlichen Einstellungen entwickelt haben. Gebote und Verbote sollten generell die sittlichen Einstellungen der Menschen und ihr Verhalten beeinflussen. Sie können dies aber nur dann auch leisten, wenn sie mit sittlichen Einstellungen identisch sind oder zumindest mit ihnen konvergieren.

Zweifellos können wir Kants Theorie des reinen Willens als Versuch interpretieren, die Maximen, d. h. die sittlichen Einstellungen, durch die moralische Gesetzgebung zu ersetzen. Dieser Versuch ist nicht wirklich gelungen, weil die Gesetzgebung die Maximen voraussetzt, bevor sie durch Moralgesetze ersetzt werden können. Als Voraussetzungen seines Verfahrens können die Maximen nicht ersetzt werden. Ähnlich verhält es sich mit den Verfahren parlamentarischer Gesetzgebung. Kein Gesetz, sei es Ergebnis einer moralischen oder parlamentarischen Gesetzgebung, kann die sittlichen Einstellungen, die ihm zugrunde liegen, ersetzen. Es ist aber mehr als nur wünschenswert, dass die Gesetze ähnlich wie ethische Gebote und Verbote den sittlichen Einstellungen der Menschen entsprechen und im Idealfall mit ihnen identisch sind. Die Frage der Motivation für das gute Handeln ist so betrachtet philosophisch geklärt, zumindest stellt sie aber kein Problem eigener Art mehr dar. Die moralpsychologische Frage nach den empirischen Entstehungsbedingungen von sittlichen Einstellungen und moralischer Motivation ist nicht nur ethisch bedeutsam.

4 Literatur

4.1 Referenzliteratur

Aristoteles (2006): *Nikomachische Ethik*, hrsg. von O. Gigon. München: dtv.

Bremmer, J. M., Formisano, M. (Hrsg.) (2012): *Perpetua's Passions.* Oxford: Oxford University Press.

Eckensberger, L. H., Reinshagen, H. (1980): „Kohlbergs Stufentheorie der Entwicklung des Moralischen Urteils: Ein Versuch ihrer Reinterpretation im Bezugsrahmen handlungstheoretischer Konzepte". In: Eckensberger, L., Silbereisen, R. (Hrsg.): *Entwicklung sozialer Kognitionen: Modelle, Theorien, Methoden, Anwendungen.* Stuttgart: Klett-Cotta, S. 65–131.

Gähde, U., Schrader, W. (Hrsg.) (2012): *Der klassische Utilitarismus.* Berlin: Akademie Verlag, S. 111–144.

Habermas, J. (1992): *Faktizität und Geltung. Beiträge zur Diskurstheorie des Rechts und des demokratischen Rechtsstaats.* Frankfurt a.M.: Suhrkamp.

Habermas, J., Ratzinger, J. (2005): *Dialektik der Säkularisierung: Über Vernunft und Religion*. Freiburg i.Br.: Herder.

Habermas, J. (2013): „Politik und Religion". In: Graf, F. W., Meier, H. (Hrsg.): *Politik und Religion: Zur Diagnose der Gegenwart*. München: C. H. Beck, S. 287–300.

Heffernan, T. J. (2012): *The Passion of Perpetua and Felicity*. Oxford: Oxford University Press.

Hegel, G. W. F. (1821/2013): *Grundlinien der Philosophie des Rechts*. Hamburg: Meiner.

Kant, I. (1781/1968): *Grundlegung zur Metaphysik der Sitten*. (Werke IV). Berlin, New York: de Gruyter.

Kohlberg, L. (1996): *Die Psychologie der Moralentwicklung*. Frankfurt a.M.: Suhrkamp.

Parfit, D. (2011): *On What Matters*. 2 Bde. Oxford: Oxford University Press.

Rawls, J. (1972): *A Theory of Justice*. Oxford: Oxford University Press.

Rawls, J. (2003): *Gerechtigkeit als Fairneß. Ein Neuentwurf*. Frankfurt a.M.: Suhrkamp.

Rawls, J. (2010): „A Brief Inquiry into the Meaning of Sin and Faith: An interpretation based on the concept of community, with ‚On my Religion'". In: Nagel, T., Schaefer, D. (Hrsg.): Society 47/3, S. 276.

Scanlon, T. (1998): *What We Owe to Each Other*. Cambridge/Mass.: Harvard University Press.

Sidgwick, H. (⁷1907): *The Methods of Ethics*. London: Hackett Publishing Company.

Smith, A. (1976): *The Theory of Moral Sentiments*, hrsg. v. D. D. Raphael, A. L. Macfie. Oxford: Clarendon Press.

Thurnherr, U. (1994): *Die Ästhetik der Existenz. Über den Begriff der Maxime und die Bildung von Maximen bei Kant*. Tübingen, Basel: Francke.

Vossenkuhl, C. (2013): *Der Schutz genetischer Daten. Unter besonderer Berücksichtigung des Gendiagnostikgesetzes*. Berlin, Heidelberg: Springer.

Vossenkuhl, W. (1992): „Sidgwicks Utilitarismus". In: Gähde, U., Schrader, W. (Hrsg.): *Der klassische Utilitarismus*. Berlin: Akademie Verlag, S. 111–144.

Vossenkuhl, W. (2006): *Die Möglichkeit des Guten: Ethik im 21. Jahrhundert*. München: C. H. Beck.

Vossenkuhl, W. (2011):„Geltung". In: Kolmer, P. et al. (Hrsg.): *Neues Handbuch Philosophischer Grundbegriffe*. Bd. 1. Freiburg/München: Karl Alber, S. 904–919.

Wallner, S. (2009): *Moralischer Dissens bei Präimplantationsdiagnostik und Stammzellenforschung. Eine ethische Lösung*. Münster: Lit.

4.2 Literatur zu Einführung

Thurnherr, U. (1994): *Die Ästhetik der Existenz. Über den Begriff der Maxime und die Bildung von Maximen bei Kant*. Tübingen, Basel: Francke.

Vossenkuhl, W. (2006): *Die Möglichkeit des Guten: Ethik im 21. Jahrhundert*. München: C. H. Beck.

4.3   Literatur zur Vertiefung

Hegel, G. W. F. (1821/2013): *Grundlinien der Philosophie des Rechts*. Hamburg: Meiner.

Kant, I. (1781): *Grundlegung zur Metaphysik der Sitten.* (Werke IV). Berlin, New York: de Gruyter.

Scanlon, T. (1998): *What We Owe to Each Other*. Cambridge/Mass.: Harvard University Press.

Vossenkuhl, W. (2011):„Geltung". In: Kolmer, P. et al. (Hrsg.): *Neues Handbuch Philosophischer Grundbegriffe*. Bd. 1. Freiburg/München: Karl Alber, S. 904–919.

Personenregister

Sachregister

S

Scham 326–335, 337–339
Schamgefühle 79, 81, 108, 112, 129, 135, 326–333, 337, 366, 371 f.
Schande 326 f., 332
Schuld 51, 54, 79, 87 f., 94–96, 100–102, 108, 112, 129, 226, 262, 273, 326–331, 333, 335–339, 371, 376, 384 f.
Schuldfähigkeit 86 f., 89, 93–96, 98, 100–102
Schuldgefühle 87, 190, 269 f., 326–331, 333, 372
Selbstakzeptanz 71
Selbstbestimmung 15, 71, 76, 78 f., 81, 84, 209, 347, 356, 377
Selbstfürsorge 144
Selbstkonstruktion 199
Selbstkonzept 125, 130 f., 134 f., 192
Selbstprozesse 71 f., 75, 84
Selbstregulation 122, 125–131, 134–136, 138 f., 152, 336
Selbstsorge 161, 169, 173
Selbstsystem 326 f., 334
Selbstverantwortung 51, 73, 144, 156, 158, 348
Selbstwert 183, 234, 277, 330
Selbstwirksamkeit 126, 136, 268 f., 274, 314
Sexualität 61, 173, 247, 287, 290, 355
Sinn 12, 14, 16, 22–24, 26, 42, 44, 60, 63, 65, 73, 89, 94, 96, 99, 112, 128, 132, 134, 145, 147, 151–153, 163 f., 167, 184, 186, 188–190, 202, 216, 218, 220–222, 232, 234, 251, 253, 255, 277, 290, 302, 311, 316, 329, 331, 349, 354, 358, 362, 366, 386, 408 f., 415
sittliche Einstellung 406
Sittlichkeitsfanatismus 245, 247
Situation 381, 384
situativ 23 f., 57, 62, 84, 112, 145, 153–155, 169, 187, 189, 209, 223, 233, 241 f., 297, 303, 312, 324 f., 333, 352, 376 f., 379 f., 381, 383 f., 411

soziale Anerkennung 76, 129, 194, 199, 334
Soziologie 18, 140, 161 f., 164 f., 173, 174 f., 211 f., 298, 437
Spätmoderne 199, 203, 212 f., 363
Spiegeln 60 f., 297, 300
Spiegelneurone 297, 303, 305, 308 f.
Subjekt 14 f., 20, 26, 57, 60, 130, 161, 163, 166–174, 185, 201 f., 207, 209, 233, 299–302, 306, 328, 347 f., 350 f., 353, 356 f., 363 f., 366 f., 372
Subjektivierung 161, 166 f., 169 f., 172 f., 358, 362
Subjektivität, subjektiv 172, 254, 347 f., 350 f., 353, 355–357, 362, 364
Subjektorientierung 26
Suizid 321
Sympathie 192, 287, 297 f., 331 f., 369, 411 f.

T

Team 214, 218, 221, 223–227
Theologie 11–15, 17–19, 304, 375, 435
Theory of Mind 55–57, 68, 70, 198, 244
Therapie 85, 300, 311, 323, 325, 338 f.
Tod 82, 87, 205, 252 f.
Toleranz 108, 118, 120, 122, 171, 255, 408, 415, 423
transdisziplinär 22, 26, 365, 374
Transdisziplinarität 12, 15
transformationale Führung 214, 219
Trauma 60 f., 81 f., 85, 311
Tugend 13, 18, 26, 129, 137, 146, 284, 349, 369, 376

U

Über-Ich 326 f., 333, 336–338
Umfeld 25, 120, 241, 264, 376 f.
Ungerechtigkeitssensibilität 262, 269
Urteil 13, 25, 109–112, 118, 120 f., 147, 154 f., 264, 273, 280, 282, 306, 335, 365, 369 f.

Verzeichnis der Autorinnen und Autoren

Meltem Alkoyak-Yildiz, M.A., wissenschaftliche Mitarbeiterin und Dozentin am Lehrstuhl Allgemeine Pädagogik und Bildungsforschung an der Ludwig-Maximilians-Universität München.

Constanze Beierlein, Prof. Dr., Professorin für Kulturvergleichende Sozialpsychologie und Diagnostik im Bereich Interkulturelle Wirtschaftspsychologie an der Hochschule Hamm-Lippstadt.

Hans-Werner Bierhoff, Prof. Dr., ehemaliger Inhaber des Lehrstuhls Sozialpsychologie an der Ruhr-Universität Bochum.

Susanne Braun, Prof. Dr., Professor in Leadership an der Durham University Business School (UK).

Karl Heinz Brisch, Univ.-Prof. an der Paracelsus Medizinische Privatuniversität (PMU) in Salzburg, Lehrstuhl und Vorstand des Instituts für Early Life Care, Dr. med. habil., leitender Oberarzt der Abteilung Pädiatrische Psychosomatik und Psychotherapie an der Kinderklinik und Poliklinik im Dr. von Haunerschen Kinderspital der Ludwig-Maximilians-Universität München.

Anton A. Bucher, Prof. Dr., Professor für Religionspädagogik am Fachbereich Praktische Theologie, Lehrbeauftragter an den Fachbereichen Erziehungswissenschaften und Psychologie an der Universität Salzburg.

Willi Butollo, Prof. Dr., ehemaliger Inhaber des Lehrstuhls Klinische Psychologie an der Ludwig-Maximilians-Universität München, Leiter des Münchner Instituts für Traumatherapie (MIT).

Dieter Frey, Prof. Dr., Inhaber des Lehrstuhls Sozialpsychologie an der Ludwig-Maximilians-Universität München, Akademischer Leiter des LMU Center for Leadership and People Management.

Eckhard Frick sj, Prof. Dr., Professor für Anthropologische Psychologie an der Hochschule für Philosophie des Jesuitenordens und Leiter der Forschungsstelle Spiritual Care (Klinik und Poliklinik für Psychosomatische Medizin und Psychotherapie, Klinikum rechts der Isar der Technischen Universität München).

Mario Gmür, PD Dr., praktizierender Psychiater, Psychotherapeut und Psychoanalytiker in freier Praxis in Zürich, Lehrtätigkeit an der Universität Zürich.

Katharina Haas, geb. Hörner, Dr., stellvertretende Leiterin am LMU Center for Leadership and People Management, Forschungs-, Trainings- und Beratungsinstitut der Ludwig-Maximilians-Universität München.

Micha Hilgers, Dipl. Psych., Psychoanalytiker (DGBT), Dozent, Supervisor und Lehranalytiker an der Akademie für angewandte Psychologie und Psychotherapie (APP Köln), Supervision und Coaching zahlreicher psychosozialen Einrichtungen u. a. zur Wiedereingliederung von Straffälligen, von Parteien und Verbänden.

Konrad Hilpert, Prof. Dr., ehemaliger Inhaber des Lehrstuhls Moraltheologie an der Ludwig-Maximilians-Universität München, Gründungsmitglied und 2005–2013 Mitglied des Vorstands des Münchner Kompetenzzentrums Ethik (MKE).

Gerald Hüther, Prof. Dr., Vorstand der Akademie für Potentialentfaltung Göttingen, Wien und Zürich.

Heiner Keupp, Prof. Dr., ehemaliger Professor für Sozialpsychologie an der Ludwig-Maximilians-Universität München.

Cora Krückels, M.A., wissenschaftliche Mitarbeiterin im Arbeitsbereich Grundschulpädagogik und -didaktik an der Universität Potsdam.

Viktoria Lenz, wissenschaftliche Mitarbeiterin an der Stiftungsprofessur für Moraltheologie unter besonderer Berücksichtigung der Moralpsychologie an der Ludwig-Maximilians-Universität München.

Harald Maurer, Dr., wissenschaftlicher Mitarbeiter am Lehrstuhl für Logik und Sprachtheorie an der Eberhard-Karls-Universität Tübingen.

John Michael, Dr., Assistant Professor am Department of Philosophy an der University of Warwick.

Norbert Nedopil, Prof. Dr., ehemaliger Leiter der Abteilung für forensische Psychiatrie an der Ludwig-Maximilians-Universität München.

436

Gertrud Nunner-Winkler, Prof. Dr., ehemalige Leiterin der Arbeitsgruppe „Moralforschung" am Max-Planck-Institut für Kognitions- und Neurowissenschaften München.

Jochen Ostheimer, Dr. habil., wissenschaftlicher Mitarbeiter an der Stiftungsprofessur für Moraltheologie unter besonderer Berücksichtigung der Moralpsychologie an der Ludwig-Maximilians-Universität München.

Siegfried Preiser, Prof. Dr., Rektor der Psychologischen Hochschule Berlin, Inhaber der Professur für Lebenslanges Lernen.

Jochen Sautermeister, Prof. Dr. Dr., Inhaber des Lehrstuhls für Moraltheologie und Direktor des Moraltheologischen Seminars an der Rheinischen Friedrich-Wilhelms-Universität Bonn, Inhaber der Stiftungsprofessur für Moraltheologie unter besonderer Berücksichtigung der Moralpsychologie an der Ludwig-Maximilians-Universität München.

Mechthild Schäfer, Prof. Dr., Akademische Rätin am Department Psychologie der Ludwig-Maximilians-Universität München/AE Beratung und Intervention, Akademische Leitung der Beratungsstelle für Hochbegabung.

Markus Schroer, Prof. Dr., Leiter des Arbeitsschwerpunktes Allgemeine Soziologie an der Phillips-Universität Marburg.

Stephan Sellmaier, Prof. Dr., Leiter der Forschungsstelle für Neurophilosophie und Ethik der Neurowissenschaften an der Ludwig-Maximilians-Universität München.

Rudolf Tippelt, Prof. Dr., Inhaber des Lehrstuhls Allgemeine Pädagogik und Bildungsforschung an der Ludwig-Maximilians-Universität München.

Gisela Trommsdorff, Prof. Dr., ehemalige Inhaberin des Lehrstuhls für Entwicklungspsychologie und Kulturvergleich an der Universität Konstanz; Forschungsprofessorin am Deutschen Institut für Wirtschaftsforschung (DIW), Berlin; Co-Direktorin Forschungskolleg Humanwissenschaften, Bad Homburg.

Michael von Grundherr, Dr., wissenschaftlicher Mitarbeiter an der Forschungsstelle Neurophilosophie und Ethik der Neurowissenschaften an der Ludwig-Maximilians-Universität München.

Wilhelm Vossenkuhl, Prof. Dr., ehemaliger Inhaber des Lehrstuhls Philosophie I an der Ludwig-Maximilians-Universität München, Gründungsmitglied und 2005–2011 Sprecher des Vorstands des Münchner Kompetenzzentrums Ethik (MKE).

437

Heribert Wahl, Prof. Dr., ehemaliger Inhaber des Lehrstuhls für Pastoraltheologie an der Universität Trier.

Reiner Wimmer, Prof. Dr., ehemaliger Inhaber der Professur Philosophie mit Schwerpunkt Praktischer Philosophie an der Universität Tübingen.

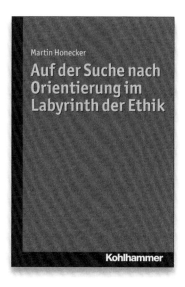
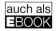

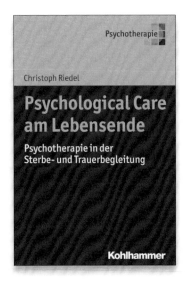

Christoph Riedel

Psychological Care am Lebensende

Psychotherapie in der Sterbe-
und Trauerbegleitung

2017. 164 Seiten mit 7 Abb.
und 11 Tab. Kart.
€ 29,–
ISBN 978-3-17-029699-2

Das Sterben als letztes Leben steht im Fokus des Buches. Wie kann aus psychotherapeutischer Sicht der Sterbende zusammen mit den An- und Zugehörigen in der letzten Lebenszeit unterstützt werden? Psychotherapie erschließt als Psychological Care dem Sterbenden in seinen vielfältigen Anpassungen an eine radikal veränderte Lebenslage Möglichkeiten der Selbstgestaltung. Ziel ist dabei die Reintegration des Leidens und des Sterbens in den Lebenszusammenhang, um dem Sterbenden seine persönliche Würde zugänglich und lebbar zu machen oder zu erhalten. Dazu werden auf psychologisch-wissenschaftlicher Grundlage therapeutische Begleitungsstrategien und Anwendungsbeispiele zur Psychological Care kurz und übersichtlich dargestellt.

Dr. phil. Dipl.-Theol. Christoph Riedel, M. A., Fachkraft für Palliative Care, ist Psychotherapeut (HPG) in eigener Praxis mit dem Schwerpunkt Sterbe- und Trauerarbeit, arbeitete mehrere Jahre in einem Stationären Hospiz und berät Unternehmen und Organisationen im Umgang mit Sterbe-, Suizid- und Trauererfahrungen.

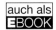
auch als
EBOOK

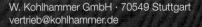
Leseproben und weitere Informationen unter www.kohlhammer.de

W. Kohlhammer GmbH · 70549 Stuttgart
vertrieb@kohlhammer.de

Kohlhammer